U0261821

陕西省教育厅2015年度高校哲学社会科学重点研究基地
陕西理工大学汉水文化研究中心科研计划项目成果

王蓬画传

王欣星 著

中国社会科学出版社

图书在版编目(CIP)数据

王蓬画传/王欣星著. —北京：中国社会科学出版社，2016.10
ISBN 978-7-5161-8815-6

Ⅰ.①王… Ⅱ.①王… Ⅲ.①王蓬—传记—画册
Ⅳ.①K825.6-64

中国版本图书馆CIP数据核字(2016)第205137号

出 版 人 赵剑英
责任编辑 周晓慧
责任校对 无 介
责任印制 戴 宽

出 版 中国社会科学出版社
社 址 北京鼓楼西大街甲158号
邮 编 100720
网 址 http://www.csspw.cn
发 行 部 010-84083685
门 市 部 010-84029450
经 销 新华书店及其他书店

印 刷 北京君升印刷有限公司
装 订 廊坊市广阳区广增装订厂
版 次 2016年10月第1版
印 次 2016年10月第1次印刷

开 本 710×1000 1/16
印 张 24
插 页 2
字 数 387千字
定 价 86.00元

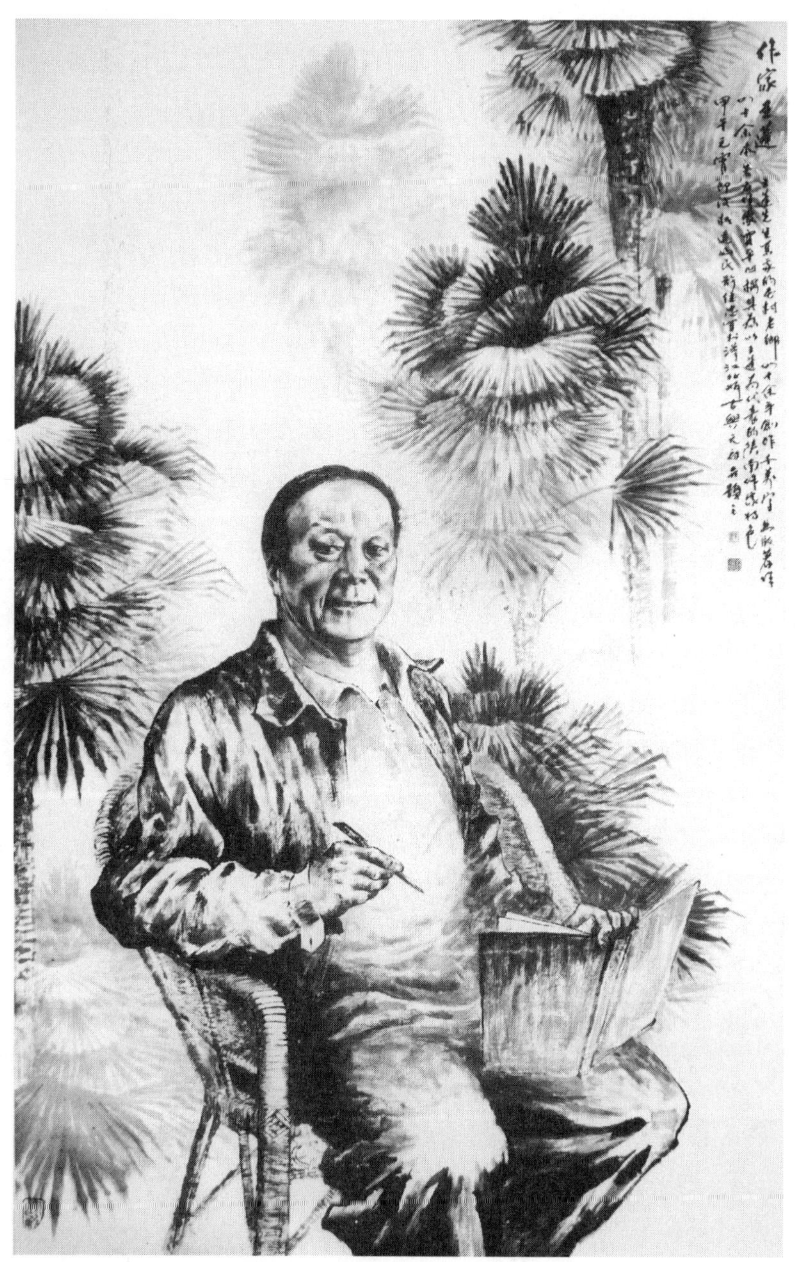

王蓬画像（许继忠作）

王蓬事略

王蓬，1948年冬出生，原籍西安，父母系知识分子。因父错案迁陕南农村，务农18年。因创作成绩破格转干，在鲁迅文学院、北大首届作家班学习4年。1984年加入中国作家协会，1993年至2013年先后任陕西省作协副主席、汉中市文联主席、作协主席，四次当选全国作代会代表，无党派。

1970年开始文学创作，在新时期文学初期发轫，以《油菜花开的夜晚》《银秀嫂》等特色鲜明的作品进入了由路遥、陈忠实、贾平凹等人组成的陕西青年作家行列。其长篇小说《山祭》《水葬》，开陕南长篇小说创作风气之先，被陈忠实誉为"是写那个时代生活最杰出的长篇小说，是生活的教科书与历史的备忘录，应该留给这个民族的子孙，以为鉴戒和警示"。王汶石称其为"描写山区风俗风情画与山村女子的能手"。由此奠定了王蓬在文学界的地位。1993年获国家一级作家职称（正高），并当选陕西省作家协会副主席，连任几届，长达20年。

在王蓬已发表的800余万字作品，结集的50余本著作中，涵盖了长、中、短篇小说，乡土和文化散文，报告文学和传记文学，尤其是历20余年探访蜀道、丝路、唐蕃古道完成的《中国蜀道》《从长安到罗马》《从长安到拉萨》三部六卷皇皇巨著，被列为国家十二五重点规划图书；入选"中国国际经典出版工程"，译为英文出版海外；引发川陕蜀道申遗；并先后获国家图书奖、柳青文学奖、冰心散文奖、全国首届徐霞客游记优秀奖等多项奖励。

王蓬在主持汉中市文联工作15年中，尽职尽责，争取编制，申请经费，办刊物，出丛书，购置办公楼与公务用车，组建专业协会，大力扶持新人，引领了汉中文艺界生动活泼的大好局面。为表彰其"为发展我国文化事业做出的突出贡献"，国务院和陕西省政府先后授予其"享受政府特殊津贴专家"（1993年）、陕西省“有特殊贡献专家”（2005 年），2011 年国家为科技人员评定职级，王蓬被评为技术二级（两院院士为一级）。获此殊荣的陕西省文学界仅两人，另一位是著名作家陈忠实。这是一个作家能够获得的极高待遇，也是国家和社会对王蓬这样一个勤奋创作 40 多年，诚实劳动者的公允公正评价。

（摘自杨建民教授《王蓬的创作道路与文学成就》，
见《秦岭》2013 年春之卷）

目 录

附　录

序

王蓬是汉水流域的代表性作家，他在40多年时间里创作的40多部作品，从多方面多角度深刻地描绘了不同于陕北黄土高原、关中八百里秦川的汉水流域人民群众的生存生活状态与精神风貌。其代表作《山祭》《水葬》被文学大家陈忠实誉为“是写那个时代生活最杰出的长篇小说，是生活的教科书与历史的备忘录，应该留给这个民族的子孙，以为鉴戒和警示”。另一位大家贾平凹则说：“陕西产生了以路遥为代表的陕北作家特色，以陈忠实为代表的关中作家特色，以王蓬为代表的陕南作家特色。”

长期关注、研究王蓬创作的杨建民教授也撰文指出：“从1993年到2013年，在长达20年里王蓬先后担任陕西省作协副主席、汉中文联主席、作协主席，《衮雪》主编。他尽职尽责，争取编制，申请经费，办刊物，出丛书，策划文学奖项，大力扶持新人，引领了汉中文艺界风生水起，生动活泼的大好局面。”汉中几任市委书记白云腾、胡悦、田杰都说过“王蓬是汉中一张响亮厚重的文化名片”。

但是，我还要补充的是，王蓬也是我供职的陕西理工大学汉水文化研究中心连任两届的学术委员，还是我们村——汉中市张寨村家喻户晓的名人和农家父母教育子女的榜样，也是我敬重的兄长和老师。王蓬童年随蒙冤的父母从城市来到农村，在当时的政治环境中遭受不少打击和屈辱，不能升学、参军、招工，初中毕业便开始务农，且长达18年之久。我至今记得他割麦插秧、拉车挑粪的身影。但他没有被苦难击倒，而是自尊自强，白天下地劳作，晚上刻苦写作。当农民时，其作品就上了《人民文学》《人民日报》，影响很大。他为我们那一带农村的青年树立了榜样，我便是受到他的精神鼓舞才考取的大学。当年我们几个农村青年奔走考试的情景至今历历在目。

转眼工夫，几十年过去了，王蓬的女儿王欣星，在我的记忆中还是在村巷跟着母亲蹒跚学步的小女孩，如今已读完大学和研究生课程，成为陕西理工大学文学院的青年教师。我在几家大学的学报上看见过她研究王蓬作品的论文，还有过她继承“家学”的感叹，可没想到历时几年她又拿出这部《王蓬画传》，由于是同乡和友人，得以先睹为快，我这个学理工的人竟执笔为文，写点感想，权且为序。

阅读《王蓬画传》,给我留下印象最深的有三个方面。

首先是真切生动。王蓬是怎样从中国社会普通乡村的普通农民成长为著名作家，成长为汉中乃至全省文学领军人物之一的？这一定是许多读者都想知道的，尽管我们同村，且是邻队，相距不过百米，也是知其然而不知其所以然。读《王蓬画传》颇感真切生动也倍感亲切，因为其中展现的王蓬青年时就去过的观音山、黄花河是我们都熟悉的风景地，修渠引水是我们那一带曾真实发生的大事,没有人不知道。王蓬笔下的山水、田坝、文庙、油菜花、老楸树、播种收获、风俗人情，乃至于许多人物原型、事件素材我都再熟悉不过了，读着常会生发出会心的微笑。《画传》真切生动地再现了王蓬在进行文学创作过程中所经历的痛苦、迷茫、探索，以及确定目标后的锲而不舍，打磨文字，从细节小事上努力；成名后不忘草根，铭记发小，尊敬师友，感恩社会的情怀；以及在创作上永不止步，从蜀道到丝路，从长安到罗马不断探索的精神。

《画传》还较全面地再现了王蓬和他的家庭、成长环境、重大转机、主要作品、精神升华的过程，生动质朴，活灵活现，对于我们全面了解王蓬和他的作品有极大的帮助，对于我们更好地认识社会、认识自我，实事求是地奋发有为也颇有裨益。

其次是真实客观。《王蓬画传》以白描的手法，十分真实客观地还原了王蓬 60 多年经历的时代变迁，社会变革和各个阶段的生活，特别是他在农村 20 多年生活的真实情景，以及当时群众的生存状态、精神面貌。让我们这些同时代的人，特别是同村有相近生活经历的人感慨万千，仿佛又回到了既不愿流连又难以忘怀的岁月。同时对王蓬一家由城市下放农村，如何安家，父亲如何下地干活，推磨打米，烧火做饭；王蓬兄弟割柴火、剜野菜，到读书，在乡村结识伙伴……描述得细致入微，情节栩栩如生，文字平实流畅，事件引人入胜，让人读罢感慨万千，回味无穷。

最后是《王蓬画传》的认识和存史价值。

《画传》虽然以王蓬在文学创作上的奋斗史为主线，但离不开社会和时代这一客观环境。随着时间的推移，现在的年轻人已不知道也很难理解那个以“阶级斗争为纲”的时代随时都可能发生的荒唐事件，许多被扭曲的人性在书中都有真实的描述。同时揭示了人类追求真善美，痛恨邪恶丑的天性，揭示了人类穷则思变、思强的本能，揭示了真理一定战胜强权、文明必然替代荒蛮的社会演变规律。王蓬从被欺辱的“黑五类”成为著名作家，说明了社会的迭变，时代的进步。这告诉我们：我们个人无法选择家庭，更无力或很难选择社会制度和环境，但是我们可以选择生存的方式、奋斗的方向、前行和成功的道路！再一次说明了苦难也是人生宝贵的财富，书是黑夜里的指路明灯，勤奋与坚持是进步与成功的阶梯！这是人类社会发展的规律，也是不可逆转的正能量，这也是《王蓬画传》给予读者的信心和力量。他的奋斗、他的成就是时代和他自己共同铸就的奇迹，将永远激励我们面对现实、相信未来。

不仅是王蓬，《画传》中还真实描述了老一代作家沈从文、艾芜、胡采、杜鹏程、王汶石；同时代的作家路遥、陈忠实、贾平凹，北京学友聂震宁、查舜、陈源斌等，以及陕西、汉中文坛上许多重要事件和重要人物。让我们了解到文学界的发展和进步，也知道了大家们的趣事和风采。《王蓬画传》既是王蓬个人经历的概括，也是社会发展、时代变迁的缩影。这就是其存史价值了。

这本《王蓬画传》是研究汉水流域作家作品的重要成果，我们希望汉水流域多出王蓬这样的优秀作家，也希望汉水文化研究会也多出《王蓬画传》这样的成果。

作者王欣星很年轻，用几年时间写出《王蓬画传》这部著作，文风朴素严谨，描述真切感人，很不容易。希望继续努力，再出佳作。

傅明星*

* 傅明星　博士后，教授，现为陕西理工大学常务副校长。

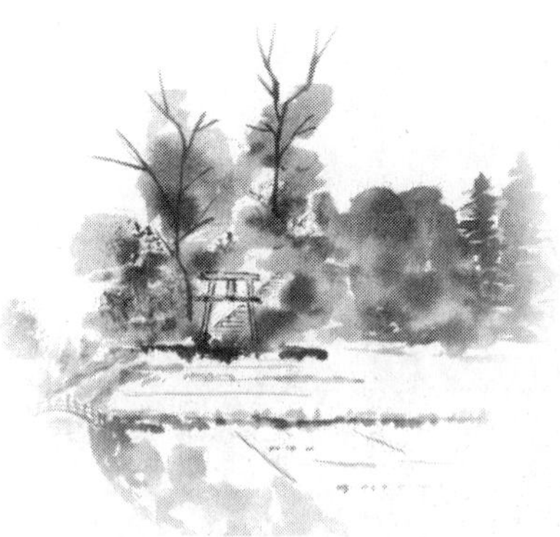

上卷 跋涉

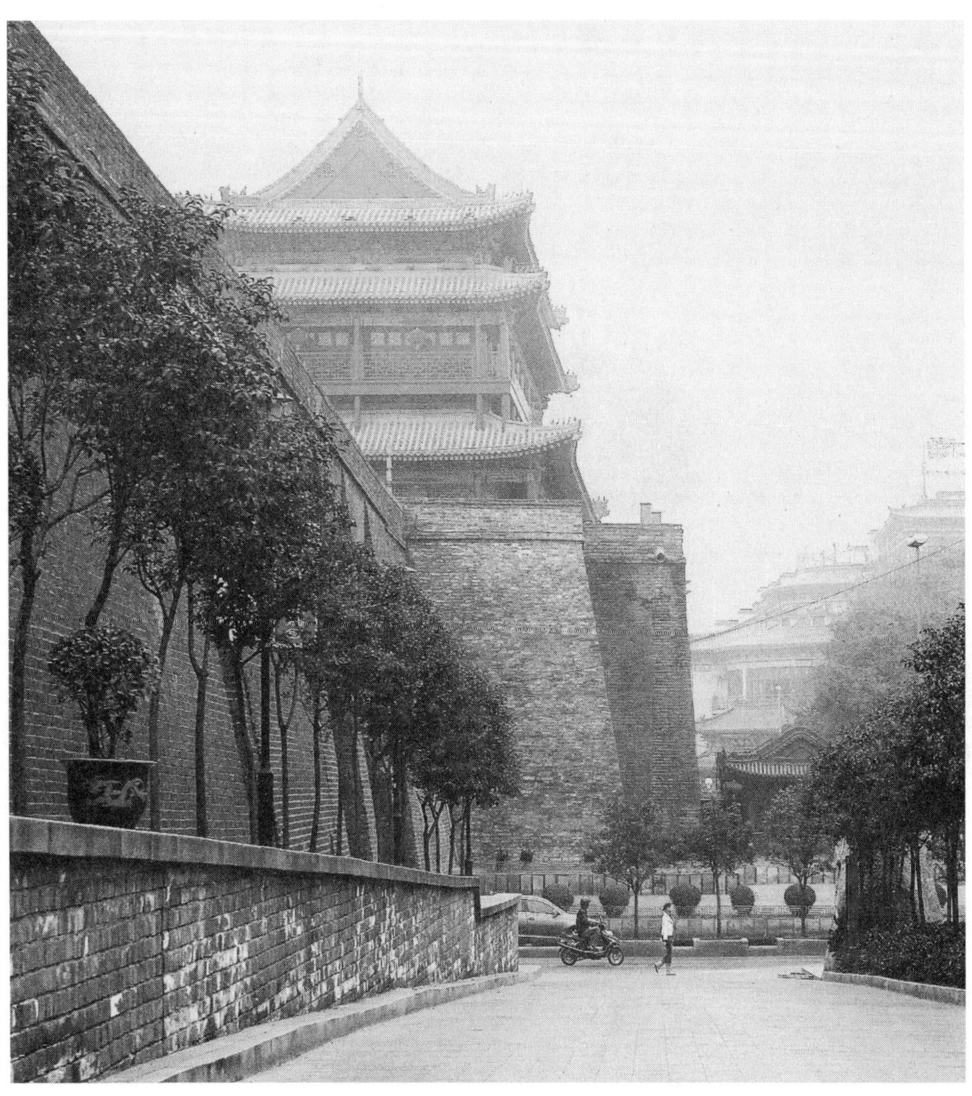

第一章
古城中的童年

1948年农历十一月十一日，公历应在12月11日，王蓬出生在西安一个祖、父两代都在邮电局工作的普通职员家庭。王氏已知的先祖生活于山东济宁。《水经注》记载，从古老的巨野泽中分流出菏水和济水，济水北流滋养了济宁、济南、济阳一系列城郭，济宁又是从元代始贯通的京杭大运河必经之地。2010年5月，他曾怀寻根之念来到这里，在图书馆翻阅了多种典籍方志，认为济宁是因运河穿越、货物聚散而繁盛的水旱码头，距孔子故乡曲阜仅50公里，属孔孟之乡。王

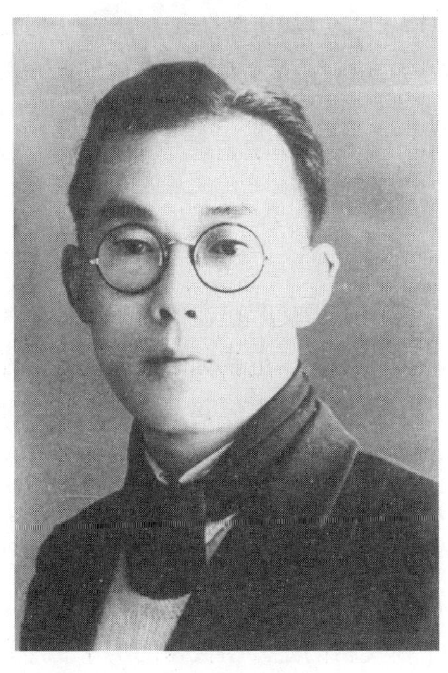

王蓬父亲王成林参加工作时所拍，时年22岁

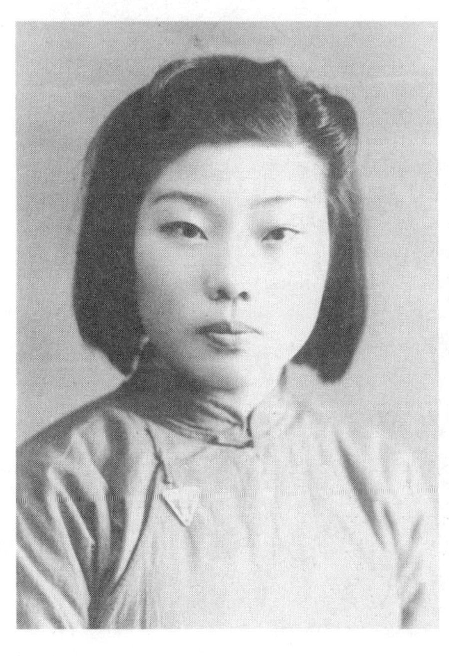

王蓬母亲王树尧读大学时，时年20岁

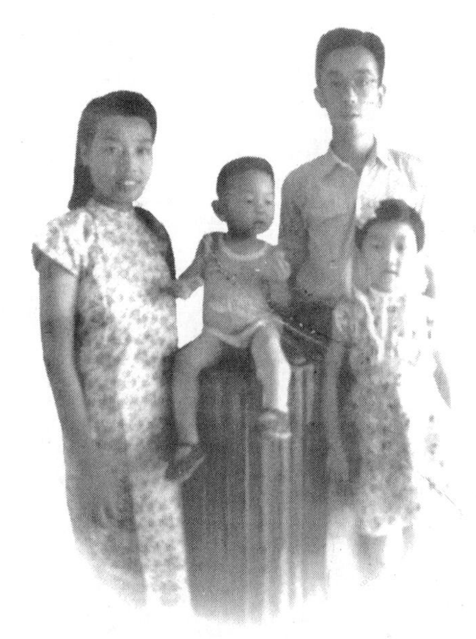

1950年，与父母和大姐

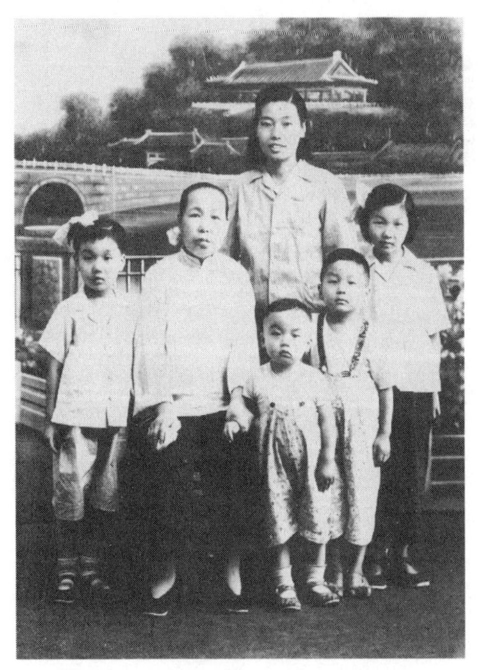

1953年，与外祖母、母亲、姐弟

家离开故土来到陕西至少已有一个世纪，这块由黄河最大支流渭水积淀起来的平原号称八百里秦川，历史上曾是多个王朝的建都之地。不过祖父生活的时代已是清末咸同以降，江河日下，历时千年的邮驿制度土崩瓦解，为由英国传入的电讯业所取代。祖父便系中国第一代电讯工程人员，就在今天西安钟楼附近的黄色电讯大楼上班，达40年之久，因脑溢血在办公时突然离世。父亲王咸林子承父业，也差不多在邮电局工作了20年，直到1958年因历史错案被肃整到陕南乡村，长达24年，平反后由王蓬弟弟王庄顶替进了邮局，而弟弟的儿子王春雷于西南邮电学院毕业后亦在电信局工作，一门四代，应算邮电世家。但无产业，属工薪阶层。王蓬小时是在外婆家度过的，也就是在古城西安度过了童年。

八　家　巷

由于祖父辈已在西安生活，父亲亦在西安生长，也就算西安人了。祖辈无产无业，祖父靠领薪金养家，祖父租住的恰巧是外祖父的房产。外祖父曾在杨虎城将军领导的西北军中任过团长，王蓬小时见过他一张身着戎装的半身锦绣画像，十分威风，当然也有些资产。由于祖父租的是外祖父家的房子，所以父亲从小便得以结识母亲。母亲是王团长

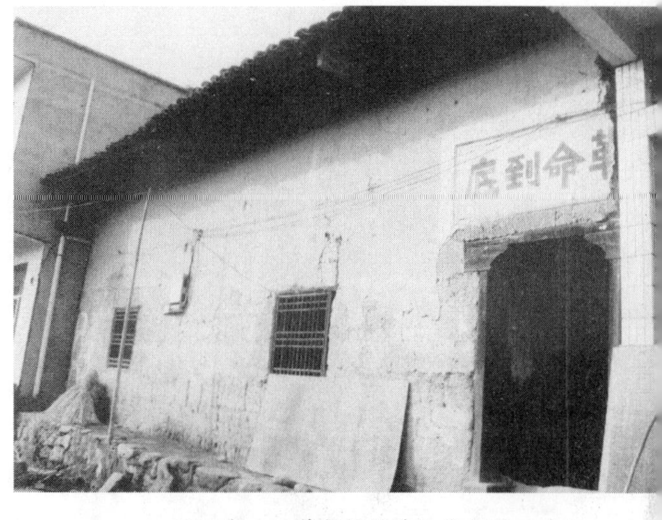

2008 年，王蓬拍摄的外祖父故居，其上残留着土改时的标语

家的大小姐，且上过大学，学过英语和德语。父亲和母亲的婚姻比较曲折，可以说经历了青梅竹马、自由恋爱的过程，后遭外祖父全家及所有亲友的反对，母亲则以大无畏的精神，离家出走，毅然与父亲结合。直到王蓬大姐出生后，外祖父家才确认这门婚事。外祖父去世早，留下两位夫人，八九个儿女，是个大家庭，由外祖母主事。王蓬有两个姐姐两个弟弟，兄弟姐妹很受外婆喜爱，小时便都住在外婆家，最早是在西关的八家巷。

八家巷在西安西城门外，是一条长长的土巷，两边都是土墙，围着各家院落，是不是八个院落不知道，反正叫八家巷。外婆家院落很大，有一排砖墙瓦屋，还有好几孔窑洞。现在的人觉得不可思议，西安市怎么会有窑洞？其实窑洞冬暖夏凉，里面用石灰粉刷干净，门口用青砖衬砌镶玻璃的门窗，家庭殷实者才能住上。在王蓬记忆中，小时候西安很冷，房顶积雪多日不化，屋檐上吊着冰凌，晚上睡觉时在被子里放一个装着热水的扁圆形的铜壶，早上正好用壶里的热水洗脸，所以每天晚上给铜壶装热水是必备的工作。外婆家人多，大锅里烧好热水，大大小小十几个铜壶摆上一溜，外婆总要操心，谁用的铜壶还没灌好热水。晚上要做的事还有擦煤油灯罩，当时西安用电灯的还不多，大多数居民用煤油灯，带上玻璃灯罩也很亮，只是需要天天擦，全家数四姨和小姨擦得最亮。

那会儿西安人口不多，城外便是大片庄稼地。当时母亲在西安煤建公司技校当代理教师，住在学校。每逢星期六，王蓬便和两个姐姐去迎接母亲，要穿过大片麦地，麦浪翻滚；外婆还提醒说麦子熟了，狼就下来了，那会儿西安市郊还有狼叼孩子的传闻。八家巷挨着一大片菜园，有围墙但不高，能看见里面的西红柿和黄瓜，还有眼水井，小毛驴转圈拉着水车，里面就有清亮的井水哗哗流出。王蓬记得，在学校当老师的二舅母，暑假最爱带着姨姨姐姐们在菜园溪水边洗衣衫。

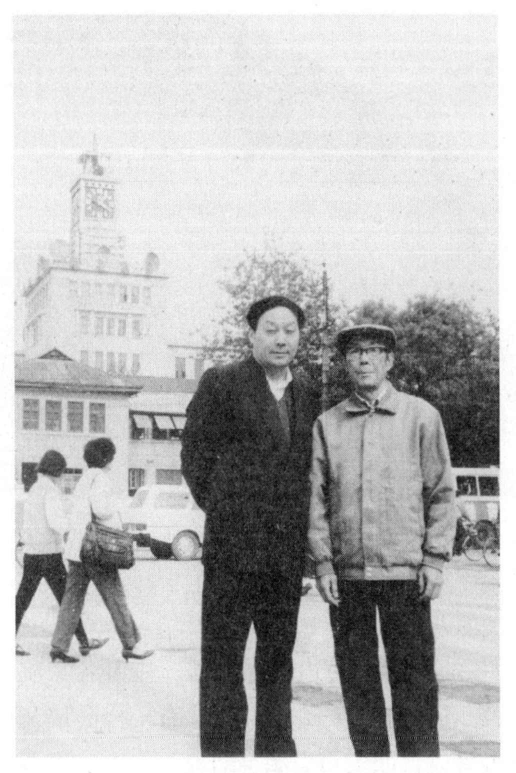

1993年，与父亲在西安钟楼前，父亲曾在钟楼附近的电信大楼上班

其实，八家巷给王蓬留下记忆最深的是马，与外婆家相邻的是一家马车店。他说："我一直对马有种深深的敬意，觉得马是一种力量、威武和健美的化身，看见马就感到亲切和愉悦。"20世纪50年代，西安市许多运输还靠骡马。八家巷就有一家骡马店，有几十挂大车，近百头骡马，早出晚归，场景壮观。早上，当太阳出来，朝霞一片红时，披挂停当的大车便要出发了。一夜歇息，加之吃饱喝足，骡马都昂头嘶鸣，毛皮闪着光亮，甩着尾巴，十分威风。每挂大车由一匹身材高大的骡子驾辕，四匹马拉梢。出车时，车把式分外精神，带红缨花的长鞭在空中抽得山响，却永远不会落到骡马身上。记得有个麻脸光头壮汉，每见到这伙看热闹的孩子，就故意把长长的鞭梢劈头打来，清脆响亮的鞭声在头顶炸响，孩子们便吓得捂起耳朵，四散跑开，直到整个马车大队消失在巷口，腾起的尘土消散，才高兴地回家。也有这样的时候，早上睡过了头，眼睛一睁天已大亮，想着看骡马，一骨碌爬起来，跑到骡马店看时，马车早已出发，偌大的场地空落落，唯见零乱的马蹄、车印，一时呆站在那里，心都空了。①

德　义　里

1955年前后，外婆卖掉西关房产，购下解放路德义里一号院。

德义里是解放路的一条胡同，位置在东一路与东新街之间，马路对面是游艺

① 王蓬：《从长安到罗马：西域遥远知马力》，太白文艺出版社2011年版。

市场，距珍珠泉澡堂和解放电影院很近。这条胡同一边是振兴医药房，一边是五金交电公司，两家砖墙之间，盖着一间小门楼，朝着街面有块砖雕，上面镌刻着：德义里。

德义里主人叫杜德义，陕西蒲城人，经商致富，胡同口的振兴医药房便是他的产业。民国时发达后在解放路黄金地段购下这片土地，临街修下六开间堂皇气派的医药房用于经营。他还为三个儿子修下六座中西合璧的洋楼，用胡同与街相连，胡同亦用老爷子名字。或因新旧交替或因家道中落，总之，杜家这六院楼房陆续转售。外婆购下德义里一号院后，带着舅舅、姨姨和孙儿辈一大家人住进了这座独家门楼——带耳房、天井、阳台的楼房。

初来时，王蓬对一切都很新鲜，也就记忆犹新。德义里中的六座院落，一边三座门楼，构成短短的封闭街道。尽头有眼水井，用辘轳绞水，水很清亮，却是苦水不能喝，只能用于洗衣之类。据说，当时西安城中许多水井都是苦水，只有西关有甜水井。好在新中国成立前西安就有了自来水公司，只不过一片街区才有一处供水龙头。德义里的居民吃水要经过胡同，穿过马路，到对面的游艺市场买水牌、接自来水。他最喜欢与姐姐去那里抬水，因为游艺市场非常热闹，除了日用百货、油盐酱醋外，还有戏园、杂耍、说书、卖艺、捏面人和卖叮叮糖的货担。他爱看的是皮影子戏，还有西洋镜，类似动画片，一分钱能看10张。

德义里的六院楼房先后售出，有的人家自己住不完又招了房客。印象至深的是五号院住了一户回民，靠在夜市卖羊肉过活。几乎每隔一段时间，便要赶来十几只羊，自己屠宰，有股羊膻味，外婆不让去看，也不让议论。

杜家的振兴药房还开着，门面宽大，台阶高耸，橱窗中陈列着可以入药的虎骨、鹿角、熊掌，还有只硕大的梅花鹿。橱窗很高，有铜护栏。那会儿五一劳动节、十一国庆节都游行，飞机撒传单。王蓬有次爬到橱窗上，张望游行彩车，没抓紧铜护栏，跌了下来，额头肿起包，几天才消散。

1955年秋天，王蓬七岁，进入东一路小学读书。其实，前一年他就和二姐一起报考过西关小学。二姐比他大一岁，但是正月出生，他是冬月出生，实际上大两岁，所以没满六岁的王蓬落选，七岁的姐姐被录取。第二年，王蓬七岁时才进入东一路小学读书。清晨起来，拿个馍馍，或是去学校门口吃油条豆浆，一共五分钱。入冬后，清早上学，天还没亮。那时解放路有路灯，东一路没有，黑乎乎一片，需和姐姐们同行。冬天也比现在冷，下课了，同学们堆雪人、打雪仗，

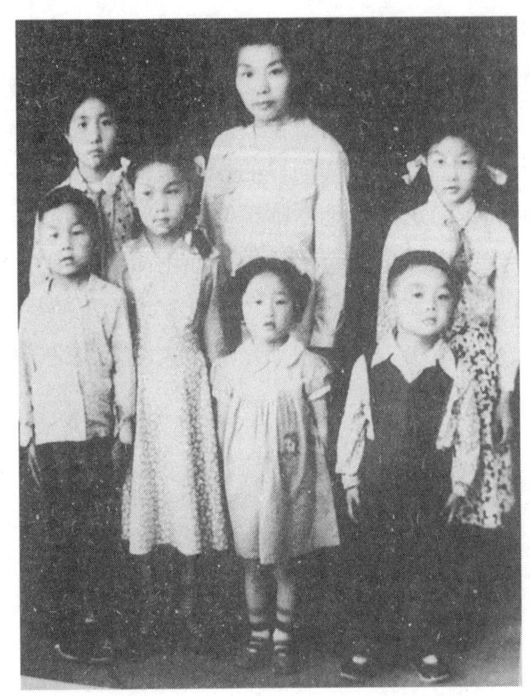

1955年，王蓬（左一）上小学一年级，与母亲、姐弟

雪融化的地方结了冰，便可以滑冰了。雪融化时，街道上很泥泞，当时都穿棉窝窝。为了避开泥泞，还在棉鞋上套上一寸多高的木板鞋，到了教室，可以取下来，只在来回的路上用。

还有件事在王蓬心中是个谜，胡同口刻着德义里的砖雕上面的门楼，住着个单身汉，靠墙有个木梯供他上下。他孤单、苍老，看不出有多大年龄。据说，这个人早年是杜家佣人，会泥瓦工，没有成家，也没有孩子亲人。杜家这片楼房修好后，他留守下来负责维修。但现在楼院出售了，药店也公私合营了，没有人知道他靠什么生活。王蓬每次上学路经门楼，都希望看见他，但又害怕看见他，只要见他花白的脑瓜朝下张望，就背着书包一溜烟跑过。没有看见他时，又很失望。还非常想上他那门楼里去看看，他怎么生活？在哪生火做饭？吃的什么？谜团一直到王蓬离开德义里时也没破解。

1955年，国家实行统购统销，城里人发了粮本，一度供应紧张，买油和肉都要排队，限制每人每次只准割二斤肉。外婆家是大家庭，星期六舅舅、姨姨们都回来，二斤肉不够。到星期六，小舅就把王蓬叫醒，天还很黑，让小外甥跟他去东新街排队买肉。他还记得一个民谣：“毛主席万岁，买油排队。排队一晌，打油四两。”

王蓬喜欢的排队是买电影票。解放电影院无论什么时候都见人排着长长的队买票。当时向苏联学习，考试是五分制，若语文、算术都考了五分，母亲便奖励看电影。唯一记得的是苏联儿童电影《米嘉的五分》。

小时的乐趣还有下大雨，当时排水状况很差，德义里六座院落要比街面高两个台阶，一下大雨，雨水便全汇聚到街面，积水盈尺，形成一段河流。但又不深，没有危险，各家孩子都跑出来戏水，叠出纸船，或是把脸盆拿出来，飘浮在水面上，嬉闹欢笑，直到水渗下去，纸船贴到地面。①

城　门　楼

那会读书没有多少作业，也根本没有培训班之类，下午仅上二节课就放学了。王蓬小时对城墙充满好奇，尤其是那高耸云端的城楼，那么威严，那么神秘，总想到跟前看个究竟。这其中还有个原因：大约在五岁时，他头上生了黄水疮，老发痒，用手一抓，黄水流到哪就传染到哪。有一段时间，外婆常带他进城看黄水疮，坐公共汽车进西门时，老远就能看见那高高耸立的城楼，高翘的飞檐直插天际，大群的鸽子绕着城楼翻飞，带着很响的哨音。这都使他着迷，不知道城楼上藏着什么宝贝。

现在，东一路小学几乎就在东城墙根下，很近，放了学走不多远就能到城墙根。看着那巍然高耸的城楼，他心里又有了念头：其他几面城墙是什么模样？也有城楼吗？没见到心总不甘，于是动着心思来完成。比如去看西城墙，之前经过都是随外婆在公共汽车上，一晃就过去了，不算，要自己去才算。第一次沿东大街走到钟楼就返回，第二次再从钟楼接着走，但走到城隍庙、桥梓口时还是出了问题。因为那一带是传统的回民区，听大人们说是从唐朝的“回鹘营”留传至今的。回民街饮食众多，有各种清真风味的食品：腊牛肉、拉条子、羊杂碎、烤全羊、羊肉泡馍、薄皮包子、烤羊肉串……一家挨着一家，现做现卖，炉火热气，香味扑鼻。尤其是有种牛肉饼，在平底铁锅里用油煎得两面焦黄，葱花牛肉都绽露出来，看得他直流口水。五分钱一个，可他身上却一分钱也没有，于是就想办法省早点钱。早点大都是吃个馍馍，只有蒸馍的那天，上学早来不及才给他五分钱去吃早点。终于等到那一天，早上饿了一顿，下午便往西大街赶，连走带跑，一直到卖牛肉饼的火炉边，小心拿出钱，那戴白帽的小伙计便用一小张麻纸托着牛肉饼递过来。王蓬双手接着，高兴得心都在跳，吃完还直舔嘴唇，浑身是劲，便一气赶到西城根。他用这种办法把西安东西南北城墙的城楼都看过了，去看那几面城墙很顺利，也没吃牛肉饼。回想起来，这应该是他上小学时就完成的探访西安古城墙的一次壮举。只是大人不知道，也没走丢。

但四岁的弟弟却丢过一次，起因是同五岁的表姐争抽水马桶。舅舅工作的供

① 详见王蓬《德义里的变迁》,《各界导报》2013年3月29日。

电局修了电业新村，舅舅分上一套单元房，带抽水马桶，当时这在西安很稀罕。两个孩子争先后，没争上的弟弟赌气下楼走了。大人们忙着没在意，待到发现时，到处找不到人，这才急了，四处寻找，亲友们也都被惊动了。直到下午，小舅到游艺市场挑水，才在德义里巷口发现了不敢回家的弟弟。天哪，一个四岁的孩子竟然从环城东路，穿过多条马路，从城外找到城里，找到藏在解放路的德义里，简直让大人们不可思议。许多年后，亲友相聚，回首往事，都已当了爷爷奶奶的姐弟们还忍俊不禁，笑成一团。①

① 详见王蓬《德义里的变迁》,《各界导报》2013 年 3 月 29 日。

第二章
秦岭南麓的乡村

老楸树下

一茏翠竹，一户人家；一道山岭，几缕炊烟。这一带浅山区，放眼望去，晴明或灰暗的天幕下，尽是山岭，村落；村落，山岭，仿佛这就是整个人世了。谁知道呢？反正那棵十里路外都看得见的老楸树下，就是我们村了。

那老楸树好高大！挨着地面的部分比碾盘还粗，锈满青苔；四分八杈的枝桠伸向云端，树叶足足蔽了半村的阴凉；一早一晚，下山风踏着树梢掠过，整个老楸树都发出呼呼巨响，好像整个村子都摇晃起来……

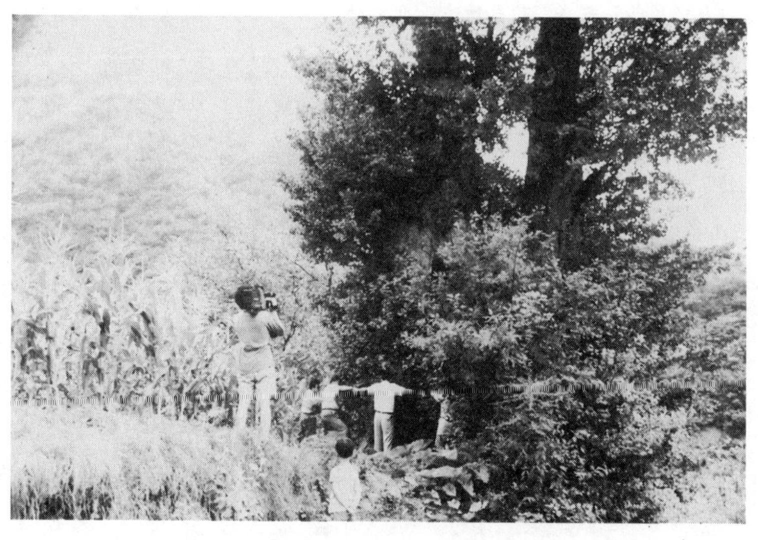

需十余人合围的古银杏树，老楸树比此树还大

"老楸树下。"人们走出老远，只要这么一提，就会像逢到故友旧交似的点头答话。尽管村子也用过"高潮""天堂""红卫"等时新名儿，可转眼就像露珠、晨雾一般淡了，散了。唯独"老楸树下"就像村里辈分最高的老幺爹至今把国家叫公家，把公社叫乡政府一样，恐怕还要很流传一阵儿。

"老楸树下。"单这名儿也够我们全村人骄傲的！

这是王蓬短篇小说《老楸树下》的开头，其实，也是他对农村的最初印象。几代中国人都难以忘怀的 1958 年，王蓬刚十岁，由于父亲错案，全家被下放到陕南秦岭脚下的一个乡村。父亲被开除公职，顿失生活来源。母亲在新中国成立后曾在西安煤建职工学校教书，后又参加 1956 年全省干部统一招考，并被录取。母亲学医，本应录至医院，但当时褒城县所在地河东店小学校长听说母亲上过大学，再三动员母亲到学校教书。一年后成立褒河中学，母亲又到中学教书。谁知学校系民办，母亲无形中又成了民办教师，当时工资仅 32 元。七口之家，咋办？再三商议后，决定将二姐放西安外婆家，年仅四岁的小弟则送给与父母舅舅都相识却无子女的一位朋友。母亲带大姐暂留褒河中学，父亲带十岁的王蓬和七岁的大弟王庄下到农村。

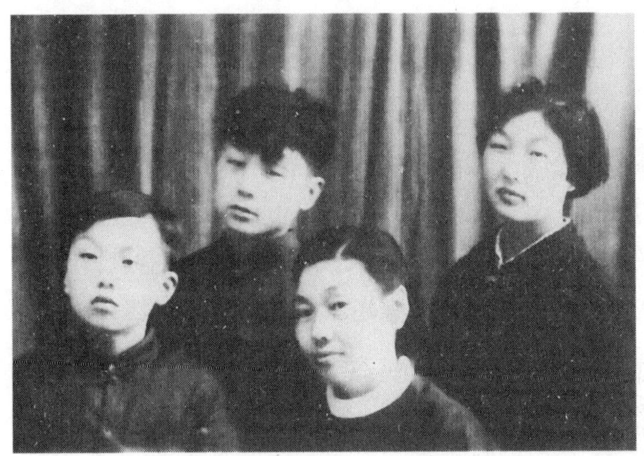

1958年，王蓬与母亲、姐弟被流放至农村

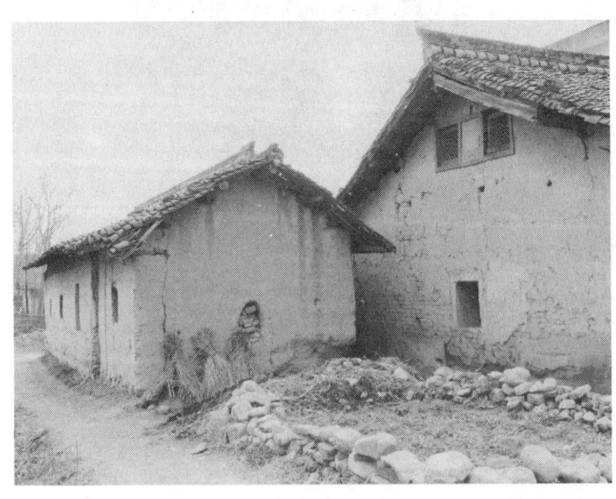

当时陕南乡村的农家院舍

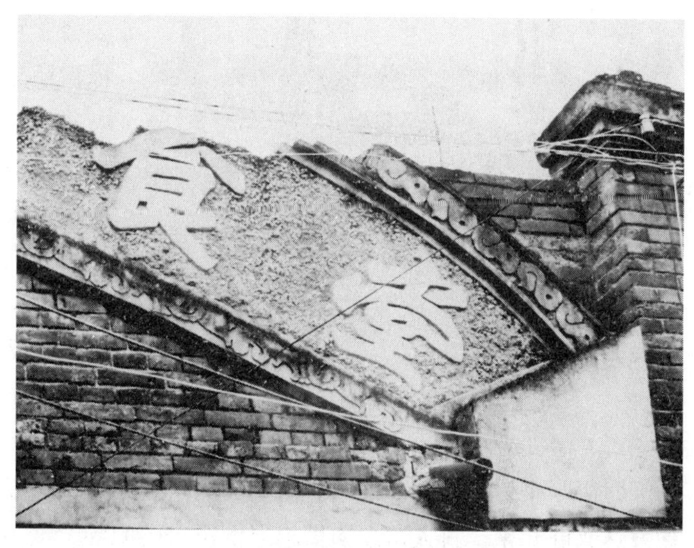

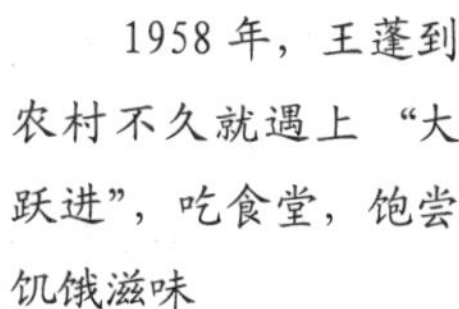
1958年，王蓬到农村不久就遇上“大跃进”，吃食堂，饱尝饥饿滋味

那个村子，确实有棵老楸树，老远就能看见枝桠粗壮茂密的树干，远高于绿树簇拥的村落之上。这里是秦岭脚下的平川，村落也大，距其时尚存的褒城县五华里，距汉中城也仅13公里。之后，父亲曾多次感叹，真是一步之差人的命运就会发生巨大的改变。下农村时，父亲39岁，若不是到张寨村，而是到同属张寨乡的几个丘陵村落，由于自然环境艰苦，恐怕连生存都难维持。也可能他和弟弟的命运都要改变，因为要全力以赴生存，书念不成，之后的创作也就无从谈起，真是不幸之中的万幸呢！尽管如此，40多年前的农村也是相当贫瘠的，大都是低矮破烂的土墙茅屋，道路泥泞，满村粪坑，布满猪粪鸡屎，肮脏不堪。全家由此开始整整24年炼狱般的生活，必须一天天地度过。

陕南尤其是汉中，由于南北有秦巴山拱围，其间有汉水滋润，物产丰饶，少经战乱。抗战时节，西北联大、故宫文物、战时军火库都曾云集汉中。直到20世纪50年代，还保持着历史传统风貌。比如村中的老楸树，不知是什么年代留下来的。秦巴山区古树很多，褒斜古道经过的江口有棵古银杏树，仅是树干枯洞就能摆桌酒席，经鉴定为4000年古树。但无论从树高、树围、分枝、遮阴方面看它都无法与老楸树相比。可惜，老楸树却在动乱年月里不知以什么借口被砍掉了，古树之大，3000人口的大村居然无人邀功，请来专人砍伐。对方拿了定金，上树一看，畏惧了，借口树洞有蛇，悄然溜走。不想消息传开，蛇传为蟒，蟒又传为龙，“哎呀，龙角都有了”。这给精神极度贫乏单调的群众带来刺激，方圆几县的人都来老楸树下看龙看蟒，村子四周的麦田被踩成平地，惊动了地县“革

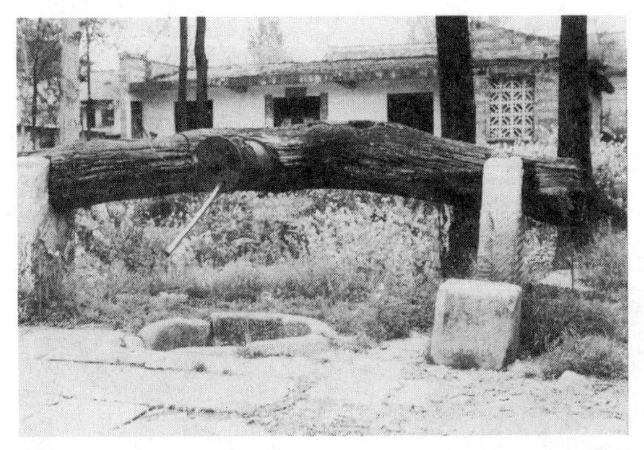
当年村里的水井

委会”和公安局。闹剧过后，老楸树还是被砍掉了。

岂止是老楸树，村里九院相通、抗战曾安置铁道部扶轮中学的周家大院，明清相袭穿村而过的古道上古井石栏驿亭桥楼，村后雄踞山头的山阳寺，以及遍及村中的文昌庙、关帝庙、宗族祠堂全在牵连不断的运动中拆毁殆尽。

时隔半个世纪，村后旧时穷困不堪的岔古路村仅凭易名花果村，办起农家乐便发达兴旺起来，村人这才惋惜起老楸树、山阳寺、文昌庙、关帝庙、宗族祠堂来。其实，值得痛惜的又岂止是老楸树。

周家大院

王蓬一家到农村后，被安排住进周家大院。这是一个古老的院落，竟然由纵三院、横三院，多达九个大院组成，青石板铺地，宽回廊相通，门窗厚重，雕梁画栋，墙壁锈满青苔，弥漫着一种古城墙般的气息。这家祖上据说出过大官，还有一位民国时的国大代表，王蓬还见过这个已被划成地主的弯腰驼背的老人。这座古宅砖墙瓦顶，原本十分气派，可惜年久失修，早已破落。土改时又被分给贫苦农民，沦为大杂院，猪鸡乱跑，肮脏混乱。他们住的是一户人家空出的堂屋，是一大间房。刚去时也没什么家具，两条长凳上边支起一张木板大床，用几个纸箱装换洗衣服，前半间盘起个烧麦草秸秆的小灶，再有个支案板放碗筷的土台，加上原来就有一张极厚重的八仙桌，再就是米面口袋、锅碗瓢勺，简陋的家就安好了。

当时还是高级合作社，农村粮还够吃，但普遍缺钱，穿戴也都陈旧破烂。总之，是完全没有接触过的一个世界。全家就要在这老楸树下的村子里生活了，一夜之间的巨大反差，对全家的打击可想而知。半个世纪前的乡村是何等贫瘠，印象至深的是秋雨连绵，满村泥泞，男女老少全打赤脚，王蓬穿双胶鞋，竟让全班同学羡慕不已。一个不容置疑的事实是，必须在这严峻陌生的环境里生存下去。

父亲从学校出来，19 岁进邮局，整整在办公桌上趴了 20 年，身材瘦削，又戴着 800 度的近视眼镜，典型的知识分子模样。猛然一下由城市到乡村，由脑力劳动转换为体力劳动，再加上整个社会无处不在的政治歧视，他们的衣着模样在农村就明显属于异类，凡看见的人都会打听、议论，完了又必然会流露出各种各样的态度……只要稍加设想，就不难感到当时的压力和心境。当时是农业社，先去仓库领来麦子和苞谷，再去磨房加工，父亲每天下地劳动，回来再为三人做饭，左邻右舍也肯帮忙，尽管一切都不习惯，但还算安宁。

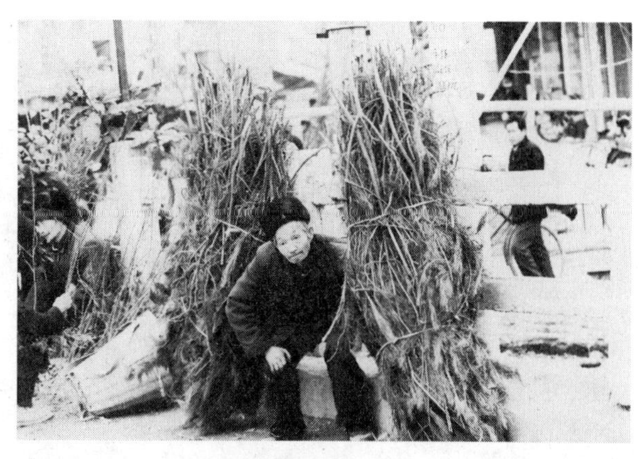

当时农村家家都需要砍柴

孺　牛

王蓬到乡村后最早结识的伙伴便是孺牛。他土生土长，且是贫农，是依靠的对象，不仅教会王蓬认识乡间许多陌生的事物，还使他免遭许多屈辱和打击，准确地说，孺牛应该是王蓬乡村生活的第一位老师。

全家到农村不久就遇上“大跃进”、人民公社，天天开会搞运动。大院里有个顽劣孩子叫豁嘴，15 岁了才和王蓬同班上四年级，比全班同学都高一头，谁拿好吃的都得给他，要不就动拳头！谁都骂他是个坏蛋，就是这个坏蛋自从父亲上过一次批判会后，就天天纠集大杂院里的孩子在王蓬家门口喊唱当时流行的那首歌：“右派，右派，像个妖怪，当面他说好哇，背后来破坏！”

其实，父亲说他若是真做过坏事还能想得通，但豁嘴不管这些，他喊的嗓门最高。父亲气极了，撵出去，他们哗地散了；刚进门，他们又围上来喊，王蓬和弟弟恨不得冲出去和豁嘴拼了。父亲眼一瞪，他们只能忍气吞声。

一晚，豁嘴又纠集些娃儿来闹，父亲几次不能制止，兄弟俩冲出去正和他们僵持着，突然听到一声喊：“谁在这儿闹，都给我滚！”接着就看见一个高个子孩子抄起院场的大扫把左右抡着撵人。娃们哗地散了：“快跑，母狗来了！”连

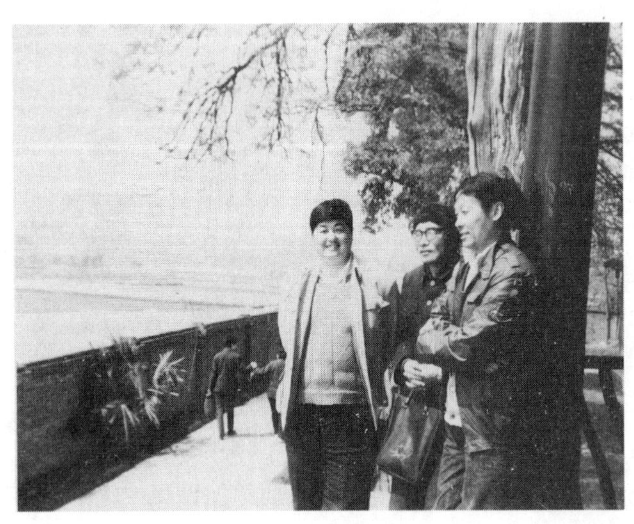

在农村认识的伙伴，左为蒿文杰，中为王孺牛，他们都已去世，王蓬对他们十分怀念

豁嘴也跟着跑了，看来豁嘴怕母狗！

后来才知道，豁嘴父亲早年成天提画眉笼儿，泡茶馆、抽大烟，硬把一份家业踢登光了，混了个贫农。而母狗的父亲是正儿八经的庄稼汉，而且杀猪、造厨、挂粉、打油、拉二胡、唱秦腔，样样都行。豁嘴的父亲怕母狗的父亲，所以豁嘴也怕母狗。母狗就是孺牛，孺牛那会儿还叫林海，母狗是小名。他是家中老大，爷爷婆婆怕难养，干脆叫母狗，乡村人都认为名贱的娃儿好养活，福气大。

孺牛和王蓬不是同班，当时分初小和高小，有些孩子上完初小，就是四年级后就回家了。孺牛是上高小合班时才和王蓬同班的，但孺牛家也在这个古老的大院里，是在前院，院中有棵很粗很高的桂花树，一开花，整个古宅都香气袭人，常有人来折花入药。孺牛的腰就是上桂花树跌下来落的残疾，腰再也没能伸直，主要是当时没钱治疗，以至延误了一生。王蓬见他时还不太明显，他个子瘦高，鼻梁高挺，一双眼睛也极有神，像他父亲一样神气。但因为腰疾常听人说："这娃儿可惜了的！"

自那晚后，豁嘴再没纠集娃儿上门胡闹。有天晚上父亲从外边回来，见个人影在门前转悠，吓了一跳，仔细一看，原来正是孺牛，难怪豁嘴不敢来了。父亲挺受感动，让他进屋和王蓬兄弟玩，他先不肯，后来进了屋，王蓬和弟弟便把集存的小人书让他看，有成套《三国演义》连环画、《安徒生童话》等。他高兴极了，以后就天天晚上来看，直到把那些小人书全看完，他们也成了形影不离的好朋友。

不久，大炼钢铁开始，村里青壮劳力都进了秦岭，父亲是最早的一批。家中就剩了王蓬和弟弟，没人管教，成了脱缰野马，学校也不布置作业，他们对乡村的一切都因陌生而感到新鲜，孺牛便正好充当导游和先生。村里有祠堂和关帝庙，塑有红脸长须的关公和黑脸怒目的周仓；有吆喝声响彻云霄的油坊，两个赤膊汉子，举起六七十斤的铁锤，猛砸那铁箍箍着的木桩，挤出的油便哗哗儿流入油缸。王蓬每每担心那油锤的滑脱，不敢靠近；而孺牛却常趁油匠不在意，偷出一块芝麻油饼，那常是乡村孩子精美的糕点；粉坊则是另一种景象，热气腾腾的大锅煮着红薯或洋芋制成的淀粉，拉出的白丝无休无止，一杆杆地搭晾出来，老远便见着白花花的一片；铁匠铺也很吸引他们，一段两人合抱的树干掏空后做成巨大的风箱，需两个小伙前俯后仰地拉扯，于是那火苗便窜得极高。出铁最为壮观，他们曾等到夜晚看铁水像火蛇一般流出，以致映红半个村落。

最有吸引力的当然是野外，村后不远就是绵延的秦岭，山下则是被树木笼罩的丘陵，分布着沟岔、溪水、池塘和大片的草地，全村牛羊都在这里放牧。那时这一带几乎没有人烟，大白天也有野狐、野兔以及拖着美丽长尾的野鸡。那是乡村孩子真正的乐园，王蓬曾用一本小人书换得骑牛的权力，也曾在池塘里被淹得够呛。记忆最深的是国家一支摩托比赛训练队，选准了这儿做基地，天天在坡岭沟涧之间做越野训练，飞越山涧，攀登山岭，既惊险也极精彩。他们常看到摩托队离开，直到暮色苍茫才回家。当时农村已吃食堂，孺牛的父亲，一个身材高大能干各种活计的中年汉子就是食堂的大师傅，他每每会替他们留着饭，要不是这样，他们绝不敢瞎跑的。再后来粮食十分紧缺，在只能用瓜菜替代的苦日子里，也幸亏孺牛父亲的照顾，王蓬兄弟才能够活下来。

无论如何，初到乡村的那些时光，孺牛带王蓬看到的东西丰富而新鲜，曾给他受伤的心灵以无限的安慰，许多往事与场景至今仍记忆犹新，一生也不可能忘记。

第三章
文庙中的日子

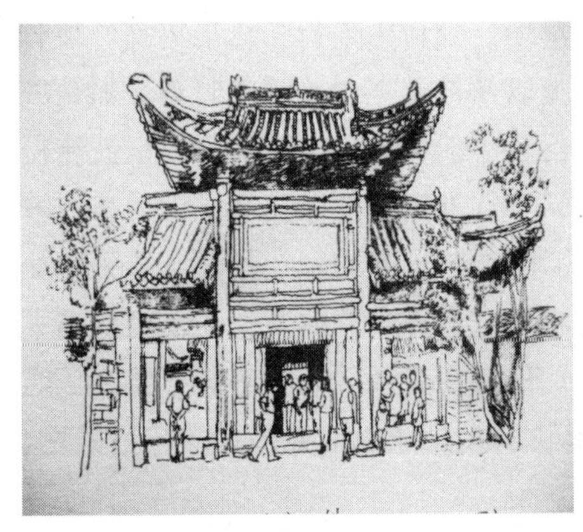

王蓬记忆中的文庙

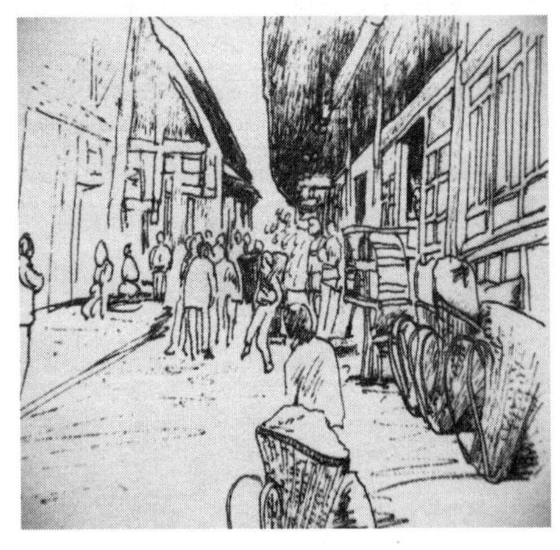

王蓬记忆中的村民分粮

村后文庙

到农村后，王蓬家由于没有属于自己的房子而不断搬迁，备受折磨。最初，他们居住在周家大院，不久就说要办什么学校而让他们移居到村后，由第三生产队划入第七生产队，先后在两家农民的偏厦小屋里栖身，后来又让他们搬到村后的文庙居住。

这是一座在秦岭延伸的丘陵脚下，距村子还有一华里多地的孤零零的庙宇，四周全是庄稼地，再无任何住户。庙宇是清代所建，敬孔子的，但已无塑像。地盘还不小，是一个完整的四合院落，前门为三开间，两边隔为四间小厅，中间为大门和过道，正中为敬孔子的大成殿，高大巍峨，悬着“至成先师”的巨匾。王蓬就是从那时才知道文庙不塑佛像，是敬孔子的。在大殿还算完整的供台上，有斑驳不堪的牌位，写着：大成至圣文宣先师。所以上殿也叫大成殿。

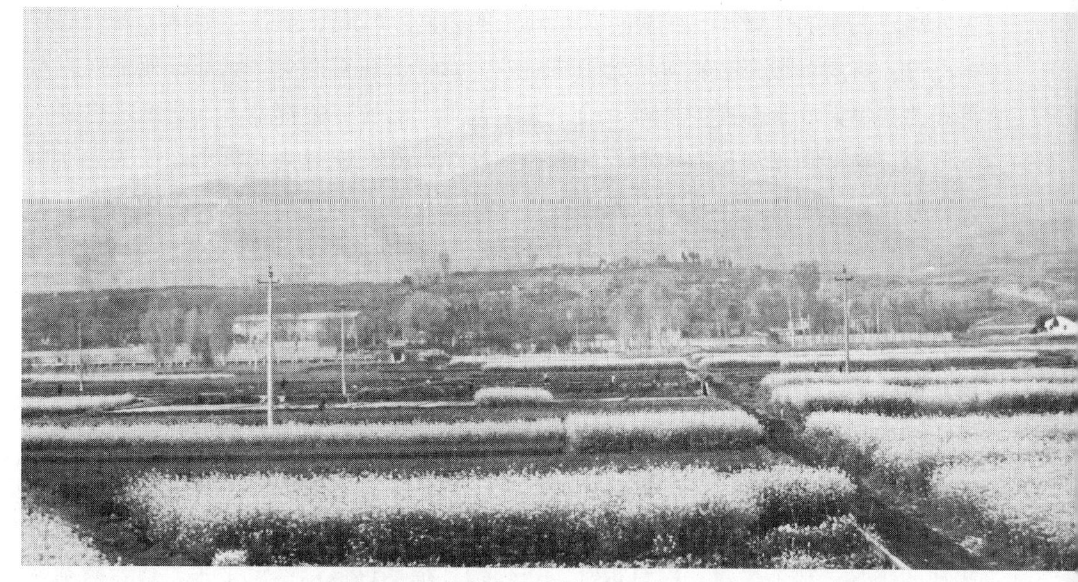

村后便是延绵不绝的秦岭

尽管陈旧不堪，门窗破败，但环抱大柱，飞檐挑角，极有气势，院内两棵古柏更是粗约数围，直插苍穹。院里还有高大的核桃树，能遮阴纳凉。屋檐下用青石条铺就，下大雨走一圈也不湿脚。“大跃进”时，村里把文庙改修为养猪场，好在文庙住人和堆饲料，猪圈是挨着文庙另建的。困难时期，猪被杀光，文庙闲置了起来。只有一个姓何的老汉，是国民党部队打日本留下的伤兵，早先伤兵凶得很，偷鸡摸鸭没人敢惹，如今老了没家没儿，五保户，一头剩下的种牛由他经管，脾气古怪，很少与人来往。

由于庙空了下来，就让王蓬家和另外两家也无房屋的农民搬进去居住。其时正是所谓“三年自然灾害时期”——最困难的 1961 年。

饥饿年代

幸亏是在陕南，没像周边甘肃、河南、四川那样大规模地饿死人，资料统计全国饿死了 3000 多万人，但汉中也发生过煮食亲生儿子的事件。①村里当时粮食也极紧张，公共食堂被迫解散，王蓬父子三人每天只能分到半斤苞谷、大麦、荞

① 《汉中地区志》，三秦出版社 2005 年版，第 2277 页。

麦或胡豆，食油肉蛋早已绝迹。凡是能吃的东西，槐花、榆钱、地耳、蕨根都弄来充饥，树皮草根都被剥得精光挖得溜净，青蛙、麻雀乃至乌鸦都打死下锅。王蓬和弟弟每天放学都提筐去村后的山坡剜野菜，满坡野岭都是人，腿跑疼也剜不下多少，晚上回来洗干净，把苦水焯掉，第二天煮一锅野菜，再把磨细的半斤粗粮像撒盐面一样分成早晚两顿撒进锅里。那会儿整个乡村都笼罩在饥饿之中，家家都需要把仅有的一点粗粮带壳反复磨细，而推磨的牛早就饿死或被杀了充饥，推磨只能让饿着肚子的人代替。而且白天压根儿就轮不上，好多次都是睡到半夜，他被父亲叫醒，扛着那点少得可怜的荞麦或苞谷，从孤零零的文庙到村里有磨坊的人家，去跟父亲推那沉重的石磨。半夜又冷又饿，推几圈就直冒虚汗，印象至深的是清冷的月光照进同样清冷的磨坊，心里凄楚地只想哭。那会儿王蓬小学还没有毕业，只有十二三岁。

另一个难题是没有柴烧。现在每当看见农民在田地里焚烧秸秆稻草，都会引起他的感叹，那些年月，没有粮吃，各种秸秆稻草也仅只够烧半年，村村寨寨家家户户都要整整缺半年的柴！

于是，每当冬春之际，困扰各家的一件大事便是去村后秦岭中割柴，连上小学的孩子都难例外。王蓬就从小学五年级起开始进山割柴，弟弟年龄则更小，还不到十岁。每个星期天的凌晨，大人小孩都摸黑起床，吃过半菜半粮的稀饭后，再带些菜团或红薯就向村后山岭进发。野外到处都落着清霜，寒气袭人，冷风更是吹得人透心骨凉。大家得走一二十里山路，到了柴坡再四散开去。由于割柴人多，靠路方便去处的柴禾早就被割得精光，他们有时不得不下到沟底，但返回时则需背着沉重的柴禾爬倒坡，这是精壮的农家小伙都怯场的事情，何况父亲！为将一捆柴禾从沟底背到坡顶，父子三人得费尽力气，父亲背着沉重的柴禾，王蓬在前边拉着父亲一只手，弟弟则在后边推着，不止一次地看着父亲因吃力而伸长的脖子上青筋鼓胀。待到多次喘息，上到坡顶时，父子三人既筋疲力尽，又饥饿难耐，全无话说。而此时，从山顶到山脚，背柴禾的男女扯成线，悄无声息，在落日西风中那种苍凉凄迷的情景真是刻骨铭心，深印在王蓬童年的脑海中。

孤读三年

就在这年秋天，王蓬考上距村子五里路的一所中学。学校位于古褒谷口，这里曾创建古褒国，但承继着古褒国的褒城县却于 1959 年被撤销，改县为镇。又遭遇三年困难时期，他所在的班级刚开学时全班 60 多人，由于饥饿、贫困，坚持到毕业的只有二十几个人。之所以能够读完中学，是因为母亲就在这所学校教书。由于受父亲冤案的影响，母亲一直没有转正，属民办教师，工资只有 32 元，还要供他们姐弟三人读书，所以无钱再在学校搭伙，每天只能回家吃两顿饭。家在远离村落山脚下的文庙，不能和其他同学一同沿公路回家，那样太绕，沿着山边的一条小路则比较近捷，整个初中时期，王蓬就孤独地走了三年的小路。

在这三年中，他不仅学习功课，在路上思考，还养成读书的习惯。那所学校有间不大的图书室，藏书不是很多，但当时流行的比如“三红一创”(《红日》《红岩》《红旗谱》《创业史》)和《林海雪原》《青春之歌》以及苏联翻译小说还是有的。由于母亲在学校，有这个方便，王蓬便天天找书看。在学校没时间，当时勤工俭学，经常组织学生上山植树、砍柴，解决学费。读书便只有在来回的路上，独自一人，无拘无束，绝对无人打扰。因为这条小路沿着秦岭脚下的塬坡，那会儿还很荒凉，没有人家，长着杂树，还有条蜿蜒的河沟，除间或有人割草放牛外，十分安静。有时星期六放学早，便在河边寻个僻静去处，躺在青草如毯的地上，饿着肚子，用整个下午读完厚厚一册李六如先生所著《六十年的变迁》，直到暮色苍茫才回家。还有一本苏联纪实小说《到格鲁曼去的道路》，讲述一支船队迷失了方向，在冰天雪地的荒岛顽强地生存了七年，直至获救；再是英国笛福的《鲁滨逊漂流记》。这些作品给王蓬自幼受伤的心灵极大的安慰，也增强了他对外部世界的追求和向往。每当躺在河滩枕着双手，望着远去的雁阵，会不由自主地咽着口水，想着那会儿过年蒸的各种带红点花样的馍馍，想念秦岭以外的外婆和亲友，想象偌大的外部世界，心里便是满满的了。

1964 年，王蓬初中毕业考中专因政审落选而回乡务农，全家仍住在文庙里。平心而论，在文庙居住的几年倒相对平静。下乡几年后，父亲对一切都渐次熟悉、适应了，各种农活也都锻炼得拿得起，放得下，说割麦就割麦，让挑粪就挑粪，与村里群众和睦相处，还常帮一些不识字的农民记账写信。农民务实，眼见一个戴着眼镜的文弱男人带着两个孩子安分守己，苦苦度日，也常感叹“可怜见地”，除个别人外不再欺生，困难时还能相帮。

16 岁在农村也算是个大小伙子了，王蓬对农活早已熟悉，并不怯阵，还能代替父亲到各个工地去支差，家里各种活计也能帮上手。最好的还是每天收工后，整个田野升起一片如烟似雾的暮霭，文庙其他两户农家早早收拾鸡猪，关门入睡。四下便一片寂静，能听得见田野小麦拔节、田鼠跑动的声息。在文庙那些孤寂的日子里，父亲曾经谈起往事，直到这时，他才弄清父亲所谓的“历史问题”。

冤案由来

王家最早可追溯至山东济宁，但祖父辈已在西安生活，父亲亦在西安生长，也就算西安人了。祖父去世时，父亲 19 岁，正上高中，由于家庭经济中断被迫辍学，父亲得立刻参加工作挣钱养家。那时社会公职人员很少，且要凭本事硬考。父亲选择了海关和邮局，因为这两个单位都是国家公职人员，是铁饭碗。父亲这样想，别人也这样想，所以报考海关和邮局的人特别多。但这两个单位都只招收十名左右的职工，报考的却有数百人。

只能认为是个奇迹吧，父亲竟先后被海关和邮局录取。到晚年，他还记得考邮局的情景，最后一关是面试英语，主考官是位英籍邮政局长，叫西米士，他完全脱离考题用英语询问日常生活话题，父亲的回答使他十分满意，他潇洒地挥了一下胳膊，父亲便算过了关。之所以最终选择邮局，也是因为祖父在邮局干了 40 年，有“子承父业”的意思。

父亲 19 岁时正式进入邮局，最初就在今西安市钟楼邮局上班。后因抗战爆发，陇海铁道贯通，作为交通中枢的宝鸡邮政业务骤然增加，父亲一度被抽调至

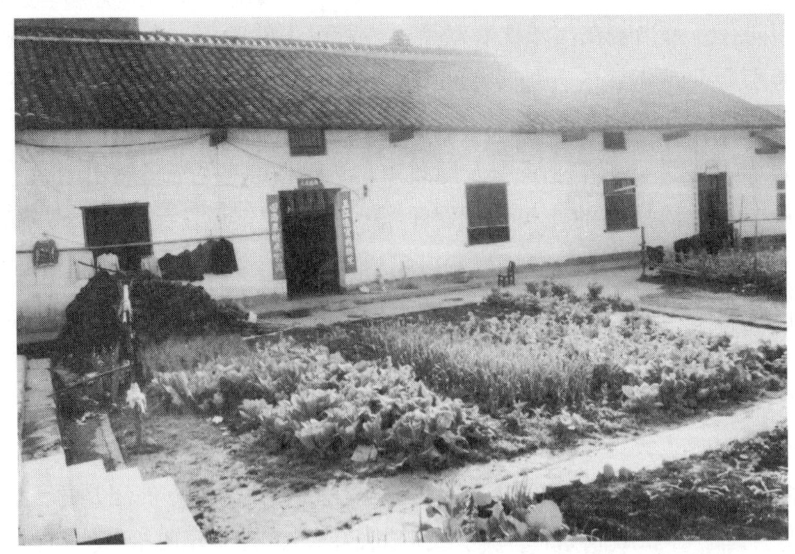

2008年，王蓬拍摄的外祖母捐出的大院，基本还完整

宝鸡增援。父亲初进邮局时的职务是邮务佐，是邮局低级职员，每月30元工资，在当时两块钱可买一袋面粉的年月里，养家糊口不成问题。后来，与母亲结婚后，有了大女儿，加之祖母生病，物价上浮，生活便显得有些拮据。这时邮局晋级考初级邮务员，父亲又考中了。

初级邮务员便可担任县级邮政局局长，工资可以上涨至每月40元，可供选择的有关中几个县和陕南的汉阴县。之所以选择了陕南汉阴，是因为抗战爆发后，西安成为日本飞机轰炸的重要目标。为避日本飞机轰炸，西安市民已迁出大半。西安事变后由于杨虎城被扣押，西北军几乎被肢解，外祖父已脱离军队，这会儿带领全家老少到陕南紫阳县蒿坪河避难。那是当年外祖父带兵驻扎安康时看好并购买的一块风水宝地。万山丛中闪出一片平坝，有大片水田，中间坐落着一大院瓦屋，绿树环合，流水淙淙，战争年月，能够有这么一处地方避难真是求之不得。

于是外祖父带领全家在这儿度过抗日战争与解放战争，直到新中国成立初期。阅历丰富、看透世事的外祖父主动上交了房产地亩，先被尊为开明绅士，后又冤死狱中。幸亏外祖母明智，抛弃了在那里的全部家产，带领四个舅、三个姨姨一大家人返回了西安。这是另一个关于一个大家庭起落沉浮叙说不尽的话题。

当时，外祖父全家避难陕南，对父亲的直接影响是他选择了到陕南汉阴县任邮政局局长。因为这时祖母因久病去世，西安已无牵挂，而汉阴距母亲避难的紫阳娘家却十分近捷。汉阴地处汉水脉流月河之畔，谷地开阔，田畴沃野，且有航运之便，自古商贸发达，市井繁荣，素为陕南富庶之地。这所县级邮局加上父亲一共三人，邮务不多；工资刚上升为40元，陕南物价便宜，民风淳朴。据父亲回忆，那也算得上他前半生的黄金岁月。

这些经历都不会构成历史问题，最多新中国成立后被认为是旧社会的公职人员，需要改造思想。让父亲倒霉的是国民党县党部突然传讯父亲，调查母亲在西安女中时参加民先队的事情。这是一二·九抗日救亡运动爆发后，共产党地下组织在大中城市学生中成立的进步组织，也可以说是地下党的外围组织。母亲读西安女中时曾是校篮球队队员，性格活跃，也就成为地下党发展民先队员的对象。母亲不但加入了民先队，还和几位要好的同学计划去延安，走到中途因受阻返回。与母亲有亲戚关系的一位女友则去了延安。半个世纪之后，1984年王蓬去北京学习，曾受母亲委托，看望过这位已身居高位的革命老人。

现在王蓬父亲被叫到国民党县党部，问讯之后，县党部大吃一惊，县邮政局长居然不是国民党员！这就好像今天发现哪个单位的领导不是共产党员一样不可思议。这其实取决于父亲的生活态度，祖父从小教导父亲要靠学业安身立命，正派做人，坚守“君子不党”，要靠技术吃饭。

现在不行了！国民党县党部的人说：“你太太参加民先队，那是共产党领导的组织，你要不加入国民党，我们无法向上交差，这也就是填个表的事情，简单。”为求安宁，父亲就填表加入了国民党。新中国成立后按照政策，普通国民党员也就是一般政治问题，运动中受些气而已。后来构成父亲历史问题的要害是，临近新中国成立，在一次朋友聚会上，时任国民党区分部书记的税务所所长对父亲说：“现在分部还差个助训委员，上面催着要健全组织，老王，要不你给咱兼上！”

当时，邮局、税所、工商等部门是一个区分部，其他头头都在区分部中任职，唯独父亲是一般党员。现在缺个委员，找不出任何理由推辞。但父亲并没有答应，而是用一种模棱两可的话说：“以后再说。”此后，再无下文，既没有开过会，也无任何活动，父亲更没有无事找事地去问讯，事情就这样过去了。

其实并没有过去，而是在1955年由批判胡风文艺思想而引发的全国大规模的肃清反革命分子的运动中爆发。过程很简单，有关单位在接收的敌伪档案中发现了父亲的名字，国民党汉阴县城关区分部助训委员一栏中赫然填写着：王咸林。

父亲早把这事忘得一干二净，以为推了就算了，因而在履历政审表中没有填写这个职务。但组织却找他谈话，明确问他还有没有问题要交代！父亲苦苦思索，怎么也想不起来。后经组织提醒：某次聚会、某人向你说过什么话没有？这说明组织上已去人了解了全部过程，之前的当事人全都健在。

父亲终于回忆起来，并如实作了交代。由于和组织掌握的情况相符，仅是在聚会中提及，本人不自愿，又无任何活动。但在当时那种宁左勿右，各单位都以挖出暗藏的反革命分子为荣为成绩的情况下，仍被作为问题提了出来。运动结束时，由于实在找不到所谓“罪证”，就按一般历史问题作了结论，给了一个行政警告处分。

按说，这件事情到此也就结束了，但偏偏由于父亲所处的县份而导致了冤案的发生！新中国成立初期，父亲曾任一等大县、拥有几十名职工的城固县邮政局局长，后又调进汉中专区中心邮局担任相应职务。这期间，西安邮电学校创办，从全省选拔业务骨干，省邮政管理局了解父亲情况的领导曾想把他调去编写教材或任教，但汉中方面又作为业务骨干挽留并把他派往褒城县。

父亲的历史问题刚由褒城县肃反五人领导小组按一般历史问题作了结论，上面就传达了一个电话会议精神，意思是有类如父亲这样历史问题的人不适合在政府、公安、金融等要害部门工作，可调出要害部门或要害岗位。同样得到上面精神，类如父亲这般历史问题的人在西安，甚至在汉中，连邮政系统都没有调出，仅是从紧要岗位调到一般岗位，如做营业员之类。

但父亲所在的褒城县属三等小县。尽管历史上这儿曾创建古褒国，又是古老蜀道必经之地，出过美女褒姒，历史悠久，人文荟萃，仅是来过的历史文化名人便可排列长长一串。但搞阶级斗争的人对这些不感兴趣。当年，这个县的领导人接到上面的电话精神，便雷厉风行，立刻决定把褒城县类如父亲这样已经做了历史结论的 30 余名公职人员全部定为历史反革命分子并开除公职。

事后得知，在电话会议精神之后，中共中央又专门下达了文件，明确指出：已做历史结论的人只要没有新的问题，只做调出要害部门或岗位的处理。接到正式文件后，褒城县委曾召开一个会议，按中央正式文件精神，又对父亲等人的问题做了调离要害岗位的处理决定！但这仅仅是写在纸上，并没有做实际的纠正。但也幸亏这份白纸黑字写成的决定，在 24 年之后，被从早已撤销的褒城县的档案中翻找出来，为父亲的平反起了举足轻重的作用。

王蓬家在文庙居住时，没搞运动，相对平静，其根本原因是“三年自然灾害”已经折腾得天怒人怨，过后，从上到下开始调整，农村经济也开始恢复。还给农民分了自留地，父亲学会了栽种各种蔬菜，而且十分注意选用好的品种，不仅自给自足，还曾出售。连吸的烟叶都是自己种植的，像当地老农那样用烟锅代替了纸烟。对农村的投入产出，农民的工值收入，父亲更是了解得十分清楚，因为他在邮局搞了多年经济统计工作。新中国成立初期的 50 年代，一切都要向苏联老大哥学习，凡属国家企事业单位的干部都要学习《联共布党史》，学习苏联的经济与管理。父亲对苏联模式十分熟悉，认为僵化机械，根本不能与英国早年管理邮局的模式相比，后者更科学合理。他曾悄悄说，中国学的苏联那一套，对农村农民采取的是“剪刀差”政策，实际上是剥夺。苏联在十月革命胜利后，曾经采取强硬手段推行合作化道路，引起农民的动荡和不满，遭到斯大林的残酷镇压。苏联的肃反扩大化，曾使数百万知识分子家庭蒙冤，对这些情况，当时中国的《大公报》曾有披露。父亲那一代知识分子对这些情况有所了解，还敏锐地感觉到中国将受到影响，因为这些都直接关系到父亲的命运，也关系到几乎所有中国知识分子的命运。

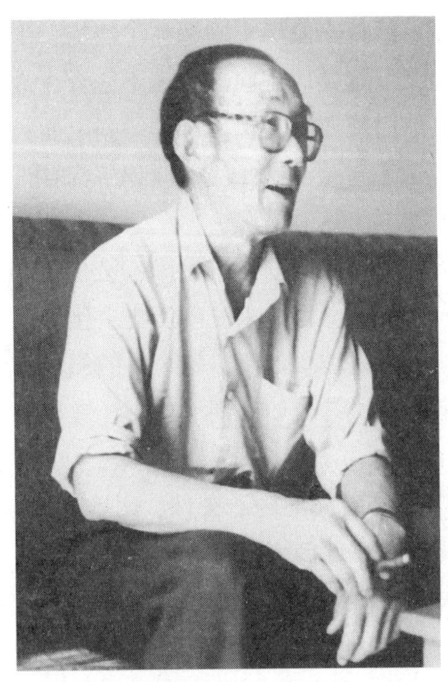

乐观是父亲战胜逆境的关键

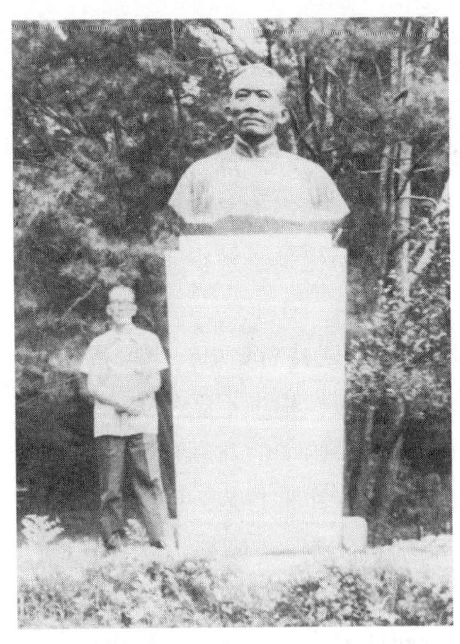

父亲十分敬服蔡元培，这是1990年王蓬为其在北大蔡元培雕像前拍摄的照片

文史兴趣

居住文庙的那几年里，每天吃过晚饭，父亲总要在煤油灯下读书看报，这是他从年轻时便养成的习惯，书是一套范文澜编著的《中国通史》，不知看了多少遍。有时看完一段，还会掩卷长长地叹息。这总是历史上那些惨痛的教训使他联想起了什么，他不说，王蓬也不会问，各自在油灯下读自己的书。有一回，父亲停止阅读，对他谈起北宋金兵南下，秦陇关中、中原黄河以北全部沦陷，宋朝南迁，整整150年。元代蒙古人统治又是100年，但最后都被汉族同化，关中现在很少听说谁是蒙古族的，这是因为汉族地处中原，文化发达，文明程度最高，人往高处走，所以最终都被汉化；又说起清代大兴“文字狱”，把近百万知识分子流放到塞外，几代人下来，便都成了文盲。这使王蓬恍然大悟，父亲对两个儿子因受到他政治问题的株连，仅读到初中便回乡务农，一直心存内疚。读书使人明理，他最怕他们因读书少而糊涂，所以不仅希望儿子有空读书，还支持他们在困顿年月里学会各种生存本领，说“艺多不压身”，多门手艺，多条活路。因此王蓬在农村学会打胡基、干泥水匠活、编竹篓，弟弟在窑场学会做砖瓦。

当时，报纸是每个生产队都要求必须订的，但农民没有读报的习惯，于是父亲便每天取了来读。有时下田干活休息无聊

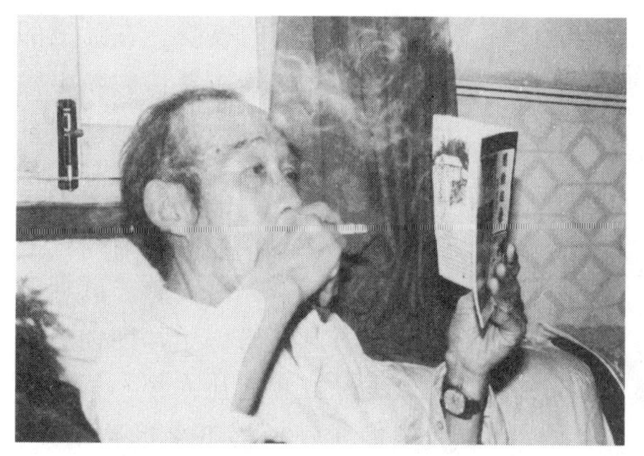
父亲毕生喜爱文史，因而心胸开阔，能够坦然面对逆境

时，也挑些新闻念给农民听，还很受欢迎，于是读报也就更加方便。父亲对报纸的关注也是对时局的关注，其实也是对他自己命运的关注。也许是经历了两种社会两个时代和各种运动，他对许多事情的认识和判断都十分准确，小至村里和生产队一些复杂的人事关系，他常提醒王蓬注意，免得给自己增添不必要的麻烦；大到对整个国家政策时局的变化，父亲都能及时察觉。有次被派往汉中城担小麦籽种，那是 1965 年前后，三年自然灾害后恢复的最好时期，市面上物资已经比较丰富且便宜。生产队给进城的人每天 6 角钱的补助。父亲吃过饭还买了些零食回来。晚间，王蓬正吃得高兴，父亲忽然忧心忡忡地说，不饿肚子了恐怕就又要瞎折腾了。王蓬当时还不信，心想饿肚子的日子刚过去，谁还记不住呢？

时隔不久，一天晚上父亲看完一张报纸后，沉重地叹息了一声：“看看，事情来了吧！”他清楚地记得，父亲是看完报上登载的《评新编历史剧〈海瑞罢官〉》后叹息的。当时，弟弟在镇上读中学，文庙其他两户农民已搬走，偌大的地盘仅剩下他和父亲，还有生产队的耕牛和饲养员，晚上安静得能听见老牛嚼草的声音。

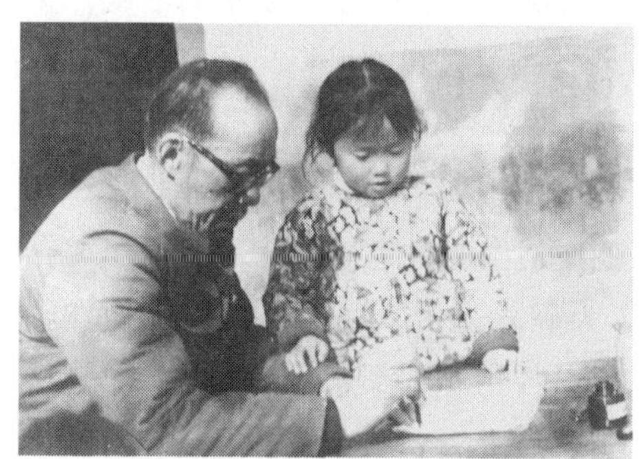
父亲晚年教孙女写毛笔字

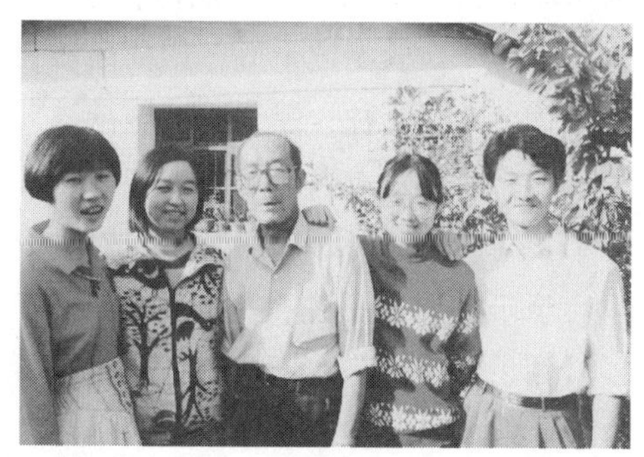
父亲与孙儿

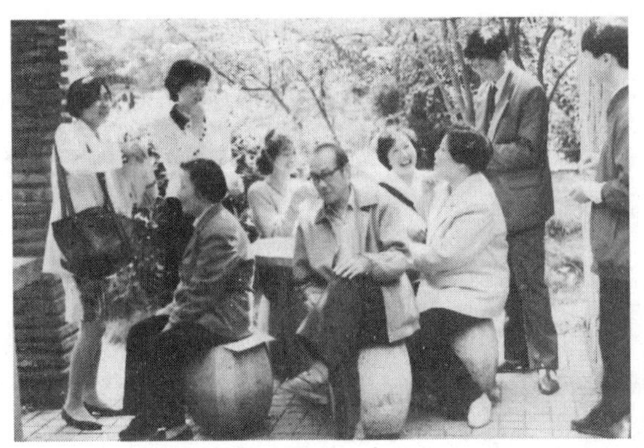

父亲平反后回西安与亲友在一起

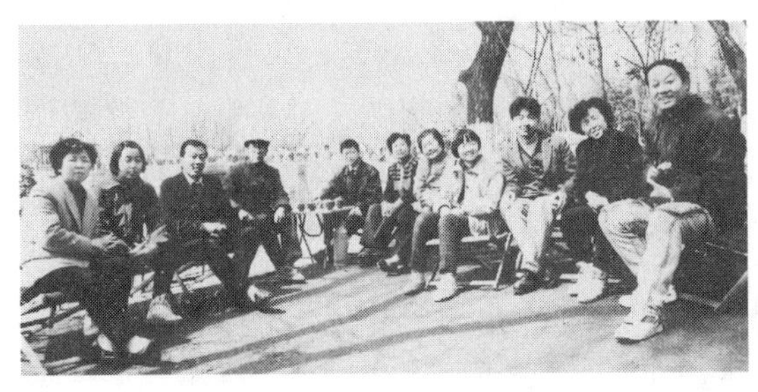

1993年父母与全家

那个冬天的夜晚，在孤寂的文庙里，父亲给王蓬讲起新中国成立后几乎所有运动都是从报纸上登文章搞批判开始的，新中国刚成立就批判电影《武训传》，父亲说他当时就深感不解，武训办学，让穷人家的孩子都能读书有什么不好，难道让人都不读书变成傻瓜才好！接下来批判胡风，这就更奇怪了，新中国成立前就知道胡风是跟随鲁迅的，怎么成反革命了，还弄出个集团来，王元化、潘汉年那些人可都是共产党的高干呀。结果批胡风全国就开始搞肃反，父亲就是那次蒙冤的。他还曾历数许多亲友、同学、故交，都学有专长，术有专攻，能对社会有所贡献，却都在一次次运动中挨整、戴上各种帽子，弄得灰头土脸，一家人也跟着倒霉。批章罗联盟就开始反右，王蓬曾经不止一次地问反右时的情景，因为父亲是1958年才出事的，反右时并没有什么事情。父亲说新中国成立后一次接一次的运动，凡老职工都小心翼翼，自己在肃反时受到牵连，自然事事注意。反右时他早看出苗头不对，其实局里有人多次引诱他提意见，但他就是不为所动，没有被抓住任何把柄，才躲过那场使50多万知识分子蒙难的浩劫。但躲过了初一，躲不过十五，如前所叙，父亲最终还是遭到了肃整。但这次批判海瑞来头更大，有种“黑云压城城欲摧”的气势，不知哪些人又要倒霉。

尽管海瑞是古人，却与现实紧密相连，与每个中国人的命运紧密相连，不由你不关注。王蓬对时局的关注，对文史的兴趣便是由此引起的。①

至于文庙，早在“文化大革命”开始，为破除迷信，就被破坏得不成样子了。到了批林批孔，索性把文庙全部拆除。村里各生产队都来拉木料砖瓦，连根

① 参见王蓬《中国的西北角：一个普通知识分子的沉浮》，西安出版社2011年版。

脚石都被全部挖光拉尽。拆庙时还闹出件事：在何老汉屋里发现一大包烟土。人们恍然大悟：难怪老汉又干又瘦；又替老汉庆幸：幸亏死了！

王蓬说，近年再回村里，变化太大，邻居都盖了新楼；村后的道路、水渠也变了，庄稼地栽了果树；文庙竟丁点痕迹都没有留下，留下的只有心中的记忆，但那些只有风声陪伴的夜晚却是永远无法忘怀的……

第四章
观音山　黄花河

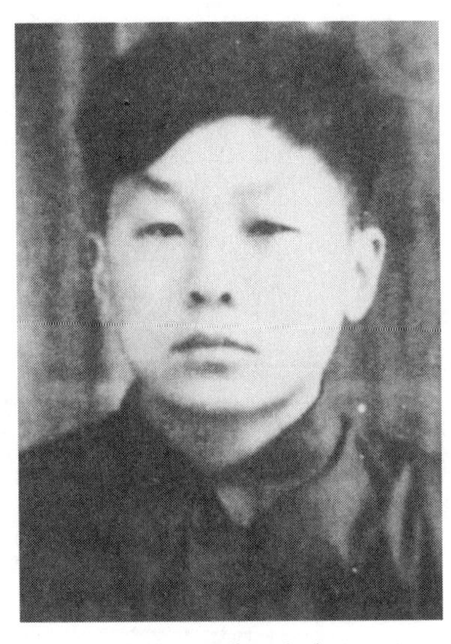

1964年，王蓬初中毕业，由此开始18年务农生涯

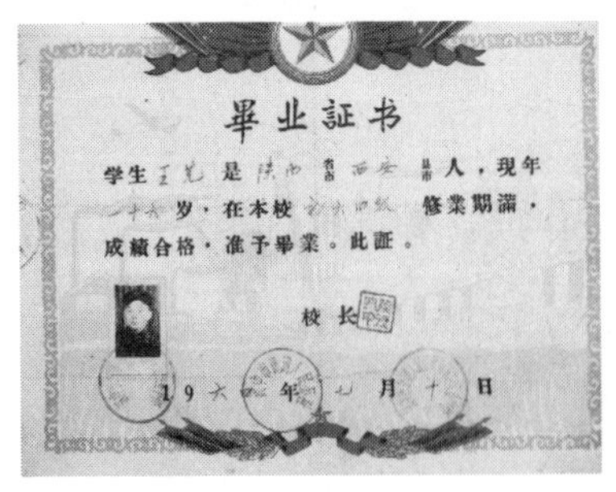

畢业証书

学生　是　省　县人，現年　岁，在本校　修業期滿，成績合格，准予畢業。此証。

校长

19　年　月　日

1964年初中毕业证

王蓬开始回乡劳动的第二年，听说又要修黄花河了，顿时就像被人猛砸了一拳，预感到一种不幸。他所在的张寨村距被誉为“蜀道之始”的古褒斜栈道南端仅五华里，村后不远便是隔断云天的莽莽秦岭。为了引水灌溉，“大跃进”时上级号召四乡群众深入秦岭四五十里处修渠引水。这一带山岭奇峰入云，危崖高耸，水渠需经手扒崖、斑鸠崖、老鹰崖、松花崖等四大名崖，单听名儿就不难想其险峻势态。王蓬记得刚下乡时，同班一位姓李的同学，老家在河北，抗战流落至此，据说也有点历史问题。这位同学的爷爷给修渠民工背粮食，一步没小心，从松花崖跌下去，直落万丈深渊。待找到人时，浑身没一处浑全，两只眼睛让野老鸦啄成黑洞。那是王蓬第一次看见死亡，毕生难忘。

这个被称为黄花河的工程由于过于艰巨，加之“瓜菜代”苦日子来临便停了下来。现在又要上马了，他立时就预感到肯定要被派到那个与恐怖死亡紧密联系的工程上去。果真，不仅有他，而且还是作为生产队两名先遣队员之一。另外一名社员，头脑有点不够用，被人称为“半吊子”。这样，为后续 20 多人搭盖茅庵安顿住宿的重担就落在王蓬的肩头。那是 1965 年初冬，他刚 17 岁。

幸亏，从小学五年级起到整个初中，几乎每个星期天都必须进山割柴火。王蓬至今也没闹明白，陕南还算富庶地方，怎么那个年代，家家户户缺吃、缺穿、缺用，连柴火都缺。孩子只要会用镰刀都得割柴，连女孩子都不例外。经过五六个年头的锻炼，他不仅熟练地掌握了人类这一古老的谋生手段，而且对方圆 20 里左右的浅山区已经熟悉，算为这次进山修渠打下点基础。

但那一带最剽悍的汉子平常也很少越过老鹰崖，他仅壮胆到过一次。那远山云遮雾罩，单看一眼也不寒而栗。通常只有伐木、割竹、挖药、狩猎的汉子牵群约伙，扛枪挟狗，极悲壮地朝大山行进。因为那里有绝好的梁木，密麻麻的毛竹，采摘不尽的药材野果和打不完的野兽，恐怖、神秘且有诱惑力。

王蓬至今记得去观音山的情景。那天突然得到通知，匆忙收拾棉被、粮食、工具，沉甸甸地背着，和邻队先遣民工一起出发。上路天就阴沉，接着又飘起雪花，山风吹得呜呜响，爬坡且又负重，越走越沉，尤其过松花崖、斑鸠崖、手扒崖时极险，壁立千仞的山岩像巨人似的插入云天。“大跃进”开出的渠道毛坯

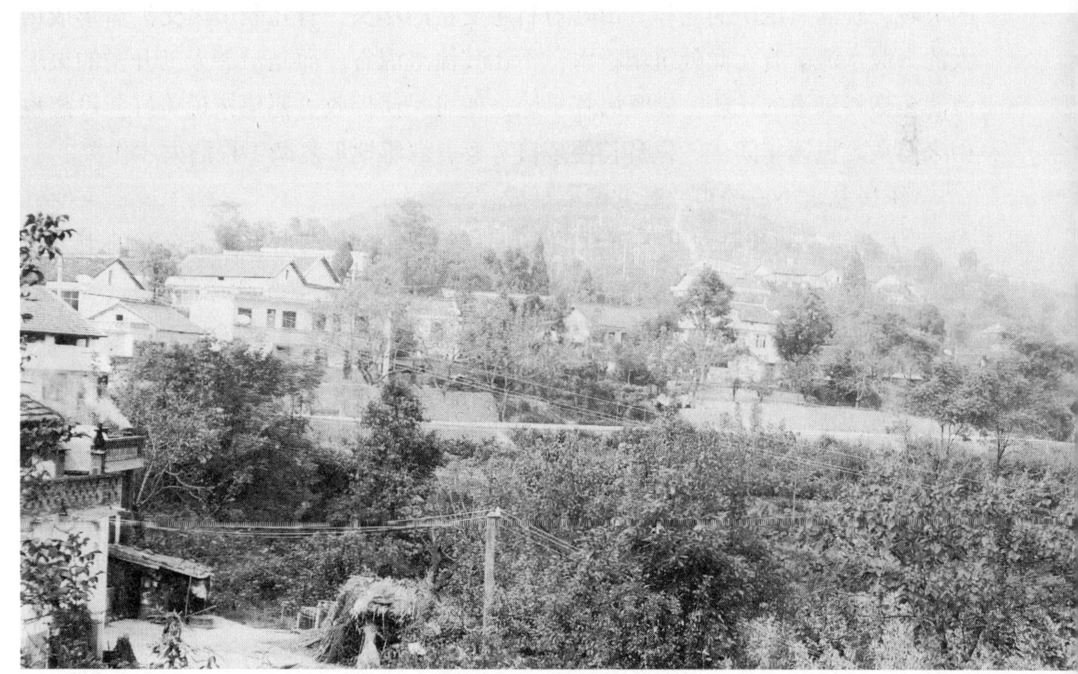

沿山峦那条小路去观音山

像根细线悬挂在半崖，早荒芜坍塌。经过的时候，手扒着崖石一点点地移动，下面是鸣溅着溪水的深谷，看一眼都双腿发抖，心跳目眩。当年李老汉就是从这跌下去的。此时他提醒自己不能害怕，要紧紧跟随别人。过了那几处险崖，汗水早浸透了棉衣……

赶到地方，天早黑了，四周影影绰绰，黝黑的山崖传来鸟兽“希呖呖——哇”的怪叫，让人毛发直立。这便是观音山，是全县全公社最偏远的一个生产队，二十多户人家散居在坡岭涧谷。再远便是无路无人烟的蛮荒大山了。

当晚，找着户人家，来的人都挤住进去，随便吃点干粮，累得倒在茅草上便睡。天亮一看，吓人一跳，几乎跟睡在猪窝一样。离头尺把远便卧着头猪，粪尿直流。仔细一看更吓人，山崖上滚下的巨石，穿透屋顶，落在主人床边，没法搬出去，夜间就在石头边拉屎撒尿，用草灰一掩，堆起好大一堆，恶臭难闻。屋里屋外，到处都是猪粪鸡屎。再看男女主人，头发老长，满脸稀脏。幸亏，当年修渠住过的工棚不曾倒塌，正好利用。经过修缮，几个生产队的民工最初都挤在一起。

整个观音山地形像条狭长的驳船，一边是险峻黝黑的山崖，一边是延绵不尽的坡岭，长满黑压压的老林。山岭与石崖交接的尽头，有几股山溪交汇后形成偌大的一股水流，若在此处筑坝拦水，不让其流进深谷，而是沿着人工开凿的渠道流淌至秦岭脚下的丘陵，灌溉大片旱地，便可旱涝保收。愿望按说美好，设想也由来已久。民国年间，一位县长便亲自考察，深感地形复杂工程浩大才作罢。

“国民党干不成的事共产党偏要干成!”

“大跃进”时曾开过几万群众的誓师大会。这次又动员七八个公社的上万民工一线摆开，开石放炮，移山凿渠。号召干部、居民、学生搬运沙、石、水泥，像搞运动般声势浩大，轰轰烈烈。王蓬所在村队算受益区，要承担渠道最远最艰辛的工程。大量民工沿线安营起伙，就地取材烧制石灰，需烧大量木柴，每个生产队都要安排一名精壮劳力专职砍柴。这活计艰辛并有定额，最费衣衫鞋袜。开会时大家都闷起脑壳，没人吱声。王蓬却主动报名，并非去争表现、图表扬，而是另有想法。

带队的民兵排长天生愚顽，加之“极左”运动不断，成了以整人为人生乐事的恶棍。日后他害病死时，全队男女都像粉碎“四人帮”一样奔走相庆。真正的“四人帮”完蛋时，生产队的男女群众倒很冷淡，因为离他们太遥远。而砍柴就能避开这个恶棍，并且自由。每天清晨吃过早饭，王蓬就独自带了砍刀出坡砍柴。为了寻找最好的柴坡和最便捷的线路，他把那一带山岭前沟后沟、大小溜槽都跑遍了，熟悉了这片山水，也熟悉了这个小小的村落 20 多户人家。

后来工地移动时，整个生产队全都住进当地一户农舍。这家主人是观音山最有名气的猎手。那会儿没提环境保护，提倡杀兽除害，这家房前屋后挂满了兽皮兽骨。去的人全住在牛棚顶上，下面养牛，上面竹笆楼上就铺着几张大的熊皮，可睡十几个人。他们也曾几次目睹这位猎手打猎的风采。

一次，大家正在院子里吃饭，猛觉天空一片黑影，随即一阵疾风刮过，一只巨大凶猛的岩鹰已抓着只母鸡飞走了。尽管犬吠人喊，那家伙却傲慢地歇在不远的老板栗树梢，偏着脑袋，挑战似的注视着这儿。这时，只见那位猎手不慌不忙地脱掉衣衫，像撑衣服那样把枪塞进两只袖筒。然后，若无其事地向岩鹰靠近，快靠近时，才猛地一蹲，隐在一丛毛柳后面，抽出枪来，扬手就是一枪，随着火光声响，岩鹰羽毛纷落，一个跟头栽下树来，看得人都呆了；还有一回，工地放炮，惊起谷底一只盘羊，这边民工都看见了，一片呼喊。老远只见猎手提着火枪上了山坡，逢崖就趴，遇涧就跳。眼见盘羊起着大蹦，钻了沟底，他却上了崖头。大家以为他没看见，正呼喊间，盘羊就像被猎手猜准似的正向他蹲的崖头奔去。近了，只见他一拍巴掌，盘羊一愣，正仰头回望时，“啪”的一响，盘羊已应声滚了。前后不过一支烟工夫。

王蓬瞬间就对这猎手顿生钦佩，老注意他。熟悉情况的人说，这猎手早年当过土匪，新中国成立时因擒匪首立过功，现在还是生产队干部。山里群众开会都来他家，坐一院子。他由此感到，不管哪里，百人百性。尽管山区也同下面村落一样，不乏复杂与纷扰，杂乱和荒唐，由于更闭塞，一些人物光怪陆离，让人难忘。

比如，他们初来那晚住的人家，夫妻俩好吃懒做，是这一带出名的“懒王”；还有一对夫妻，男子高大魁梧，女人却瘦小得可怜，像是苍鹰与麻雀的婚姻；还有一位几乎是瞎眼的老人却长年累月或是扛一捆毛竹，或是扛几根圆椽，或是扛几把扎好的扫帚或连枷杆，沿着悬挂于山岭悬崖间的羊肠小道，去山下坡岭出售以维系生计。几十年如一日，哪黑哪歇，崖壳茅草窝都是他的栖息所在。天晓得他是怎么经过那四人悬崖的。据说一次他把烟袋丢了，路上遇到熟悉的人吸烟才想起来，便对那位要返回观音山的邻居说，过松花崖从这边数到 100 步时，他在那歇气，烟袋在那里。邻居找过去，果真！再是山区的一些奇风异俗，也让王蓬感到好奇。时间一长，就知道哪对夫妻是“招夫养夫”，这两口下地干活，家里还有一个或老或瘫的男人；哪个男人是谁家的贴门汉或拉过帮套；谁家和谁家是

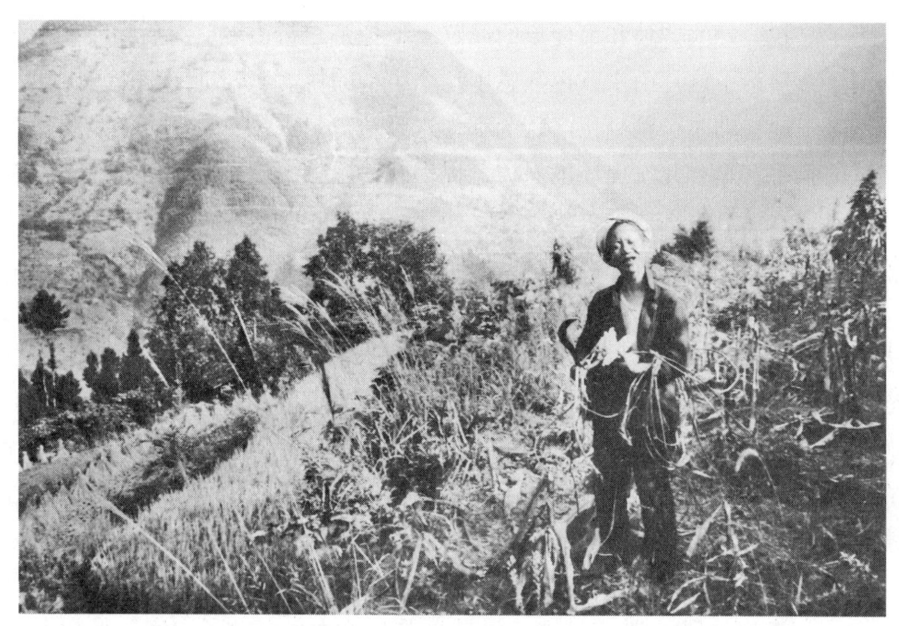

山区的生活十分严峻

换换亲，几乎山区全认干亲，整个观音山甚至到邻县山沟人家都是亲戚。

有意思的事情是吃“刨膛”。并不一定逢年过节或过红白喜事，谁家宰猪或撂倒了野牲口，都要请整条山沟里的人来吃一顿。以肉为主，顶多磨上几升黄豆，做起大坨豆腐，切好成筐洋芋，弄一毛边大锅煮，煮好用大瓦盆盛起，放在碾盘、树疙瘩上，男女老少都围着去吃。肉片切得如木梳大小，筷子夹着并不打闪。人人夹着如豆腐般嚼咽，加上成桶自酿苞谷酒，大块吃肉，大碗喝酒，喝得满脸通红，吃得嘴角流油，那阵势常吓得初进深山的平坝人不敢动筷子。

但没住多久，人人都喊想吃肉。这才明白山区水含矿物质多，易于消化；再是气候寒冷，加上体力劳动，容易消耗热量。那年春节，下面慰问民工每人一斤猪肉，大家都是一顿吃光。山区群众能吃能喝就很正常。王蓬曾见过一位山区汉子一顿吃完一个猪头，打着饱嗝儿站起来，唾沫吐进火塘，居然燃烧起来，因为全是油汁。

最难忘第二年春天。云遮雾罩、非雪即雨的严寒冬季总算熬过。气温渐升，山渐转青，水渐呈蓝，崖头桃花粉红，山腰梨花洁白，太阳也天天都露面。民工们也都晾晒衣被，清除虱子，院落山坡像伤兵医院。

那些年，山里还保持着一种近乎“刀耕火种”的原始耕作方式。春天，看好坡场，割砍杂树野草，就地焚烧，完了再耕作下种。这种“火烧地”开头几年特别能长庄稼。种几年，地力乏了，就扔掉，再开一块。所以，每当春天，晴明的苍穹底下，秦岭深处的千山万岭，总升起一缕缕浓黑的烟柱，忙乱着一群群赤胸袒膊、满脸烟黑的庄稼人，把人带进仿佛没有纪元的岁月。

有趣的是，砍“火烧地”或吆牛耕作时，山里人隔山隔岭都要吆喝呼唤：“噢嗬嗬—喂。”一声响起，四山响应，牵连不断，经久不绝。要么一个孤独的汉子，一边吆牛耕着坡地，一边唱山歌子，唱《十二月花》一月一月地唱下去，一个目不识丁的庄稼汉能唱几天不重复，真让人不可思议。

这一切对于刚离开校门、家门踏进社会的王蓬，是何等新奇，何等诱惑，又给他带来多少慰藉。经常柴砍够定额，他宁可守在山坡上看山里人劳作，听他们吆喝唱歌，也不想回工棚，以至留下真正刻骨铭心的记忆。

王蓬最先上山，直到通水，才最后离开工棚，上万民工战天斗地，还真在悬崖绝壁上凿通了水渠。开闸放水那天，王蓬亲眼看见汹涌的水浪挤满水渠，哗哗奔淌时，心中深感自豪，因为自己真出了力气。

可惜的是，路线太长地形复杂，沿途渗漏太大，渠头满满当当一渠水，到了渠尾最多只剩 1/5。流入一条荒沟，再与下面溪水相接，此处距山下还有 20 多里呢。这点水是不是真能淌下去就只有天知道了。其实，这种状况的通水也只维持了几年，便不断地塌方断流，几次维修于事无补，早已废弃荒芜了。

当时通水还是件大事，但这件大事被更大的事——关乎“反修防修”，关乎“千百万人头落地”的“文化大革命”淹没了。庆功会都没来得及开，所有人都得回去参加已经波及农村的运动。何况，这一带区县还正处于“四清”阶段，连小小的观音山生产队，都派来三名工作队员。

临走，王蓬用古老的尖担，一头挑了行李，一头还挑了捆柴火，百十斤挑子走几十里山路对他已经不算什么了。只是心情大不一样，来时神秘诱惑中带着恐惧；而现在则对山下正搞着的运动担忧。他竟有点留恋这蛮荒的观音山了，不是因为它是天堂，而是人生暂且的避风港。

“四清”“文化大革命”中的种种经历另是一个话题，还是且说观音山。虽然离开，但这一带，只要当农民，就永远离不开与山打交道，砍割柴火不说，那是 20 里内浅山区就能解决的问题。每年夏收前割扫把，“七竹八木”，七月中才真正进入割竹旺季。那时这里还种棉花，松花竹好编晒席，毛竹适合编竹篓……

记忆最深的是，一次王蓬与同队两个小伙去观音山割竹，准备积料修房。他们半夜赶路，天亮已选好坡场。刚筋疲力尽地把一大捆毛竹拖上路，头顶就起了乌云，转眼之间，松子大的雨点打得树叶嘭嘭直响，整个山村腾起一片白蒙蒙的雨雾……咋办？只带了点干粮，准备一天打来回的。可眼下，别说扛百十斤毛竹，就连单身冒雨走完几十里翻山越岭的山路都够要人命了。完全是青年人的血性在起作用，谁也没有把毛竹扔下，嚼完被雨水浸湿、冰冷的毛茸菜饭团，就扛起毛竹起身。山路滑得要命，毛竹也越扛越重，雨水顺着头发往下流，几乎是凭借着近乎残酷的毅力，直到半夜，硬把毛竹扛回了家。

水渠不修了，观音山仍常去。山区“认熟不认生”，只要认识，上门都是客，吃住打扰几天不成问题。白日间客主各自劳作，晚间火塘常有各种话题。他最关切的是已经认识的熟人。谁能想到小山村“四清”“文化大革命”也整得天翻地覆，揪出了“二王一鬼”，生产队队长下了牢狱，猎手横遭批判，大儿子也叫熊抓得一塌糊涂，瞎瘫在床，两只眼睛两个黑洞，媳妇也跟人跑了……

还有柳湾有户人家，这是最边远的一户，离观音山还有十几里地，但地势却好，高山闪开数百亩一湾漫坡，无树荫遮挡，阳光充足，且土质肥厚，种啥长啥。他和先遣人员为给民工割铺草到过那儿，漫山遍野的霸王草像麦浪一般翻滚，种的包心菜竟有小筛子大，洋芋也半斤重一个，吓人一跳。

记得是腊月二十三，各民工棚都闹着要烤饼子祭灶，忽然指挥部下令，全体民工都去柳湾灭火，说是那家失了火怕危及国有森林。那会儿人都老实听话，没有不去的。竹子燃起的火把照亮了十几里山道也极壮观。待他们赶到时，那户人家一溜茅舍被烧得精光，还有几个粮囤，是生产队储备粮、苞谷、黄豆之类的，只烧焦了上面一层，现在一动全完，所以不能动，以后再处理。天寒地冻，去了也只能围着烤火。火势下去，又让回去，院落里堆着成捆的连枷杆子，是平川人制作好还没来得及运走，全成了灭火民工的拄路棍，回到工棚都后半夜了。

一切都历历在目，但那家人却遭了横祸：儿子大了，托人从遭灾的大山区用几斗苞谷换来个黄毛丫头，虽瘦小却挺能干，扯猪草，割毛竹整日不闲。后来生了孩子，下山去公社登记，回来好设席待客。小两口换洗一新，媳妇抱着孩子走在后边，小伙找着土枪，防止在路上遇着什么野兽。事情凑巧，往常猎手上了“交口”才装子弹，小伙怕来不及，提前装好。岂料山路坡陡，一下石阶，碰响了扳机，枪口正好对着后边媳妇的脑瓜。“呼叭——”天崩地裂的巨响过后，小伙回头一看，媳妇没了半个脑瓜，血浆脑髓白花花一片，瘆人……

观音山小小二十多户的山村，接二连三的祸事，每每提起，便让人叹息不已。正好，王蓬有一位同学，就在他上山修渠的那年，被派去当老师，组建了观音山有史以来第一个小学校，教了全村十几个孩子，而且一待就是十几年。每次遇到他，王蓬都断不了要问问那儿的人事，就像关心自己远在外地的亲友。

正是由于这段奇特的经历，王蓬才对秦岭山区的严酷环境，四时八节的景色变幻，男婚女嫁的奇风异俗，惊心动魄的狩猎场景，以及“吃刨膛”“打锣鼓草”等原始遗风那么熟悉了解。这就为他日后创作长篇小说《山祭》打下坚实的基础。①

① 详见王蓬《〈山祭〉之外的话题》，西安出版社 2013 年版。

第五章
褒谷中的奔波

一

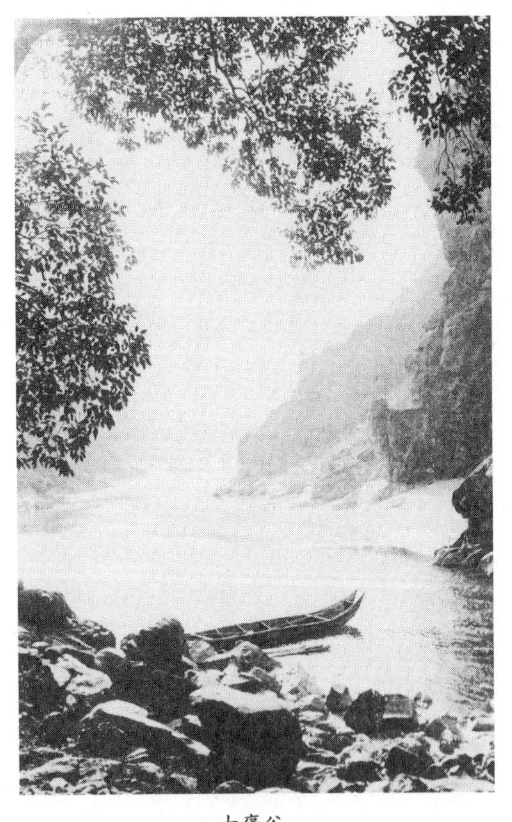
古褒谷

褒谷便是著名的褒斜道。抗战时修了川陕公路，沿公路便可深入秦岭腹地，有丰富的竹木柴禾。那一带村落，凡是农民没有不进褒谷割柴砍竹讨生计的，王蓬也不例外，加入了这样的行列，时间则漫长地让人不寒而栗，因为不是一年半载，而是整整的18年。每年冬春进山砍柴是最基本最起码的营生；还有春末采青肥，伏天割牛草，秋季割毛竹，加之修渠修路，没有哪年不进几次山的。

此时，早没有了少年时代的希冀和梦幻，把进山看成是一种猎奇，更多的是一种无奈，因为其艰苦程度非身临其境不能体会万一。乡村再艰苦，白天总有粗茶淡饭可以充饥，晚间总有茅舍薄被可以御寒，与家人厮守，好歹也有种安定感。进山则将这一切打破，让你时时处于一种担忧犯愁的煎熬之中。因为并非去游山玩水，而是要去完成强加于你又非完成不可的任务。

比如暮春时节采集青肥，这是陕南水稻产区的一项独特活计。栽秧之前，采摘一批树芽青草撒进水田，翻盖起来，沤烂肥田。对水稻增产到底能起多大作用并无科学鉴定，但对林木生态的破坏却显而易见，每每采积青肥过后，千山万岭刚刚发芽生长的树木便一片凋零。这种顾此失彼、得不偿失的做法现在已被禁止，但当时在“农业学大寨”当中可不得了，凡栽种水稻的村落社队都被当作一项政治任务来落实来大抓，完全像搞运动那样“三天动员，五天展开，轰轰烈烈，扎扎实实”。采集青肥一般驻扎在河谷，依赖农户，山崖、岩洞凡能遮风避雨去处均可，自带行李，自垒营灶，能塞饱肚皮，能伸腿睡觉，出门下苦得过且过，关键是活计棘手让人犯愁。褒谷两岸山岭大都刀砍斧削般立陡，且高上云端。坡岭间草木历年采集怎么长得及呢？但上面不管这些，学大寨要紧，让你采就得采，每天定额是要过称登记的。所以清晨天不亮起来，吃了饭后就爬坡，唯一的希望是找草木旺盛的好坡场，其他什么都不想。

最难忘的一次是，生产队派王蓬和另外一位农民给水利工地砍柴，规定两人四天必须砍回一车。可来回路程就要占去两天。他们到达目的地以后，偏偏又落了大雪。整个山林白茫茫一片，根本无法上山。可两人都害怕完不成任务不好交代，只好硬着头皮上山。山陡路滑、边走边跌跤，一砍柴火，枝上的积雪就落得满头满脸，衣服全浸湿。返回时，要从立陡的溜槽往下拖沉重的柴捆，真是吃奶的劲都使上了。中途，柴捆被葛藤绊住，他使劲一拽，用力太猛，脚一下踩在割过的竹茬上，尖利的竹子刺透了胶鞋，刺进脚掌，血流了一鞋，疼得人浑身哆嗦。这时，肚饥人困，又近黄昏，同来的那位农民并不知晓，已拖着柴火下山了。暮色苍茫的山林不见一个人影，唯有一群归林的鸟儿聒噪着从头顶掠过，那种被人世抛弃的苍凉和凄苦，真正渗入骨髓，让人毕生难忘。

二

那些年月，王蓬自己也说不清在褒谷中奔波了多少个日子，以致对沿线的村落古镇、山形水势都熟悉得如同比邻：将军铺、褒姒铺、桃园子、麻坪寺、沙河沟、老丈沟、雷家滩、青桥驿、马道驿、武休关、画眉关……那些倚山临河的驿道古镇，高低参差的青灰瓦屋，麻石铺就的狭长街道，由赤变黑的铺板门面，家家门前悬吊的黄苞谷、红辣椒，石磨石碾，长镢薅锄，屋顶盘绕不散的炊烟，门前蹒跚哼哼着的肥猪，在泥水中跑跳的孩子，敞胸奶孩子的女人……还有两岸无言伫立的大海波涛般铺向天边的山峦，始终奔腾不息日夜喧哗的一河流水，构成一幅有着几分独特几分神秘又千古如是的画卷，总也让人猜测不透，阅读不尽。

自然还有生活其中的人物。山区诸多习俗，像一妻多夫，招夫养夫，站门汉，拉帮套，搭干亲，认干娘，错综复杂，亲上扯亲。加上山地“认熟不认生”，常是一个街镇，整条山沟全是扯皮儿亲戚，有难共当，有福同享，以打发孤寂艰辛的日子。由于生存环境恶劣，人的命运也常大起大落。记得生产队伏天为耕牛储备饲草，曾住过一家，主人系生产队队长，早年经商从水旱码头白河流落至此，一个相当精明的汉子。在公路边筑起几大间瓦屋，院落亦相当开阔，屋后便是柴山，又有溪水流过，真正柴方水便。老婆身形秀气，两个娃儿牛犊般壮实，家中缝纫机、自行车、收音机一应俱全，当时称得上殷实富足人家，让他们这些平坝农民都羡慕不已。

岂料，再去时已情形大变。先是老婆清晨在河滩巨石边晒粮食，中午让孩子看守，本来晴日当空，谁知秦岭深处落了暴雨，洪水突然袭来，顿时淹没了河道，眼看粮食、小儿子被洪水吞没，大儿子去救弟弟，没有上来。老婆急疯了，扑下去救两个孩子，结果母子三人同时毙命！接着，莫名其妙一场大火，把一院房舍烧得精光。转瞬之间，家破人亡，只剩得光棍男人孑然一身。但这个人并没有被击倒。再见他时，在烧焦的山墙下搭个偏厦暂且栖身，依然当生产队队长，依然带着山民们整日出坡干活，说话依然干脆，猛显苍老的头颅宛如雕像。王蓬由此明白了何为男人，何为毅力与坚强。

这一带山区妇女也给人留下至深的印象。秦岭南麓，那条如带似练的褒水蜿蜒于座座青山秀峰之间，真正青山绿水，柔风嫩雨，水土使然，故而亘古便出美女，进谷十里便是褒姒的故乡。常见土院茅舍中闪动着身形秀气的女子，与男子一般坚韧勤苦，也常手提砍刀出坡拖毛竹、砍柴火；背着背篓掰竹笋，扯猪菜；背着娃儿在河边洗衣，携带土产下坝赶集。若遇男人出坡狩猎伐木致残，横遭祸事，也常遇惊不乱临危果敢，替代男人为一家生计奔波，实在过不下去，便断然牺牲自己，再拉扯个男人上门，来支撑这行将倒塌的家庭。

王蓬当年拉柴火时，曾在褒姒铺见着一个女子，衣衫简朴，赤着双脚，代替牲口，推着石磨。先没在意，后来才见这女子以苦为乐，推磨姿势十分优雅，因出力流汗面若桃花，身材也异常匀称秀气。四周是青青的山峦，一河清澈见底的流水，参差的古镇和袅袅的炊烟，这一切都因为那推磨的女子而显得古朴和谐又充满生机。多少年过去了，那推石磨的女子犹如被摄进镜头的底片，时时现影，竟比那些浓妆艳抹、仪态万方的女子要清晰得多。他由此知晓了美是朴素的，犹如真理是朴素的一样。

三

王蓬还在古褒谷里交了终生难忘的朋友。

那次是去褒谷深处的龙潭坝为生产队割竹，王蓬回乡务农已有几年，算精壮劳力，这类吃苦下力的事，也总派他去。几个人拉着架子车，负载着进山必带的被子、粮米、蔬菜、割竹用的刀具什物，天不亮动身，沿褒谷进山，途经将军铺、褒姒铺、麻坪寺、桃园子、石门坎、沙河沟、青桥驿，赶到百余里外的马道驿时，已是星光满天。马道是个古镇，据说是当年萧何月下追上韩信的地方，还流传着民谣：不是寒溪一夜涨，哪来炎汉四百年。当时，这显赫去处也并无电灯，一片漆黑。临街农家便是旅店，进门堂间铺上茅草，将自带的行李打开，再用主家锅灶烧饭，每人只需付一毛钱。那年月，公路沿线人家都如此接待进山割竹、砍柴的平川农民，也算是一项生计。

第二天，他们一行数人，离了川陕公路，拉着架子车，沿着条简易山路朝龙潭坝进发，路一直伴着那条涨水堵过韩信的寒溪。当地群众并不称其为寒溪，而是叫马道西沟，因这溪水是由西朝东注入褒河的。另外一条由东向西注入褒河的山溪则叫东沟。

简易山路勉强能通架子车，一直通向大山深处，越往里走，这才发现，山沟里散居着不少农家。大都掩映在滴翠的竹林果树丛中，门前溪水淙淙，屋后果林成片，有核桃、板栗、山桃、野杏。院落也宽敞，房舍虽是土墙打圈，茅草盖顶，但冬暖夏凉，猪圈牛栏、鸡舍狗窝一应俱全，柴禾也垒得小山一般，显出生机勃勃又富足充实的模样。那些年月，平川农村搞运动学大寨，七斗八批，整得鸡鸭禁绝，马瘦毛长，年年闹饥荒。相比之下，山区则“山高皇帝远”，虽说也属人民公社，但上面顾不过来，要宽松得多，自留地、自留山保留着，鸡鸭猪狗也都养着，农闲时还能搞些竹木药材，因此比平坝农家日子好过。每当春荒，许多平坝农民常来山区借粮度荒，加上割竹、伐木、拉柴，一来二去，与山区群众拉上了关系。秦岭山区还保持着许多淳朴的古风，有搭“干亲”的习俗，他们这次进山，便沾了村里一个农民在龙潭坝有“干亲”的光。

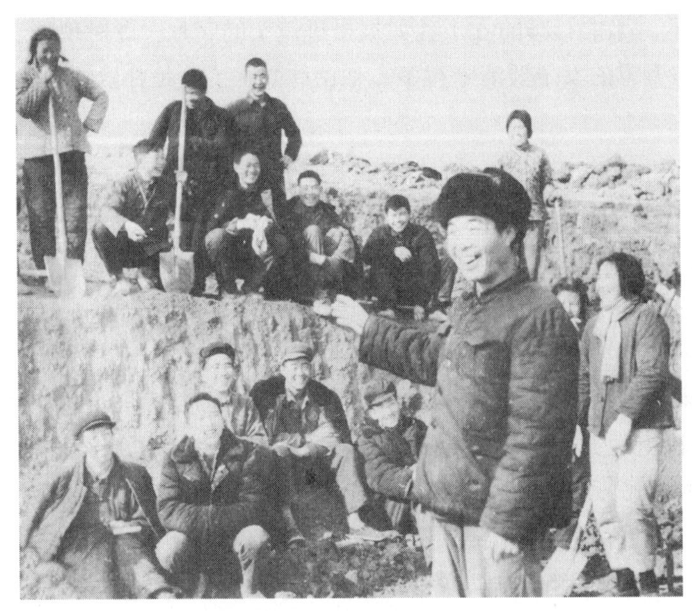

1975年，王蓬所在的生产队在水利工地

这天从清晨走到中午，总有四五十里路，才算到了。真没想到，龙潭坝是一处十分绝妙秀丽的地方，有三条山谷、三条溪水在这儿交汇，河道骤然深阔，溪水也变得壮大湍急，并不时从丈把高的崖头跌落，在弯曲的河道冲下一个个深潭，最大的竟有一亩地大小，深不可测，绿汪汪的，在阳光下闪着暗幽幽的波光，真有点藏龙卧虎的气象。这可能便是龙潭坝的由来。这儿四山闪开，形成百十亩大小的一处山谷盆地。利用山间溪水灌溉田地，种植绿油油的水稻，由于水源光照充分，秧苗比平坝还显壮实。无怪龙潭坝名声响亮，真是个富足去处。

他们投宿的那户人家姓李，主人早年间除了种田还贩运山货土产，见过些世面，也识些字，能认皇历，常走乡串户地说春。说春就是每年立春前后，挨家挨户，说些祝福来年风调雨顺、六畜兴旺、五谷丰登的吉利话，也卖些春联皇历，被称为“春官”。庄稼人为讨吉利，也都欢迎，有钱送钱，无钱送些山货土产。时间长了，人们都称呼他“李春官”。那会儿李春官40多岁，瘦高身材，能说会道爱交流，对他们很热情，让他们住在铺着毛皮的竹棚楼上，隔湿清爽。李春官的老婆是位贤惠本分的山区妇女，见人腼腆爱笑，没太多话，便去灶间忙碌，转眼就给他们每人端出一大碗醪糟荷包鸡蛋，热气腾腾，飘着醉人的香味，单看一眼，便让人垂涎欲滴。那些年月，这种款待在平川是不可想象的事情。李春官还有两个儿子，都大小伙了，老大叫如松，与王蓬同岁，身材像父亲那样瘦高，却像姑娘一样秀气，在镇上念过中学，正好是同级，1964年初中毕业回乡务农。能上中学，在山里就算个人物，回来在生产队里当会计。小伙有礼貌，也很和气，和王蓬很谈得来。小儿子叫如柏，正好相反，小学毕业就不念书了，长的壮实顽皮，下河捉鳖、上树捉鸟，有次竟把个熊崽子弄回来，惹得母熊一连几夜在村头岭上号叫，吓得全村人都不敢出门。李春官全家对他们都很好，可能是山区寂寞，少有人来，他们也是几个青年小伙，如松如柏兄弟见他们分外亲热，对他们割竹提供许多方便，晚间便都聚在院落里纳凉。山风徐来，不炎不凉，十分舒坦，如柏还不时到河中摸鱼捉鳖，款待他们。待到走时，大家都成了好朋友。

四

之后，李春官父子，尤其是两兄弟进城下坝都要来村子落脚。有一年，两兄弟起早摸黑挖了一季药材，卖了好价，居然一人购了一辆崭新的飞鸽自行车，骑到王蓬他们村来，惹得年轻人羡慕地围着看。再看两兄弟勤快本分，家道又好，还有人张罗着给他们说媳妇。还真有个叫秀儿的姑娘看上了老大如松。秀儿也是个心灵手巧的姑娘，读过初中，模样秀气，两人挺般配，众人都撮合着，事情还真成了。成亲那天，村里许多人都去送亲，而龙潭坝人也以能娶到平坝姑娘做媳妇感到长了志气脸面，隔山隔岭，十里八湾的乡亲都来了。李春官家几天前就杀肥猪、垒大灶，磨面打米，做大坨豆腐。那些年不讲保护野生动物，野猪腿、狗熊掌、核桃、板栗、山药、竹笋，成缸的苞谷烧酒，大盆土蜂蜜糖，真正的山珍野味，流水席从正午一直开到夜晚，方才散席，如织如网的山道亮起成串的灯笼火把，不少山民酒足饭饱唱着山歌，吆喝着号子，把整个山村都闹得一片沸腾！多少年后，人们还津津乐道这桩盛事。

可惜，悲从中来，隔年便是“文化大革命”，连大山深沟都不放过，先是李春官被深挖出来，因他在新中国成立前代理过几天“甲长”，再联系他经商搞投机倒把，“说春”散布封建迷信，成了被管制的“阶级敌人”，不准乱说乱动，只准干脏活苦活。大儿子如松受到牵连，被撤销了会计职务，还以账目不清为由，拉走肥猪、收没自行车，家道一下子中落了。最惨的是二儿子如柏，被罚到水利工地，专干装药放炮的危险活，寒冬腊月，还赤足穿着草鞋，冻得脚跟都裂了缝。他捎话让哥哥给买双胶鞋，可是家中已家徒四壁，无奈，嫂子秀儿只好偷着卖了自己的嫁妆，给如柏买了双胶鞋。岂料，如松连夜把胶鞋送到水利工地，就在当天，民兵连长蛮横地要如柏去排除一个哑炮，如柏刚走到跟前，装足了药量的哑炮突然炸响，只听天崩地裂的一声，硝烟笼罩了整个工地，过后没人敢去看那惨景，热情壮实的如柏被炸得血肉横飞，面孔残缺，身体没一处浑全。临掩埋时，一只脚都没找到，欲哭无泪的如松只好把胶鞋连在弟弟残没的腿上……

一晃多少年过去了，再也没有人去过龙潭坝，就像旭日临窗时，谁也不愿再回顾夜里的噩梦，挥挥手，只想尽快忘掉一样。2000 年盛夏，已经跨进了新的世纪，王蓬途经马道，突然想起久违的龙潭坝，竟产生了一种想要去看看的念头。于是，掉转车头，沿着那条历史积淀深厚的寒溪，向山沟深处驶去。一路山色依旧，流水依旧，似乎也并不像记忆中那般绿树如云、溪水如绸，富于诗情画意。只是在老远望见龙潭坝那被丛山包裹的盆地时，心才被搅动，毕竟有那么多难忘的事情与这山村相关。

山道上，一串摩托相继驶来，还有几辆农用车载着山区群众。在路边那株高大的核桃树下，携包提篮，装着礼品像是贺喜的样子，这顿时让他想起秀儿出嫁如松时办喜事的盛况。于是，他截着一位送礼的中年男子，问起李春官家的情况，才知道李春官老两口已过世了，长子如松这些年收购香菇、木耳，日子宽松了，翻修了房舍，一双儿女也大了，女儿去南方打工，儿子在学校教书，去年也娶了媳妇，夏收时又生了个大胖儿子，今天满月待客，村里都来喝满月酒呢！

王蓬没去打扰这位年轻时伙伴的喜日，心里想的仍是那个像姑娘般秀气的山村小伙的模样。哦，还有秀儿，那个当年嫁来龙潭坝的新嫁娘，如今已做祖母了。

正是这种在秦岭褒谷非同寻常的阅历，与山区群众建立起来的渗入骨髓的联系，使王蓬对秦岭山区，尤其是山区群众生存状态的了解，深刻而不肤浅，全面而非片面，知其内心所思所想，而非仅是表面穿戴，这就为日后创作以秦岭褒谷为背景的长篇小说《水葬》打下坚实的基础。尤其是“文化大革命”后期，在褒谷口建造石门水库，放弃了勘探十年之久，进谷十里的坝址，坚持“边勘探，边设计，边施工”的无产阶级革命路线，在谷口建坝，致使国家重点保护文物石门及石刻、褒谷二十四景、褒姒故里以及沿线村落尽皆淹没于一片浩渺大水之中。修建水库，惠国利民，无可非议。但愈是消亡的东西便愈让人怀念，愈能勾起人的记忆，愈能增加人的想象，而这一切都恰恰是他进行文学创作必不可少的源泉。《水葬》中充满对秦岭山地风俗的描写，也算是对这些已逝去的人、事、物、景的怀念吧。

第六章
秋雨催生的种子

文学种子

1970年，王蓬回乡务农已六个年头，经历了两次“四清运动”、去秦岭深处观音山修黄花河堰渠、去西乡修阳安铁路，在古褒谷中割柴、伐木、砍竹、拉车，也不知奔波了多少来回。

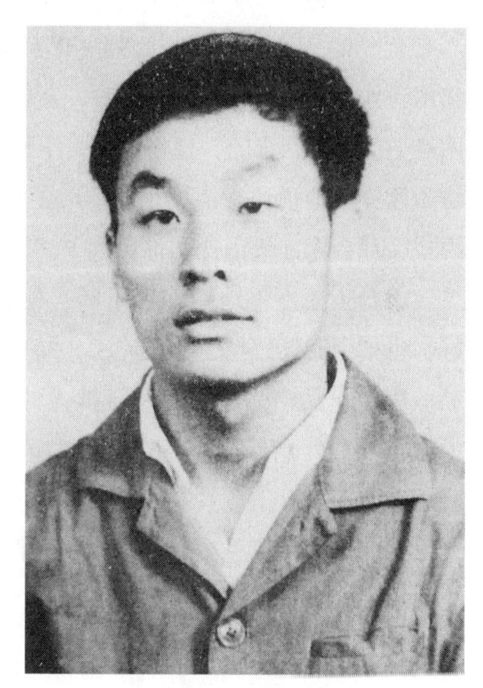

1970年写出第一篇小说

那么，王蓬是如何喜爱上文学的呢？任何喜爱都产生于兴趣。从他上小学便独探城墙来看，那时已有不安分的因子；童年从省城到乡村的巨大落差，中学三年往返文庙途中的阅读，躺在河滩仰望雁阵时对外婆家的思念等，都可能促使他对文学产生兴趣。但中考落选回乡，就把所有书本束之高阁，几年不曾翻阅。再说繁重的农活，不断的运动也足以扼杀任何兴趣。但文学毕竟是现实生活的升华，其中对美好生活、理想、友谊、爱情，乃至冒险、战争、传奇等的描写也会引发人的向往和憧憬。生活越是严酷，人便越希望从文学中获得解脱，来淡化和忘记痛苦。从王蓬的阅读经历看，

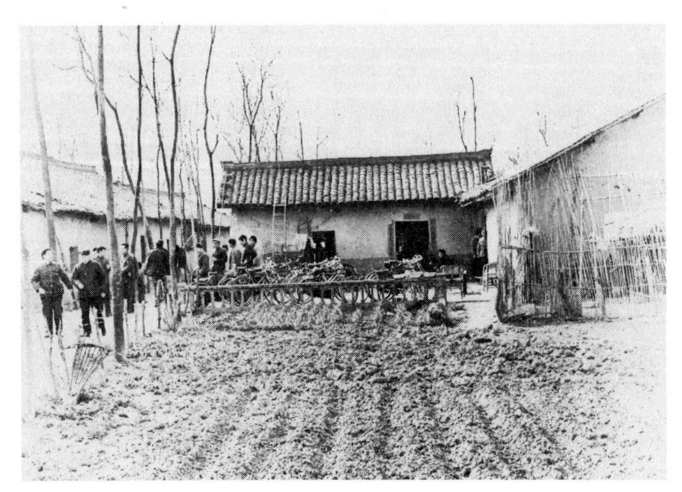
全家节衣缩食盖起农舍
(1980年牛力拍摄的王蓬家)

他心中早已埋下文学的种子，只需要合适的环境、条件去催生。

有一年，王蓬意外地接触到《巴金文集》。起因是村里有位闯荡过大西北的人修房，他去帮忙，进屋倒水喝时，发现窗台上竟放着一册《巴金文集》。这个人是困难期间退职回来的，性格豪爽。王蓬向他借《巴金文集》，他一口答应了。岂料，这本读完，他说还有，原来退职时他把借学校的全套《巴金文集》都带走了，还说："那会人都快饿死了谁还读书。"

于是王蓬不停地给他家干活，他就一本接一本地借给王蓬书看，等把房盖好，也把全套《巴金文集》读完了。给他印象至深的是《第四病室》《寒夜》等几部作品。因为作品中弥漫的那种压抑人性、让人窒息的氛围与"中国历史上最黑暗的时期"(章士钊语)——"文化大革命"时代惊人地相似，所以能引起共鸣与联想。

事隔不久，王蓬被村里一位女知青的不幸遭遇所打动，利用秋雨连绵不能出工的空闲，到合作医疗站要了一叠处方笺，找了半截铅笔，当晚竟写成一篇所谓小说。几年不曾和书本打交道的王蓬，所以能写成这篇东西，只能说和刚刚读完《巴金文集》，受到大师的艺术熏陶有关。

过后，王蓬把这篇东西悄悄拿给一个朋友看。朋友是下乡知青，高中毕业，天南海北地串联时见过世面，能拉一手好二胡。父亲是县文化馆馆长，王蓬见过的一位清瘦但极有风骨的老人。若干年后，王蓬才知道他是当年血战台儿庄敢死队队长。①

朋友看了作品很激动，连连叫好，但告诫说要立刻毁掉。同时他也坚定地认为王蓬有写作上的潜力。那晚，他们聊到深夜，因为林彪坠机事件已有风声传来。王蓬对朋友的告诫十分感激，但作品没舍得毁，而是夹在“毛选”中，十年后发表。②

王蓬何以敢在“阶级斗争”的风口浪尖，动辄获罪的年月保留这篇作品，这和他经历的一桩往事相关。

夜雨涛声

这是他毕生难忘的一个夜晚。时值深秋，乌云悬吊，秋雨纷飞，深含凉意，秋庄稼已经收获净尽。生产队的男女白日便冒雨干着拔苞米杆的活计，清理出地块，预备播种来年小麦。

此时，满地干活的男女都作鸟兽散，田野一片寂静，阵阵冷风，淅沥小雨，击在苞谷杆上，沙沙作响。整个田野就剩下王蓬一个人，像是被抛弃的孤雁，忍受孤独的折磨，无端的凄楚。他并非不愿意回家，此刻却不能回去，或者说不敢回去，无法回去。因为已经清楚地知道，这会儿家中正被查抄，父母正挨着批斗，气氛注定恐怖。想到这些，他的心都缩成一团。

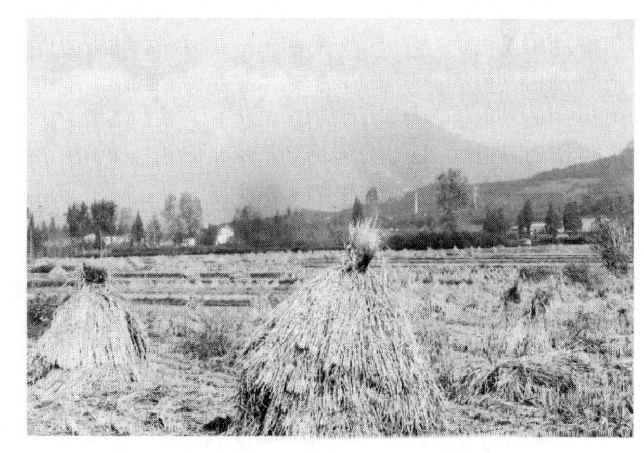

村后田野

王蓬清楚地记得，那是1966年的11月初，离他18周岁的生日还差些时日。由于父亲的冤案，一家人由城市下放陕南乡村，经受了种种打击，但这次来势却更加凶猛。

雨越下越紧，密密麻麻的雨点不断线，头发脸上的雨水已迷糊得眼睛不敢睁开。白天干活汗

① 详见《王蓬文集》卷三《台儿庄敢死队队长沉浮录》。

② 详见《王蓬文集》卷一《秋雨如丝》。

湿的衬衣贴在皮肉上，一会儿就冷得发抖。他便把拔倒的玉米秆捆扎起来，搭成个人字形茅庵，小得仅仅能容下一个人，钻进去坐在捆扎好的苞米杆上顿时避开了风雨。然后屏着呼吸，静静地听来自村里的声息，除了沙沙雨声外，什么也听不清楚，却有一股浓浓的土腥味直扑鼻端，顿时让他想起两年前初中毕业，尽管各门功课都较有把握，还是只报了备受冷落的农、林、水利一类学校。结果，又恰逢“四清”运动，政审落选。得知消息的那天，他从镇上学校沿着田间小道回家，三伏天的正午，明晃晃的太阳悬在当顶，人都回家歇晌了，王蓬一下子钻进高没人顶的苞谷林里，一屁股坐在散着暑气的湿地上，闻到的就是这股浓浓的土腥味……他正是由此开始了漫长的、整整18年的农民生涯！40多年前的乡村是何等贫穷落后：一切工具都近乎原始，耕种收获全靠牛拉人挑，不足16岁的王蓬稚嫩的肩头压着百十斤的粪挑走在窄窄的田埂上，夹在人群中，压根儿不能歇息，一挑下来汗水便湿透了衣衫；要么便低头弯腰插着长长一趟秧苗；还有进山割竹、伐木、抬田、修地……两年时间，各种农活都已拿得起，放得下，个头也猛窜了一截，算是大小伙子了，对乡村艰苦生活已完全适应且不畏怯。问题是运动不断，精神备受压抑，回村就是“四清”运动，备受歧视，不能参军、招工，连当民兵的资格都没有，经常像后补“四类分子”一样去干脏活苦活累活！还老是提心吊胆，不知道什么时候又要挨整。

果真，不久“文化大革命”就开始了，真正是暴风骤雨。王蓬所在的地方尽管是偏僻乡村，由于正搞第二次“四清”，每个生产队都驻有三名以上的工作队员，天天晚上大会剥皮，小会攻心，批斗“四不清”干部。抄家、破“四旧”，家家屋脊瓦兽、门楣楹联都被挖掉，村边一座古塔、一座桥楼也被拆毁，整个村子都被整得鸡飞狗跳。

为便于监督改造，王蓬家也被“勒令”从文庙搬回村里，租用两间茅屋。天天埋头干活，夹着尾巴做人。父亲是明摆着的“阶级敌人”，算“死老虎”。积极分子们要打的是“活老虎”，注意力集中在大小干部身上，所以暂时还没太大麻烦。

问题出在母亲教书的学校。有个专以整人向上爬的“极左”分子，以母亲看过《燕山夜话》为理由发难，组织无知的学生来抄家造反。下午在田间劳动，看见大队学生涌进村里，乱糟糟地呼着口号，接着父亲又被从地里叫回去，王蓬就知道糟了：准是冲着自己家来的！担忧、恐惧、忐忑不安，心都缩成一团，熬到下工时悄悄地留在田野……田野变得漆黑寒冷，让人心里愈加悲凉苦涩。他屏心敛息努力想听到一点声息，除了沙沙的雨声外什么也没有，大地安静得像睡着了似的，他甚至能听见玉米杆中昆虫爬动的声音。但他仍不放弃努力，仍希望听到来自村子里的什么声息。实际上是一种恐惧，一种对父母处境的担忧……后来，他还真听到了一种声息，像来自遥远的天边，雄浑沉闷，像山洪暴发，像江河猛涨……离村不远便是褒河，是汉水上游最大的一支脉流，发源于秦岭深处，从距村子不到十华里的褒谷口奔涌而出，尤其是夏秋之交涨水时，浪山波谷在河道奔涌，惊涛拍岸、水雾接天，十分壮观。他们常结伙去看洪水，也给百无聊赖的年月添些乐趣。王蓬常常对那些滚滚而去的波涛羡慕不已，因为它们能自由地奔向远方。

这遥远的涛声顿时搅得王蓬周身不安，热血沸腾。尽管仔细听去，并非什么涛声，况且深秋也不是洪水季节。但王蓬的心境却骤然间发生了变化：害怕什么？反正已经当了农民，坠入了生活的最底层，还能再开除到哪里去？况且天底下这么多的人祖祖辈辈不也在当农民！不也照样活着，不信你们再凶恶还能把人怎么样！

他一跃而起，把玉米秆搭的茅庵几脚踢倒，也不知哪来的那么大的勇气，不再觉得寒冷，也不再畏惧什么，在寒夜中冒着刷刷的雨点朝着村里，朝着自家那正被查抄的茅屋，毫不犹豫地走了回去！

事情的结局并非想象中那么可怕。之后，他们全家都活了下来，父母熬到平反，王蓬兄弟姐妹也都走到属于自己的生活位置上，便是最好的证明。但那个秋风夜雨中听到的涛声却给了他某种永恒的人生启悟，仿佛听到自己生命深处的呐喊与抗争。以致后来每当遇到挫折、失意的时候，都会无端地想起那个夜晚，都会听到秋风夜雨中的涛声，顿时便会增添许多战胜厄运和困苦的信心。

事实是，人若一味软弱，邪恶则愈嚣张，事情可能更糟；坚守气节风骨，采取必要应对，未必会失去什么，即便所失也非所求。外圆内方，独立不惧，孤往不悔。从此这成为王蓬坚守的做人底线和处世态度。

正因为如此，他才没有毁掉作品。尤其是林彪事件发生后，他从作为文件传达到农村的《571 工程纪要》中预感到形势的变化，从没有多少文化的农民幸灾乐祸的态度上感受到人心向背。他隐约感到国家的希望便是自己的出路。

这一年，陕南采取“人海战术”修阳安铁路，王蓬被派到西乡 83 公里处的工地，直到第二年夏收才回村。在西乡牧马河畔，他还写过两篇东西，可惜找不见了。

处女原作

由于《秋雨如丝》这篇保存下来的作品十年后得以发表并收进《王蓬文集》，我们得以窥探到王蓬这篇处女作的全貌，下面抄试录两节：

一

雨，落着，一天了。可窗外的天空依然布满时聚时散的乌云，阵阵夹着雨点的凉风吹过，那树梢的黄叶儿便直往下落，落……落在没有任何活物的猪圈，鸡笼，鸭棚上。活显出乡村深秋黄昏的寂寞。

“林叶叶死了！”同村的同学陈萱忽然推门进来，边说边抹着头发上的雨水。

“什么?”我惊叫了，“怎，怎么死的?”

“还不是自作自受！打胎死的……”

“啊，是这样……”我只觉得一股热血涌上脑门，浑身抽搐了一下，嘴里喃喃地说：“我前天还看见她来……”

“那不奇怪，前天我也看见了，是昨天中午进的医院。据医生说，她自己不晓得吃什么药乱打，流血过多，昨晚就……”陈萱说着做了一个无可奈何的手势，“就是这么一回事!”

噢！我一下坐在临窗的床上，呆呆地望着窗外的云团、雨帘。林叶叶那苗条的身影，鲜花一般美丽的面容，哦，还有那笑，一种迷人的笑伴着那些逝去的往事，此刻竟象那窗外的晚风在收集着满天浮云一般，集结起来，以至连成一片。

二

巧，我们见面也是个秋日的落雨天。队上抢墒种胡豆，一人挖窝，一人点种。我去迟了一步，正找伴儿。

“我跟你吧。”她来得比我还迟。

看着突然出现在我面前的这位陌生的、但确实漂亮的姑娘，我失措了，语无伦次了起来：“你，你是哪儿来的，我咋没见过……”

“我叫林叶叶，来插队的。往后，咱们就是‘一搭里’的了。”她学着村里土话，把我也逗笑了。再说我那会也刚从镇上中学毕业回乡捉锄把，便坦然起来：“那，我挖窝儿，你点种吧。”

“那可不行，咱得换着来!”说完，她自己先“咯咯”笑了。秀美的脸上立时显出两个深深的酒窝，而那笑声，简直象一串银铃，那么悦耳，那么动

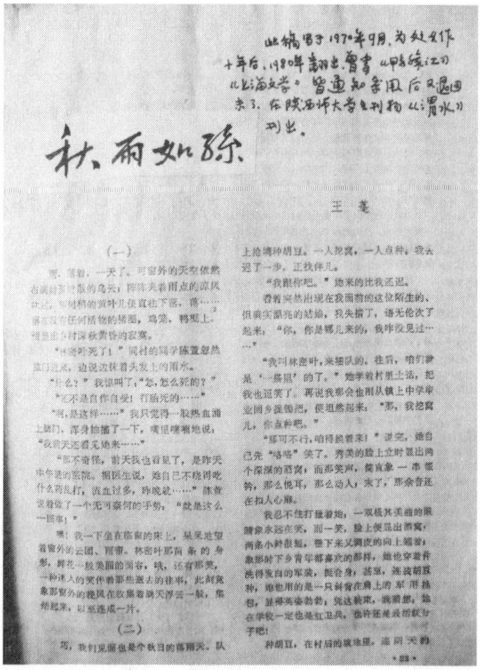

人，末了，那余音还在扣人心扉。

我忍不住打量着她：一双极其美丽的眼睛象永远在笑，而一笑，脸上便显出酒窝；两条小辫很短，垂下来又调皮的向上翘着；像那时下乡青年都喜欢的那样，她也穿着件洗得发白的军装，挺合身，甚至，连装胡豆种，她也用的是一只斜背在肩上的军用挂包，显得英姿勃勃。凭这装束，我猜想：她在学校一定也是红卫兵，也许还是最活跃分子吧！

种胡豆，在村后的坡地里。连阴天的雨，似小非大，连成线线，从布满乌云的低空不断牵地扯下来。社员们都披蓑衣或戴斗篷，我也戴着顶草帽。可她，什么也没戴。不大功夫她那发白的军装颜色便深起来，乌黑的发辫和弯弯的眉毛上也沾满了细碎的雨珠。几次，我把草帽让她，她不要！还对同来的那个知青大声喊：“李小丽，快把雨衣脱了吧，这点儿风雨都经不起，还见啥世面呢！”说完，就象偏要和老天做对似的从我手中要过锄头，使劲挖起来，刚挖几下，又亲昵地扯扯我衣角，说：“快看，行不行，快说呀！”

我在学校时，见着女同学就脸红口吃，尽量避着。可那天下午，不知怎么搞的，心头却萌发出一种从来没有过的，异样的感觉。忍不住总想多看一眼。不巧，四目又相遇了，简直回避不及！可她却坦然，一双含笑的眼睛丝毫没有回避的意思。不过，我却分明从那双美丽的眼睛里看出了一种只有少女才有的纯真无邪和天生的稚气。

1970年，王蓬写出第一篇小说，于10年后发表

不难看出，作品无论从文笔、格调，还是意绪都与当时流行的“样板戏”、“艳阳天”大不一样，潜在的批判更是指向“文化大革命”中的“极左”与荒唐，

而与《巴金文集》中洋溢的18世纪批判现实主义风格一脉相承。

曲折前行

1972年，由于林彪事件发生，“极左”锋芒稍减，农村又派来工作组恢复了生产。为配合运动，村里成立宣传队，读过王蓬作品的朋友成为村里团支部书记，推荐王蓬写演唱材料，给记工分。王蓬因此寻找到一种精神寄托，堂而皇之地开始了文学创作。从1973年春天开始，他写的一些诗歌、散文、故事开始在地区小报，后来在省级报刊上发表出来。这使他受到很大鼓舞，也增强了生活的信心。

谁知，又遇到了意想不到的阻力，由于父母冤案尚未纠正，王蓬这个“狗崽子”在报纸上发表文章，在某些人心目中就成了不得了的事情，到处反映，还写信到报社告状，弄得很紧张，全家都感到了压力。

还写不写？王蓬反复思考，思想斗争非常激烈。因为他觉得，多年在农村，环境再艰苦、遭遇再不幸，都可以忍受。唯独生活中没有寄托、思想上没有追求的空虚让人难受。岂料这种追求刚开头又遭到打击，怎么办？为了压下心头的烦

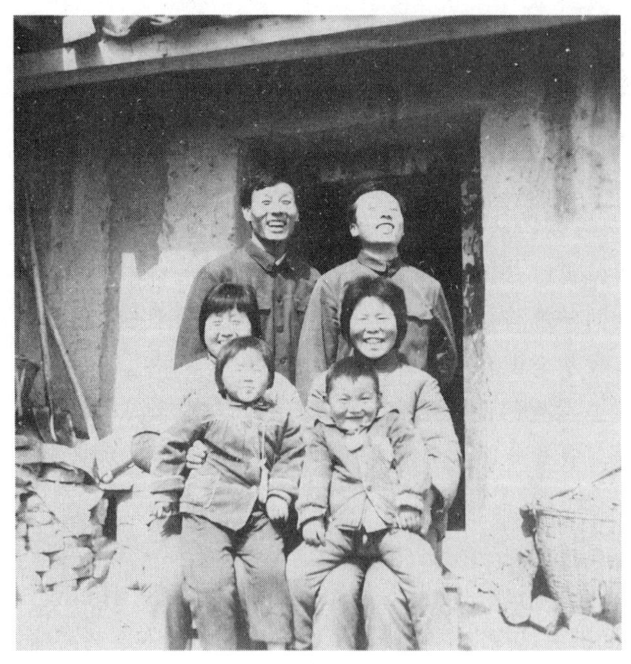

王蓬和弟弟都在农村成家

燥，他曾避着人在乡村泥泞小道上长时间徘徊，回想到“文化大革命”中那个秋风雨夜，心头一亮，写稿有什么错？如果罢手，岂不正好证明他们攻击对了！不行，一定得坚持下来，就在当天晚上，他又在油灯下开始了写作。

这种波折反而成为王蓬坚持创作的动力。在许多年里，他作为四口之家主要的劳动力，常年都得用近乎原始的工具去积累每一分工、每一分钱，去维持一家人的吃穿，每年都要做300多工日。在土地承包的最初几年里，他还要耕种分布在六个地方的责任田。劳动如此繁重，但也未放松创作，平均每年发表十几篇作品，实际写的远不止这些。况且，每篇修改几稿是常事。天天都熬夜动笔，每月都有产品。一年下来积了厚厚几摞，日后竟装了几箱手稿，连他自己都深感惊讶。

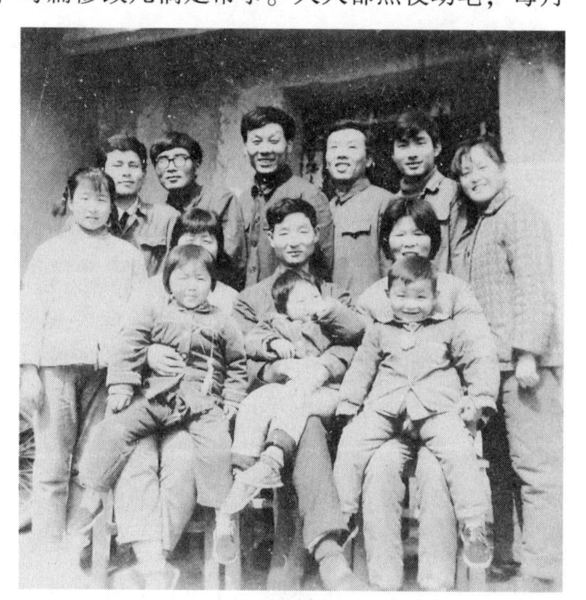

王蓬与乡村朋友

在深入创作中，先天不足的问题便显露出来。一是文化底子差，毕竟只有初中文化程度；二是生活范围狭窄，一直在生产队当普通农民，几乎没有离开过乡村。这对了解社会、开阔视野带来了很大的局限。粉碎“四人帮”后，恢复了高考制度，王蓬便想去报考。本来，他只有初中文凭，按规定不能报名。由于当时已发表了40多篇作品，文化部门也做了推荐，得以破格报名。而这时距离高考仅剩20多天，真正感到如临大敌。他离开学校已经十几年，除了写作外，数学、理化、史地早已忘光，而且高中的课程压根儿就没有学过，其艰苦程度无异于翻越横在眼前的一座高山！但是他想，人生道路上总该有竭尽全力的一搏。于是制定了近乎残酷的复习计划，每天没黑夜没白日地复习，时常夜晚还在村外田野里背诵复习资料。无独有偶，夜静时分，王蓬又几次听到遥远的涛声，让人蓦然想起“文化大革命”那个秋风雨夜，热血顿时沸腾，决心也愈加坚定。考试完毕，多年不知药味的王蓬竟然大病一场。

功夫没有白费，他在数学仅得九分的情况下，总分达到分数线，成为所在考区唯一初选的文科考生。不料，政审时他的材料报了三次也没通过，最终还是落选了。这件事情对王蓬已不算打击，因为他已经深切感到整个时局发生了变化，已经没有什么力量能够阻止他进行文学创作，只需要认定目标向前走就是了。

而对于如何走上文学创作的道路，王蓬自己是这样叙述的：

如果说因兴趣爱好或受到什么人影响才搞文学，似乎也显牵强。因为我小时委实没有祖母或外祖母讲述天上或地上的神话。亲戚朋友以及和我年纪相仿的几十个兄弟姐妹及表兄弟姐妹中不仅没有人搞文学，甚至没有一位和艺术沾边，或做工，或从政，或当教师，或做厂长。唯独我和文学结下不解之缘。

这只能归结于我的生活经历。我自童年来陕南乡村，十六岁便务农，进山、伐木、割柴、砍竹、拉车、种地……不是三年五载，而是漫长的十八年。可以说，自1958年起中国农村经历的一切变故与改革；中国最底层的农民所遭遇的一切酸甜苦辣我都亲身经历，身受感同。然而，不仅没被击倒摧垮，还学会在农村能够学到的生存本领，造屋修房，炼出副强健的体魄，体味出世事的艰辛，更重要的是清楚明白了阅世处人的基本道理。几十年间不曾离开，务农多年，早已入乡随俗，至今满口土话，又在乡间娶妻生女，成家立业，交了一批几乎同时长大的乡村伙伴，完全融进这片土地。自然，这其中也曾因陌生而恐惧，因倍受屈辱而深恶痛绝，心灵伤痕的愈合全在于岁月的漫长，底层群众的善良，以及命运之神在冥冥之中所起的作用。使我对这片土地渐次熟悉、了解，以至产生深切的眷恋。多年风雨，积成块垒，骨鲠在喉，不吐不快。若真要追寻写作的动因，除了其它还可纳入的因由之外，应该说最主要最关键的是缘于我十岁起就踏上的这片赖以为生的古老、深厚又丰饶美丽的土地。①

① 王蓬：《缘于这片土地》，《王蓬文集》卷四，中国文联出版公司2003年版，第488页。

第七章
小说上了《人民文学》

1979年 11 月，这在王蓬艰苦的文学跋涉路上，注定是个要被牢记的年份。因为，他在引人注目的全国最大的文学期刊《人民文学》第 11 期上发表了短篇小说《批判会上》。这是首次在全国性刊物发表作品，这期刊物是短篇小说专号，共发表 14 个短篇小说,《批判会上》排在第四篇，位于名作家古华、汪曾祺之前，可见其质量。而且，这期集中发表的精短作品也引起了反响,《人民日报》等几家报刊及国外有评论,《批判会上》还被翻译成英语，收入美国威廉士大学出版社所出的《中国，新一代收获》中，同书还选有刘心武、蒋子龙、陈忠实的小说，北岛、舒婷的诗作等。

在《人民文学》上发表作品，标志着这个作家在全国范围内获得了认可。小说发表时，王蓬正在陕西省作协读书班学习。杜鹏程来讲课，问他："《人民文学》上小说是你写的吗?"王蓬说是。杜鹏程连说："好，好，小说我看了。"—个农村业余作者的作品能得到大作家杜鹏程的称赞，足见作品产生的影响。

时任《人民文学》小说组长、资深编辑涂光群曾撰文回忆王蓬作品发表过程："我最早知道王蓬，是上世纪七十年代末，他还是陕西汉中地区一个务农的知识青年。他向《人民文学》杂志投了篇小说稿。他的稿件不知怎地被送至一位老编辑那里。因是无名作者，那编辑大约没有看稿，说了句：这是陕西来稿吧。便随意搁置一边，要作退稿处理。恰好有位看西北稿件、一向敬业不欺无名的编辑，听见了老编辑那句话，她悄没声儿地从那放置一边的稿件中，捡出了陕西王蓬这篇。她仔细读了这篇《批判会上》，相当吃惊这不起眼的几张纸，竟写下了一篇很像样子，有乡土气息却又似新潮的黑色幽默小说，作者辛辣嘲讽极'左'为虐时期工作队干部如何搞'大批判'，胡乱折腾'牛绳爷'那样老实干活为众人服务的能工巧匠，而农民们用反讽的'批判'发言滴水不漏地抵制了那位干部。不长

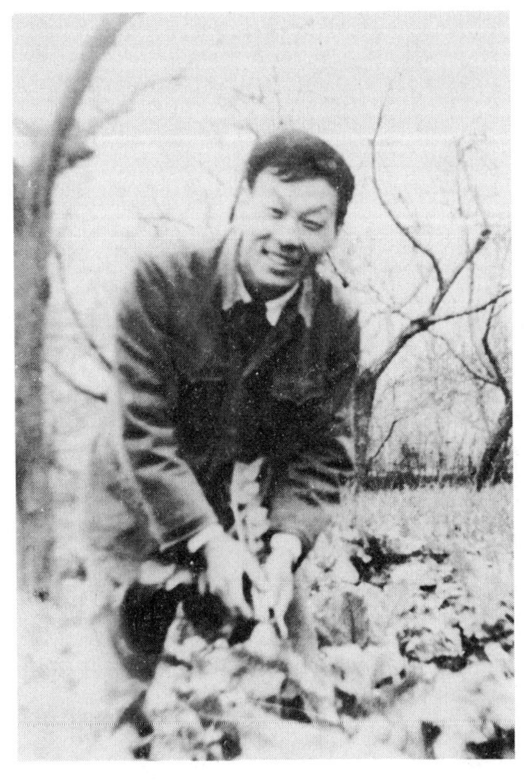

1980年秋，《延河》计划出版陕西青年作家小说专号。王蓬写出成名作《银秀嫂》，刊登的就是这张正在拔萝卜的照片，这是一位业余摄影家拍摄的

的篇幅没有多余的文字，显得浑然天成，见出其写作功力。因之，她将小说稿推荐给复审者的我，我读后觉得这位编辑从这‘不起眼’的几页土纸中发掘出一篇可用稿，也可能是个有希望的文学新人，真是不容易。”于是王蓬首次投稿在《人民文学》1979 年第 11 期发出。

“隔了一年多后的 1981 年，王蓬的小说《油菜花开的夜晚》再度在《人民文学》第三期刊出。这篇小说的风格同前一篇不大一样，他细腻地写了一位农村姑娘初次去她未来对象的村子，在油菜开花的月夜，偷窥他们防霜的劳作，所见所闻让她既羞涩又惊喜。作品生动地刻画了她那微妙的恋爱心理。这篇似乎比前一篇更加引人注意，那时一个作者的名字上了《人民文学》，肯定会受当地宣传文化部门的关注，何况他在不长的时间里，上了两次。务农 18 年后的 1982 年，王蓬因其创作成绩而被破格招入汉中地区群艺馆。”①

① 详见涂光群《王蓬的崛起之路》，《各界导报》2006 年 2 月 11 日。

涂光群的文章讲述了王蓬在默默无闻期间所写的作品被恪守职业道德、不欺无名小卒的编辑发现的过程。那么，身处底层的王蓬是如何写出优秀作品的呢？

1981年第8期《延河》曾刊登王蓬的创作谈《第一步》。首先，最初王蓬写出的作品投寄出去，常被原封不动地退回，幸好当时寄稿不用花钱。后来发现，凡用心写了自己也觉得好的作品，即使采用不了，编辑也会写信鼓励或提出修改意见。那何不自己多修改几次呢？从那时起，王蓬就养成写出的作品先让朋友阅读，征求意见，反复修改的习惯。其次，广泛地阅读。粉碎“四人帮”后，各类书籍解禁，尤其人民文学出版社曾编选了一套三卷本的《世界短篇小说名著》，王蓬购得如获至宝，一篇不漏地认真阅读。他最喜欢的是俄国托尔斯泰、蒲宁、契诃夫，法国的佐拉、都德、莫泊桑，英国的哈代，德国的史托姆和日本的川端康成，对这些合乎口味的作家作品无不是反复阅读，体味其奥妙所在，有的篇章竟能背诵。由于省作协也对这个有潜力的农村新人颇为看重，破格让他分别在1979年和1981年参加了两期为时三个月的读书班，提供食宿和回村记工分的误工补贴，这对他提高文学修养，开阔眼界起了很大的作用。

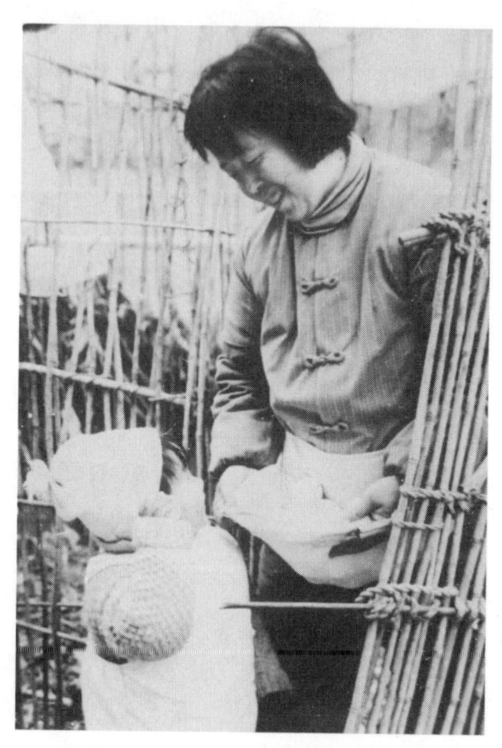

20世纪80年代，牛力先生拍摄的《我家有个鸡银行》多次获奖。其时，王蓬写作，爱人养鸡都小有名气

但王蓬毕竟还是农民，每年必须完成300个以上的劳动日，用近乎原始的工具去积累每一分工、每一分钱以维持一家人的吃穿。乡村苦累，那些年又天天喊大干，天黑收工回家，还得担水、喂猪、垫圈……一大堆事忙完，人也疲乏了，怎么还能读书？后来，王蓬采取这样的办法：利用早饭和中午饭间的空隙把家务事干完，把晚上的时间挤出来。先写，乏了再躺在床上看书，每晚坚持两三个小时。再晚就不行了，第二天还要下地干活呢。为了节约时间，尽可能地对一篇作品进行反复琢磨，有次送粪，车拉过地界还不知道，直到人喊，才

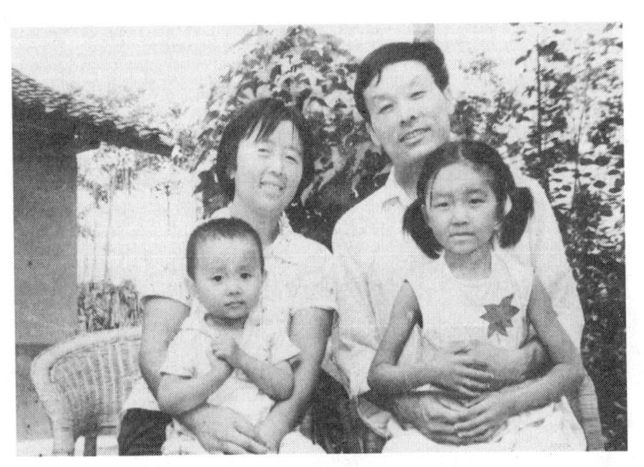

王蓬在农村娶妻生女

从“角色”中解脱。许多作品都是辗转枕上，入梦无由，苦苦思索，投入心血完成的。比如《批判会上》写于 1979 年初，那时农村正在平反冤假错案，王蓬曾两次经历“四清”，批判会上那些荒唐往事，被冤屈者的凄惨遭遇都历历在目。于是利用春节，写了两个 4000 多字的短篇小说。除了《批判会上》，还有一篇《这是复员军人》，写一个上过朝鲜战场的复员军人，因多年代替生病的地主分子父亲扫街道、尽义务，也糊里糊涂地成了阶级敌人，怎么也洗刷不清。作品一本正经，正话反说，充满“黑色幽默”味，在《陕西日报》1979 年 3 月 25 日发表后，引起很大反响，编辑吕震岳曾给他转来许多读者的来信。这也是因为冤案太多，作品发表得恰逢其时。

王蓬正是这样用刻苦和毅力战胜逆境，用大量认真阅读来提高文学修养，用不间断的练笔来积累艺术经验，走出了在文学创作上关健的第一步。这其中还必须提到，王蓬父母都是受过良好教育的知识分子，母亲上过大学，家教传承不可忽视；妻子夏晓兰虽仅初中毕业，却系大户人家出身，受耕读传家的影响，对他的创作全力支持。父母妻子的支持都给予王蓬切实的动力，这也应是他能够走出来的重要原因。

但从根本上来说，一个人的成功，个人努力固然重要，但个人是社会的一员，自古“时势造英雄”，无势则无为。作为新中国的同龄人，王蓬经历了共和国所有的坎坷与风雨，积累了生活的经验与块垒；又恰逢中国人民与“四人帮”极“左”势力的生死搏斗，反映这些巨变的新时期文学汹涌澎湃，大潮崛起。他幸运地恰逢其时，顺势而为，个人的才能与价值也凸显出来，被发现和认可。他是这样，同代作家路遥、陈忠实、贾平凹也无一不是这样。

这时，王蓬尽管仍在农村务农，距被破格调进市群艺馆，走进北京鲁迅文学院、北大首届作家班还有许多坎坷的路要走，但光明已在前方，他很清楚，只要认真踏实地向前走就行了。

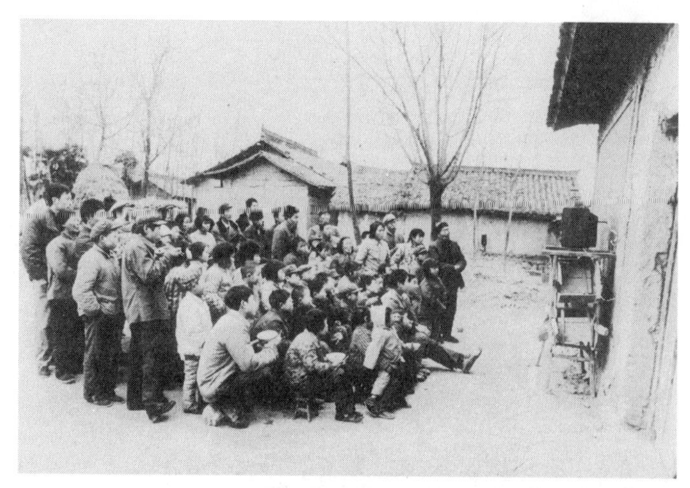

20世纪80年代初的生产队禾场，最后站立者为王蓬

我们不妨从被不欺无名的编辑偶然发现的小说《批判会上》，体味王蓬的“黑色幽默”。

批判会上

一天晚上，人睡定时候，队长德元给牛绳大爷悄悄透了个风：“幺叔，‘雷神爷’要开你的批判会哩，小心提防着点……”

德元走后，牛绳大爷可吓坏了。他晓得，那“雷神爷”是大伙儿给上面下来的工作队员雷同志起的外号。那人岁数不大，看样子顶多三十来岁，干工作可有股咋唬劲。开春，他硬“勒”着不让大伙儿在自留地种生姜；热天，又堵着队干部拔掉社员自种的烟叶，硬整得家家自留地都荒起，是谁见了他都嫌怯火。这回碰到“雷神爷”手里，恐怕不得下台。

牛绳大爷熬煎得成夜合不上眼。唉，老汉一辈子受人尊重，从没跟谁吵过嘴，红过脸呀，咋经得起叫人批判呢！批判会，这几年老汉见得多啦，脑壳上戴高帽子，脖颈里挂砖，身上挨柳树棍子……往日，老汉看见这种事，肉都打颤，想不到这回要轮到自己了！唉，老汉在被窝里摸着自己身上起了皱的皮肉想：得把脑壳剃光，免得揪头发，身上嘛，把棉背心穿在布衫底下，挨棍子时也有个垫头……

天哪！批判大会比牛绳大爷想象的还要可怕。那气势够吓人的。三间屋的大仓库，本来是队上用来装粮食的，这会儿没粮装了，人挤得黑鸦鸦的。

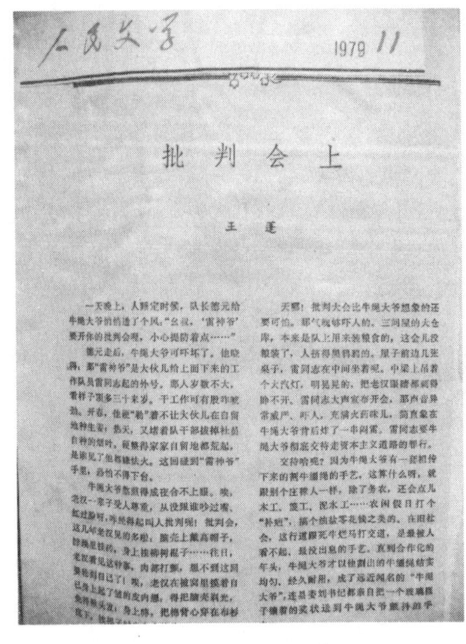

人民文学 1979 11

批判会上

王蓬

一天晚上，人将定时候，队长德元给牛绳大爷悄悄透了个风："幺叔，'雷神爷'要开你的批判会呢，小心提防着点……"

天哪！批判大会比牛绳大爷想象的还要可怕。那气氛够吓人的。三间屋的大仓库，本来是队上用来装粮食的，这会儿没粮装了，人挤得黑鸦鸦的。屋子前边几张桌子，雷同志在中间坐着呢。中梁上吊着个大汽灯，明晃晃的，把老汉眼睛都刺得睁不开。雷同志大声宣布开会，那声音异常威严、吓人，充满火药味儿，简直象在牛绳大爷背后炸了一串闷雷。雷同志要牛绳大爷彻底交待走资本主义道路的罪行。

交待啥呢？因为牛绳大爷有一套祖传下来的割牛缰绳的手艺。这算什么呀，就跟别个庄稼人一样，除了务农，还会点儿木工、篾工、泥水工……农闲假日打个"补疤"，搞个油盐零花钱之类的。在旧社会，这行道跟死牛烂马打交道，是最被人看不起、最没出息的手艺。直到合作化的年头，牛绳大爷才以他割出的牛缰绳结实均匀、经久耐用，成了远近闻名的"牛绳大爷"，连县委刘书记都亲自把一个玻璃框子镶着的奖状送到牛绳大爷颤抖的手

小说上了《人民文学》

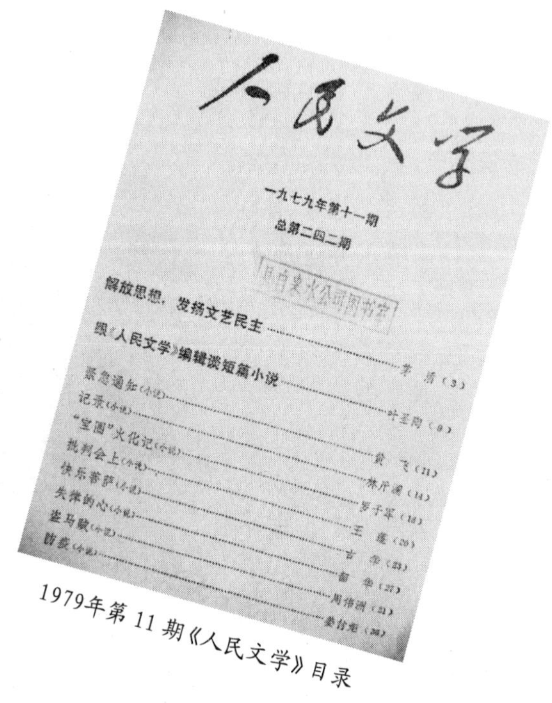

人民文学

一九七九年第十一期

总第二四二期

1979年第 11 期《人民文学》目录

屋子前边几张桌子，雷同志在中间坐着呢。中梁上吊着个大汽灯，明晃晃的，把老汉眼睛都刺得睁不开。雷同志大声宣布开会，那声音异常威严、吓人，充满火药味儿，简直像在牛绳大爷背后炸了一串闷雷。雷同志要牛绳大爷彻底交代走资本主义道路的罪行。

交代啥呢？因为牛绳大爷有一套祖传下来的割牛缰绳的手艺。这算什么呀，就跟别个庄稼人一样，除了务农，还会点儿木工、篾工、泥水工……农闲假日打个"补疤"，搞个油盐零花钱之类的。在旧社会，这行道跟死牛烂马打交道，是最被人看不起、最没出息的手艺。直到合作化的年头，牛绳大爷才以他割出的牛缰绳结实均匀、经久耐用，成了远近闻名的"牛绳大爷"，连县委刘书记都亲自把一个玻璃框子镶着的奖状送到牛绳大爷颤抖的手中……

可目下，牛绳大爷却成了雷同志抓的"资本主义典型"。据说，雷同志算过一本账：割一张牛皮三元，一天一张，一月三十天，三三见九，吓！一月九十元，一年一千零八十元！再加上平常挣的工分，分的粮食柴草，不是"暴发户"是啥!雷同志的理论文章在广播上一播，报纸上—登，到处都知道

胡杨村有个“暴发户”了。这真叫牛绳大爷哭笑不得，自他从父亲手里接过那套工具，几十年中，月最多也只割过三张牛皮，有时三月五月接不到一张牛皮，也是常有的事。他真不明白，雷同志是上面下来的工作队嘛，咋盼着生产队天天死牛呢！

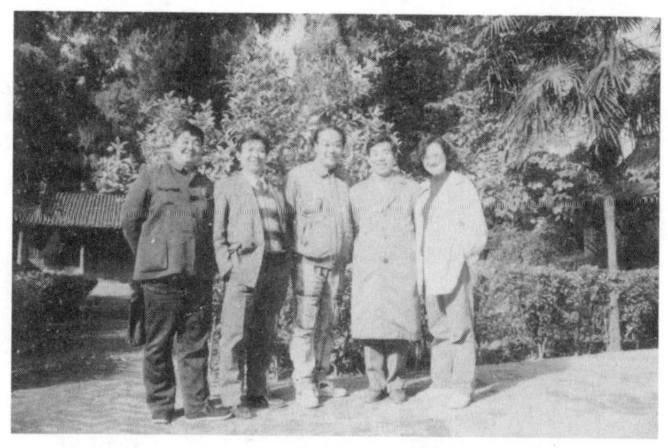

1995年，《人民文学》编辑涂光群、向前来汉中。左起：蒿文杰、吴全民、王蓬、涂光群、向前

当然，牛绳大爷也惭愧自己每张牛皮收费三元。可这是那些庄稼人过意不去呀。他们眼睁睁地看着那些不管窝了几天，恶臭难闻的牛皮一摊开在院坝里，牛绳大爷立即脱衣挽袖，几乎是半跪在牛皮上，用劲刮掉牛皮上残存的血肉，敢说一般人闻着那味儿，保管三天吃不下饭。接着，他又要把手伸进那滚烫的碱水中熟皮，然后割条、搓绳……呀！一张牛皮，牛绳大爷得整整忙累一个通宵。为了压下那种难闻的气味，他总得买一瓶酒，再说那些远路赶来的庄稼人，晚上要住在他家，牛绳大爷端碗，能让人家望嘴吗！朋友、老熟人自不必说，就是那些头回登门的陌生人，牛绳大爷也总是宾客相待。临走时，不管那些深受感动的庄稼人掏出五元或十元的票子，牛绳大爷总是那句老话：“照三元开。”无怪乎木匠老六给牛绳大爷算过一笔账：“你呀，赚不了钱还赔本，要是我，早洗手不干了。”

可是那位张口“全面专政”、闭口“限制法权”的雷同志却险乎把牛绳大爷的庄稼小院描绘成了地主庄院，并坚决禁止牛绳大爷再搞这种“资本主义活动”。

事有凑巧，就在禁令刚发布的第二天，柿树岭的芦子明老汉背着张牛皮登门了。老朋友见面，照例要互相询问目下的处境。芦子明还是年轻时那直杠子脾气，满腹牢骚地数说，前几年土产瓜果丰收，家家肥的淌油的柿树岭，如今七批八斗，弄成了鬼不下蛋的穷地方！“看看，连牛缰绳都买不起了！”芦子明指着背来的牛皮：“只好来麻烦你老了。”

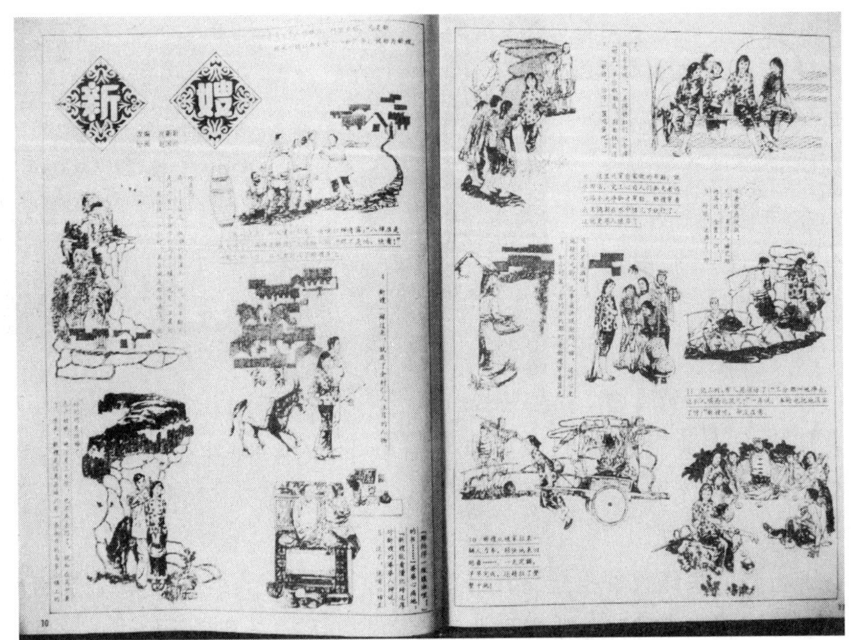

王蓬短篇小说《庄稼院轶事》被改编为连环画

“咋办呢？人家昨天才下了禁令。”牛绳大爷没好意思对朋友说自己难言的苦情。翻看着那张牛皮，“呀！这是多好的一张皮子，又大又浑全，足足可以割八对缰绳和六对撇绳，柿树岭又可以使唤几年了。”“干！管他哩。”牛绳大爷像往常一样来了精神，整干了个通宵，天将明时，才把老朋友送上了路。

俗话说：“麻雀飞过都有个影儿哩。”不知是哪位“理论骨干”向雷同志报告了这个“阶级斗争的新动向”，于是，就构成了这场批判大会的导火索。

“……就是这些，再，再没有了……”牛绳大爷嘴唇都有些颤抖。

“不行！你得彻底交代！”雷同志拍着桌子大发脾气。

“啥？车子胶带。”牛绳大爷被那暴怒的声音吓蒙了。他知道雷同志前晌刚没收了社员们的架子车，为了防止割掉的“资本主义芽芽”像割过的韭菜一样往上发，连用坏了的车圈车带也要往上交。于是，他赶忙回答：“我没有车子呀，要有，别说带，我连圈都交……”

“哗……”社员们顾不得这是严肃的批判会场，都忍不住笑起来，会场当下乱了套。

雷同志急得跺脚摆手，狠狠盯着牛绳大爷。下面人伙里那几个好开玩笑的“洋相客”马上小声说：“这家伙态度极其恶劣，交代极不老实，不准他再放毒了。”更引起一阵哄笑。因为雷同志每次组织批判会，不管人家交代如何，他总是用这几句话作结论。果然，人们笑开的嘴巴还没闭拢，雷同志就宣布说：“这家伙态度极其恶劣，交代不老实……现在揭发批判开始。”

牛绳大爷知道批判一开始，就得准备挨打，他不由下意识地摸了摸穿在布衫底下的棉背心……

然而，会场却像这偌大的仓库在没人时那样，死一般的寂静。

雷同志先是等待、忍耐，后来就用双眼怒盯着那班“理论骨干”和队干部们，被盯着的人不是闷着脑壳吸烟，就是假装思索，寻找什么，设法避开那含着某种压力的目光。后来，直到在座的每个人都感到这种寂静实在令人难受的时候，有人起来批判了。雷同志松口气，点点头：“好，听德元队长带头批判吧。”

“啥？德元，几十年的老伙计了……”牛绳大爷心里猛一收缩，身子都要颤抖起来。

“我说牛绳大爷，你也是六十挨边的人了嘛，谁不知道你是没儿没女的孤寡老人、‘五保’的对象，你割牛缰绳作啥?你坐在那儿不动弹，生产队

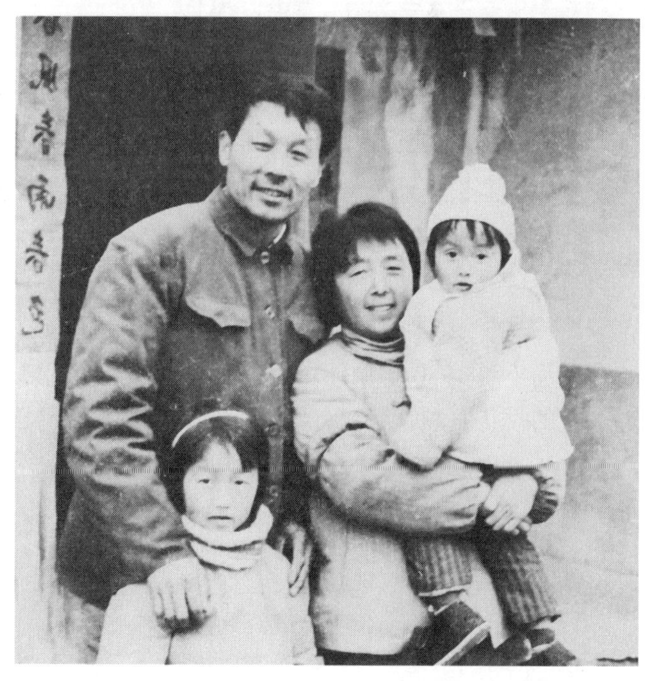

1981年王蓬全家

还不给你把白米细面送上门去嘛！嗯，你放着安逸不安逸，为啥要费神吃苦去走那‘资本主义道儿’呢……”

德元大声数落、批判着牛绳大爷，会场里的群众却由开始的痛心、吃惊，慢慢变成了互相传递会心的眼色。德元的话刚落点，马上就有几只手举起来，争着要批判牛绳大爷。雷同志频频点头，当记录的“理论骨干”奋笔疾书。

队上出名的“洋相客”生才揭发批判了：“今天我们要坚决批判老牛绳的资本主义思想，这老家伙平时不看报，不学习，光知道白天抡起镢头攒蛮劲，晚上不睡熟牛皮呀、割缰绳呀。你割那干啥？现时要革命哩，又不兴提生产，种庄稼嘛，要牛缰绳干啥？嗯，你就不学人家雷同志早上睡觉，中午看报，晚上整走资本主义道路的人哩……”

听着生才的“批判”，满屋的人都咬紧嘴唇，免得笑出了声。那要求“批判”的人举起的拳头简直像一片落了叶的树林子，那发言的声音更是接连不断：

“还得算算，他解放后割了多少张牛皮，有多少生产队用着他那‘资本主义的黑货’。”

“对呀，数数多少副缰绳，多少对牛拉着犁田耙地，产了多少粮食，这都是他走资本主义的‘罪状’嘛！”

“……”

发言的人越来越多，批判会开得越来越激烈了。

牛绳大爷呢，心里慢慢安静下来了，不再感到不安、惶恐。甚至，他突然觉得：此刻的心情就和那年从县委刘书记手里接过那个玻璃框子镶着的奖状时的心情差不多。

（原载《人民文学》1979 年第 11 期　　责编 向前）

此篇小说 1980 年被翻译为英文，收入美国威廉士大学出版社出版的《中国，新一代的收获》一书。

第八章 散文上了《人民日报》

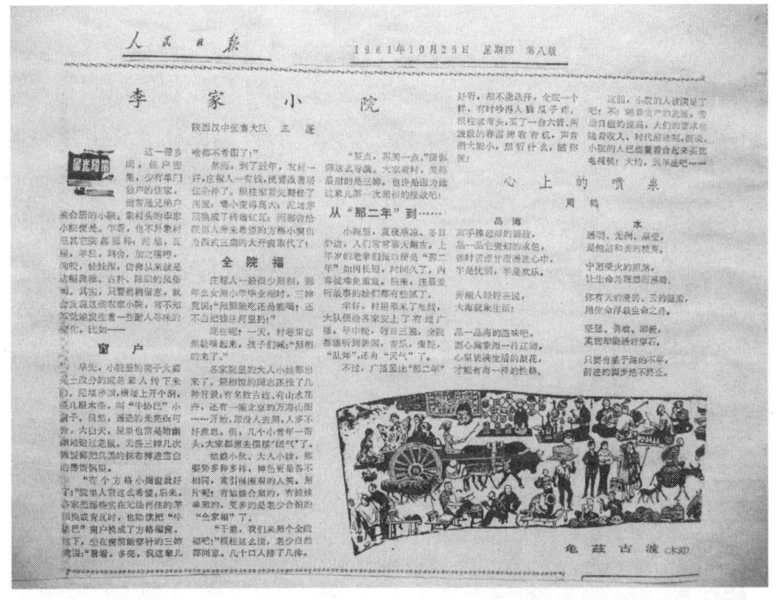

人民日报　1981年10月29日　星期四　第八版

李家小院

陕西汉中张寨大队　王蓬

窗户

全院福

从"那二年"到……

心上的喷泉

周纲

品海

水

龟兹古渡（木刻）

散文上了《人民日报》

1981年，对王蓬来说，也是个比较重要的年份。尽管，他仍在农村务农，身份仍是普通农民。若讲变化，只是被生产队推为放水员，给村后200多亩稻田放水，好处是自由，能抽更多时间创作。这一年，他的创作显然是个丰收年，共发表短篇小说11篇，散文10篇。多篇作品产生反响：短篇小说《银秀嫂》被《小说选刊》第4期转载，被收入北京宝文堂书店《农村短篇小说选》第一集（1982年版，印数18000册）。全国共入选27篇，作者有高晓声、何士光、莫应丰、周克芹、刘绍棠、贾大山、张弦、成一等，陕西作者入选有王蓬、王晓新、贾平凹三

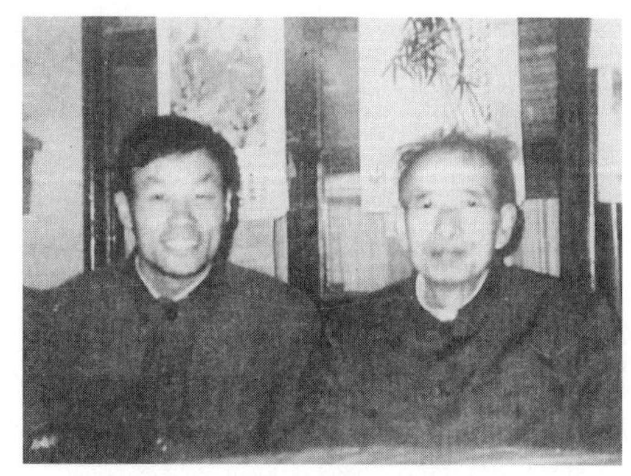

1981年，王蓬在成都拜访他崇敬的老作家艾芜

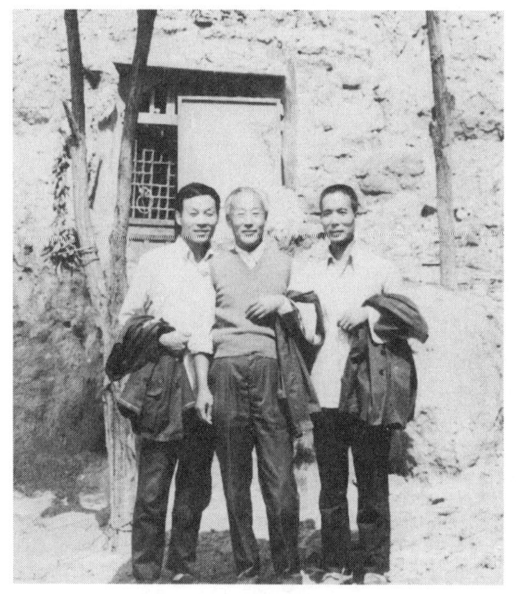

1982年，参加华北西北青年作家会议，与李凤杰、葛洛在延安

人。《银秀嫂》还获得《延河》首届优秀作品奖。短篇小说《猎手传奇》获《陕西日报》农村题材征文优秀作品二等奖。尤其让他兴奋的是，他的两篇散文《李家小院》《村头小店》登上中国第一大报《人民日报》，两篇散文中的《李家小院》还入选人民日报出版社精短作品集《晨光短笛》和《中国新文学大系》散文卷。

这件事情的来龙去脉是这样的。

4月，王蓬首次被《汉中日报》聘为专栏作家，开设栏目《乡情新绿》。《汉中日报》为四开小报，每周一期副刊仅能发4000字。当时正处文学热潮中，新人众多，竞争激烈。谁发了什么作品，好坏大家都盯着，所以他非常珍视这次机会。此时的他早已从失败中悟出：文本文字是文学的根本。修辞立诚，写任何作品，首先必须来源于生活，真实可信；其次要在文本文字上下足功夫。这次王蓬共写《李家小院》《村头小店》《晚霞曲》《晨曲》《渠水清清》《深山人家》《玉秀》《喜雨》《五月的山岭》九篇作品，皆2000字左右，抓住乡村生活一个场景或是一个人物，生发开去，写深写透；对每篇作品的布局都反复选择，注重跌宕，绝不雷同；文字精雕细刻，力求准确简洁，富于排比和节奏。并且都多次修改，直到找不出毛病才寄出。因为失败告诉他：不认真修改作品，寄出去也是白搭，他视修改作品为乐趣，其实也是打磨功力。

果真，这组作品发出后，在本地区产生很大影响，几乎每篇都引发热议，争相传阅。高级教师杨建武写出评论《喜看〈汉水〉开新域——赏读〈乡情新绿〉》，对作品反映的农村新生活、新变化给人们带来的欣喜给予高度评价。当时，省报也很注意从地市报纸转载好的作品，王蓬这组文章中就有《晚霞曲》《晨曲》《渠水清清》《深山人家》四篇被《陕西日报》《陕西农民报》转载。这使王蓬深受鼓舞，他壮起胆子，把发表在报上的文章剪贴下来，寄给了北京的《人民日报》。之前，敢给《人民文学》投稿，是觉得再大也是文学刊物，而《人民日报》则不同，是党中央机关报，是引导和指挥全国人民的，怎么敢乱投稿？这次也是权且一试，没敢抱什么希望，好在当时投稿不用花钱贴邮票，把信封塞进邮箱之后，他对自己说：这件事算扔过手了。

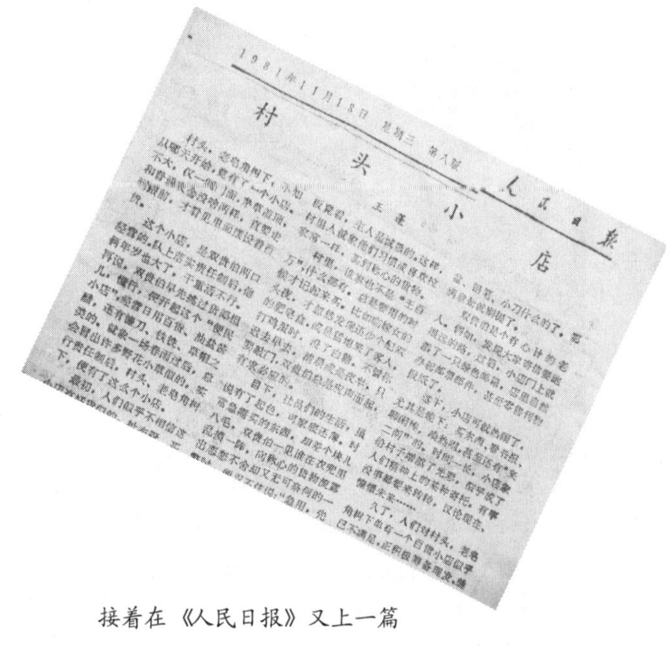

人民日报

1981年11月8日

村头小店

王蓬

接着在《人民日报》又上一篇

根本没有想到，他投寄的九篇作品剪报中，《李家小院》《村头小店》两篇被《人民日报》分别在 1981 年 10 月 29 日和 11 月 8 日转载。

这是王蓬首次在全国第一大报发表作品。当时《人民日报》仅四版，副刊每周一期，名家的稿也很难上，一个农民作者却上了，而且是连续两篇，编辑还在王蓬名字前特别注明：陕西汉中县张寨大队。所以产生了很大影响。《汉中日报》为他开设专栏的资深文艺编辑李辐、董晓铎等深感自豪，因为他们一直顶着压力支持王蓬。作品能上《人民日报》在报社新闻界是大事，评职称时能加分，关乎分房和工资，许多记者一生也没上过《人民日报》。报社发生过一件真事：评职称时，有位记者说稿子上过《人民日报》，结果拿出来的不过是豆腐干大小的群众来信，还是为私事询问政策，让评委哭笑不得。还有件事，那年中国作协组联部干部谢真子（后为组联部主任）随中国作协副主席葛洛来西安，由陕西作协推荐骨干作者谈话，有路遥、陈忠实、贾平凹、李凤杰、王蓬、王晓新、京夫、邹志安等。一次去两人，王蓬是与王晓新一块去的，地方是人民大厦。谈话中葛洛提到王蓬

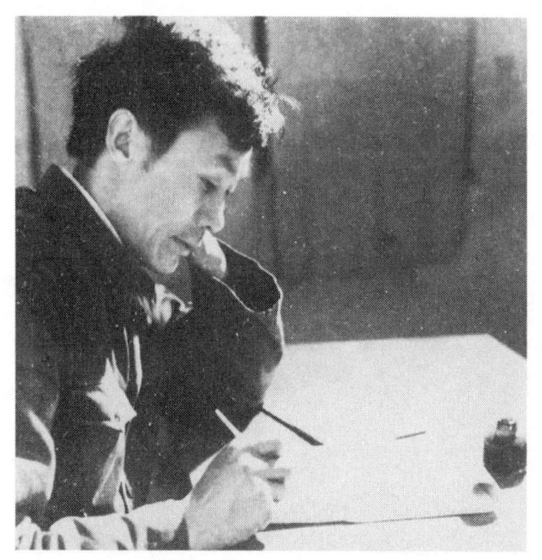

1979年第11期《人民文学》刊登的王蓬短篇小说《批判会上》，后被美国威廉士大学翻译收入《中国，新一代的收获》一书，并索要作者简介与照片，牛力先生为王蓬拍下这张写作时的照片

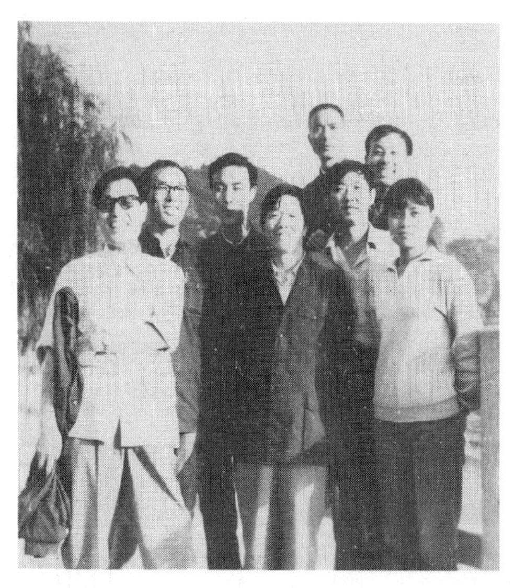

1982年，华北西北青年作家在延安。左起：南云端、陈浩增、王文泸、成一、李凤杰、张石山、王蓬、铁凝

在《人民日报》发表散文《李家小院》《村头小店》，认为文章清新质朴。谢真子说她也看了，印象很深，问王蓬是不是喜欢古典文学，因为文笔简练而且文雅。其实，这是他善于从生活中捕捉新鲜题材，又逐字逐句、反复修改的结果。否则，一个没有任何背景的乡村农民，作品怎么能上《人民日报》？

那么，这篇作品究竟写得怎么样？30多年后，我们不妨选其中的《李家小院》，附录于此，供大家欣赏。因为这篇不仅上了《人民日报》，还入选人民日报出版社出版的精短作品集《晨光短笛》和《中国新文艺大系·散文卷》。

李家小院

这一带乡间，住户密集的去处，少有单门独户的住家，倒常是兄弟户族合居的小院，像村头的李家小院便是。乍看，也不外像村里其他院落那样：泥墙、瓦屋；羊栏、鸡舍；加之猪哼、狗咬、娃娃闹；仿佛从来就是幅典雅、古朴、陈旧的风俗画。其实，只要稍稍留意，就会发现这些农家小院，常不知不觉地发生着一些耐人寻味、让人欣喜的变化。比如——

窗　户

早先，小院里的房子大都是

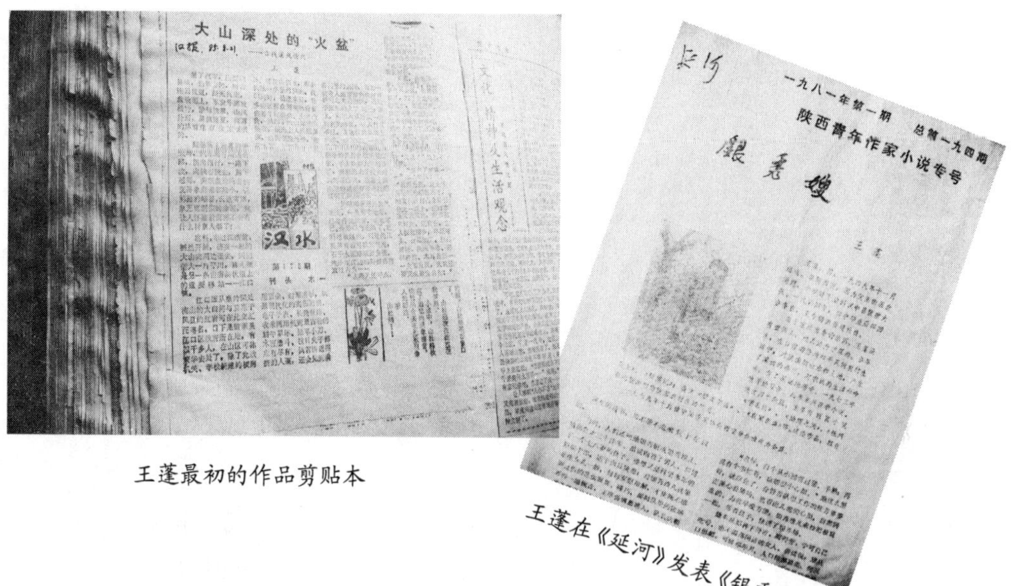

王蓬最初的作品剪贴本

王蓬在《延河》发表《银秀嫂》

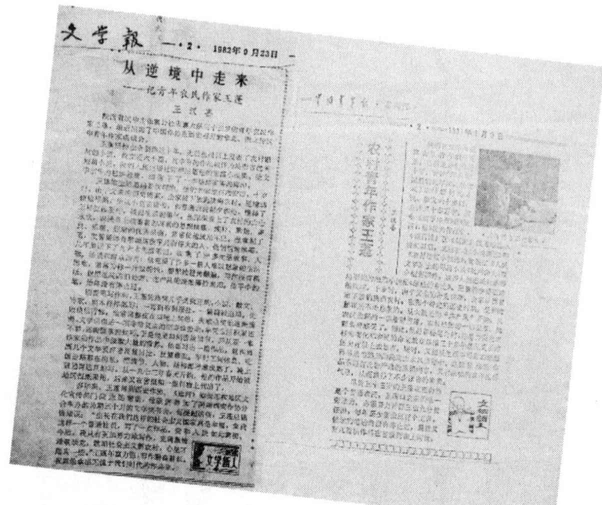

《中国青年报》《文学报》介绍王蓬

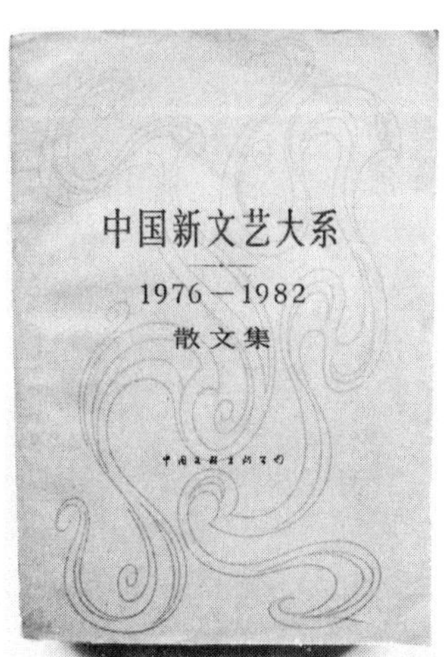

散文《李家小院》入选《中国新文艺大系·散文卷》

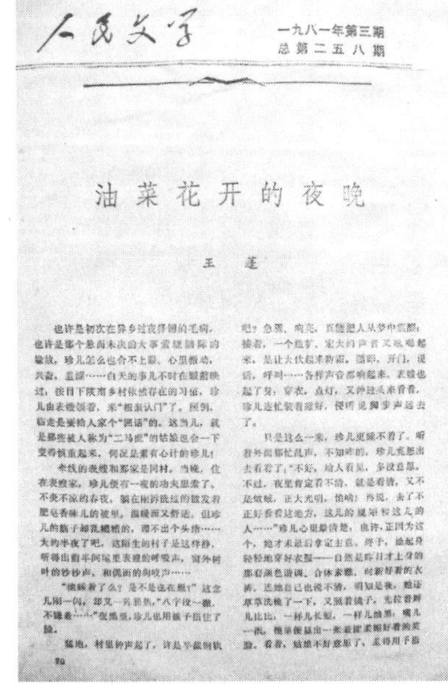

人民文学　一九八一年第三期　总第二五八期

油菜花开的夜晚

王　蓬

也许是初次在异乡过夜择铺的毛病，也许是那个悬而未决的大事萦绕脑际的缘故，珍儿怎么也合不上眼。心里颤动，兴奋，羞涩……白天的事儿不时在眼前映过，按目下陕南乡村依然存在的习俗，珍儿由表嫂领着，来"相亲认门"了。照例，临走是要给人家个"回话"的。这当儿，就是那些被人称为"二马虎"的姑娘也会一下变得慎重起来，何况是素有心计的珍儿！

牵线的表嫂和那家是同村。当晚，住在表嫂家，珍儿便有一夜的功夫思索了。不热不凉的春夜，躺在刚拆洗过的散发着肥皂香味儿的被里，温暖而又舒适。但珍儿的脑子却乱糟糟的，理不出个头绪……大约半夜了吧，这陌生的村子是这样静，听得出前半间屋里表嫂的呼吸声，窗外树叶的沙沙声，和偶而的狗吠声……

"他睡着了么？是不是还在想？"这念头刚一闪，却又一阵羞热，"八字没一撇，不嫌羞……"夜黑黑，珍儿也用被子捂住了脸。

猛地，村里钟声起了，许是[illegible]吧？急骤、响亮，真能把人从梦中惊醒；接着，一个粗犷、宏大的声音又吆喝起来，是让大伙起来[illegible]。随即，开门，说话，呼叫……各样声音都响起来。表嫂也起了身，穿衣，点灯，又伸过头来看看，珍儿连忙装着睡好，便听见脚步声远去了。

只是这么一来，珍儿更睡不着了。听着外面那忙乱声，不知咋的，珍儿竟想出去看看了，"不好，给人看见，多没意思。不过，夜里肯定看不清，就是看清，又不是做贼，正大光明，怕啥！再说，去了不正好看看这地方，这儿的规矩和这儿的人……"珍儿心里最清楚，也许，正因为这个，她才来最后拿定主意。终于，她起身轻轻地穿好衣服——自然是昨日才上身的那套颜色谐调、合体素雅、时新好看的衣裤。连她自己也说不清，明知是夜，她还草草洗梳了一下，又照着镜子，先拉着辫儿比比，一样儿长短，一样儿油黑；嘴儿一抿，镜里便显出一张[illegible]好看的笑脸。看着，姑娘不好意思了，羞得用手捂

70

在《人民文学》发表《油菜花开的夜晚》

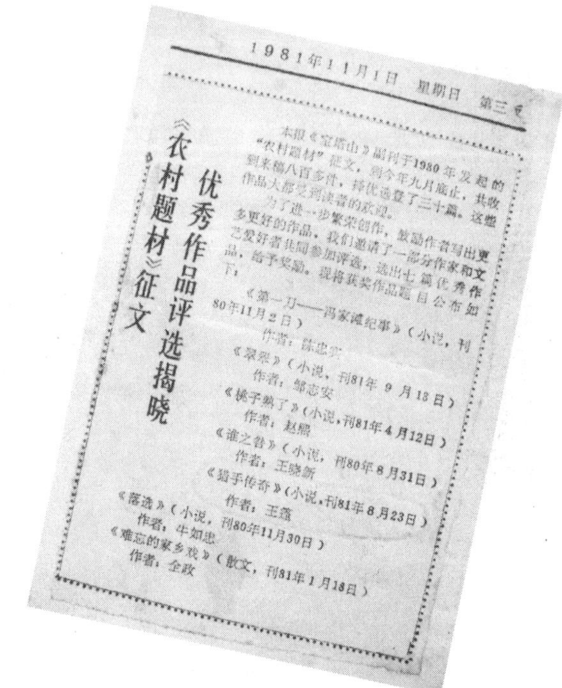

1981年11月1日　星期日　第三版

优秀作品评选揭晓
《农村题材》征文

本报《宝塔山》副刊于1980年发起的"农村题材"征文，到今年九月底止，共收到来稿八百多件，择优选登了三十篇。这些作品大都受到读者的欢迎。

为了进一步繁荣创作，鼓励作者写出更多更好的作品，我们邀请了一部分作家和文艺爱好者共同参加评选，选出七篇优秀作品，给予奖励。现将获奖作品题目公布如下：

《第一刀——冯家滩纪事》（小说，刊80年11月2日）
作者：陈忠实

《翠翠》（小说，刊81年9月13日）
作者：邹志安

《桃子熟了》（小说，刊81年4月12日）
作者：赵熙

《谁之咎》（小说，刊80年8月31日）
作者：王晓新

《猎手传奇》（小说，刊81年8月23日）
作者：王蓬

《落选》（小说，刊80年11月30日）
作者：牛如忠

《难忘的家乡戏》（散文，刊81年1月18日）
作者：全政

《陕西日报》获奖作品公布

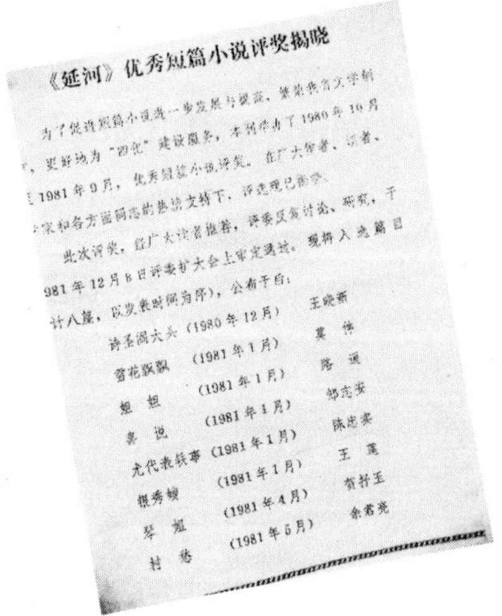

《延河》优秀短篇小说评奖揭晓

为了促进短篇小说进一步发展与提高，繁荣我省文学创作，更好地为"四化"建设服务，本刊举办了1980年10月至1981年9月，优秀短篇小说评奖。在广大作者、读者、作家和各方面同志的热情支持下，评选现已结束。

此次评奖，经广大读者推荐，评委反复讨论、研究，于1981年12月8日评委扩大会上审定通过。现将入选篇目计八篇，以发表时间为序，公布于后：

诗圣阎大头	（1980年12月）	王晓新
雪花飘飘	（1981年1月）	莫伸
姐姐	（1981年1月）	路遥
灵说	（1981年1月）	邹志安
尤代表轶事	（1981年1月）	陈忠实
银秀嫂	（1981年1月）	王蓬
琴姐	（1981年4月）	贾抒玉
村愁	（1981年5月）	余君亮

《延河》首次获奖小说名单

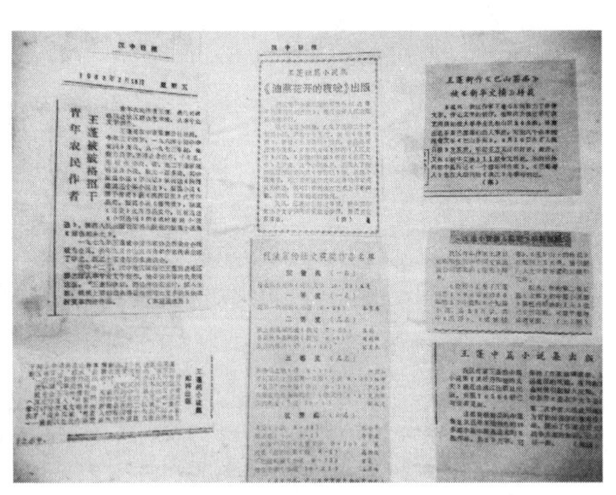

青年农民作者 王蓬被破格招干

《油菜花开的夜晚》出版

王蓬中篇小说集出版

报刊上关于王蓬的介绍

土改分的或老辈人传下来的，泥墙茅顶，既旧且矮，当面的檐墙上，竖几根木条，便是被称为“牛肋巴”的小窗了。自然，透进的光亮是可怜的。大白天，屋里也常是暗幽幽地跑过老鼠。无怪三婶几次做饭都把乌黑的抹布掉进雪白的稀饭锅里；而隔壁的根柱清早却错穿了媳妇的裤子。唉，笑话多了……

“有个方格小揭窗就好了！”院里人常这么希望。后来，各家把那些实在无法再住的茅顶换成青瓦时，也陆续把“牛肋巴”窗户换成了方格揭窗。这下，坐在窗前能穿针的二婶竟说：“看看，多亮，我这辈儿啥都不希图了！”

然而，到了近年，农村一好，庄稼人一有钱，便要改善住房条件了。根柱家首先翻修了房屋：矮小变得高大；泥墙茅顶换成了砖墙红瓦；而那曾给院里人带过希望的方格小揭窗也为西式三扇的大开窗取代了！可惜，乡间却买不上玻璃，只好先用白塑料纸糊着，以后再安上玻璃。

可根柱似乎还不满足，到了年底，又刷上浅蓝的油漆，配上了淡绿的窗纱，根柱媳妇又从结婚“填箱”里找出杏黄的花布，做了窗帘……一到晚间，柔和的灯光、孩子们的欢笑，便透过那淡绿的纱窗、杏黄的窗帘溢出窗外，连根柱城里的三姨看了都羡慕地说：“哈，简直跟我们那机关宿舍差不离了……”

全院福

庄稼人一般很少照相，尤其是老辈儿。大前年，根柱的爷爷过世时，还是请学校的老师来画了张像。就是根柱这帮年轻人，也仅是在结婚时照过相。这是因为照相馆都设在城里，不方便，也不习惯，再者，那些年吃喝都紧，更没有那闲心。那年幺女照小学毕业相时，三婶竟说：“照那能吃还是能喝？还不是白把钱往河里扔！”

现在呢？一天，村巷里忽然鼓噪起来，开始，院里人还以为是收破烂或钉鞋补锅的来了，没人介意。后来才听孩子们喊，“照相的来了。”

果真，城里照相馆的同志下乡服务了，这可是稀罕事，各家院里的大人小娃都出来了。照相馆的同志还挂了几种背景：有名胜古迹，有山水花卉，还有一幅北京的万寿山图……开始，却没人去照，人多，不好意思。后来几个小青年一带开头，大家都想摆摆“阔气”了。

姑娘小伙，大人小娃，那姿势多种多样，神色更是各不相同，常引得围观的人发笑。照片呢，有姑娘合照的，有娃娃家单照的，更多的是老少合拍的“全家福”了。

“干脆，我们来照个‘全院福’吧！”根柱这么提，老少自然都同意，几十口人坐了好几排。“笑点，再笑一点。”临照时摄影师这么导演。大家看照片时，笑得最甜的竟是三婶，也许是因为她这辈子第一次照相的缘故吧！

从那“二年”到……

小院里，夏夜乘凉，冬日炉边，人们常常闲翻古。上年岁的老辈们张口便是“那二年”如何长短，时间久了，内容就难免三遍五遍的重复。后来，连最爱听故事的娃们家都有些腻了。

幸好，村里牵来了电线，大队便给各家安上了有线广播，早中晚，每日三遍，全院就都能听到新闻、音乐、秦腔、“乱弹”，还有“天气”了。

不过，广播虽比“那二年”好听，却不能选择，全院一个样，有时也吵得人脑瓜子疼。那听什么呢？根柱家带头，首先买了一部六管、两波段的春蕾牌收音机，声音能大能小，想听个什么，随你挑好了！

这回，小院里的人该满足了吧？不！随着劳动日值的提高，人们的要求也随着收入、时代前进呢。据说，小院的人已商量着合起来买台电视机呢！大约，到年底吧……

（原载《人民日报》1981年10月29日，后收入《人民日报》所出精短作品集《晨光短笛》，再选入《中国新文艺大系·散文卷》）

第九章
同时代的作家

路　遥

在同时代的作家中，最早对王蓬创作道路产生影响的是路遥。

王蓬第一次见到路遥的名字是在 1973 年 7 月刚复刊的《陕西文艺》上，刊登着一则短篇小说《优胜红旗》，写学大寨的事情。因当时身在农村、也学大寨，尤其当时正学写东西，想上报刊，对上了报刊的都羡慕，就记住了路遥。

见到路遥是 1975 年冬天。《陕西文艺》召开小说改稿会，王蓬写的作品因受到汉中地区文化馆的推荐，也被通知参会。当时他已经务农上十个年头，老家西安也多年没有去了，去省城找不出一套像样的衣服。一条好点儿的裤子膝盖上还裂了缝，妻子补了个长方形的补丁，看看，不对称，只好又在另一条并未裂缝的裤子膝盖上也补块长方形的补丁，就像现在流行的牛仔裤。王蓬那会儿不顾这些，只要能

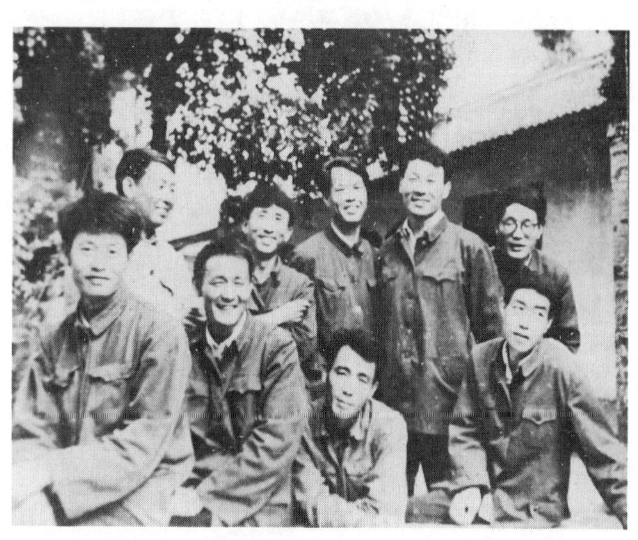
1980年，陕西作家群。左起：京夫、路遥、蒋金彦、徐岳、邹志安、陈忠实、王蓬、贾平凹、王晓新

去省城，去《陕西文艺》开会，就像去天堂一样，给省城的外婆和姐姐扛了一袋子米就去挤火车。

路遥当时正在延安大学读书，到《陕西文艺》编辑部当见习编辑。王蓬因为已经知道他，现在又当编辑，心中有种神圣感。

会议主要是修改作品，与会作者各自带着作品，编辑们看了指导着修改，轮流与作者谈话。王蓬觉得就跟上考场差不多。他那次带去的作品是短篇小说《龙春夺阵》，写一位返乡青年学裁缝，用社会主义思想占领农村阵地的故事；散文《春笋岭》是写为生产队到巴山深处拉洋芋种的所见所闻，放到学大寨的背景上来处理。谁也无法轻易否定当时的荒唐性，当时虔诚得只怕把这类荒唐事写不好，但历史确实是那么走过来的。编辑们终于找王蓬谈话了，有小说组长路萌、副组长高彬，屋子里还有其他作者。那会儿大家都虚怀若谷，求贤似渴，编辑们一张口都瞪大眼睛地听着，似乎那全是金玉良言，能够点石成金。

愈是这样王蓬愈紧张。两位大编辑缺点优点说了许多，他并不糊涂，最关心的是作品能不能发表。

“路遥，你谈谈意见。”

小说组长路萌突然冲着屋里一个壮实小伙说。

什么？他就是路遥！王蓬仔细打量，他个头不高，敦敦实实，脸色黑红，完全像个刚从地里劳动回来的农村小伙。一屋子人，还以为他也是从农村来的作者，没想到他就是路遥。

王蓬紧张地看着路遥，路遥先看了他一眼，随即目光看到他裤子膝盖上的补丁，用一口浓重的拖着鼻音的陕北话说：“这两篇作品还有生活气息，语言也生动，再改也没多大

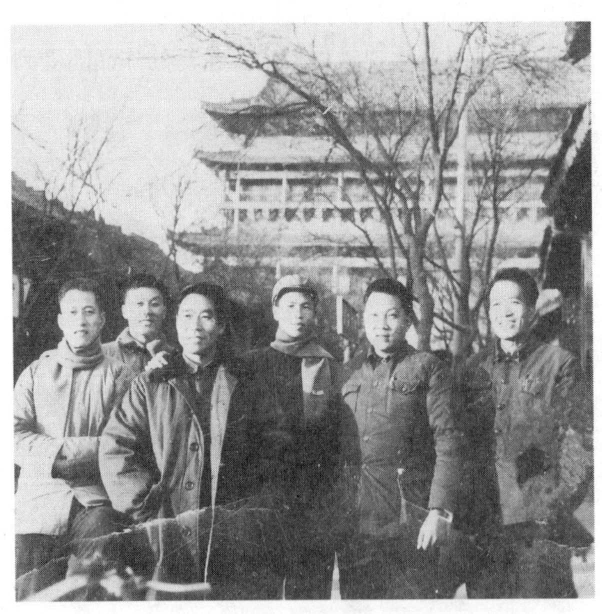

1975年冬参加陕西短篇小说改稿会的汉中作者。左起：徐永锡、王蓬、王寅明、韩起、何晓瑞、何高峰

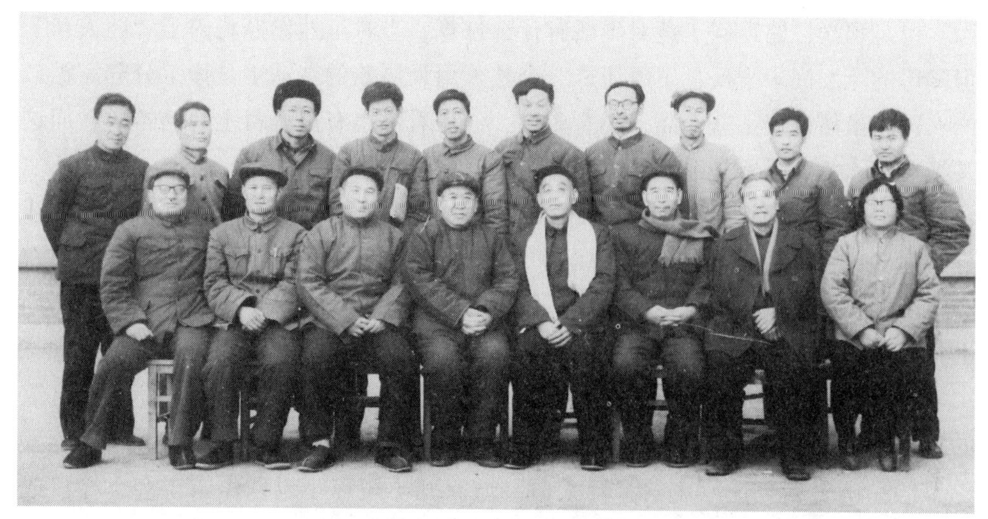

1979年参加省作协一期读书班。前排左起：杨韦昕、韩望愈、王丕祥、王汶石、胡采、杜鹏程、李若冰、黄桂花；后排左起：胡广深、赵茂胜、司机、京夫、郭培杰、王蓬、周矢、张敏、朱合作

意思，我看通稿时顺一顺就能用。”

“那就这样吧。”

两位小说组长略沉思了一下也同意了，气氛一下松弛下来，王蓬心头一阵轻松，没想到如此顺利地过了关。后来这两篇作品分别发表于《陕西文艺》1976 年第 3 期和第 4 期。作品第一次上本省正儿八经的文学刊物，王蓬除了感激帮助自己去省城开会的人外，也很感谢路遥。

当陕西省在汉中召开全省革命故事调讲会时，路遥已大学毕业，正式调进了已经恢复的《延河》编辑部，来汉中组稿，在会上找王蓬，很自然就熟悉了。还说上次去省城开会，他见王蓬穿着打补丁的裤子，再一看模样就知道是从农村来的，就有种天然的同情和好感，就本能地想帮一把。路遥说，他家在比陕南农村更贫穷更严酷的陕北农村，曾经连王蓬那种带补丁的裤子也穿不上，饿饭更是常有的事。

两人顿时感到拉近了距离，有了一种天然相通的东西。王蓬对路遥支持自己作品上《延河》有了种透彻的理解，只有经历过苦难的人才富于同情心，善良和宽厚绝对不是谁想有就能有的，那是一个人血缘环境、生活经历形成的溶进骨髓里的东西。

也是那次，路遥问王蓬对生活有什么打算。当时虽然已经粉碎了“四人帮”，但父母的冤案尚未平反；王蓬还是一个整天用最原始的劳动工具挣工分养家糊口的农民，虽然发表了些作品，小有影响，但还看不出有离开黄土地的希望，而这又绝非个人的力量所能改变。

“我们这些人首先要靠自己的奋斗和努力真正干出了成绩，愿意帮忙的人才好替你说话，现在就要有这种想法和目的，而人是有了目的才会锲而不舍地奋斗……”路遥这些话无疑给王蓬壮了胆，尤其是这么一个从更艰苦更贫瘠的土地上奋斗出来的农家小伙就活生生地站在面前，这对他的鼓舞可以想见。

客观地说，陕西文学的崛起，陕西作家群体的形成，太白会议起了不可磨灭的重要作用。王蓬也在这次会议后改变了命运。

1980年盛夏，在凉爽的秦岭太白县城召开了短篇小说创作座谈会，检讨成果，评论优劣，挖掘潜力，组织队伍，刚刚恢复的陕西省作家协会非常及时地抓了这项工作。参会的有作协主席胡采，《延河》主编王丕祥，评论家王愚、李星、肖云儒，大学教授蒙万夫，再就是小说作者了，当时还没人敢称作家。来的有陈忠实、郭京夫、路遥、贾平凹、王蓬、邹志安、王晓新、蒋金彦、徐岳等。

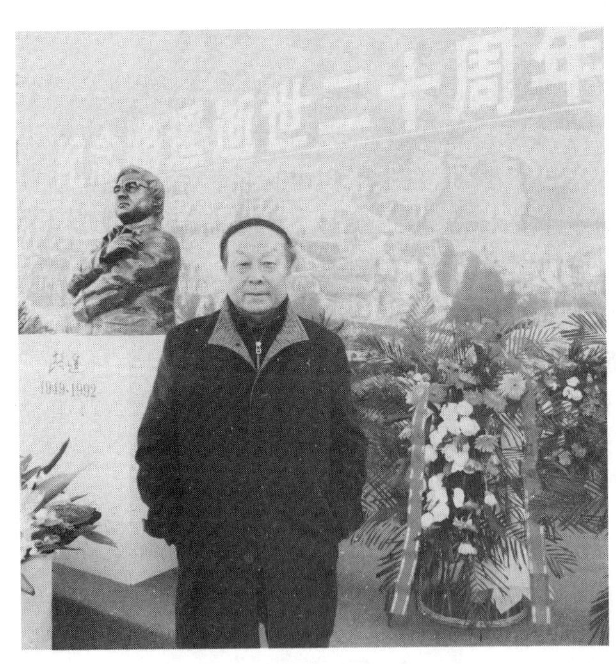

2012年，王蓬在陕北路遥纪念馆

会议开得过硬，每人带上自己已经发表的代表作品，互相传阅，然后一个作者一个作者地讨论，先自己谈，完了大家评论，议论不足，进行得相当扎实认真。王蓬这次拿出了三篇作品，分别是《油菜花开的夜晚》（汉中《衮雪》1980年创刊号）、《批判会上》（《人民文学》1979年第11期）、《猎熊记》（《延河》1980年第1期）。应该说，这几篇小说是王蓬当时写出的最好的作品，评论时大家都给了他许多热情鼓励。西北大学教授蒙万夫第一次见到他，读了作品，不相信他仅是初中毕业的普通农民，来到房间问长问短。路遥在评论会议上说："王蓬的作品，文雅脱俗，文字很讲究，有可能是陕西最有希望的作家。"尽管王蓬清楚，由于自己还在农村，这些溢美只是鼓励，但也增加了不少自信。

会议结束时，路遥建议发一期小说专号，全用陕西作家的作品，向全国推出，得到与会者的热烈响应。最后决定发一期"陕西青年作家小说专号"，第一次向全国公布自己的青年作家，要求每人拿出一篇能够代表水平的力作，并配发照片、小传，高规格地隆重推出。

1981年元月，由著名评论家胡采作序的"陕西青年作家小说专号"问世，推出了莫伸、路遥、王晓新、邹志安、陈忠实、王蓬、贾平凹、李天芳、京夫（按作品顺序）九位青年作家的作品。当时在全国影响很大，许多报刊都发文章介绍。那次王蓬交的作品是《银秀嫂》，是由路遥编辑发表的，除被《小说选刊》等四家刊物转载外，还获《延河》首届优秀小说奖，在全省范围获得了认可。从那以后，《延河》、作协领导不断为王蓬呼吁，惊动了省委宣传部长刘端芬、省委副书记白文华以及汉中地委宣传部、文化局、省地人劳局、地委常委会诸多关节，历时两年，经历了足可以写本厚书的过程，王蓬终于结束了 18 年的务农生涯，于 1982 年 12 月 31 日调进了汉中地区群众艺术馆。

陈忠实

王蓬知道陈忠实是在 20 世纪 70 年代初，准确地说，是 1973 年 7 月，刚复刊的《陕西文艺》在卷首隆重推出了一篇近两万字的小说《接班以后》，尽管受当时政治气候的局限，但作品浓郁的乡村生活气息，活生生的人物，以及整部作品的厚重，使他牢记住了作者：陈忠实。之后，凡陈忠实的作品都找来看，《高家兄弟》《公社书记》等，在《西安晚报》见到他一篇农村速写《铁锁》，受到启发，试写了一篇小说《假日》，居然刊登在上海的《朝霞》上。

真正见到陈忠实是 1975 年冬天，《陕西文艺》召开创作会议，后来成为"陕军"主力的作家几乎都参加了那次会议，陈忠实、路遥、贾平凹、邹志安、京夫、李凤杰、晓雷等，有上百人。王蓬因发表了几篇作品，也被通知参加。去了就想见到陈忠实，人生不好打听，直到一天晚上，安排陈忠实介绍创作经验，在省文化厅招待所礼堂，大冬天，没有暖气，仅是烧着几只煤炉放在过道，大家都穿着棉袄。王蓬早早去前排占了座位，准备好钢笔和笔记本。那时陈忠实刚三十出头，远不是《白鹿原》出版时那副沟壑纵横、沧桑凝重的面孔，正是虎虎有生气的年纪，棱角分明的脸庞充满活力。王蓬注意到他穿着当时农村小伙同样的土布棉袄，罩着件四个兜兜的干部制服，显得朴实庄重，这副模样与他厚重大气的作品十分合拍，就在心里想，陈忠实就该是这个样子；更注意他讲话的内容，记在笔记本上的重点是：什么是重大题材？陈忠实一脸认真地说，无产阶级革命进行到一定历史阶段带普遍性的问题就是重大题材……王蓬当时钦佩极了，心想这么复杂的问题人家怎么一句话就说清楚了。时隔多年，两人说起当时情景，皆哈哈大笑。

也是那次会上，有次午餐与陈忠实同桌，菜有荤有素，还有只鸡。陈忠实说，看见鸡就想起他当公社书记时带人到农民家中催收毛猪鲜蛋的事情，有些人家把母鸡刚下的蛋都交了，蛋还温热，上面带着血丝。他心里听了十分酸楚，在农村多年，每每为完成毛猪鲜蛋的任务而犯愁，想不到这位公社书记还能替农民说话，尊敬中又增加了好感。

之后，粉碎“四人帮”文坛复苏，举办各种活动，两人也成了文友。真正熟

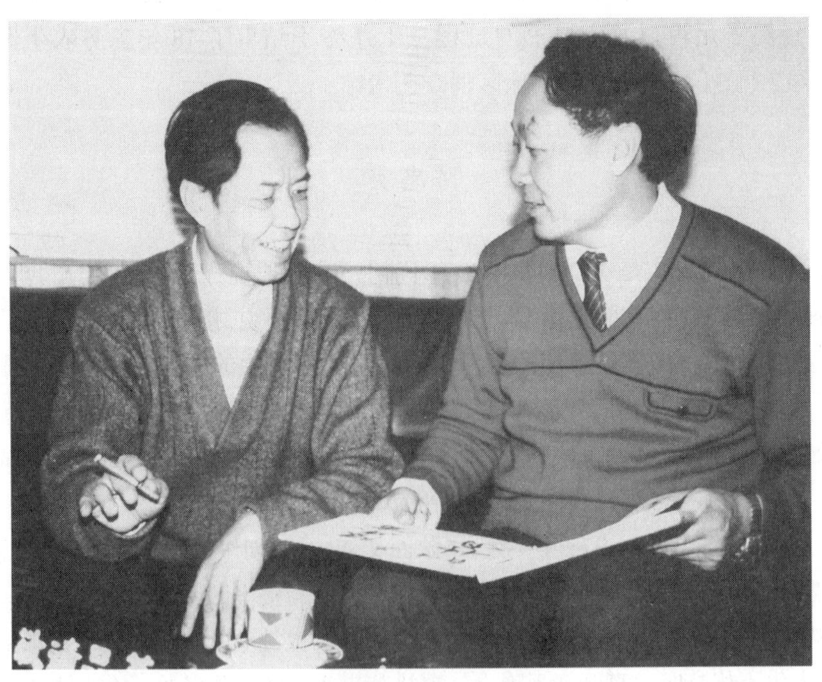

1994年，王蓬与陈忠实在《衮雪》编辑部

悉是 1979 年冬，刚恢复工作的陕西省作协举办重点作者读书班，一期三个月，首期两人同时参加。王蓬那会儿还当农民，这真是天上掉馅饼的好事；陈忠实则刚离开公社书记岗位，被调到西安郊区文化馆。学习期间，大家都认真读书，胡采、杜鹏程、王汶石也来辅导。集中阅读的是莫泊桑与契诃夫的短篇小说，读书班结束时谈体会，陈忠实说，阅读这些小说使他明白了什么是真正意义上的文学。这也是大家共同的感受。

1980 年前后，文学热潮涌动，相关单位邀请陈忠实等名家来汉中讲课。王蓬还在农村，一下子来这么多文友，还真犯愁，家里值钱的东西只有春节准备宰杀的肥猪，一半自用，一半销售零花，可离春节还有些时日，咋办？王蓬犹豫着与妻子商量，岂料，妻子虽系农村妇女，却识大体，说提前宰猪，就能早买接槽猪崽，免得猪崽涨价。这使王蓬大喜过望，早早起来，垒大灶、烧汤水，请来宰猪师傅七手八脚按倒肥猪，宰杀、褪毛、开膛，待到两扇白生生的猪肉挂上架子，陈忠实几位也正好赶到，对迥异于关中的陕南乡俗十分好奇，围着肉架问长问短。陈忠实惊讶他何以把猪头收拾得如此白净，感叹田野冬天还处处绿莹莹充满暖意。那天，王蓬用陕南乡村"一锅熬"的风俗招待他们。所谓"一锅熬"，就是无论谁家宰猪，都请左邻右舍享用，新鲜猪肉切得如木梳大小，做起大坨豆腐，再配上刚从地里拔回来的萝卜白菜，杂七杂八"一锅熬"，用大盆盛了，大伙围着，吃肉喝酒，男女说笑，几多痛快。这也是农民在漫长的农耕岁月里的一种自娱方式。集体化中断了，土地刚刚分到各家各户，农民兴头高，一家比一家搞得热闹。能请来省城文友，当然高兴，加之肉鲜味美，真正宾主尽欢。一晃，这一幕过去 20 多年，王蓬已淡忘了。不想，20 多年后出文集请陈忠实写序言时，在长达万字的序言中他专门用了几千字写下一节《关于一座房子的记忆》，详尽描写了当时见到的乡村乡景与吃"一锅熬"的过程，被《人民日报》《读者》《人物》几家大报大刊登载，使王蓬保留至今的农家小院成了凡来汉中的文友都愿光顾的地方。

讲学间隙，陈忠实让王蓬带他去看看汉江，江水明净，如带蜿蜒，两岸是秦岭南麓依然葱绿的田野，他说，这是在他的家乡冬日绝对看不到的情景，兴致很高。回到市区已临正午，正感口渴，又被路边水果摊上陕南火红的蜜橘吸引了，买了几个，硬把两个大的塞给王蓬。陈忠实在王蓬心里一直是关中硬汉的形象，写出的作品雄健浑厚，铿锵有力。可这一瞬间，他看见这壮实的关中汉子眼中洋溢着和善的柔情，分明是富于人情味和良善的一面，心里震颤了，因为他自幼因父错案被流放到乡村，遭遇的屈辱太多，别人躲闪唯恐不及。由此感到自己的困难处境，拨动了陈忠实良善的心弦，假以援助之手，从心里认定陈忠实如同他的名字一样忠诚可靠、可交，一种敬重兄长般的感情从胸中涌起并扎根。事实上，在文学这条艰难的跋涉道路上，陈忠实给予王蓬许多切实有力的帮助。他的短篇小说《庄稼院轶事》经陈忠实推荐发表在《北京文学》1982年第3期上；1987年，王蓬已在鲁迅文学院学习，妻子还带着两个女儿在农村种责任田，家属“农转非”问题迟迟得不到解决。党的十三大召开时，陈忠实当选为代表，见到了也是党代表的汉中地委书记，反映了情况，结果拖了几年的事情一个星期就解决了。当通知王蓬填表时，他还不敢相信，事后才知道是陈忠实做了工作，起的作用。

2003年，王蓬出版文集时，陈忠实写了长达万字的序言，对王蓬创作给予高度评价：“这些在中国乡村和城市发生过的影响到所有人生活的重大事件，无一遗漏地进入王蓬严峻的视镜，纳入秦岭或巴山某个村寨，淋漓尽致地演绎出来，正可当作生活的教科书和历史备忘录，留给这个民族的子孙，以为鉴戒和警示。《山祭》、《水葬》等小说的认识价值和不朽的意义，就在于此。王蓬恰是在这里显示出独禀的气性，思想者的勇气和思想的力量，以及由此而蕴蓄在作品里的凛然之气。从这个意义上说，《山祭》和《水葬》是写那个时代生活最杰出的长篇小说之一。作品所指涉的时代生活已经成为历史，作品本身也面世十余年了（前者1987年，后者1991年出版），我在2003年春节前后连续阅读时，单就艺术风貌而言，仍然是一种全新的鲜活的感觉，尤其是在扑朔迷离变幻无定的世态时风中捕捉到人道和人性的幽灵时，我竟然有一种深深的感动和伴之俱来的钦佩。我确知这两部小说写作时段里文学领域思想解放艺术探索的进程和情状，王蓬当是最前趋的思想者和最具勇气的探索者之一，由感动而引发钦佩，属于自然发生。”

评论独特精彩，分析深刻率真，可谓力透纸背、入木三分，阅读时王蓬忍不住数次泪水涌流。这是一种沉默被理解的感动，一种努力被认可的欣慰。

贾平凹

王蓬认为，贾平凹的出现，是中国当代文学的一个奇迹。他的创作独树一帜，形成旨远蕴深的美学风格，取得了中国当代文学30年中少有的艺术成就，形成一个又一个的“贾平凹之谜”。

第一次见到贾平凹，可以追溯到1975年。贾平凹当时是西北大学的工农兵学员，王蓬则务农，都刚在复刊的《延河》《群众艺术》上发表习作，互相知道，没见过面。一天，生产队通知王蓬开会，说省上来了人要座谈。去了见着两个人，其中 位身材瘦小，眉目却清秀，手上提个网兜，装着几本书。介绍后，他便笑嘻嘻地伸过手来。王蓬压根儿没想到“省上人”会是贾平凹，更没想到他这么瘦小，印象格外深。他说是来毕业实习的，完了可能会分配到陕西出版社。于是王蓬对他羡慕不已，因为自己当时还看不出有离开黄土地的希望。至于创作，当时对他并不羡慕，因为同在《延河》发作品，几次王蓬还排在他的前面。那会儿，陕西文学界刚开始组织队伍，陈忠实、路遥、京夫、邹志安、李天芳夫妇等都刚执笔为文，孰优孰劣一时难见长短，平凹人小，尚属不起眼的小不点儿。

勤奋，关键是勤奋。在写作的朋友们当中，没有比平凹更勤奋的了。几乎所有的时间都被他利用起来，下班，午休，星期天，一连几个晚上熬至深夜更是常事。每次开会，平凹往屋角一坐，绝不发言，晚上便在客房写起来，弄得同屋的人都恨他，咬牙切齿地骂他一通，于是大家都写起来。恒心才有恒产，有段时间，几乎打开任何一本刊物都有贾平凹的作品，真是铺天盖地，人们感叹平凹作品之多，岂不知他如春蚕吐丝般熬着心血。

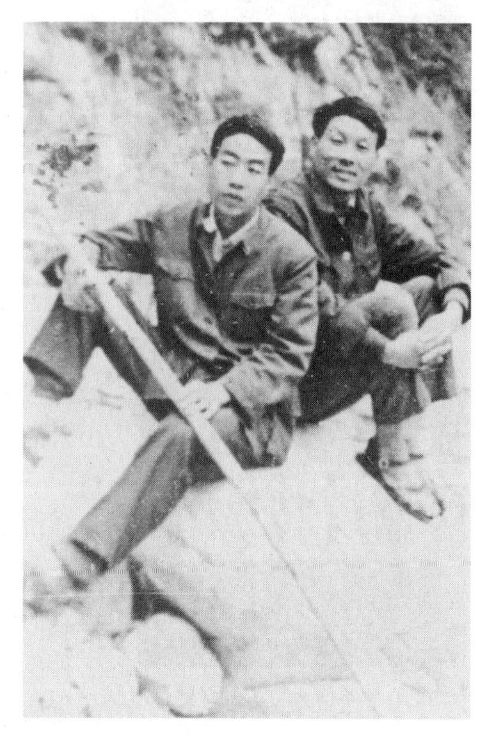

1980年王蓬与贾平凹在太白

王蓬在跟平凹相处中，发现他创作用心极钻，即便成名后，也是穿衣随便，吃饭寻常，开会常忘带洗漱用具，心事全用到钻研艺术上去了。至少在陕西作家中他最早涉猎美学、哲学、诸子百家，融会贯通，学以致用。早在1983年前后，贾平凹在信中就向王蓬介绍宗白华的《美学散步》，冯友兰的《中国古代哲学史》。王蓬深感惭愧，因为那时

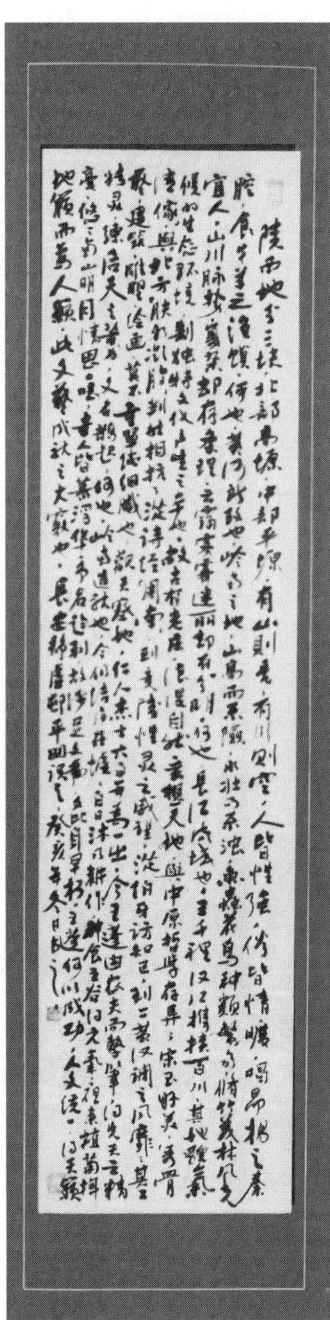
1983年贾平凹为王蓬所写文章

他还不知道世界上有个宗白华。

对于前辈文学大师孙犁、沈从文等人的作品，贾平凹几乎逐段逐句研究过。此外，对于书画文物、瓷器、酒具、戏曲、服饰、碑文乃至于街头泥人他都留心观察其造型与色彩，线条或纹饰，入情体味，使自己时刻沉浸于艺术氛围里。一次，陕西作协在秦岭深处太白县召开农村题材作品讨论会，人不多，大家正围坐着发言，坐在王蓬旁边的贾平凹递过一张纸条：你听外边拉锯有几种声音？当时招待所在搞基建，两个赤膊汉子扯着大锯，发出“嘶喳”的声响，于是王蓬便在他递来的纸条上写下“嘶喳”二字。平凹接过去又递回来，王蓬见变成“啊哀嘶喳”，细听锯声果然。事情虽小，平凹观察生活之细致，可叹为观止！

王蓬出版第一本小说集《油菜花开的夜晚》，贾平凹率先写出4000多字的《王蓬论》，他说：“王蓬原籍西安。也便是说，他在关中地面上诞生和度过了童年。因社会的原因，家庭的遭遇，他来到了陕南。在陕南他不是个匆匆的过客，而是一呆十几年的耕作农民。关中是黄土沉淀，壅积为塬，属黄河流域。陕南是青山秀水，属长江流域。他因此具备了关中黄土的淳厚、朴拙和陕南山水的清奇、钟秀。而几十年的社会、家庭、爱情、个人命运的反反复复，曲曲折折，风风雨雨，使他沉于社会的最基层，痛感于农民的喜、怒、哀、乐。这就是说，他首先是一个农民，一个不得志的农民，而后才是一位作家。作为作家的这一种生活的体验，无疑更是一种感情的体验。汉江流域，是楚文化的产生地。楚文化遗风对他产生过巨大的影响。这从他的第一本小说集《油菜花开的夜晚》中，就可以明显看出。细读这本结集，无论是往来于猪场与移迁到乡下的工厂之间的年轻寡妇银秀（《银秀嫂》），无论是历经风雨的百年物事老楸树下的老幺爹（《老楸树下》），还是观音山的猎手年子才（《猎手传奇》），再是竹林寨的六婶（《竹林寨的喜日》），无不观事观物富于想象，构思谋篇注重意境，用笔轻细，色彩却绚丽，行文舒缓，引人而入胜。他是很有才力，善述哀，长言情，文能续断之，断续之，飞跃升腾，在陕西作家中有阴柔灵性之美的，就不能不算作他了。”

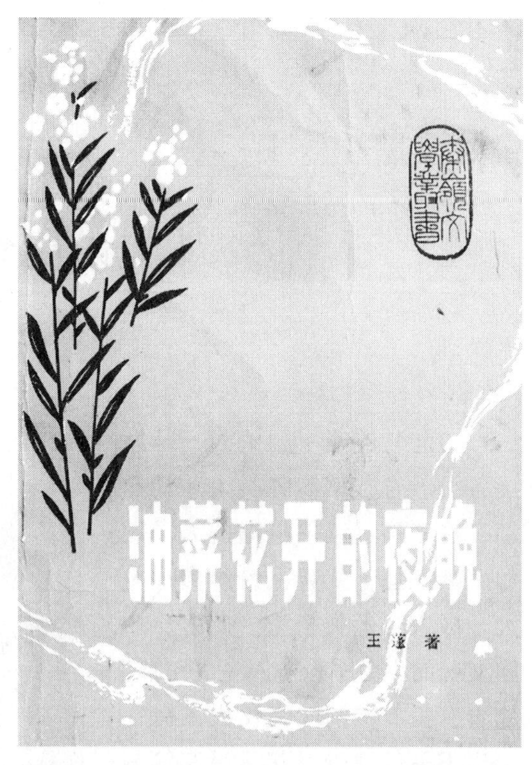

王蓬的第一本书《油菜花开的夜晚》，收入20篇短篇小说，170千字，印数10000册，定价：0.71元。列入陕西人民出版社“秦岭文学丛书”，于1983年9月出版

在认真对王蓬著作论述分析之后，贾平凹针对陕西文学创作现状，郑重提出这样的观点：“产生了以路遥为代表的陕北作家特色，以陈忠实为代表的关中作家特色，以王蓬为代表的陕南作家特色。”① 从地域与文学创作的关系上，精准地总结了陕西文学创作的特色，以及作家自身的独特艺术魅力。

① 详见贾平凹《王蓬论》,《衮雪》1984年第3期。

第十章
从文讲所到北大

20世纪80年代，有过一阵发展各类教育、培养各类人才的热潮。许多错过读书机遇的人，比如“老三届”知青，纷纷参加电大、成人自考类招考。此时，中国文坛的生力军也多属“老三届”知青，虽有参与“文化大革命”、上山下乡的感受，却无受高等教育的履历。为培养新人，繁荣创作，1983年初，中国作家协会文学讲习所决定在全国公开招考学员，这在当年是文学界的一件大事。

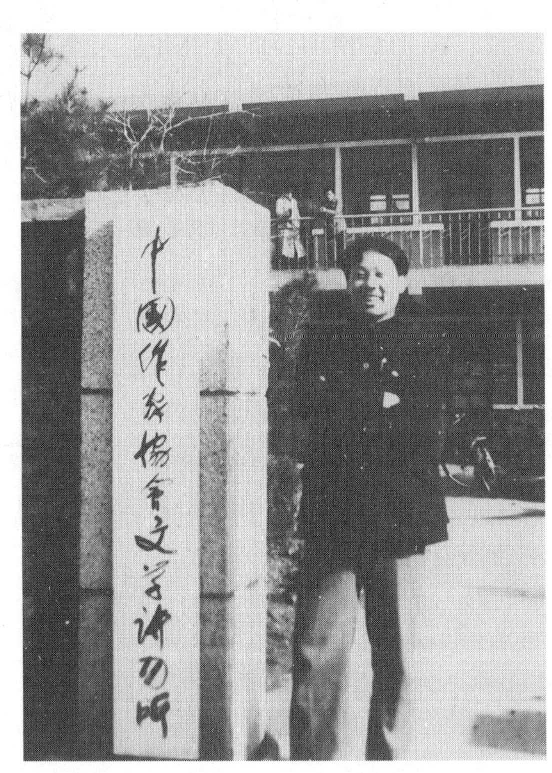

1984年3月考取中国作家协会文学讲习所

中国作家协会文学讲习所是1950年由中国文联和中央文化部联合创办的一所专门培养作家的学校。丁玲为首任所长，张天翼为副所长，参与筹备的还有沙可夫、李伯钊、李广田、何其芳、黄药眠、田间、康濯、陈企霞等。先后办了四期，每期40人左右，曾在文讲所学习的有马烽、邓友梅、徐光耀、吉学沛、苗得雨、和谷岩、胡正、胡昭等著名作家。1957年“反右”后停办，粉碎“四人帮”后，伴着新时期文学大潮，于1980年恢复，当时获得全国短篇小说奖的作

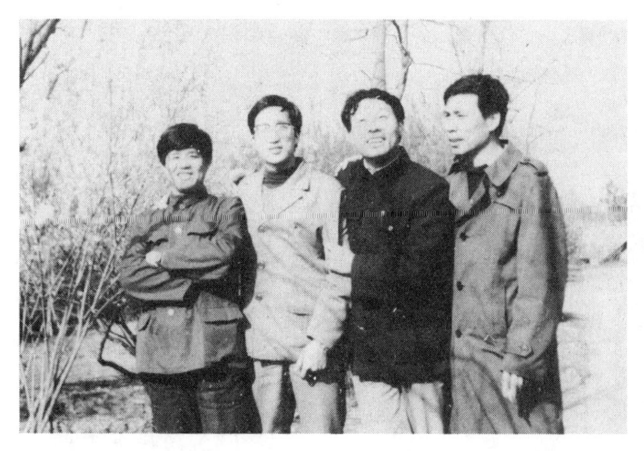

1984年春天在中国作家协会文学讲习所。左起：查舜、蔡测海、王蓬、李叔得

者，比如蒋子龙、叶文玲、王安忆、张抗抗、贾大山、莫伸、韩石山等 33 人为第五期学员。第六期为少数民族学员班，第七期为编辑评论班，学员由各省推荐，时间皆为半年，属培训提高性质。

1983 年初，负责主办文讲所的中国作协决定，从第八期开始文讲所要搞正规划教学，学制两年，学员采取先推荐再考试的办法录取。由于是首次采取公开考试录取学员，又正逢新文学大潮涌动，全国竟有 640 多名作者报名参考。王蓬是经陕西作协推荐拿到报考表的，并按要求随表填报自己从事创作门类的三篇作品，他填报的是三个短篇小说《银秀嫂》《油菜花开的夜晚》《老楸树下》。考试分两轮。第一轮是看作品，主要看有无生活阅历和文字基础。这一轮有 144 人胜出，之后全国分六个考区再进行文化考试，包括政治、语文、史地等。王蓬于 11 月接到通知，要求 12 月 10 日到兰州参加考试。兰州考区是西北五省加四川作者的考场，有 30 多人。陕西参加复试的还有来自延安的女诗人梅绍静，她是北京知青，以陕北民歌形式出版诗集而出名；还有西安的赵宇共，属铁道系统。王蓬自 1964 年初中毕业回乡务农，将近 20 年没摸过课本当过学生，好在 1977 年参加过恢复的首次高考，曾经复习了各门功课，对考题还能应付，但听到这次考试强手如林，竞争激烈，也只能抱顺其自然的态度。

不想，大约一个月后，他先是接到体检通知，又在春节过后接到录取通知。于 1984 年 3 月初，赴北京安外小关中国作家协会文学讲习所第 8 期创作班学习。全班 44 名同学，许多都是那几年全国的获奖作者，同期有邓刚、刘兆林、赵本夫、朱苏进、张石山、孙少山、姜天民、聂震宁、李叔德、蔡测海、查舜、张俊彪、聂鑫森、李发模、简嘉等，还有日后在央视《百家讲坛》讲军事的将军乔良、写

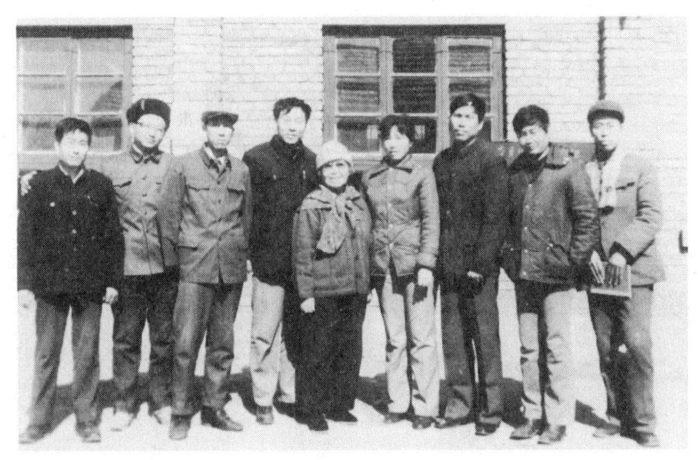

1984年文讲所八期一小组与丁玲合影。左起：李发模、范向东、聂鑫森、王蓬、丁玲、杜保平、李叔德、魏继新、周山湖

出电影《秋菊打官司》原小说的陈源斌等，可谓新星云集。所长为李清泉，授课老师皆为京华名家：丁玲、叶君健、姚雪垠、王蒙、刘宾雁、唐达成、邓友梅、林斤澜、汪曾祺、李德伦、黄永玉、袁行霈、严家炎等。这给了王蓬一次极好的学习机会，他认真听讲，详记笔记，委实有茅塞顿开之感。加之共和国首都的精神文化，各个领域著名专家学者的授课，学友间的激烈竞争又互相启迪，天南海北的笔会，以及由此形成的一种浓郁的探讨创作氛围，对于来自偏远闭塞地域的王蓬是何等重要。他曾与学友庆幸道：京畿之地的四年学习足以抵偿过去所有的不幸。

这次进京学习对王蓬来讲，其意义远不止是学习机会，他自十岁父亲蒙冤，全家流放，遂失去童年，在长达24年的时间里，都处在被侮辱与被损害的阶层，头顶雨云悬吊，心灵倍感压抑。王蓬曾回忆说："父亲经'四清'、历'文革'、遭歧视、受屈辱；更曾拉车、伐薪、筑路、挨饿；历九死而一生，非坚韧无以图存。"这何尝不是写他自己。不仅是父亲，母亲家族亲友多系知识家庭，学有专长，术有专攻，却在新中国成立后从未间断的各种运动中被关、被杀、被劳教、被划右派、失学、失业……灾难、悲剧一个接着一个。比如一位舅爷，北京大学政治系毕业，曾任县长、专员，新中国成立前夕为陕西省财政厅厅长，明明把已经奉命运往汉中，再运往台湾的几卡车黄金冒着生命危险截留下来，支撑了陕西在新中国成立后最初几年的财政危机和经济建设，却仍在"镇反"中被冤杀，1985年才得以平反……噩梦般的日子贯穿了他整个青少年时代，心中从来没有舒展过。尤其是失学之痛，16岁即被剥夺读书机会，去从事底层且原始的劳动，

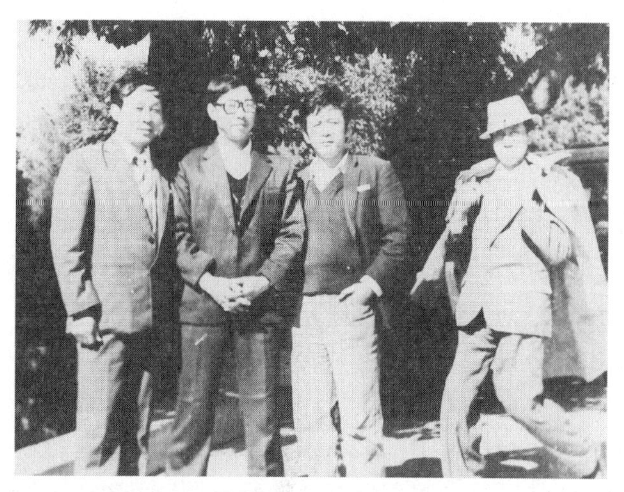
文讲所服装革命。左起：王蓬、张石山、黄尧、聂鑫森

长达 18 年之久，在历经苦难的中国当代作家中恐怕也为数不多。

而现在，诚如王蓬自述所说："一切都变化得那么迅速，一切都在迅速地变化。扑朔迷离，重叠幻化。让人有些头晕目眩，摸不着边际。真没想到，几天前，我还在陕南一个偏远乡村，一座简陋的农舍里；而这会儿，已成为这座中国唯一培养作家的学校的正式学员了。"

文讲所设在北京，足以弥补许多缺陷。信息迅速，活动频繁，各种评奖大会，文艺座谈，作家茶座，美术展览，内参电影，游园联欢……大都市的生活以最集中的形式展现在大家面前，不知不觉开拓着大家的生活领域和艺术视野。就连挤公共汽车都给人许多启迪。文讲所设在城外，进城参加活动，需要换乘三四次车，来回就是七八次，为了赶车，常是一出门就跑步，一站赶着一站，而且得学会计算运筹：坐哪路车，从哪儿坐最节约时间。这种旋风般高速的生活节奏，对他无疑是一大冲击，对加快他的学习和写作，甚至转变思维方式大有裨益。

由此，王蓬开始有意识地扩大阅读范围，打破只读文学书籍的局限，哲学、美学、逻辑学、遗传学，甚至《古兰经》全都翻阅；《第三次浪潮》《大趋势》都认真阅读；《西方美术史话》，丹纳的《艺术哲学》，宗白华、朱光潜的美学，对古诗古词，也利用早读进行恶补。他力图用新鲜的知识和理论驱赶头脑中陈旧的观念，开拓艺术视野，涉猎异域风光……但关键还是要更新生活观念。意识到容易，实践起来却何其艰难。

五四青年节前夕，他们应邀去人民大会堂参加首都各界青年联欢活动。王蓬第一次去那样堂皇的地方，红毯铺地，灯火通明，数千名青年分别在几个大厅载歌载舞尽情狂欢。他先是眼花缭乱，后来就感到心里凄楚得发胀，因为不知怎么，忽然想起了乡村的土墙茅舍，想起了抡着镢头的老人，泥水里跑跳的孩子……

"农民要是上这儿来看看，也许就不交公购粮了！"王蓬默默地退出了会场，独自在外边的广场上散步，心里尽布起乡村的阡陌田畴……但第二次再去人民大会堂，心里就平静得多，待到国庆节再看见人民大会堂，忽然就有些不满足：这么大的共和国，应该更伟大堂皇些才对！从这些感慨中不难发现，在中国作家协会文讲所的学习，对王蓬来说是从思想乃至灵魂深处的涅槃。

这种变化最终还要归结在创作上。在上中国作家协会文讲所之前，王蓬的主要作品都收集在短篇小说集《油菜花开的夜晚》中。根据教学安排，依据这本小说集对他的创作进行过一次讨论，同学们知人论文，热情诚恳，在对作品生活气息浓郁，语言生动质朴做出充分肯定之后，也对表现手法相对单一，某些思想观念还有局限，缺乏开阔视野提出批评和建议，这种开诚布公，当面诊断的方式方法，对他来说还是第一次，触动很大，多年困守乡村犹如长期居住在封闭屋中，如今窗户打开，八面来风，只觉得心中有种豁然一亮、力图变革的冲动。这从他的短篇小说《沉浮》中便可看出。这是到中国作家协会文讲所后写的第—篇小说，写什么？如何写？他没像之前那样迫不及待地动笔，而是列出提纲后，从多种方案中比较，然后才动手。初稿曾请多位同学阅读并征求意见，反复修改才罢手。这篇长达 14000 字的小说在《延河》1984 年第 8 期发表后，被认为有较大突破的作品而引起关注；并被《小说选刊》同年第 10 期选载；后又被四川文艺出版社收入《陕西中青年作家新作选》；被漓江出版社收入《39种世界》。中国作家协会评论家赴西北参观团对这期《延河》进行讨论时，几位评论家都对《沉浮》赞叹有加。认为“写得比较丰富，角度比较新颖，也挖掘得比较深”(何镇邦，中国作协创联部)。“《沉浮》是个很好的作品，作者具有大手笔气势，写得有起伏有高潮。”(盛英，天津《新港》编辑部)“《沉浮》这个作品的

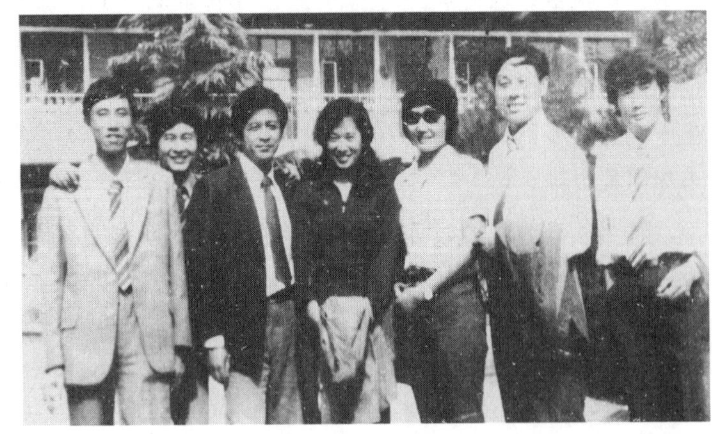

文讲所同学。左起：聂鑫森、魏继新、黄尧、陈明、贺晓彤、王蓬、姜天明

女主人公，表面是在发大水的河流中沉浮，实际是在我们这个时代中沉浮，这就概括出了时代特色。”（杨桂欣，人民文学出版社）“《沉浮》作者构思独特，手法别致，情、景和人物命运交相融合，让主人公在独特环境中思考了人生价值和意义。”（张韧，中国社会科学院文学研究所）①从这些评论中不难看出，在文讲所的学习对王蓬创作产生了不可低估的影响。

按文讲所的规定，两个同学就有一位老作家或名编辑辅导，学校请作家出版社的副总编辑龙世辉对广东吕雷和王蓬进行辅导。龙世辉是文学界资历颇深的老编辑，脍炙人口的名作《林海雪原》《三家巷》《将军吟》《芙蓉镇》《代价》等长篇均经他发编问世。从王蓬保留至今的辅导日记看，他们是在作家出版社编辑部见到龙世辉的。他身材魁伟、方胚大脸、红光满面、银灰的头发一丝不乱，极有派头。对他们挺和蔼，问过情况之后，便自我介绍：“我是国民党黄埔军校末期学员，共产党文讲所一期学员，文武两党都占上了，要说咱们还是先后同学……”风趣幽默，气氛顿显活跃。其实，龙世辉还是辅仁大学毕业生。解放北京时，他作为大学生赤卫队长，手握钢枪，在街头巡逻，荣幸地参加了开国大典，亲身经历共和国诞生时雄浑庄严的一幕，他不止一次地对王蓬谈起当时的情景，足见在他心中引起的自豪。

下面是王蓬的辅导笔记。

时间：1984 年 3 月 28 日下午

地点：作家出版社办公室

内容：龙世辉老师辅导两个小时，要点为：

一、中长篇小说一定要从人物命运与遭遇出发，用人物的变化来折射社会的变化。千万不要从事件或运动出发。如果这样，容易陷进一个事先就有的框子中去。

二、一部作品可以有缺点，包括世界名著；但不能没特点，无特点的作品极难给人印象。

三、作家炼文也要炼人，首先做寻常普通的人。

签字：龙世辉

① 以上均见《延河》1984 年第 11 期。

辅导笔记

地点：作家出版社办公室

内容：送去刚发表的中篇小说《第九段邮路》（载《红岩》1984 年 3 期）短篇小说《沉浮》(载《延河》1984 年 8 期)

龙世辉老师不在，留作品及留言于办公桌

辅导笔记

时间：1984 年 10 月 24 日

地点：北京饭店。《人民文学》创刊 35 周年纪念会

内容：在纪念会见到龙老师，上前问候并同桌进餐。龙老师讲：作品看了，不错。文字朴实、写得很美，很注意写人物内心，情绪和感情。看了作品，对你准备写的长篇很有信心，赶紧写出来。

签字：龙世辉

从这些笔记看，文讲所对学员课程安排得扎实有序，也易见实效。

王蓬读的这期学习班被戏称为“黄埔八期”，不仅兵强马壮，而且从文讲所起，到鲁迅文学院再到北京大学首届作家班，时间最长，从 1984 年至 1988 年 7 月长达四年，在文讲所历史上绝无仅有。根本原因是遇到特殊情况：从这

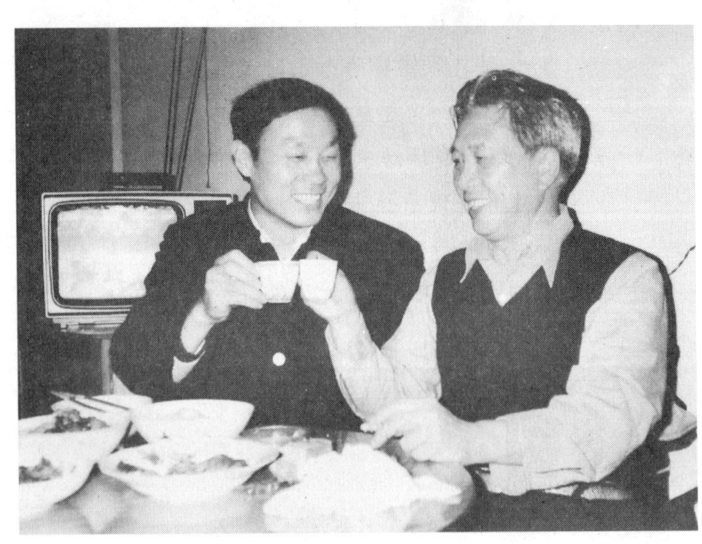

王蓬与辅导老师龙世辉

鲁迅文学院第八期（文学创作班）毕业典礼合影留念 1986.9.10.

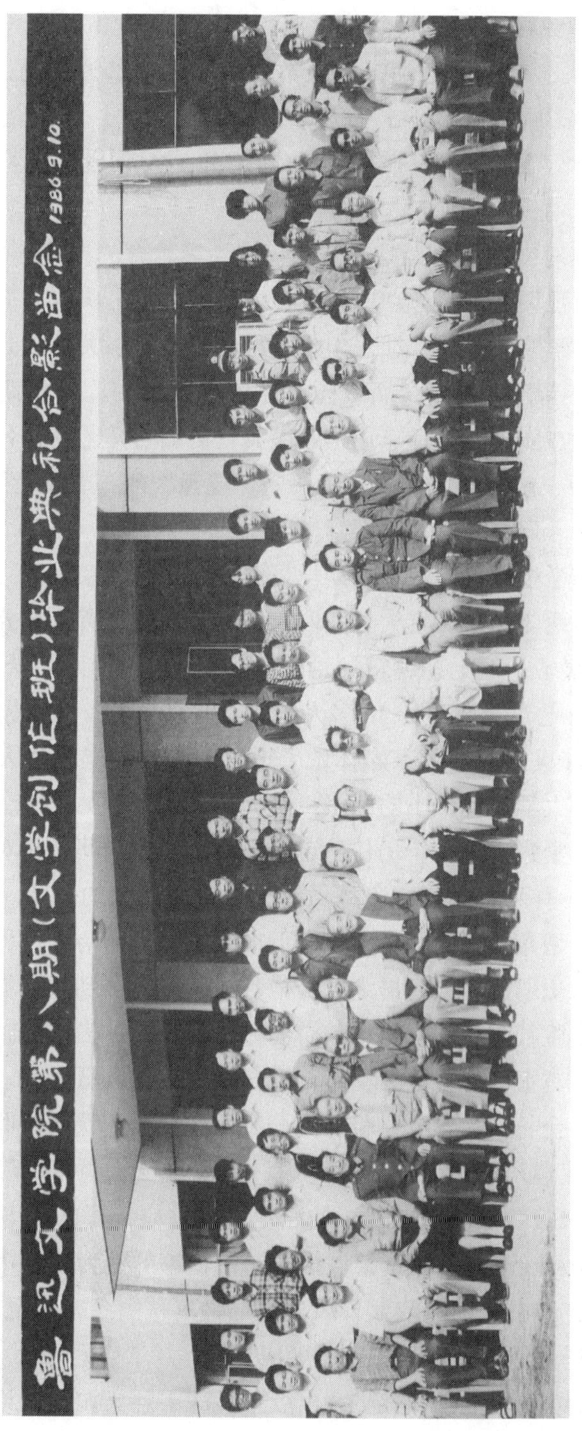

1986年9月10日，鲁迅文学院八期隆重毕业，此为合影。前排有张光年、贺敬之、唐达成、唐因、徐怀中、王愿坚、袁鹰、草明、鲍昌、周艾若、李清泉、王朝垠、王景山等文学界前辈与领导。王莲在二排左起14

期学员招生起，通知便说要搞正规教学，学期两年，毕业发本科文凭。在强调学历、注重文凭的年头，这也是这期报考人数之多、之盛的原因之一。其实，这期 44 名学员，“老三届”占多一半，几乎都没进过大学。人非圣贤，岂能脱俗。进文讲所学习除了提高文学修养写出好作品外，大家自然也对获得文凭满怀期许。

岂料，国家教育部对文凭的认可是建立在正规高等教育的模式理念之中的，对文讲所并不认可，而强调正规教学。这就促使中国作协做出决定，把原中央文学讲习所更名为鲁迅文学院，办学地址也由临时租借的安外小关绿化队的几排平房搬到朝阳门外十里堡新落成的新楼新校园了。1986 年 9 月，第八期学员结束了历时两年半的学习，在新校园举行隆重毕业庆典，参加的文艺界著名人士有张光年、贺敬之、徐怀中、唐达成、草明、王愿坚、魏巍、鲍昌、李清泉、唐因、王朝垠、袁鹰、王景山、周艾若等人。

这时，中国作协和学校为妥善解决这期学员的文凭，与北京大学协商经过考试，再进北京大学学习两年，由北京大学发四年制本科文凭。有一部分学员因人到中年及各种原因回家了。但七期编辑评论班的部分学员听到消息却愿返校学习。于是，就由文讲所七八两期学员 40 多人组成了北京大学首届作家班。这在北京大学历史上也是首次，首都多家媒体做了报道。在是否进北京大学的问题上，王蓬没有犹豫，上大学是他从小的愿望，何况是北京大学。

由于北京大学房子紧张，第一年仍住鲁迅文学院。两人一间，相对宽松。进入北京大学后，反正还有两年时间，王蓬做了一件蓄谋已久的事情。北京作为元、明、清古都，古迹遍布，名胜众多，加之近现代多起影响历史进程的重大事件生发之地，众多载入史册的名人起居之处，他都极感兴趣，到北京就不放过任何机会，凡编辑部、出版社来校约稿组织的游北海、逛长城、去密云、赏香山等活动，他都会去，但还有很多地方没去，趁此机会正好完成夙愿。

他用稿酬购置了一台长城牌 120 相机，充分利用星期日和课余时间，独自去故宫、天坛、团城、琉璃厂、恭王府、德胜门、古观象台、明清贡院以及郭沫若、徐悲鸿、老舍、宋庆龄等故居参观，拍照片、找资料，写出京华见闻录 12 篇：《胡同里的天地》《天坛话天命》《紫禁城拾零》《博物馆的魅力》《都市角落趣事多》《字号牌匾记趣》《古都小吃滋味浓》《春风夏雨记略》《秋阳冬雪略记》等，在各地报刊连载。这组《京华见闻录》，连同在京学习期间所写《京华笔记录》《京华师友录》《京华南行录》后来结集为《京华笔记录》出版，其深层意义诚如评论家韩梅村

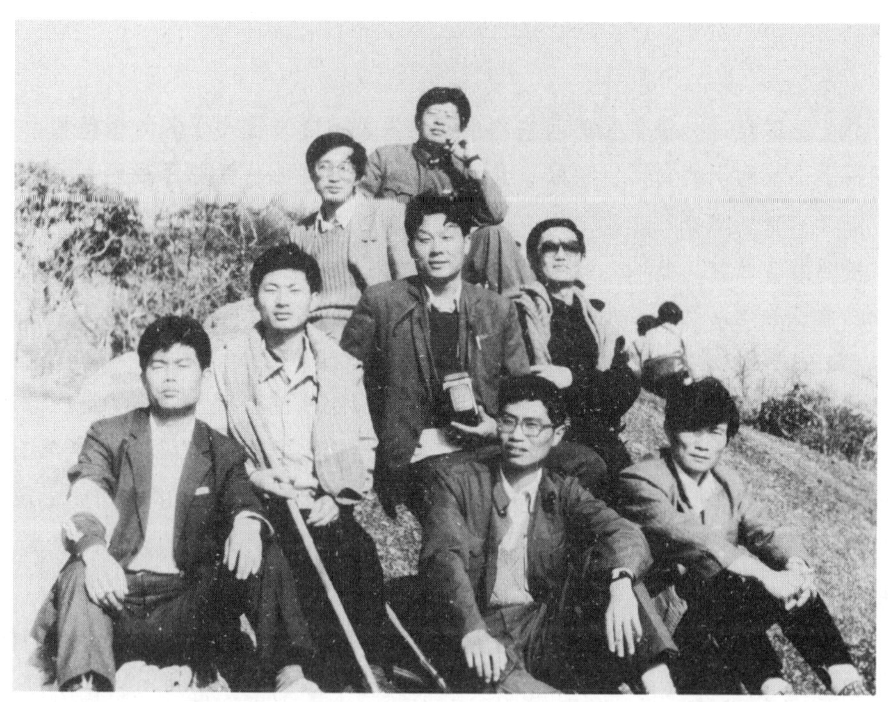

1985年4月黄山笔会。左起：赵本夫、陈源斌、蔡测海、王蓬、程枫、朱苏进、赵宇共、姜天民

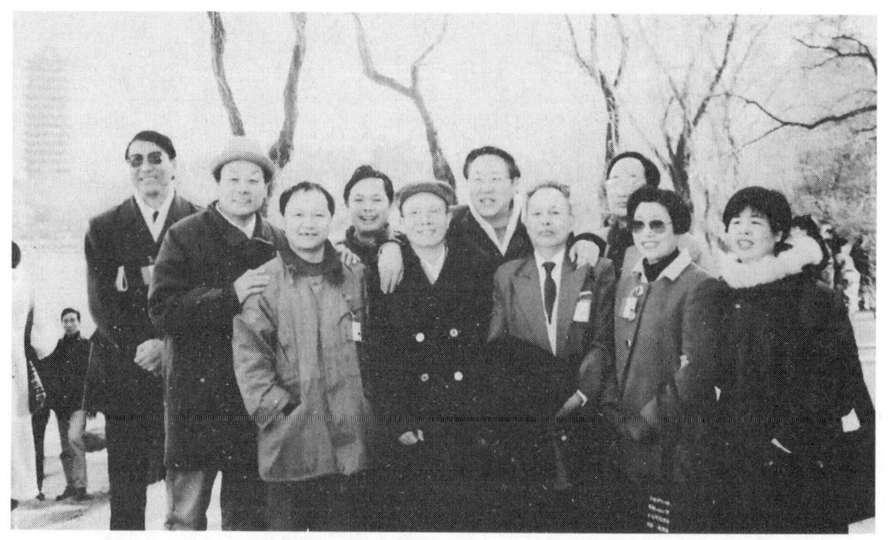

1996年第五次全国作代会期间，与同学回北京大学合影。左起：北大老师、王蓬、肖建国、吕雷、严家炎、高洪波、谢冕、蔡测海、马秀芬、袁敏

所说:

> 王蓬经过一段较长时间京都生活的熏染，逐渐荡去了其心理结构中那些属于小农意识的封闭、狭隘、怠惰和短浅，而开始树立起了最能表现我国当前文明程度的现代京都意识，即只有在高度发达的现代经济、文化形态下才可能有的开放、壮阔、进取和锐识。一部《京华笔记录》可以说是王蓬现代京都意识的逐渐潜入、生根、发育，以至健全完善的真实记录。①

此外，《京华笔记录》还向人们展示了王蓬深层次的心理与性格特征，即对任何新鲜的事物都十分敏感，充满好奇，有种与生俱来的探究奥秘的冲动，积淀起来便会成为创作的动力和雄心。这应该是作家这种职业所需要的最可贵的品质。若再细究，一部《京华笔记录》既是对王蓬儿时探访西安古城墙的发扬与光大；又可视为日后探访蜀道和丝路、从长安到罗马的预演和先声。

1988 年 3 月初，王蓬赴北京大学完成最后一个学期学业，他与上海的傅星同住研究生 46 号楼 502 室。在北京大学最后一个学期中，他可以自由听课，许多老师都是一流专家，比如讲文艺理论的严家炎先生，讲比较文学的乐黛云先生，讲文艺心理学的金开诚先生，讲唐诗宋词的袁行霈先生，讲现代诗的谢冕先生；在校园里，在未名湖畔还看到过季羡林、罗大冈、张中行、王瑶……这些大学者散步或骑自行车，并且口噙大烟袋（王瑶）。至于那批新锐教师张颐武、黄子平常泡在作家班聊天，曹文轩则是他们的班主任，故而造成了一种十分浓郁的学术氛围。没有公务家事干扰，每天有十几个小时可供自由支配，又都三十多岁，精力旺盛，是最能干事的当口，不写点什么心里便空落落的。

偶然中的必然，王蓬在与同学聊天时勾起在秦岭山中一段生活积淀，原计划写一部中篇，开头之后，立刻意识到这是一部长篇构架，几乎达到“无法遏止”的境界，历时 38 天，完成 22 万字的长篇小说《水葬》。6 月 24 日送中国文联出版公司李金玉处，6 月 27 日即得到可以出版的答复。这也应该算是进北京大学学习最重要的收获。

1988 年 7 月，王蓬从北京大学毕业，历时四年半的京华学习生活结束，获

---

① 韩梅村:《王蓬的艺术世界》，陕西人民教育出版社 1996 年版，第 132 页。

北京大学颁发的大学本科毕业证书与文学学士证书。应该说，在北京的四年，从文讲所、鲁迅文学院到北京大学作家班，心灵得到滋润，精神获得舒张，学养得以提升，是最愉快充实的四年。这期间，他完成了最重要的两部长篇小说《山祭》《水葬》；还创作了《第九段邮路》《姐妹轶事》《小城情话》《涓涓细流归何处》等14部中短篇小说，结集为《隐秘》；以及写出散文集《京华笔记录》。作为一个作家，不仅在陕西，还在更大范围里获得了认可。

作家最终是要靠作品说话，可以说，王蓬在京华四年中完成了他主要的文学作品。诚如文学评论家杨建民教授说，王蓬“关键是捧出了两部沉甸甸的长篇小说《山祭》、《水葬》。不仅开陕南长篇小说创作风气之先，更被陈忠实誉为‘是写那个时代生活最杰出的长篇小说，是生活的教科书与历史的备忘录，应该留给这个民族的子孙，以为鉴戒和警示。’王蓬当是最前趋的思想者和最具勇气的探索者之一”。①王蓬还被称为“描写山区风俗风情画与山村女子的能手”（王汶石语），由此奠定了他在文学界的地位。

① 杨建民:《王蓬的创作道路与文学成就》,《秦岭》2013年春之卷。

第十一章
从《山祭》到《水葬》

上　篇

王蓬在北京中央文讲所、鲁迅文学院学习时，正是国外各种文化思潮被翻译介绍的活跃时期。他和同学一进城便逛王府井书店、三联书店，回来便赶集似的提一捆书；接着便是热烈讨论，大个子班长、辽宁作家邓刚举例说明现代派表现手法："你打开窗户就能看见绵延不绝的青山；你也只能看见绵延不绝的青山；但你看见绵延不绝的青山又有什么意思呢？"

至少，对王蓬来讲打开窗子看见绵延不绝的青山就绝对不能说没有意思。

王蓬一家大约到农村十年，经历四年住庙、五次搬迁之后，下决心要修建房子。全家人节衣缩食，并得到两个参加工作的姐姐及众多亲友的帮助。修房从申请宅基地，划拨地方，取土扎根基，以至到开工、垒墙、架梁、盖顶、粉刷……整个过程给了王蓬极大的锻炼，因为每个环节都需自力更生，他因此学会了筑板墙、打土坯、抹墙和编竹篓。时至今日，还能够说出哪一块柱顶石是在什么地方发现，用什么办法独立搬上板车拉回来的。

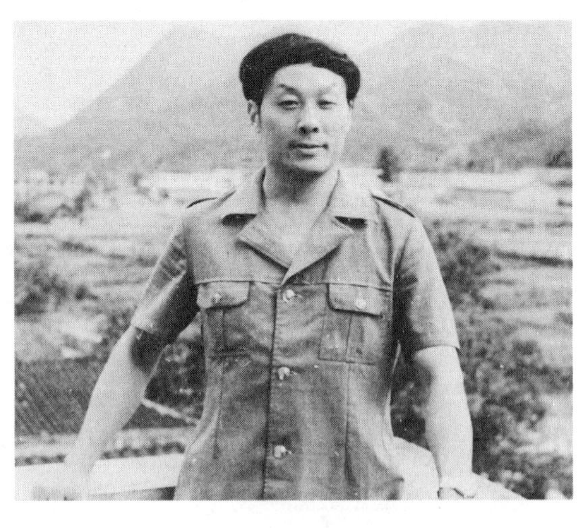

1985年，在留坝文化馆写《山祭》

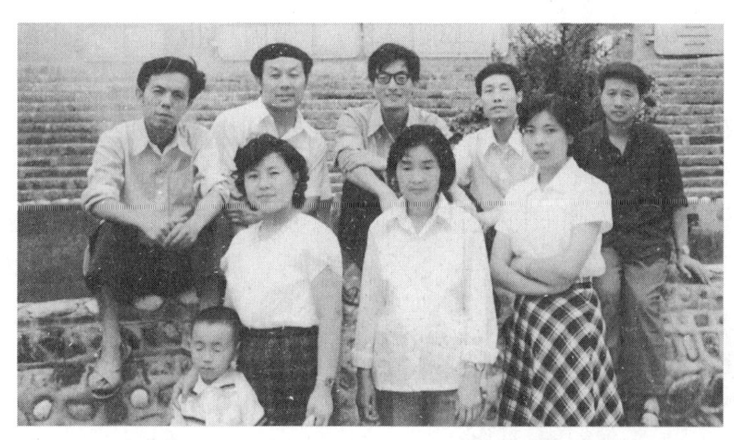

王蓬写《山祭》时与留坝文化馆全体工作人员合影

造屋也给了他及全家最大的慰藉，几乎整个生产队的人都来帮过忙，当然也和他们全家日常安分守己，努力劳动有关，至今30多年没有和任何人发生过口角。正当“极左”年月，包括队干部都帮工，这使王蓬猛醒：不管谁用什么思想教导，人都有自己的眼睛与头脑，分得清好歹，这无疑给他增加了不少生活的勇气和信心。

终于结束了居无定所的日子，终于有了属于自己的两间瓦屋，分隔为四，堂间、炊间、卧室都有了。那座房盖在村后与田野的最后临界处，屋后便是庄稼地，再就是坡塬与秦岭了。那可真正是每天清晨打开窗户就能见到绵延不绝的青山。一看到村后那条机耕大道爬上坡塬，变成一条灰白的蜿蜒在山脊上直通观音山的小路，他的心总要“扑噔”一跳，唤起多少翻江倒海般的记忆。

所以当他开始练笔写作时，曾经熟悉的观音山一些人物与事件便自然成为原型素材，早期的几个短篇《批判会上》《猎熊记》《猎手传奇》便都与观音山有关。但他总感到不满足，觉得没有触及观音山那个小山村的沧桑变迁及人物命运，而这一切又是多么紧密地与社会时代联系在一起。一想起这些就忐忑不安、辗转难眠，心中集结起所谓“块垒”。

1982年，王蓬有了重新写出真正的观音山“底蕴”的考虑，起初是想写一个系列，由一组人物故事来构成；后来打算写一个中篇。动手之前，王蓬专门约那位在观音山教书的同学，请他谈了几个晚上，因为他参加了观音山“四清”与“文化大革命”的全部过程；并且与他一起重返观音山，住了几天，看望访问近半数人家，整理了数万字的笔记并拟了提纲。

但一动笔，他便发现问题很多。因为在此之前所写全是短篇，稍长便深感生涩，驾驭不了。这时，又被破格调进汉中地区群艺馆，紧接着，中国作协文讲所招考第八期学员，忙于复习功课，已经写了几万字的初稿便扔下了。

1984年春，王蓬赴京学习。最终的成果主要还是体现在创作上，这是他们每个人都明白并须臾不曾放松的事情。观音山的种种人与事再次困扰王蓬心头。但这时，他对那里的认识已不仅仅停留在人物与事件上了，意识到那应该按一个小社会来写，那里生活的男女也应该与中国最广大的人群息息相关，应该是中国农村社会的一个缩影，并以此来折射共和国步履的沉重与曲折，以及整个民族所背负的深重历史及文化积淀……

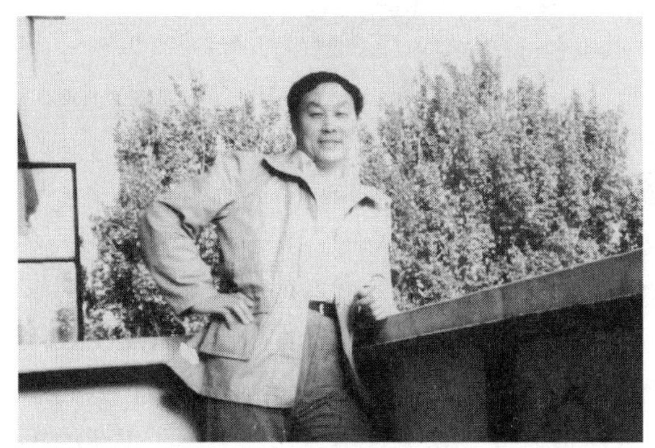

1988年，王蓬在北大46号楼502室写出《水葬》

完全可能或应该是一部长篇小说。

之前，对写长篇他想都不曾想，总觉得那是很遥远并且陌生的事情。如今一下子提上日程，他深知绝不简单，关键是缺乏实践，没有写较长作品的任何锻炼。为稳妥起见，经过思虑，他把长篇暂且放下，先写中篇进行探索。

当时，对长篇苦苦思索的唯一收获是基本上确定了用“第一人称”的艺术视角，所以先写的两部中篇也都采取了“第一人称”写法。第一部是四万字的《第九段邮路》（《红岩》1984 年第 4 期），另一部是六万字的《姐妹轶事》(《清明》1986 年第 1 期)。这两部中篇应该说比较成功，一篇发在那期刊物头条，一篇引发评论且被转载，这使王蓬增强了信心。他始终认为写作实践对作家来讲太重要了。只有实践，才能使种种杂乱无章的思绪变得清晰明了，使面目模糊的人物变得有血有肉，使啰嗦冗繁的语言变得简洁明快，也使自己对作品的整体把握胸有成竹心中有数。

必须提到《十月》编辑部的何拓宇先生与王蓬的辅导老师龙世辉。他曾先后对他们谈过构思，得到过他们真诚的启迪与帮助。尤其是龙老师，时任中国作家出版社的副总编辑，通过辅导和交流，给王蓬在写作上、对生活的思考以及为人处世的态度上，都带来极大的启发。

1985 年学校放创作假，长篇小说的写作终于提上日程。为躲避干扰，王蓬

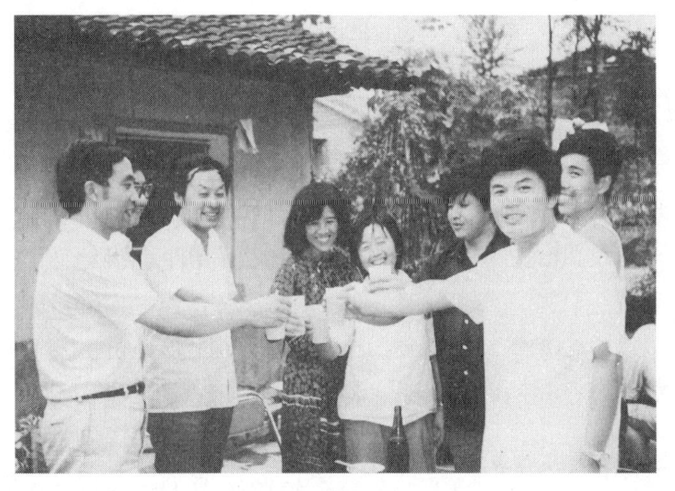

1987年暑假，王蓬邀请聂震宁等来汉中讲学，在他的农家小院欢聚。左起：白描、张石山、王蓬、伊蕾、王蓬妻子夏晓兰、查舜、聂震宁、李树德

躲进了秦岭深处的留坝县。在交通监理站搭伙，在文化馆找了一间十分宽敞的房子，并得到当时该馆的文学干部张尚中及几位业余作者的倾力协助。这一切都把他逼到墙角：必须把长篇写出来。

那是他毕生难忘的三个月。尽管有众多师友的指导与帮助，可一旦坐在桌前夜以继日地面对几大本素材和纷乱的提纲，再加上不断回忆整整20年前的种种场景，便深感自己是世界上最孤独的人，没有一个人能帮上忙。特别是内心深处有种莫名的烦躁和压抑，常常出现一些情况，比如前一段构思被后一个场景推翻；突然冒出的一章几乎使已经成篇的段落作废；一个不经意间走出的人物又需煞费笔墨；时间推后，计划杂乱无章，对已经写出的部分也全无把握，不知道什么时候才能完成。苦熬一夜，清晨起来，看着背着沉重的喇叭背篓、伸长脖子赶路的山区群众觉得很羡慕：别人为何如此轻松？

20多万字的初稿完成，王蓬感到像与老虎打了一架，筋疲力尽，看见字就觉得恶心，匆匆背着稿子去了学校，没精力再顾忌好坏，就交到了龙世辉老师手中。稿子送走刚半月，龙老师便坐小车来学校找他，说："稿子比我想象的要好，现在出版也可以，但一部作品仅满足于出版太没出息，再说要挑毛病也不少……"这时，他心里才像一块石头落地，只要获得肯定，怎么修改都行。于是在1986年暑假，又几乎通改了一遍，返校后抄清才交给了龙老师。

岂料，龙世辉老师这时已面临退休，事情有些复杂微妙。王蓬一方面不愿意为正直坎坷的老人增加负担，一方面又为自己的作品担忧。他找要好的学友、安徽作家陈源斌与宁夏作家查舜商量，他俩异口同声地说：交聂震宁。他刚当选广

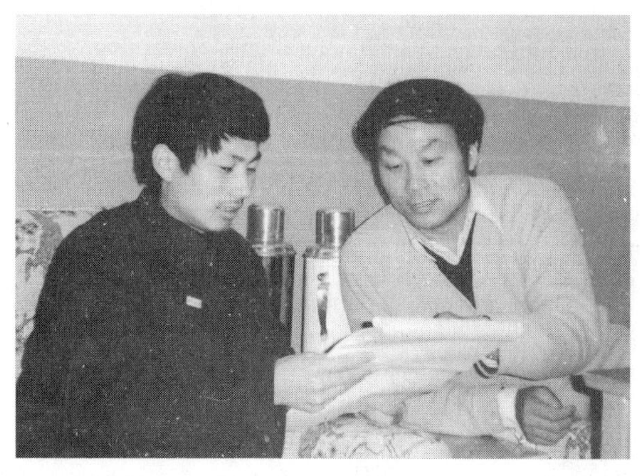

王蓬与电影《秋菊打官司》原小说作者陈源斌同宿舍

西作家协会副主席，又出任漓江出版社一编室主任，不正在北京组织长篇小说么。

其实，王蓬也想到了聂震宁，他小几岁，却沉稳智慧且大气，有件小事给王蓬的印象很深：刚进讲习所，全国作协审批新会员，有王蓬却没有聂震宁，他作品出了几本，丝毫不比别人差。是不是作协不了解情况？几位同样感到委屈的同学准备去找作协，约聂震宁，他却坦然地说：“该加入的时候自然就会加入……”唯其如此，王蓬更觉得要慎重。可当陈源斌、查舜把情况告诉他时，聂震宁立刻对王蓬说：“把长篇拿过来由我们出好了。”这种信赖和友情使他感动，对聂震宁说：“如果这样，我还应该把稿子再润色一遍。”他把稿子又背回来，寒假里进行了最后一次修改，然后打封，挂号，郑重寄往漓江出版社。仅一星期便收到聂震宁电报：“长篇收到，勿念。”

大年三十，全家正吃团圆饭时，再次收到聂震宁电报：“大作三审通过，今年可出，祝贺。”消息犹如春风，给1987年的春节平添一股吉祥气。之后，收到作品清样；再之后，又在《人民日报》见到漓江出版社出书的预告。1987年9月首版发行25500册，应该是个可喜的数字。同时也收到了长篇小说《山祭》样书。至此，他的长篇处女作画上了句号。

由于是首部长篇，他一次购买了300册赠送亲友。反响让人欣慰:《衮雪》编辑部在前主任编华彧主持下召开专题讨论会；著名评论家胡采在《文学报》(1988年6月23日）发表评论文章《现实主义的艺术感染力——长篇小说〈山祭〉读后》；著名作家王汶石在《文艺报》发表文章《人们总想了解一点社会和人生——读王蓬的〈山祭〉》，称作品是“真正表现大山的文学”，作者是“描写山区风景画风俗与山村女子的能手”；评论家韩梅村也在大型文学期刊《漓江》创刊号上发表万字评论《山的魂灵、山的文学》，从中央到地方各种书评有十几篇之多。

当然，作品仍然存在种种局限与不足，浮浅幼稚亦不难发现。路遥生前曾就

《山祭》与王蓬有次长谈，他讲《山祭》题材十分独特，地域色彩与人物个性也非常鲜明，可惜最后打击力不够，缺乏一种雨果式的悲壮。贾平凹亦在文章中说：“我并不满足在他的作品里寻找灿烂，王蓬是有理由和能力使他的灿烂逼耀我目。”①对于各方的各种评论，他都欣然接受，因为那是对辛苦劳动、艰难付出的一种回报。

下　篇

王蓬至今对写作《水葬》时那种激情十分怀念和憧憬，企盼那种创作激情再度来临。因为那时的写作不再是苦思冥想，一种心灵的焦灼、一种不堪忍受的重负，而是每天都沉浸于一种难以遏制的兴奋之中，有一种创造性的劳动带来的愉快感。这是他自己也没有想到的事情。

《水葬》的写作契机十分偶然。1988 年春天，即将结束在北京长达四五年之久的学习，在北京大学熬着最后一个学期。一次，王蓬和几个同学聊天，那时常用聊天来打发漫长的夜晚，有许多收获也常来自聊天。四五年中，许多同学的工作都发生了变动，不少人担任了省市作协、文联领导，全盛时期竟然有十几个同学担任省市刊物的主编。比如周山湖任《黄河》主编，张石山任《山西文学》主编，肖建国任《芙蓉》主编，赵本夫任《钟山》主编，陈广斌任《草原》主编，聂震宁则由广西偏远的河池地区调漓江出版社，出任大型刊物《漓江》主编。他满怀信心地要把刊物办得有模有样，在聊天中，聂震宁向大家约稿，要求在座的每位拿出一部中篇力作，要大气派大视角，题材不拘百花齐放，集中起来打排炮，也给他这新任主编添些光彩。

“把你秦岭山区的生活再好好挖掘一下，写个比《山祭》更有味的……”

“行，我写一篇，题目就叫‘三个硬汉子和两代弱女子’。”

王蓬本是用开玩笑的口气顺嘴说出的，岂料大家都叫好，还建议把“三个”改为“三条”。这一说，他心里还真怦然一动，当晚就在纸上勾画起来。他使用的是一种大稿纸，装订厚厚一本，反过来在背面用，无格无拘束，打草稿，列提纲，拟题目，标重点，总之能随心所欲。他像定作战方案一样在稿纸上画出示意图，把三条硬汉子和两代弱女子的关系用各种符号和箭头表示，尽可能开掘出较为广阔的社会背景和历史渊源，尽可能让每一位出现的人物都有独特鲜明的性格

① 见《王蓬散文集》序言。

特征，又能大规模地概括生活……

岂料，勾画之间，思绪如涌，人物不再是几个而是牵扯出一群；烟村不再是几家而是浑然一座古镇；时间也不单是一时半会而是几十年乃至一个世纪。于是，王蓬本能地意识到这绝非一部中篇可以包容，完全应该写一部长篇，何况是他从青少年时代就在古褒谷间奔波沉淀下的能够呼之欲出的“块垒”和已经有了的艺术实践，更刺激着写作的神经。

那么，王蓬在写作《水葬》的时候，有过多少艺术实践呢？从1970年冬天开始业余创作至1988年，已经18年，其间创作发表短篇及散文百余篇，中篇小说八部。尤其是刚刚出版了长篇小说《山祭》，并且获得各方面较多的好评，正是信心倍增、勇气十足的当口。

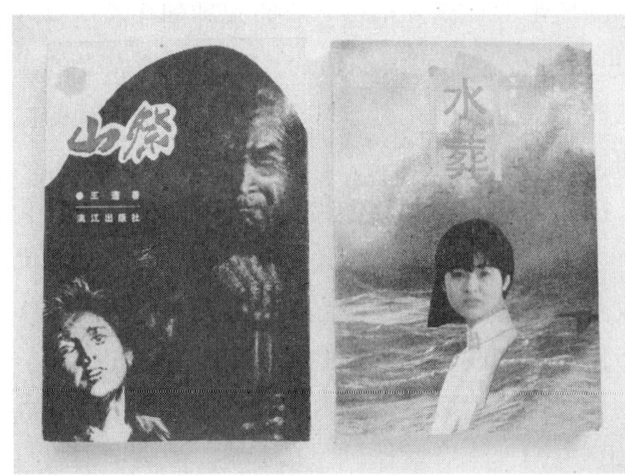

首版《山祭》《水葬》

书名最早叫《驿道古镇——三条硬汉子与两代弱女子的命运》，改为《水葬》是因为写完最后一章，将军驿被水库淹没，一个百年古镇伴着各色人物都将四散或消失，于是觉着更名《水葬》简洁且更有意味，同时也与第一部长篇《山祭》有所呼应。

整篇小说的总纲是一张人物表，纵横交织，关系用各种箭头表示，有人物性格与命运的提示，有情节的进展与年月的界定，并不复杂，确定了大致的框架。规模与字数打算与《山祭》相仿，20万字左右，这样比较有把握。全书分30章，每章七八千字。原本打算打草稿，后来一动手，只觉得思绪如潮，相当顺手，便索性一次性写在500字的大稿纸上，每章仅写百余字的提纲或提示。从创作日记看，是1988年4月22日晚开始的，当晚写完2000字的题叙。第二天，写完第一章，7000字；第三天写完第二章，7000字；第四天写第三章，6500字；第五天完成第四章，7500字……

从4月22日开始，到6月14日结束，其中有几天完成毕业论文，实际写《水葬》的时间为38天，共22万字左右。这期间，感觉并不疲劳，反而相当愉快，且十分有规律，上午写五页，2500字，然后去食堂吃饭。当时北京大学伙食相当便宜，水饺一元钱一斤，吃四两水饺，大厅后有不花钱的小米稀饭，一天两元钱，伙食还挺不错。中午午睡一小时，起来再写五页，晚上写五页。当然，这期间没有上街，或聊天，思路比较集中，几乎可以说是一气呵成。

小说写到中途，王蓬曾让几个要好的同学读过部分章节，请他们把握一下，评价都还不错，这使他更有信心。完成后，放了十天，对全书的错别字进行了一次修改，便于6月24日送往中国文联出版社李金玉女士手中。李金玉是负责西北作者的责编，路遥的《平凡的世界》、京夫的《八里情仇》均经她编辑出版。在《水葬》之前，她曾向王蓬约稿，彼此已熟悉。当时出版社还在东单，仅隔三天，王蓬因事路经那里，顺便上去看看，不想李金玉女士却告诉他，长篇已经看完，并明白无误地说："我看可以。"

这当然使王蓬大喜过望，写作与出版都如此顺利还是首次。后来由于出现"六四风波"，作品又经过一次审定，推迟至1991年10月，与另外交中国文联出版社的纪实文学集《流浪者的奇迹》同时出版。两本书的封面设计与印刷装帧都很精美，使他十分满意。

《水葬》出版于1991年底，拿到手时已是1992年初，恰逢邓小平"南方讲话"发表，随着人们思想观念的一次更大解放，神州大地再次掀起前所未有的开发热、投资热、经商热……但王蓬依然怀着对文学的虔诚，对朋友的信赖，把《水葬》及同时出版的传记文学集《流浪者的奇迹》，中篇小说集《黑牡丹和她的丈夫》（漓江出版社1991年版）分赠文友，希望得到他们的批评，倾听他们的意见。

其时，陈忠实正忙于写《白鹿原》，当时没有回信。但在2003年王蓬出版文集时，却集中阅读了他的作品，写出长达12000字的《秦岭南面的世界》，对《山祭》《水葬》作了充分评论，称其"是写那个时代生活最杰出的长篇小说，是生活的教科书和历史的备忘录，应该留给这个民族的子孙，以为鉴戒和警示"，评价之高，出乎意料；接到的第一封信是路遥的，时间是1992年3月27日，王蓬完全没有想到这竟是他接到的路遥的最后来信："三本书都出得不错，我因身体不太好，需要一些时间才能阅读完，我一定会用文字谈论您，只是在时间上尽量宽限我。就目前而言，您是陕西最有冲劲的作家，您诸事齐备，只待东风，成功是肯定。您正箭在弦上，干吧！"

多年来对王蓬的创作一直热忱关注的文艺评论家韩梅村先生在《小说评论》上发表了一篇万字评论《〈水葬〉：告别昨天的歌》，他指出："这不是一个一般的

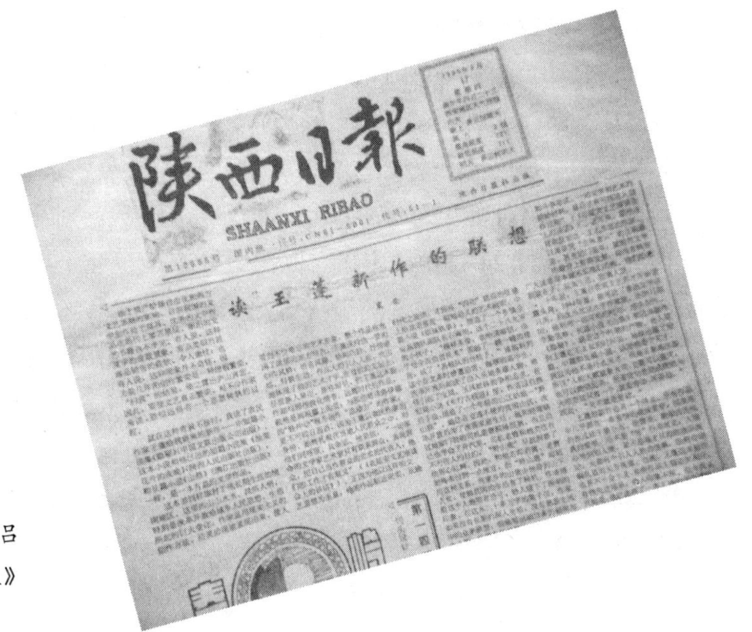
陕西日报

SHAANXI RIBAO

读王蓬新作的联想

著名编辑家吕震岳在《陕西日报》发表评论文章

一个女人和三个男人的爱情故事。这里有历史的复杂基因，现实的风云变幻，古栈道特有的风俗民情、陕南山区独具特色的自然环境；特别由于每个人所具有的不同命运曲线，所以这诸多因素一旦交织构合，便使整幅画面显出一种深朴苍凉的特质，而远非任何复杂的爱情所能包容。”

作品因以著名的褒斜栈道经历的褒谷做背景，故而引起蜀道及石门石刻专家郭荣章先生的关注，他竟也在《汉中日报》(1992 年 5 月 9 日）发表一篇文章《乡土味浓的〈水葬〉》，文中指出：“近读王蓬《水葬》一书，反映建国数十年来农村情景，揭示农村改革出路，最值得称道的是，挣脱了多年的禁锢，刻画了各阶层真实的人物形象。此书描写的故事，发生在褒谷南段的将军驿，随着石门大坝的崛起而被葬入水底。其实，水葬并非终结，书中主人翁翠翠与何一鸣的结合及两人共同致力于新的振兴之道，才是合情合理的归宿，而这又是许多沉痛教训换来的。读王蓬小说，才真正感到泥巴味。这既是生活功底问题，也是作者的良知问题，同做学问一样，来不得半点虚假。”

让王蓬惊讶且感动的是《水葬》出版至今已 20 多年，仍有人关注。一位大学教师况汉英在《安康学院学报》2010 年第 6 期发表评论《从人性角度解读王蓬长篇小说〈水葬〉》；朋友王正每次从加拿大回来，但凡聊天必谈《水葬》；再版时书稿

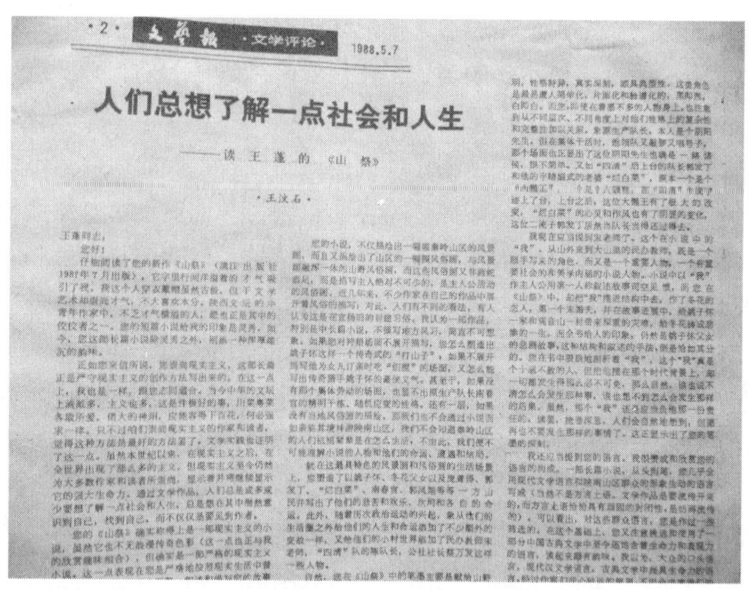

·2·　文艺报　·文学评论·　1988.5.7

人们总想了解一点社会和人生

——读王蓬的《山祭》

·王汶石·

王蓬同志：

您好！

著名评论家王汶石在 1988 年 5 月 7 日《文艺报》上发表评论《山祭》的文章

送出版社，几位编辑争相传阅，也增加了他对作品的自信。

还有文艺评论家、教授、作家费秉勋、阎纲、王智量、聂震宁、晓蕾、李凤杰、董得理、李星、田长山、杨志鹏、查舜、郝昭庆、张尚中……或来信或口头转达，畅谈他们对作品的看法，在肯定作品的同时，又一针见血地指出：作品后面写得匆忙了；对《水葬》事件没有充分展开；对一系列政治运动的描写与全书婉约的文笔不太协调；在结尾时对几个人物命运的归宿还可以考虑得更周详、更合理一些，这样，艺术的感染力与打击力可能会取得比现在更好的效果……

对这些批评，王蓬心悦诚服。其实，冷静地回头看看，缺点与局限远不止这些，比如对古栈道的历史背景，当时他还很模糊。对石门石刻的价值也远不及现在清楚，再是对人物的把握，对全局的构思，对语言的定位，对结尾的安排等，都有许多值得商榷和修改的必要。

转瞬之间，《水葬》出版已 20 多个年头，于 1993 年获陕西省“双五”文学奖，还曾多次再版。王蓬至今还保留着 1994 年 10 月河南郑州中级人民法院一份公函，内容是讲查获一个非法印刷点，专门印盗版书，其中发现七万册《水葬》，征询作者有什么要求；1995 年王蓬曾去南方一次，在无锡、苏州、上海、杭州、宁波、嵊县的大小书店乃至书摊都发现摆着《水葬》，与正版没有多少区别，他自己也难分清；他的朋友王正是在加拿大多伦多图书大厦见到《水葬》的。足见印刷量不小。但并不说明这部作品就成功了，在他看来，倒是十分有必要检讨一下它的得失。

应该说，《山祭》《水葬》在王蓬创作生涯中占有比较重要的地位。不仅因为是长篇小说，在体量和规模上超过其他作品，而且因为是他多年农村生活积淀的结晶。不止一位朋友建议他对这部作品进行修订。只是，在《水葬》问世之后的20年里，他的兴趣由文学转向文史，缺了心绪与机遇。在完成蜀道、丝路与唐蕃古道的探寻踏访后，《中国蜀道》《从长安到罗马》《从长安到拉萨》三部六卷文史行走作品也已出版，尘埃落定。岁月积淀，犹如登山，回首往事，涧谷山峦一览无余，对于作品的疏漏及补救办法也了然于胸，终于可以腾出手来，修正作品中的毛病了。

回顾写作《水葬》时，多年生活积累，北京几年学习，不到40岁，精力充沛，

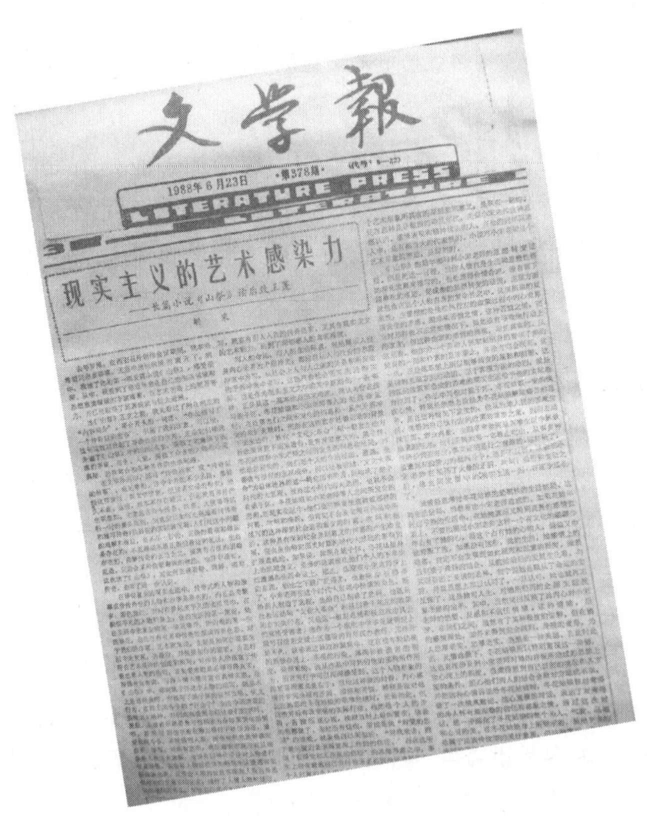

文学報

1988年6月23日 ·第378期·

LITERATURE PRESS

现实主义的艺术感染力

著名评论家胡采在1988年6月23日《文学报》上发表评论《山祭》的文章

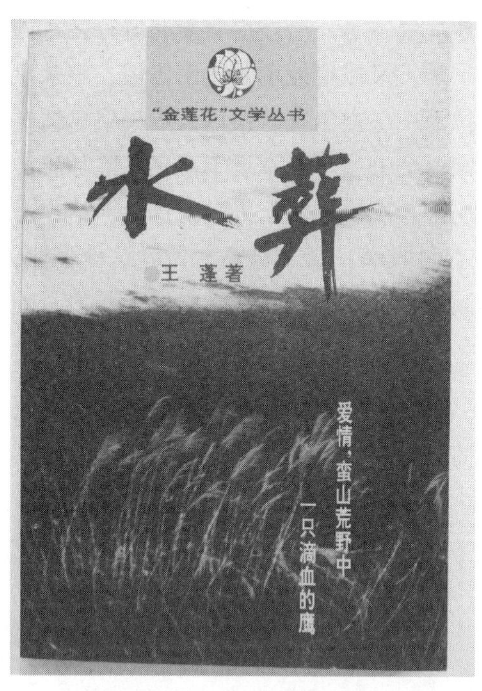

1994年盗版《水葬》在河南郑州查获7万余册

应是创作的最佳状态。公正地说《山祭》《水葬》是王蓬文学作品中的代表作，之后他几乎没有再写小说，显然是受喜爱文史的父亲的影响，对历史的兴趣不在文学之下，几乎把20多年时间投进文史行走创作中。其实，仔细想想，再写小说也未必能超过这两部作品。毕竟，人的一生刻骨铭心的生活阅历，才情充盈的生命状态，都有阶段性，不可能贯穿一生。路遥在40岁前写完《平凡的世界》，陈忠实也庆幸自己在50岁前写成《白鹿原》。这是规律，不可违背。

2012年，王蓬终于完成了对《山祭》《水葬》的修订。动手之前，他第五次认真阅读《白鹿原》，更明确了自己的看法：《白鹿原》所以能在中国当代长篇小说中处于巅峰位置且难以逾越，根本原因是厚重，是对中华民族20世纪上半叶乃至传承已久的生存生活方式作了大规模的概括和精彩描述。真正的好作品是难以评说也评说不尽的。这对王蓬的启示不言而喻。尽管所写地域不同、人物不同、涉指年代不同，但对生活的集中概括和艺术处理的规律相同。因此，他的修改目标明确：尽最大可能增加作品的内容内涵。仅是《水葬》，有姓名有故事的人物增添至20位；增写的事件则有民国十八年陕甘大旱、抗战中的武汉会战、红军长征中的石

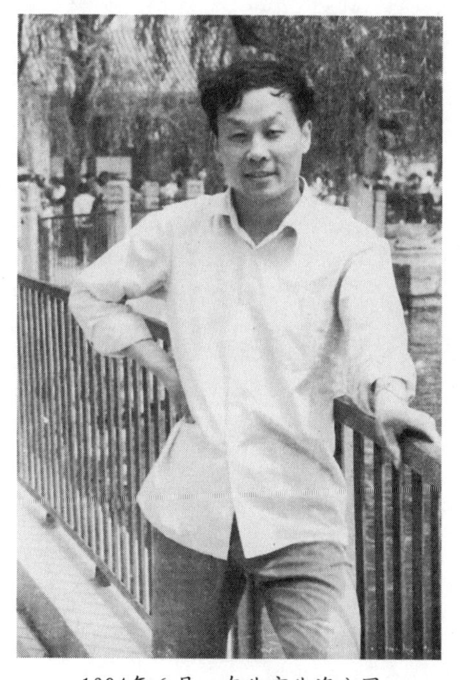

1984年6月，在北京北海公园

塔河战役、解放陕南的牛蹄岭战役及安汉黎坪垦殖等。所增内容需要进行艺术处理，更需要与原作浑然一体，不露破绽。于是，又尽可能增写陕南民俗，举凡汉江龙舟、婚丧嫁娶、狩猎、养熊、淘滩、拉溜……力争寓政治风云于民俗风情画中，其实，这也是王蓬始终把握的艺术原则。全书增写八章近十万字。除陈忠实长达万字、深刻精彩的序言外，还收录了胡采、王汶石两位大家的评论，这也是对他们的敬重与怀念。其他文友的评论以存目收录，仅表歉意。做完这件事情，王蓬有种了却心愿的轻松，至于能否达到满意的程度，也只能听候读者与岁月的评判了。

第十二章
拜访沈从文

在北京学习的四年中，可圈可点的事还应包括拜访著名作家沈从文。京华之地，大家云集，王蓬何以要独独拜访沈从文呢？

按学友聂震宁的说法是："爱心不谈久矣！没有比今天的文学更缺少爱的了。多时以来，每论作家，或谈忧患或谈灾难，或谈文化意蕴或谈历史视野，或谈灵性或谈才气，或谈玩文学或谈老庄禅境，就是无人愿谈爱心。仿佛为了爱的文学必是浅薄庸俗之作。这是一种时代病，呻吟痛苦标榜深刻不是一个人一个时代健康的表现。事实上，文学大厦有无数通道可入，一切人生的深切体验都可能成为作家的出发点和归宿。为恨而写为思想而写与为爱而写，谁也不比谁浅薄和庸俗。沈从文先生的创作便高扬着一面爱的旗帜，并不影响他在国内外享有盛誉，以至于无论持何种文学观念的人都不能否定他是学者、文学家兼文体家的一代宗师，一个站立在世界面前大写的人。王蓬于此深有感悟，他在北京求学期间，并不曾叩过哪位文学界评奖权威的门庭，却专程拜访了一生甘于孤寂的沈从文先生。听王蓬讲过他还专程拜访过另一位善写情谊友善的一代文豪艾芜先生。那么，我认为这是一位有爱心的后生作家向大师的爱心的趋同和致敬。"①

其实，最早对王蓬产生影响的并不是沈从文，而是艾芜和巴金。中学时读到艾芜的《南行记》，书中那些漂泊流浪的浪漫故事与隐藏在少年王蓬身上那种猎奇心理十分吻合，故而印象极深。以至于多年后，网上一篇评论王蓬长篇小说《水葬》的文章还提及艾芜："纵观该作品，我认为它具有二十年代乡土文学的现实美，具有八十年代的反思文学的主题美，在语言上不逊于贾平凹的《废都》，在结构和人物塑造上不差于古华的《芙蓉镇》，在意境营造上可以与艾芜的《山峡中》

---

① 聂震宁:《高扬一面爱的旗帜》,《小说评论》1990 年第 1 期。

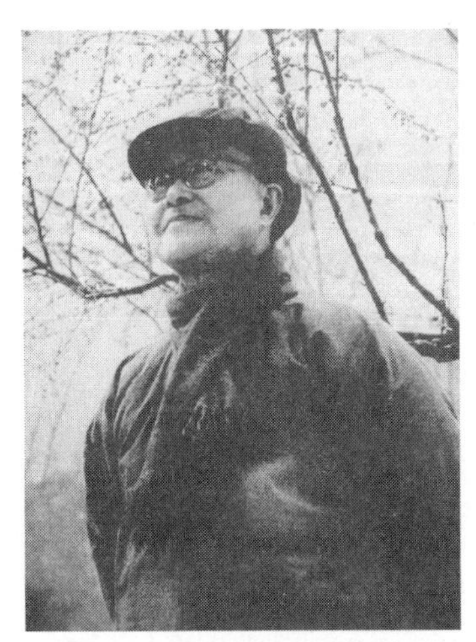

乡土文学大师沈从文

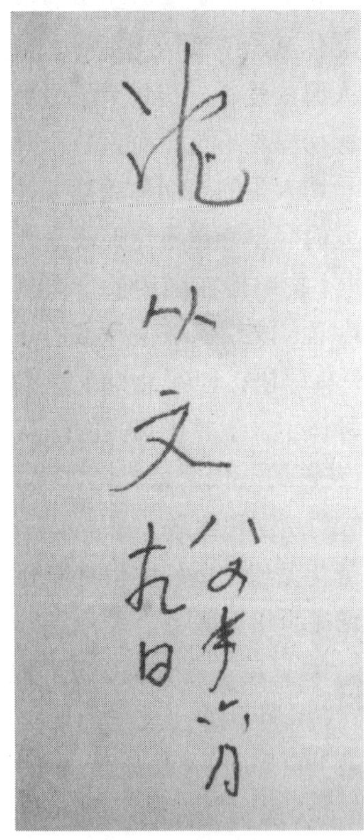

沈从文给王蓬的签名

相媲美。实在是不可多得的好作品，在当代文学史上应占有一席之地。”

王蓬拜访的第一位名家便是艾芜。①长篇小说《水葬》中，他笔下烟雨迷离的古褒谷，奔腾不息的北栈河，任义成踏浪捞木、崭杀蟒蛇的不凡身手，翠翠打板栗、摘山梨的娇态媚姿，乃至于麻二在雨后的河水中挥叉捉鳖的矫健身手构成的浪漫风俗风情图，从中都不难看出受到艾芜浪漫笔调的影响。

在漫长的 18 年务农生涯中，他唯一认真读完的是 14 卷本的《巴金文集》。这在本书“秋雨催发的种子”一节中已有详尽描述。

至于沈从文，王蓬仅是从鲁迅给外国友人开出的中国最好的小说家中看到有沈从文，因为新中国成立后的多年中很少有沈从文作品出版，也找不到他的作品。直到 1981 年才见到人民文学出版社出的《沈从文小说选》和《沈从文散文选》。但这一见，就确立了沈从文作品在王蓬心目中的位置：这才是真正的自己应该阅读的作品，无论是仅受过小学文化教育的沈从文，还是他跟随湘西王陈渠珍的土著部队，在沅水流域辗转的传奇故事，抑或是沈从文只身流浪北京，在中国新文学史上创造的奇迹，都给正在文学的坎坷道路上奋力攀登的王蓬树起了旗帜，点燃了心中瑰丽的火花，在他心中的砝码迅速加重。

到中国作家协会文讲所后，学校开列的阅读书目中，亦有沈从文的代表作《边城》，在与同学交谈阅读体会时无意中得知，来自湘西的

① 《蓉城访艾芜》，见《陕西日报》1982 年 6 月 24 日。

土家族同学蔡测海竟然与沈从文有亲戚关系。

“真是太好了。”王蓬立刻起了拜访沈从文的念头。

“那没问题。”蔡测海拍了胸膛。过后，蔡测海果真与沈家取得联系，约了时间，1984 年 6 月 19 日晚 7 时，王蓬与蔡测海，还有来自哈尔滨的陈明，三人一块儿拜访了沈从文。

关于这次拜访沈从文的详情，王蓬曾写出《历经沧桑大道直——著名老作家沈从文》，发表于哈尔滨《小说林》1984 年第 12 期上。由于三人同去，所以署名为蔡测海、陈明、王蓬。下面为摘要：

最初一瞬，给人的感触确实太多，也太复杂了。

当一位手脚发颤，老态龙钟的老人由另一位鬓发灰白，身材削瘦的老人（沈老的夫人张兆和先生）搀扶着，足足用了几分钟，才由隔壁饭桌边，蹒跚着走进这间约十四平米的书房、卧室兼客厅，坐在沙发上的时候，我们第一个感觉就是：他老了！

他是老了，他经历的事情也太多了。这位八十二岁的老人，不但经历了三个朝代，经历了本世纪中国社会发生的一切灾难和变革，同时，也经历了“五四”以来新文学运动的一切胜利和挫折。至于他本人，更是集褒贬毁誉于一身：一方面，是著作等身，中外闻名的文坛巨匠；一方面又是在许多年里，被文学史料、大学讲坛几乎遗忘的人物；一方面是多年在故宫做展品标签工作的普通老百姓；一方面又是突然出现在人们面前的，中国杰出的古代服饰研究专家……

他简直是一个古怪的精灵，一个神秘的传奇式人物，他历尽沧桑，几经沉浮，那么多的灾难他是怎么走过来的？他目下的心境如何？他还能讲点什么吗？看着老人那发抖的双手，嘴角扯动的皱纹，一股淡淡的惆怅涌上了我们的心头。

“你们赶上好时代了……”当沈老的湘西小老乡土家族青年作家蔡测海，向沈老介绍了王蓬和陈明之后，沈老点点头，用他浓重的湘西口音说，讲的也慢，头脑仍相当清醒，这使我们欣慰。

“沈老，谈谈你的小说好吗？比如说技巧……”

蔡测海却说：“你不要告诉他技巧，要不，他会写出一大批小说……”

沈老和夫人都笑了，沈老半张开嘴，牙齿都掉光了，那笑就像没有长牙的儿童一样的甜，让人感到他依然保持着一颗童心。

“我哪有什么技巧，有时写了这段，还不知道下段写啥，标点符号都不会打，句子颠三倒四，他们倒讲我有特点……”

大家都笑，沈老还这么幽默。沈老的作品怎么说无技巧呢！没有提纲，不知下段写啥，正说明沈老把握着生活的规律，技巧融会于规律之中。无怪沈老的作品，不见胡编乱捏的痕迹，没有离奇古怪的情节。沈老笔下那些船家、水手、妓女、烟贩、木匠、兵痞、童养媳、流浪汉；那些油房、盐栈、酒馆、饭店、杂货铺、花衣庄；那滴翠的山岭、绿豆色的流水，隐没在桃花丛中的农家，竞发在江面上的龙舟……无一不深深植根于他生于斯长于斯的湘西山水，他把家乡苗族、土家族、汉族杂居地区人们独特的心理结构，人的素质——真、善、美、假、恶、丑研究得极其透彻，用委婉的笔致，细腻的文字，活画出湘西的风土和人情。塑造出翠翠、潇潇、三三、丈夫……等散发着艺术光彩的人物。沈老的文字准确、生动，比喻丰富，庄谐杂陈，妙趣百出。他的作品诞生半个世纪以来，一直受到中外读者的喜爱。

“沈老，你现在要写小说，还能在全国获奖！”蔡测海又开起玩笑，惹得大家又笑了。

“不行，不行，写新时代要靠你们。”沈老笑着摆摆手。

“那会儿出一本书，才印一千册，五百册。我有一本才印三百册，还得自费……”沈老叹息着：“初来北京，南方人冷得受不了，坐在棉被里写，头上包块围巾，还是郁达夫先生送的……”

他硬凭“锲而不舍”的精神，不停试探，写的极多，又太认真，十次、二十次地修改，反复在文字的用法上做各种尝试，做各种变换。他苦苦追求写自己熟悉的，感受到的，并引起过痛苦和欢乐，思考或向往的事情……

沈老讲述得缓慢、吃力，有的湘西土话还得夫人张兆和先生再重复一遍。但一谈起艺术，沈老脸上的皱纹便舒展开来，没牙的嘴巴隐着微笑，八十高龄老人透出纯真……

我们静静地听着，为他对艺术从内心深处发出的挚爱所感动。

沈老一生，著作等身。有足够的钱在北京买一套四合小院。他没有，在北京一直住在单位的一间小平房里。夫人张兆和先生则和两个孩子住在另外的地方。每天吃饭休息，都两头奔波。用称沈老为表叔的著名画家黄永玉的话说：两个家就像东巴基斯坦和西巴基斯坦那样。

那么，他的钱呢，吝啬么？绝不！沈老酷爱文学，酷爱艺术，在故宫工作，对文物又产生兴趣。常去转各种旧货摊，古书摊，什么宋元旧锦，明式家具……只要喜爱，花钱多少，他不考虑。买了，却又送到他工作的博物馆或图书馆。他送惯了，单位也接受惯了，好像认为这样才合适。

然而，在动乱年月，“革命”同志对他什么都不放心，却放心地让他打扫女厕所。后来，年近七十的老人又被送到湖北咸宁的“五七”干校……

画家黄永玉曾在一篇文章中描述过沈老这段生活：

……过了许多离奇的日子，在这多雨泥泞遍地的地方，他写信给我时，居然：“……这儿的荷花多好，你若来……天晓得，我虽然也在另一个倒霉的地方，倒真想找个机会到他那儿去看一场荷花……不久，他又看起了菜园子：“……牛比较老实，一轰就走。猪不行，狡诈之极，外象极笨，走得飞快，貌似走了，却冷不防又从身后包抄过来……”

还提到史学家唐兰先生在嘉鱼大江边码头看守砖，钱钟书先生荣任管仓库钥匙工作，吴世昌先生又如何如何……每封信充满了欢乐情趣，简直令人忌妒，为那些没有下去的人深感惋惜。

“抄家八次，别的没关系，就是那些信……”

从三十年代起，沈老就一直保存着和他同时代的许多作家、艺术家的通信，多达几千封。是珍贵的史料。战火离乱，财产丢尽了，信却一直被沈老珍藏着。

“太可惜了，有不少老朋友的信啊……巴金、李健吾、朱光潜、丁玲、曹禺、金岳霖、闻一多、老舍、卞之琳、黄永玉……

沈老谈到巴金，张兆和先生也提醒和补充，沈老刚同张兆和结婚时，住在上海一间小房子里。巴金当时还没结婚，住在沈老家。巴老写《雪》，沈老写《边城》，一个在屋里写，一个在屋外写……

“不、不，我是在院子里写。”沈老打断夫人的话，“那小院里有一棵槐树，阳光照下来，又漏下来些光点，很美的，巴老写得快，两个月就完了，我不行，一星期一节，半年才写完……”

我们眼前现出那小屋、小院、槐树、阳光……中国现代两位文学巨匠互相尊敬，互相谦让着写出现代文学史上两部不朽的名著。沈老又谈起“左联”时期与丁玲的结识，抗战时期与闻一多的友谊，谈起冰心的散文如何动人……

“那些朋友，现在还来往吗?”

“都老了，走不动了；就写信，现在信也写不动了；心还在来往……”沈老用发颤的双手做着比喻。

一种肃然的敬仰从我们胸中升起，沈老把朋友间的友谊看得多么珍贵；而这珍贵的情谊也肯定给了沈老许多支撑。

这当儿，张兆和先生给沈老端来了药和开水，我们的目光为书架上一张尺二见方的照片吸引了：两位白发苍苍的老人——沈老和张兆和先生正蹒跚地，踩着乱石过河，沈老也许踏失了脚，几乎要跌倒了，张兆和先生连忙竭尽全力搀扶，唯恐沈老跌着，倒忘了她自己亦是需人搀扶的老人。两位老人的动作眼神非常自然和谐地交融在一起，他们身后是一线被群山隔断的蓝天，一片浓郁莽苍的山林，一河硕大嶙峋的乱石……这照片是八〇年沈老和夫人重返湖南老家，在张家界山区过河时，被同行记者抢拍下来的，无怪那么真实自然，两位老人在人生的道路上一定也是这样互相支撑搀扶。

张兆和先生书法十分精彩，对各类文章亦精通，五十年代曾在《人民文学》担任过小说编辑，谢璞的短篇名作《二月兰》便是她选发的。她十分自然地成为沈老文章的首席检查者，为沈老修改纠正错别字和文句。画家黄永玉曾有一段十分精彩的描写：

“婶婶像一位高明的司机，对付这么一部结构很特殊的机器，任何情况都能驾驶在正常的生活轨道上，真是神奇之至。两个几乎是两个星球上来的人，他们却巧妙地走到一起来了。没有婶婶，很难想象生活会变成什么样子，又要严格，又要容忍。她除了承担全家运行着的命运之外，还要温柔耐心引导这长年不驯的山民老艺术家走常人的道路。”

两位老人的头顶，毕竟出现了晴朗的蓝空；历经沧桑，眼前毕竟呈出了宽阔的大道。近几年，沈老和他取得的成就越来越受到各方面的重视，国内外有十家出版社出版着沈老的选集和文集；1982 年，他应邀去美国二十家大学讲学，访问……

那次访向，遗憾的是没带相机，只是请沈老在笔记本上签名。

后来，报刊多载 1988 年度诺贝尔文学奖要授与沈从文，却因他已在 1988 年 5 月辞世，而与这项殊荣失之交臂。但，这并不影响沈从文和他作品的光辉。

先读别人的书再写书给人看，这几乎是作家成长的规律。王蓬先后崇敬的作家都是创造过经典文学文本的作家，外国作家有托尔斯泰、茨威格、梅里美、史托姆等；中国作家有鲁迅、巴金、艾芜、沈从文、孙犁等。但是，他又深知独特性和不可取代性是一部作品乃至一个作家在文坛存在的重要标志。他努力向前辈作家学习，又努力摆脱他们的影响。让王蓬自信的是，他熟悉植根的陕南这片热土，秦巴山地独特的环境、人境，必然会形成独特的语境和文境。只要从生活出发，写自己熟悉并感动的东西，就肯定能写出只属于自己的与众不同的作品。我们从长篇小说《山祭》《水葬》中看到了这种努力。王蓬曾说，书中“无一人无原型，无一事不发生”，这种坚持从生活出发的创作态度，也影响到他后来的文史行走系列作品。诚如作家叶平所说：“陕南乡村和秦岭山区上世纪下半叶的地理风情、奇风异俗、政治生态、人生命运，无不在他的小说里风云际会，精彩纷呈。我以为这条激浪扬波的河流至少有两个源头：一是与这片土地血泪相融的情感，再是对这片土地准确的文化把握。即使他后20年调头向北，从事文史写作，且著作丰厚，但源头依旧，主根还是扎在盆地里。王蓬的文史写作之所以更上层楼，与他对这片土地深沉的情感和对历史文化的全面认知不无关系。细读王蓬那些现场感和艺术表现力默契互动的历史文化作品，感觉与小说如影随形。或者说，那是王蓬携带着小说创作积累的重新出发。”①

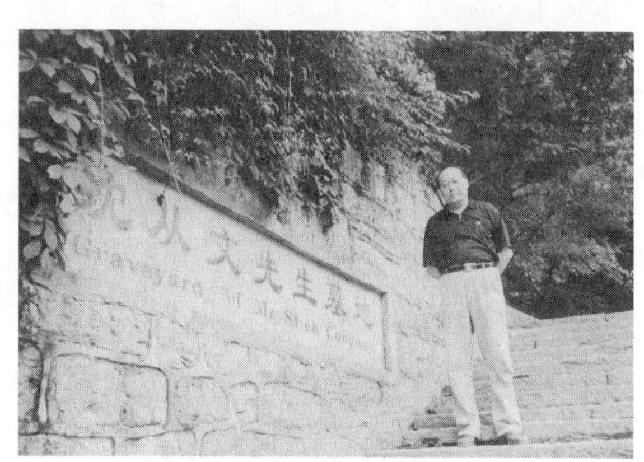

王蓬在沈从文墓地祭祀

但王蓬始终牢记着引导他走向文学道路的先辈大师。在1984年访问沈从文20年后，2004年5月，他终于来到湘西凤凰，这片诞生了陈渠珍、熊希龄、沈从文、黄永玉的热土。在沈从文墓前，他深深地鞠躬；在沈从文故居，购回《沈从文全集》，向大师永远致敬。

① 叶平:《现实主义文学弥久常新》，载《衮雪》2013年第5期。

第十三章
经营书摊

1988年，王蓬40岁，进入不惑之年，除获得迟到的学士文凭，写出第二部长篇小说《水葬》外，值得一提的事还有经营书摊。这件事情的来龙去脉是这样的：当他从北京大学作家班毕业回到单位后，立刻面临一大堆具体问题：妻子刚“农转非”带着两个女儿来到城市，一家四口，挤在14平方米的办公室里；妻子没有工作，一个人的工资要维持四口之家的生活，且要供两个孩子上学。妻子又在农村劳动惯了，猛地闲下来很不习惯，要王蓬为她找工作，这对他来说，真是碰到了“世纪难题”。

其实，妻子初中文化，要找份一般工作并非完全没有可能。但他一想到要去找人求人就头疼；而且如果妻子按时上下班，孩子上学自己写作，都将受影响。于是，他们商量，若能自谋职业，时间由自己安排，不求人也不看谁脸色，还不耽误煮饭烧菜，这样多好。

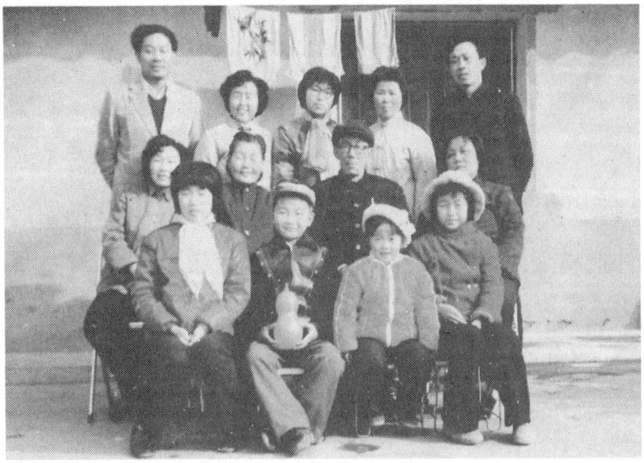

父母平反后全家在农村修建的房前合影

开商店，办饭馆，麻烦琐碎，也没那么多本钱。一天他骑车上街考察，看别人都在干些什么。骑到中学巷口，眼睛猛然一亮，因为那里摆着一溜书摊。出于对书的天然感情，于是仔细观察，这些书摊利用商店缩进的侧面，将书摆在摊架上，不用租店；这地方是市区中心，整条巷子有几所学校，每天学生如潮，有文化氛围，也就不乏顾客。观察了一阵子，又发现六七家书摊都是用架子车铺上木板支起来的，设施简单、方便，小本买卖，正适合自己。

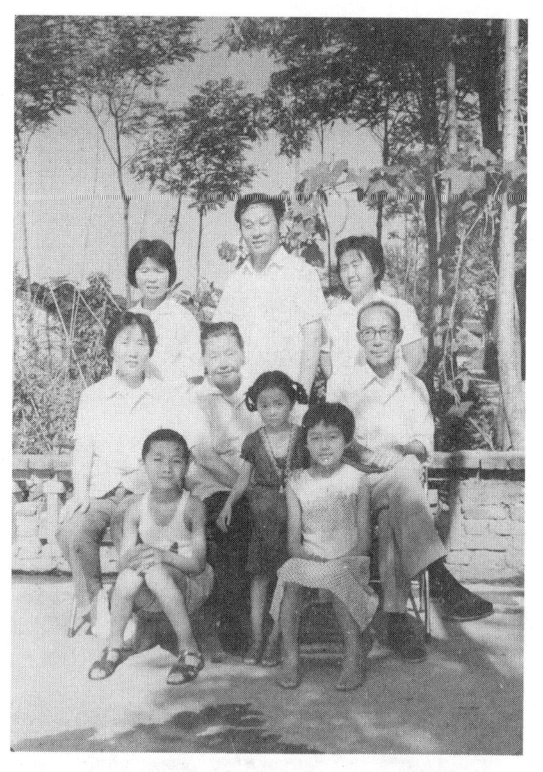

1985年，全家在自建的乡村小院

王蓬兴冲冲地回家一说，正闷得发慌的妻子也觉得合适，恨不得立时开张。他劝妻子不要急，先托朋友办好执照，给摊位取了颇雅致的名儿：文学书屋。又回家乡把以前用的板车找出来加工，然后去书店批发进货。几天光景，一切停当，就等开张了。几位要好的朋友听说王蓬妻子要办书摊，都颇感惊讶，认为他在地方上也算是个人物，怎么能让妻子下苦力推架子车靠墙根卖书？其实，他们不了解，王蓬和妻子都在乡村，也可以说在中国社会最底层生活过多年，和种田务农比起来，摆书摊也算是轻松文明的职业。

但开张后，还是应了那句俗话“万事开头难”。书摊距家不远，仅隔两条街。但妻子每天推去拉回，还要搭上王蓬装车卸车。有时遇到变天，刮风下雨，即使全家手忙脚乱齐上阵，也不免要受些损失。最主要的还是效益不行，从书店进书，仅13%的折扣代销费，销百元的书，才得十三元，再除去税金、卫生费、摊位费等，剩下不足十元钱；各家的书摊也大同小异，自己开张迟，摊位偏后，光顾的人更少。最初，每天销三五册书，营业额才一二十元，最少的一天仅七元钱，实际收入仅几毛钱，很让人沮丧。

后来发现，自己的书和别家的种类差不多，没有特色。于是就到处打听，看那些红火书摊都进什么书、从哪里进。这才发现各有各的门道，并互相保密。但还是打听到距市区30华里的褒河镇，有家书店进货门路很广，好书很多。这家书店属个体，折扣20%，于是王蓬改在这家书店进书，拿出早年当农民的劲头，

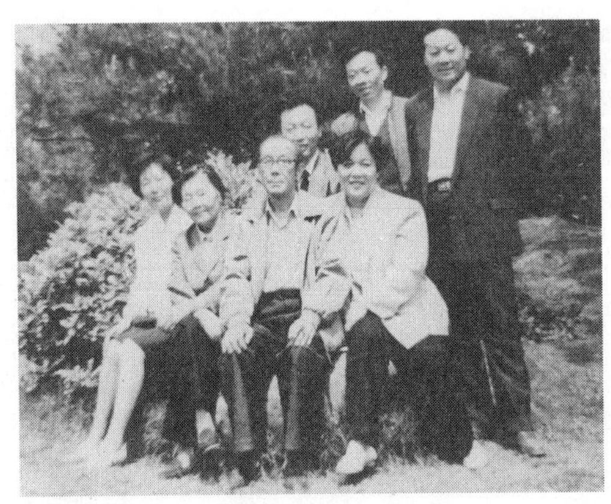

1993年，父母兄妹在西安大雁塔下

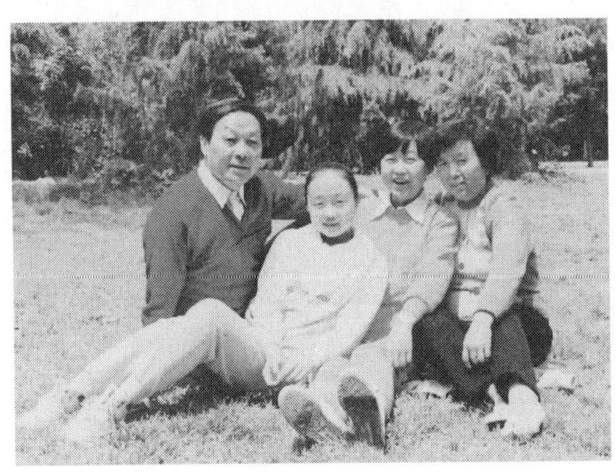

1993年，一家人在莲花池畔

一次用自行车带两麻袋书，完全像个干搬运活的苦力。

但这依然不能从根本上解决问题，因为进一次书后，也只能好上一阵子，秘密很快就被别人发现了。后来认识到要想把书摊办好办出特色，必须有与众不同的书籍，而且是单独的进货渠道；书籍种类也不宜五花八门，要以一两种为主，固定卖给一个群体或阶层。根据自己的职业，最终把书摊定位在纯文学书籍上，兼营字典、词典一类工具书和不怕积压的常备书。

恰巧，中国文联出版公司要王蓬赴京修改《水葬》，他立刻想到这是直接与出版社联系进书的机会。那次凑足了1万元带在身上，到北京谈妥长篇修改方案之后，就开始跑出版社，人民文学出版社、工人出版社、作家出版社、中国青年出版社、文史出版社等。除了各出版社新出的各种文学书籍之外，还专门进了些世界名著。尤其是人民文学出版社库房积压的世界名著译丛，由于是几年前出版的，价格很低，才几元一册。他想这种书特别适合学习写作的文学青年，花小钱能读好书。而直接与出版社打交道的好处显而易见：折扣高达25%；若发慢件，由出版社付邮费；书籍种类多，可多进种类少进册数，不至于造成积压；独家经营避免与别家书摊撞车。总之，北京之行，使家里的小书摊与首都的大出版社建立了直接联系，这是其他经营了多年的书摊做不到的。

这些书摆上摊后，果真大受欢迎。各种新书摆满书架，看着都光鲜，人也围得满满当当，完全不像过去那般冷落。有的书销得很快，就抽空再进，或打电话与北京联系。比如，从工人出版社进的一套热门话题丛书《出国出国》《物价物价》

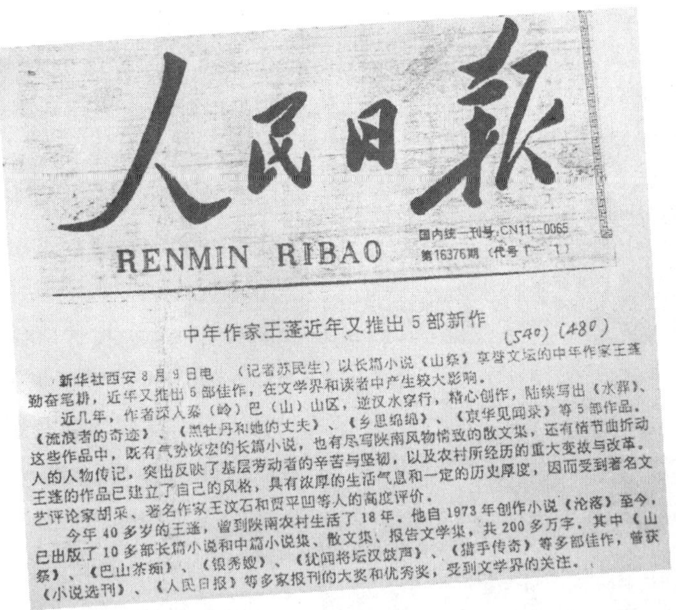

人民日报

RENMIN RIBAO

国内统一刊号 CN11—0065
第16376期（代号1—1）

中年作家王蓬近年又推出5部新作

(540) (480)

新华社西安8月9日电　（记者苏民生）以长篇小说《山祭》享誉文坛的中年作家王蓬勤奋笔耕，近年又推出5部佳作，在文学界和读者中产生较大影响。

近几年，作者深入秦（岭）巴（山）山区，逆汉水穿行，精心创作，陆续写出《水葬》、《流浪者的奇迹》、《黑牡丹和她的丈夫》、《乡思绵绵》、《京华见闻录》等5部作品。这些作品中，既有气势恢宏的长篇小说，也有尽写陕南风物情致的散文集，还有情节曲折动人的人物传记，突出反映了基层劳动者的辛苦与坚韧，以及农村所经历的重大变故与改革。王蓬的作品已建立了自己的风格，具有浓厚的生活气息和一定的历史厚度，因而受到著名文艺评论家胡采、著名作家王汶石和贾平凹等人的高度评价。

今年40多岁的王蓬，曾到陕南农村生活了18年。他自1973年创作小说《沦落》至今，已出版了10多部长篇小说和中篇小说集、散文集、报告文学集，共200多万字。其中《山祭》、《巴山茶痴》、《银秀嫂》、《犹闻将坛汉鼓声》、《猎手传奇》等多部佳作，曾获《小说选刊》、《人民日报》等多家报刊的大奖和优秀奖，受到文学界的关注。

《人民日报》刊发新华社专稿，报道王蓬书讯

《房改房改》，一套五本，几天就卖完了；人民文学出版社的《世界文学名著译丛》，价廉物美，也极受古城文学青年的欢迎，甚至相约着来书摊买书。书卖完了，妻子就让人捎话，要王蓬往书摊送书。小书摊创造的日营业额最高纪录500元，纯收入达百元，超过王蓬一个月的工资。这是过去不能想象的。

但一时的成功，并没有让他们冲昏头脑，他们又在经营窍门上下苦功，知道淡旺季之分与讲求信誉的重要。炎炎夏日，人懒得出门是什么也销不动的时候，秋冬季节则适宜人们闭门读书，因此进货也就心中有数。在和书商们打交道时，总是货款两清，即使欠款也要及时归还，所以给批发商留下了良好的印象。

事业有了发展，王蓬又搭了一个简易雨棚，改制便于搬运的书箱。卖书时间也尽量缩短，因为顾客大多是学生与机关干部，多在午间休息出来逛书摊。这样妻子就能及早做好中午饭热在锅里，再去出摊。

妻子出摊后，两个孩子上学，王蓬就能安静地读书写作了。但下午两点左右，必须去趟书摊，给妻子送饭送水，换她上厕所，顺便看一下生意的进展情况；下午六点去帮着收摊，回来大家一起做晚饭。双休和节假日是书摊生意最红火的日子，格外忙碌。所以，办书摊以来，几乎没有歇过节假日。有年元旦，王

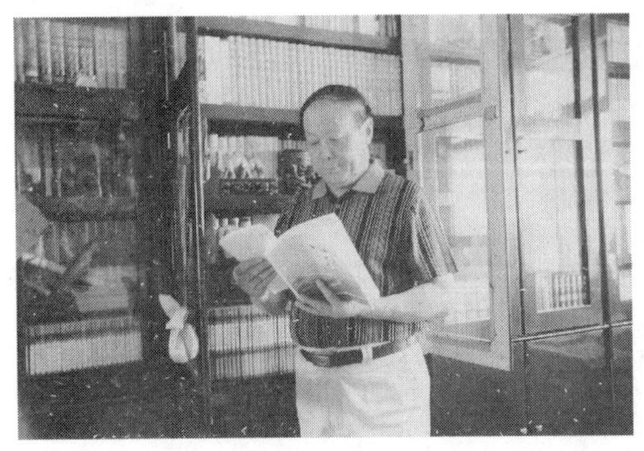

经营书摊的结果是坐拥书城

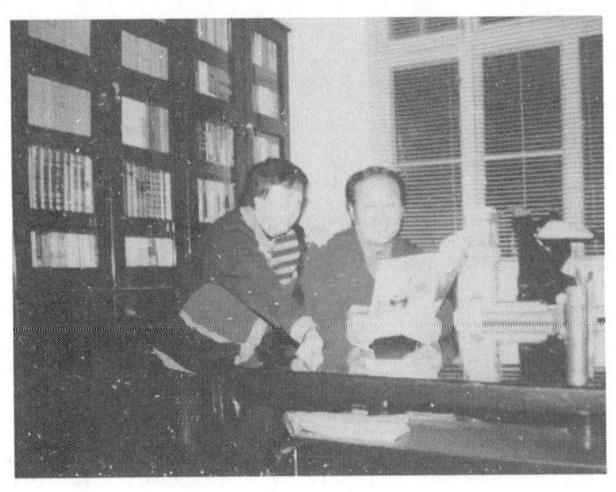

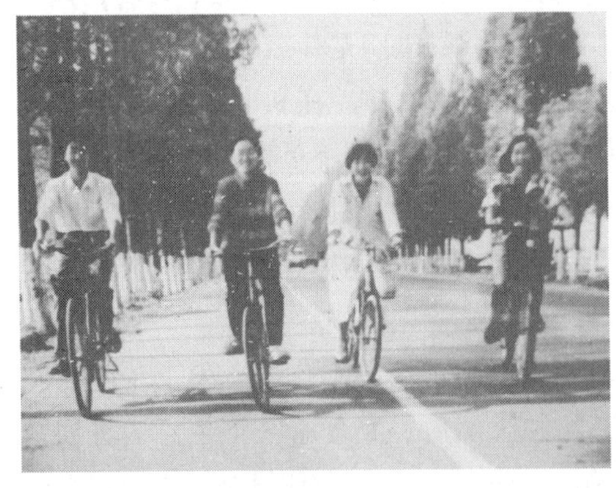

儿女们长大了

蓬劝妻子歇一天，她却说不能错过好机会，照常推车上街。那几年，挂历很好卖，折扣高达30%—40%，最多达50%，也就是说，销一册挂历能得十元左右。后来单位给王蓬分了一套两室一厅的福利房，需交7000元。如果没有妻子的书摊，还真不知到哪去找这7000元呢。

1991年，王蓬集中出版了四本书。中国文联出版公司出了长篇小说《水葬》和传记文学《流浪者的足迹》，漓江出版社出了中篇小说集《黑牡丹和她的丈夫》，陕西人民教育出版社出了散文集《乡思绵绵》，差不多得了三万元稿酬；第二年，评上一级作家职称，当选陕西省作协副主席，又应汉中市政府之邀，承担系列历史文化专题片《栈道》撰稿工作，因需要同摄制组一块深入秦岭，便顾不上家中杂事了。经营书摊也就到此结束。不过，王蓬全家进城最困难的阶段却熬过去了。

王蓬总结妻子的书摊至少有三个方面的收获。首先是解决了家庭困难，说句玩笑话是完成了一个家庭的资本原始积累；其次是为王蓬补了“资本主义”这一课，明白了商品、顾客、市场是怎么回事。以致现在见到街头即便是个卖香烟的老头，都会投去尊敬的一瞥，因为

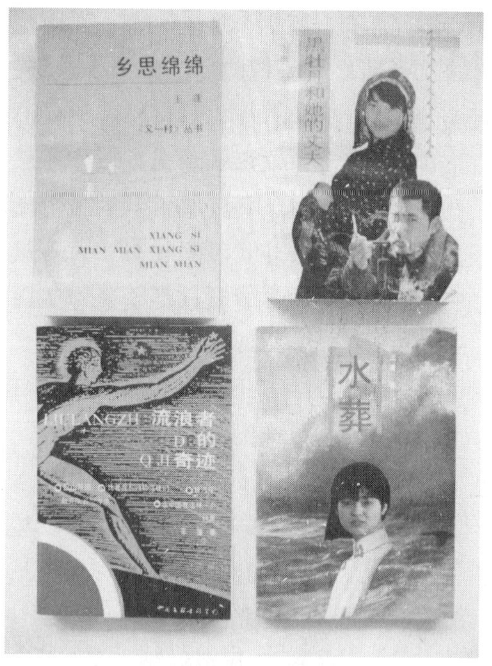

王蓬两个女儿曾以“姐妹作家”上过杂志封面

1991年，出版四本著作

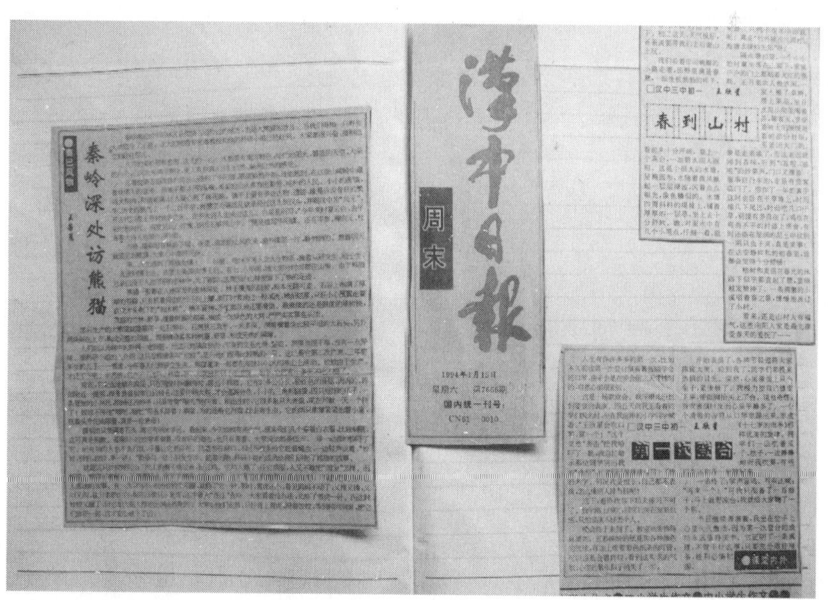
秦岭深处访熊猫

汉中日报

周末

1994年1月15日
星期六　第7666期
国内统一刊号：
CN61—0010

春到山村

受到父亲影响，王蓬两个女儿王若慧、王欣星从小学开始便在报刊发表作品，这是姐妹俩的作品剪贴本

能用这小烟摊养活全家并成为光荣的纳税人绝不简单。还有个意外收获，那就是对书籍的收藏，有了整整二十架书，成套的二十四史，系统的经、史、子、集，《资治通鉴》《辞海》《辞源》《白话四书》《诗经全译》《鲁迅全集》《全唐诗精选》，台湾版诺贝尔文学奖丛书，精装本三言二拍系列，世界名作家文库，新时期新作家精选，林林总总，蔚然成观。在家坐拥书城，形成氛围气场，每晚徜徉其间，翻阅之间，眼界渐次拓展，知识点滴积累，轻浮逐渐退去，脚步也就愈加坚实。不仅如此，凡见到王蓬藏书的文友客人都大吃一惊，都说可能在目前陕西作家中王蓬是藏书最多的了。①

① 王蓬:《书摊纪事》，深圳《就业》1999 年第 2 期。

第十四章
任职主席

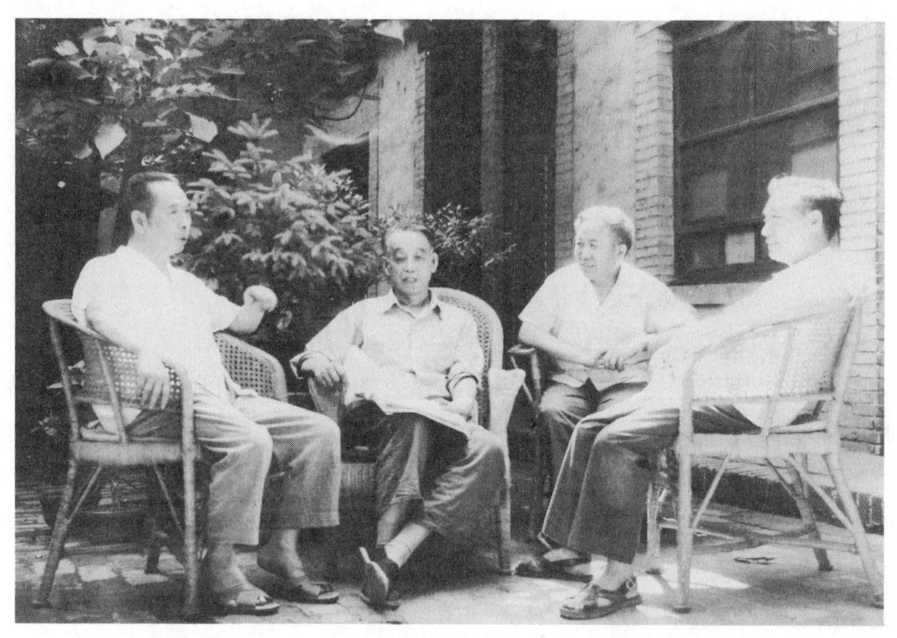

陕西文坛先辈。左起：杜鹏程、胡采、王汶石、李若冰

王蓬压根儿就没有想到从政做官，更没有想到担任的第一个职务竟然是许多人渴望却不可及的陕西省作家协会副主席，时间是1993年6月。陕西早在20世纪50年代因为有胡采、柳青、杜鹏程、王汶石、王宗元、李若冰以及他们创作的一批优秀作品而被誉为“文学重镇”，在新时期的30年中，陕西也因有路遥、陈忠实、贾平凹为代表的作家群体而被誉为“文学大省”，能够在这样一个文学大省任作家协会副主席，应该有充分的理由。

陕西省作家协会第四次会员代表大会
团结鼓劲开拓繁荣
扬时代精神的文学事业新局面
建设有中国特色的社会主义理论

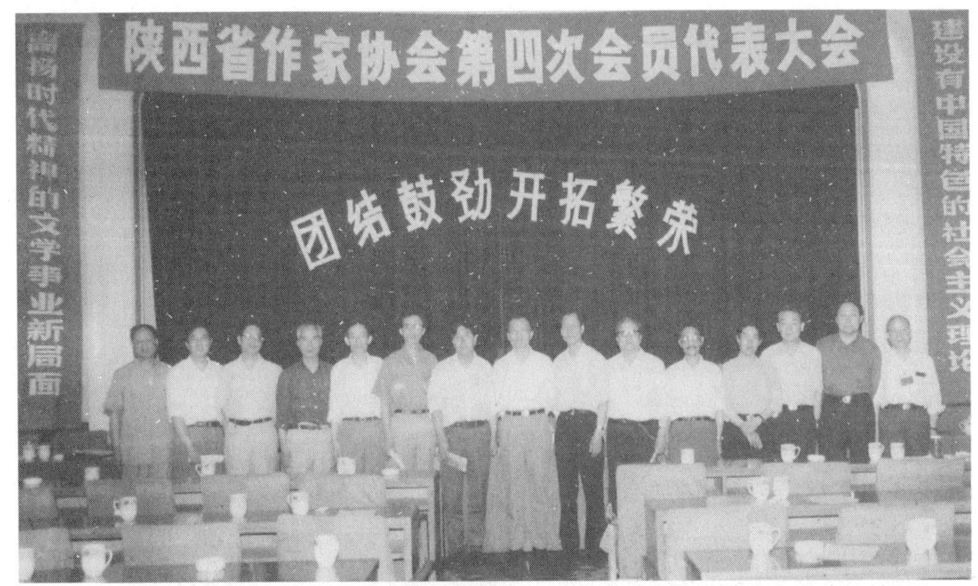

1993年6月，王蓬当选陕西省作协副主席，此为主席团成员与省领导合影

性格就是命运。从王蓬小学就探访西安古城墙的事来看，性格中有不安于现状、不安分守己的因素，男孩子则表现为好胜心强。这没有什么不好，俗语说："从小看大，三岁至老。"这也为日后治学、为文、成事、创业打下了基础。但十岁时，因父母蒙受冤案，而全家遭受流放，沦落底层，被打入另册，且长达24年，贯穿他的青少年时代，漫长的屈辱足以毁灭一个人的自信。王蓬也不例外。即便是在父母冤案平反，全家重获新生，他去中国作家协会文讲所学习，苦难留下的烙印并未褪去，这直接影响到他的性格：既勇于进取又畏首畏尾；既树立目标又谨慎前行。这从两位学友对王蓬的印象可作印证。

"王蓬约我替他的这部中篇小说集作序，我是犹豫着应承的，也是犹豫着写到了这里，所犹豫的是他到底出于怎样的考虑选择了我。莫不是因为我们俩的家庭都曾为了不公正的政治待遇而遭受过迁徙，他家于西安而陕南，我家由南京而桂西。莫不是因为我们俩都曾在农村吃过苦？我曾奄奄一息让农民用牛车送往医院，他曾被石头压伤至今腿脚仍有隐患。或者是因为他挺喜欢向我描述往昔的艰辛，也颇喜欢听我倾诉我所有的不幸，而每当如此这般，我们都会觉得不亦快哉。"这是后来成为中国出版集团总裁的聂震宁在为王蓬中篇小说集《黑牡丹和她的丈夫》所作序言中的一段话。

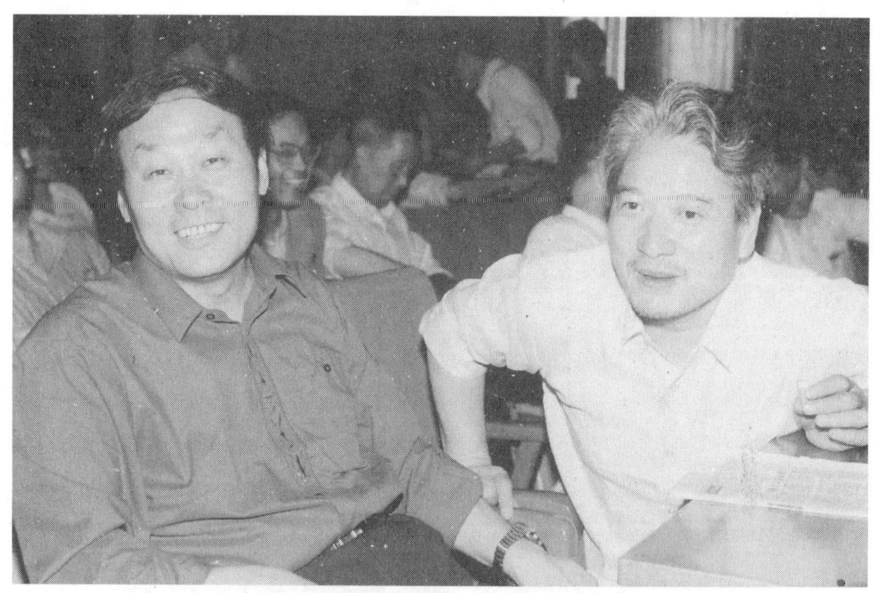

1993年6月，王蓬与郝昭庆在陕西省第四次作代会

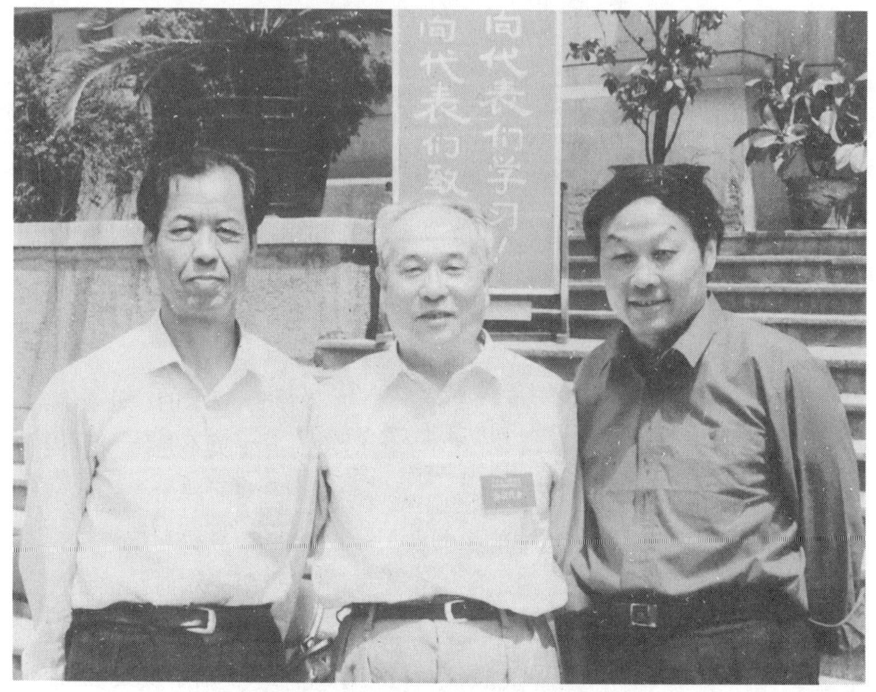

1993年6月省作代会。左起：陈忠实、王丕祥、王蓬

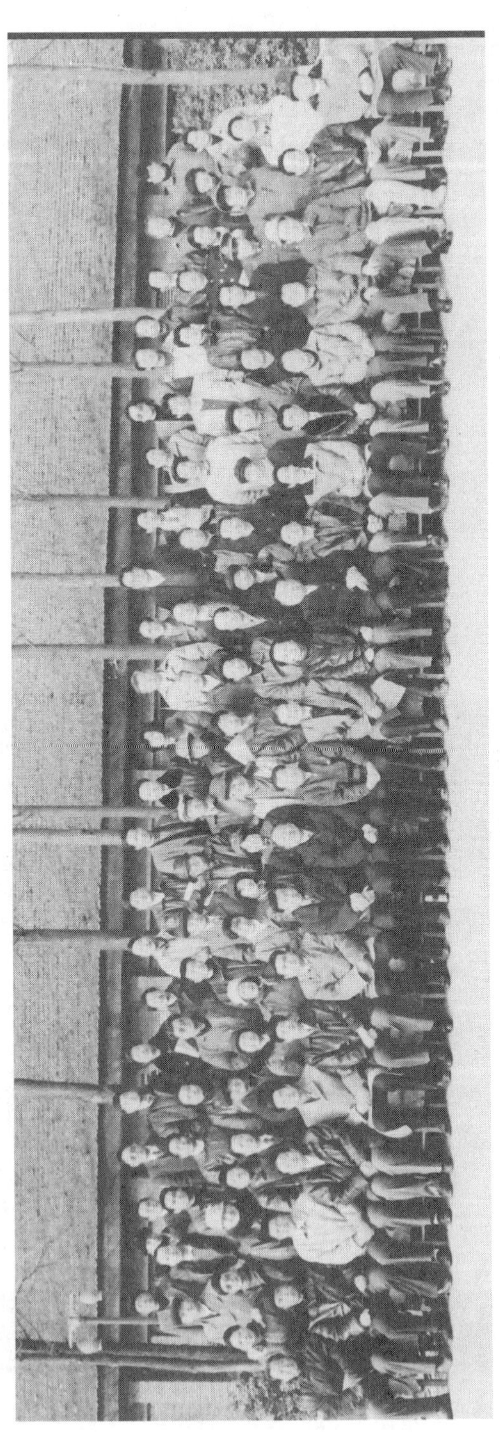

1997年元月，汉中市第二次文代会召开，王蓬当选汉中市第二届文联主席

江苏作家赵本夫眼中的王蓬则是这样的："王蓬是我鲁院八期的同窗好友。上个世纪八十年代，我们曾在北京同学四年。那时我们才三十几岁，正是风华正茂时。当时王蓬给我的印象是：这是个经历过人生磨难、生活中真正吃过苦的人。他敦厚少语，在一群意气风发的同学中间，差不多总是一位听众，对老师的每一堂课都认真听讲，从来不会捣蛋。但我相信那四年的鲁院生活，无论在创作上，还是在精神上，王蓬都得到很大的提升。"

可以想见，当年连当普通民兵、民办教师都没有资格的王蓬非常珍惜在北京的学习机会，他渴望写出优秀的作品，渴望作品在社会和人群中产生影响，甚至在全国获奖，但对做官却从来没有企求和渴望，这从他没有参加任何党派可以得到侧面印证。但是，人既是社会的组成部分，就会受到社会制约，人生道路并不完全由个人决定。尤其从事文学这种承担很强社会功能的职业，特别是新时期文学大潮涌动，其代表性人物，上级组织会考虑给他们安排个合适的职位。

陕西省作家协会资历很老，成立于 1954 年，原为中国作家协会西安分会，为全国六个分会之一，是西北五省作家协会。"文化大革命"后各省陆续成立作协后才只包括陕西作家，是正厅级单位。最早的主席为创造社"狂飙诗人"柯仲平，五级高干，与中央西北局书记刘澜涛平级。之后的主席团成员胡采、柳青、王汶石、杜鹏程、李若冰都是从延安出来的老革命、大作家，但因为年龄和身体原因都需退居二线。此次换届酝酿时间较长，由于隔着道秦岭，王蓬并不清楚人事安排过程。此前，他没有担任过任何职务，属一般干部，压根儿没想到能当省作协副主席，最早告诉他消息的是时任省委宣传部文艺处处长的孙豹隐，他在 1993 年初《白鹿原》研讨会的间隙对王蓬说："你这些年的努力和成绩有目共睹，是秦岭南面的代表人物，进主席团大家没有意见。"

此时，王蓬已创作出版结集的作品有长篇小说《山祭》《水葬》；中短篇小说集《油菜花开的夜晚》《隐秘》《黑牡丹和她的丈夫》；散文集《乡思绵绵》《京华笔记录》和传记文学集《流浪者的奇迹》八部著作，称得上成绩斐然，已产生了广泛的影响，在陕西作家群体中应是成绩显著的一位。

陕西作协第四次代表大会 1993 年 6 月 8—10 日召开，陈忠实当选为陕西省作家协会主席，王蓬、王愚、刘成章、李凤杰、赵熙、莫伸、贾平凹、高建群、晓雷、杨维昕十人当选为副主席，皆深孚众望，应该说是当时拥有 570 名会员的陕西省作家协会的适当人选。

王蓬担任的第二个职务是汉中文学期刊《衮雪》主编，从 1993 年 11 月至 2011 年 4 月，长达 18 年。《衮雪》是 1980 年由汉中市文教局创办的文学刊物。首任主编是华彧，一位有文学修养且热心文学的老同志。刊物创办之初，正值文学热潮，汉中骨干作者周竞、郝昭庆、刁永泉、张虹、李汉荣、田孟礼、杨建民、张尚中、吴全民、王雁、丁小村、叶平等开始都在《衮雪》亮相。此外，陈忠实、路遥、贾平凹、莫伸等名作家也在《衮雪》发表过作品，《衮雪》在全省都有一定的影响。王蓬在《衮雪》创刊号上发表的短篇小说《油菜花开的夜晚》后被《人民文学》刊用；《庄稼院轶事》被《北京文学》刊用；《老楸树下》被《延河》刊用。1982 年底参加工作，即分在《衮雪》编辑部。所以，他对《衮雪》很有感情，决心把刊物办好。首先，邀约汉中文学界各方面代表人物参与办刊，如诗人刁永泉、戏剧兼小说家郝昭庆、儿童文学作家周竞、作家张尚中等，提出“开拓地域文化，扶持本土作家，关注现实生活，丰富精神生活”的办刊方针。此时，办刊经费每年仅两万元，原办刊人员皆退休，他采取成立董事会，借助社会力量办刊，筹集经费，改季刊为双月刊；更换开本，增加页码，每期发稿量由 8 万字增至 15 万字，印数由 1000 册增至 3000 册，最高曾达 8000 册，使刊物充分承担起培养骨干作者、活跃本地文艺的作用。

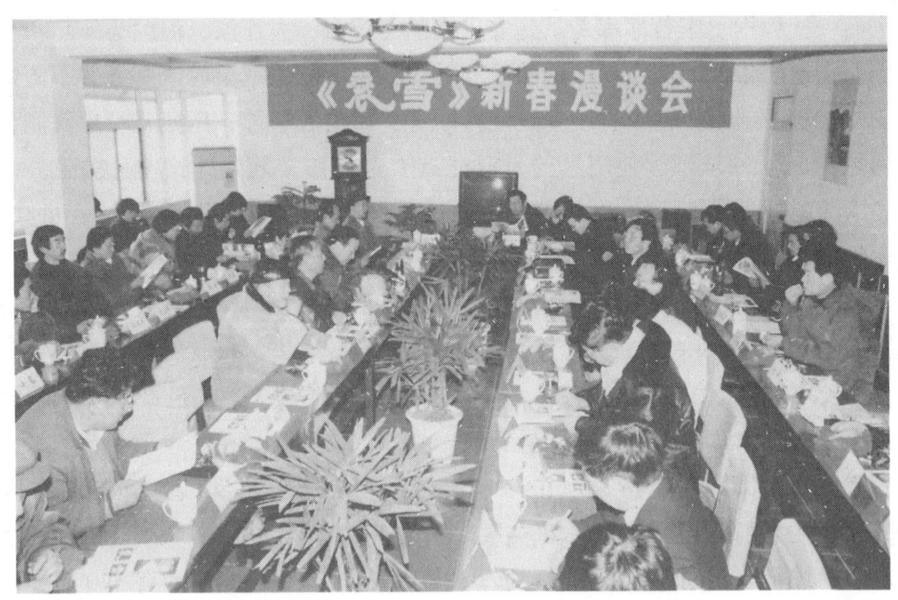

1998年元月，汉中文联在新办公地址团聚

同时由《衮雪》编辑部连续召开小说、诗歌、散文、评论、纪实文学五个会议，力争团结各方面作者，开创一个新的局面；又赴西安与陈忠实商议，以《衮雪》杂志社名义承办省作协“汉水之源”散文笔会。经精心准备，在1994年10月8日如期举行，全省40余位散文家，陈忠实、刘成章、京夫、朱鸿、张虹、张宣强、李佩芝、宋丛敏、汪炎、方英文及汉中同仁刁永泉、李汉荣、郝昭庆、张尚中、蔡如桂、吴全民等20余人，共60余人，为时5天。其间，夜宿张良庙，探访古蜀道，参观武侯墓，游览圣水祠，举办汉江篝火晚会，汉师院中文系师生有近400多人参加，给大家留下难忘的印象。

1995年8月5日，汉中地委组织部下发文件：王蓬被任命为汉中地区文联第二届主席人选，毕子刚、张正国、许自彬、刁永泉、郝昭庆等人为副主席人选。

陕西所以被称为“三秦大地”，就地理格局讲，由陕北、关中、陕南构成。民国初年，全省也曾划为榆林、关中、汉中三道。汉中作为陕南首府，诚如《明史》所载：“繁盛虽不如长安，亦陕西第二大都会也。”有汉水源流横贯，与川鄂相邻，秦蜀交融，文化厚重且有特色。20世纪60年代，汉中创作演出的歌剧《红梅岭》曾进入中南海，在全国都有影响。20世纪50年代初成立过文艺工作者协会，1989年8月正式成立汉中地区文联，首任主席即歌剧《红梅岭》作曲、著名音乐家张予，后因病离世，文联也需换届。

王蓬作为党外人士，却被任用为文联主席，原因是之前他已当选省作协副主席，陕西作协与文联平级，他任汉中文联主席也就顺理成章；再是在汉中同代人中王蓬的成就与影响无人可出其右；在担任《衮雪》主编后，策划的几次活动也都有声有色，表现出组织协调能力。同时这也是和先后主政汉中的王郧、白云腾、胡悦、田杰及郭加水、崔兴亭、王明祥、何振基等领导，市委宣传部几任部长王世清、李善胜、阎重林对王蓬的了解和支持有很大关系。

1997年元月18—21日，汉中市文学艺术界联合会召开第二次代表大会，为期三天。王蓬当选为主席，毕子刚、张正国、许自彬、郝昭庆、刁永泉等当选为副主席。其时，汉中文联尚无办公场所，仅有四人，无房无车，经费每年8000元，无法开展活动。针对现状，时任汉中市委书记的白云腾提议，市文化局所属市文艺创研室及市群艺馆所属的《衮雪》杂志与市文联合并，后因创研室院小楼有产权问题而搁浅，仅把《衮雪》杂志合并入文联。

大会结束时，王蓬代表新一届主席团对全体代表郑重承诺本届办三件事：一

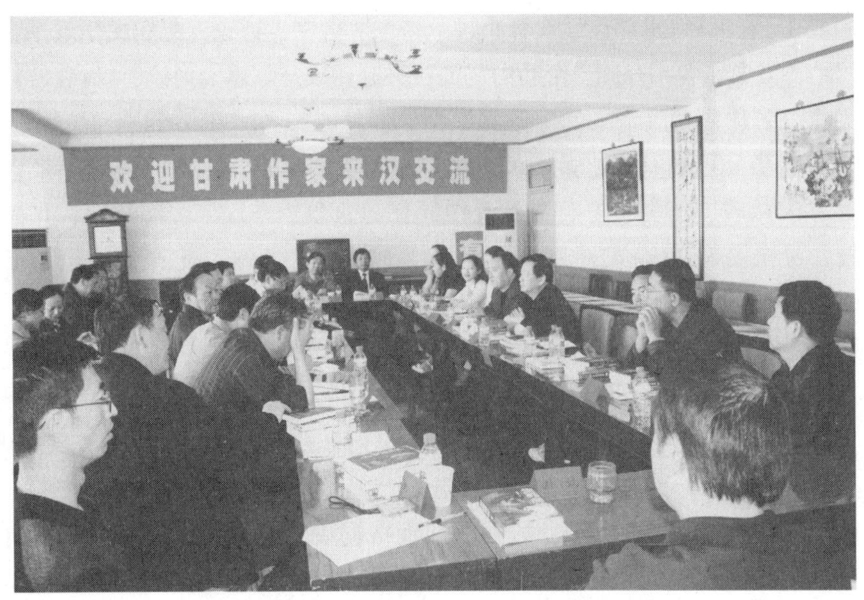

王蓬任市文联主席期间多次组织文艺交流活动

是解决文联办公地方；二是编辑出版《汉中 50 年文学作品选》；三是组建八个专业文艺协会。

从元月文代会结束，王蓬即开始寻找相关领导与部门争取购置办公楼经费，在市区寻找合适的地方。几经比较，选定市政广场西侧 14 号楼 5 层，加一层车库共 330 平方米。但购此房财政拨款还差一半，王蓬三次去省财政部门争取资金；进行装修时，又四处找各界朋友帮忙，电视台、税务局支持了空调，农民企业家宋延龄支持了办公桌椅，除安置工作人员办公室与《衮雪》编辑部外，还辟出可办书画展览或容纳百人开会的大厅，一举解决了文联成立多年租房办公无法开展活动的困境。这年春节前，市文联在首次启用的购置装修一新的书画展厅内召开迎春座谈会，文艺界百余人济济一堂，对拥有自己的文艺之家感到满意，气氛亦十分热烈。

1999 年初，王蓬主持汉中文联召开主席团会，决定在庆祝解放汉中 50 周年时，编辑出版《汉中 50 年文学作品选》，分为小说、散文、诗歌、报告文学、戏剧共 5 册，100 万字。这是对一个地区半个世纪文学作品的首次检阅，对承继传统、传递薪火有着举足轻重的作用。请时任陕西省委常委、省委宣传部部长张保庆题写书名，请省作家协会主席陈忠实写序。11 月，《汉中 50 年文学作品选》由

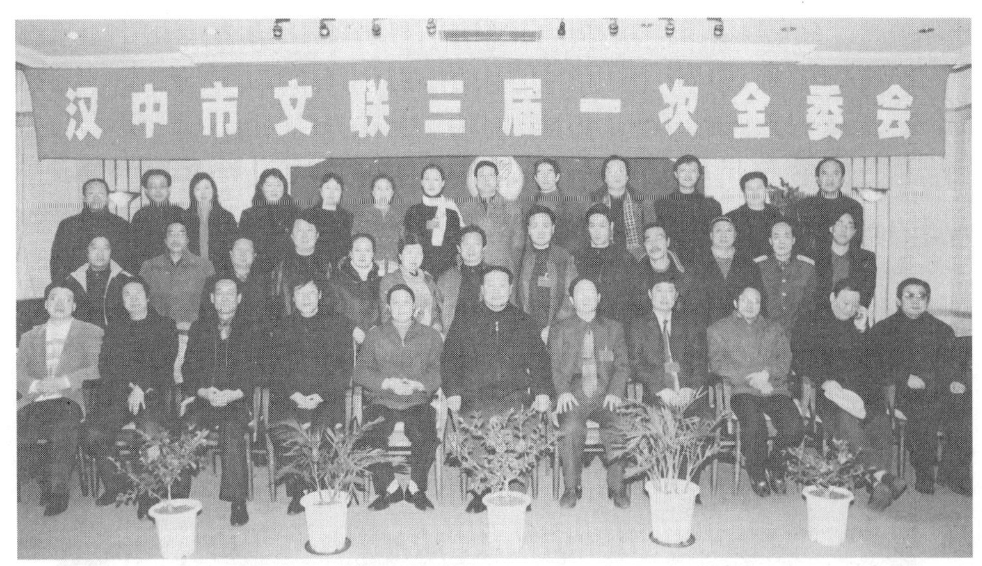

王蓬连续两届任汉中市文联主席，长达十五年

太白文艺出版社正式出版，把汉中解放以来创作的小说、散文、诗歌、报告文学、戏剧作品精选入册，共有200多名各方面作者的作品入选，文联隆重召开了首发式。

1999年12月，正式组建市作协、市剧协、市美协、市舞协、市民间文艺家协会，完成市摄协、市书协、市音协换届。汉中市文联所属八个文艺专业协会全部成立。至此，王蓬两年前担任文联主席时承诺的解决办公用房、出版《汉中50年文学作品选》、组建八个文艺专门协会的任务全部完成。同时，为文联争取到15个编制，调进丁小村、刘诚、周燕等文学骨干，增强健全了文联办公室、组联部、《衮雪》编辑部等中层机构，使文联充分发挥组织、联络、协调、服务的职能作用。按汉中市委的规定，文联属正县级单位，应配公务用车。但市政府规定，每辆车只拨一半经费即10万元，其余自己解决。正好省财政厅为了解决一位司机夫妻两地分居想调进汉中市的问题，经过协调商议，文联接受司机，省财政厅补足购车经费，购了辆捷达，解决了公务用车问题。

但王蓬本质上是文人，是一介书生，骨子里热爱的是写作，写出真正优秀的作品才是他的最大追求。他的经历、性格、追求都与真正当官和官场规则有本质的区分和很大的距离，对文史的热爱和学养，清楚做事和做官的区别。他主政文联，搞好基础设施，打开局面之后，曾用一句话概括文联工作：“可为可不为，

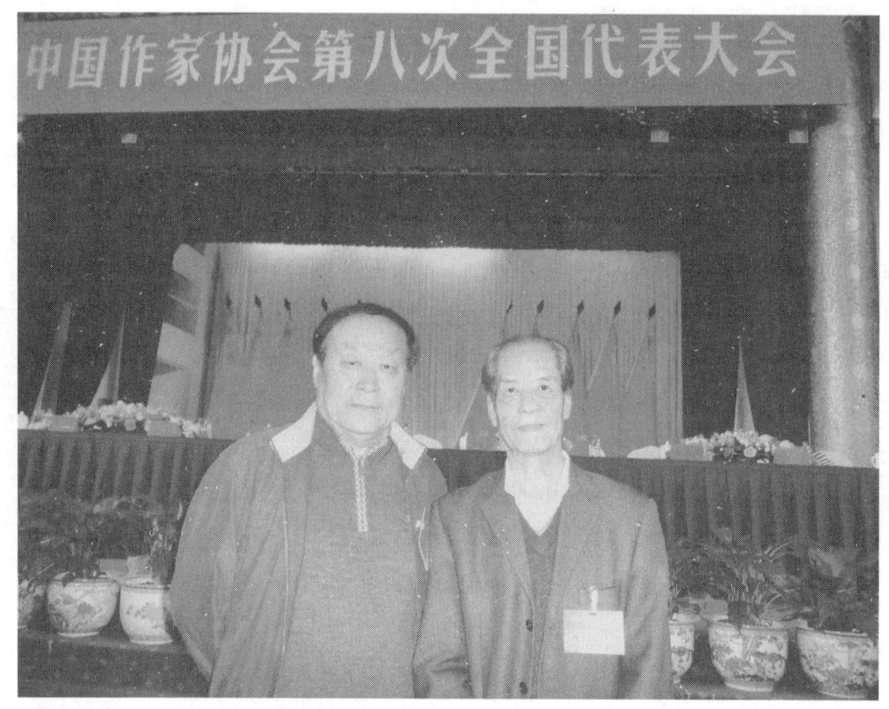

王蓬与陈忠实在全国作代会上

无过即大功。”每年干两件事就行，不瞎折腾。留下时间，创造条件让大家搞业务，出成果。他自己就是这么做的。

杨建民教授在《王蓬的创作道路与文学成就》中说：“当初，王蓬担任汉中市文联主席、作协主席时不少人曾担心，会不会当官影响写作？因确有人如孙犁痛斥：以文求名，以名求官，以权术代学术，混迹文坛。王蓬主持汉中文联工作达15年之久，尽职尽责，争取编制，申请经费，办刊物，出丛书，购置办公楼与公务用车，组建专业协会，壮大艺术队伍，策划文学奖项，大力扶持新人，引领了汉中文艺界风生水起，生动活泼的大好局面。

“但我查阅，在王蓬出版的40多本著作中，28本是在这15年里写成的。熟悉王蓬的人都知道他的勤奋与毅力常人不可比拟。从事文学40多年，几乎无日不读，无日不写，写了千万字，至今不会电脑，全系手工操作，也幸亏他在农村练就了一副强健体魄。”

汉中作协副主席吴全民也在《随王蓬西行》中说：“王蓬永远只把自己定位一个作家，他任汉中市文联主席，是文学成就使然，也是汉中文坛的不二选择。”

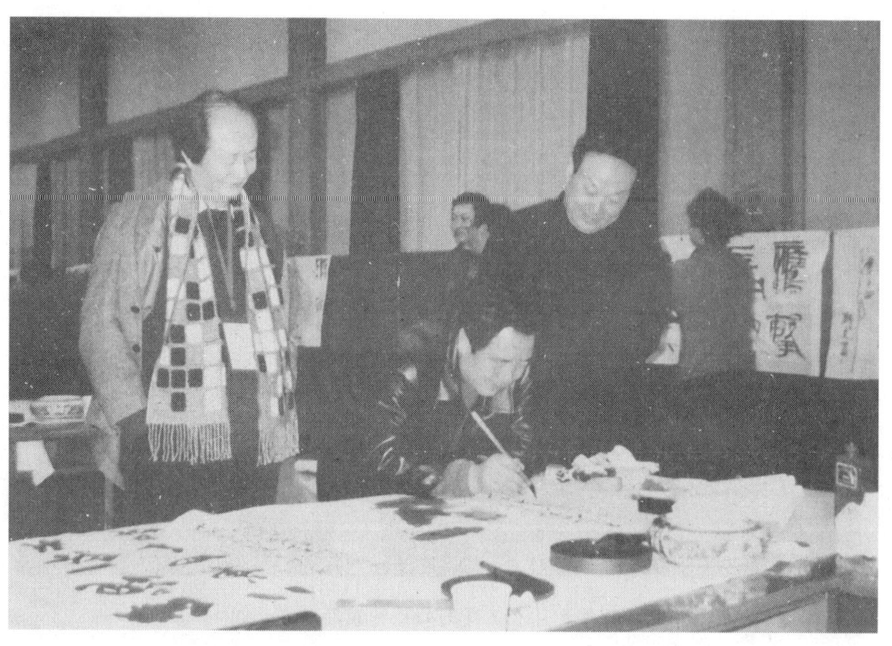

陕西省第四次文代会。左起：赵季平、高建群、王蓬

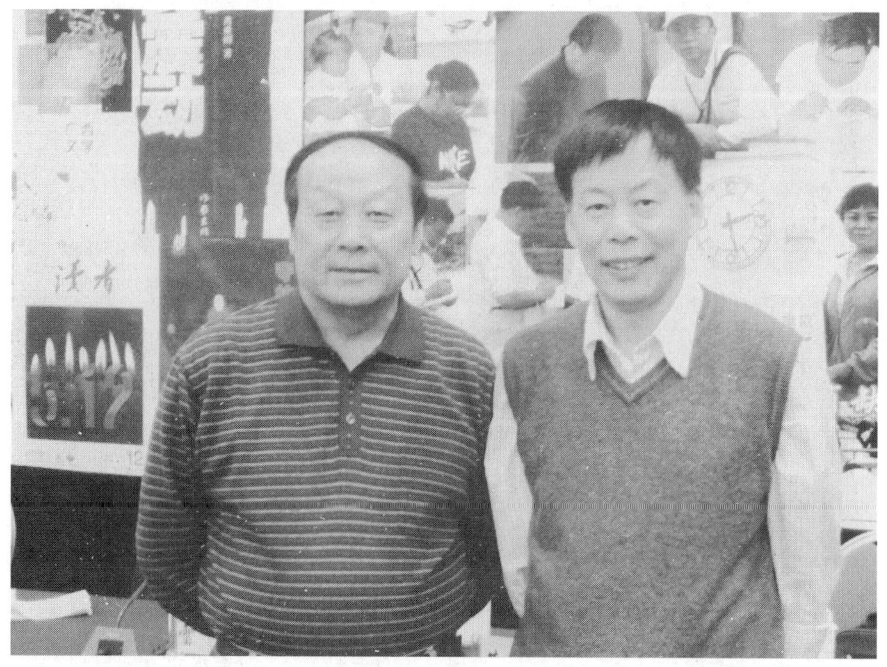

2009年5月，王蓬在兰州参加全国地震文学会议与浙江作家黄亚洲合影

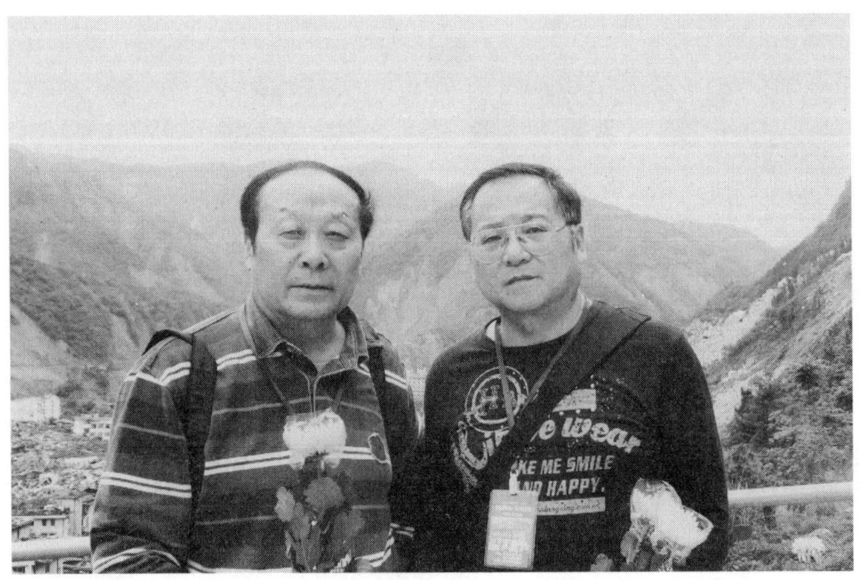

2009年5月，王蓬与四川作家邓贤在北川

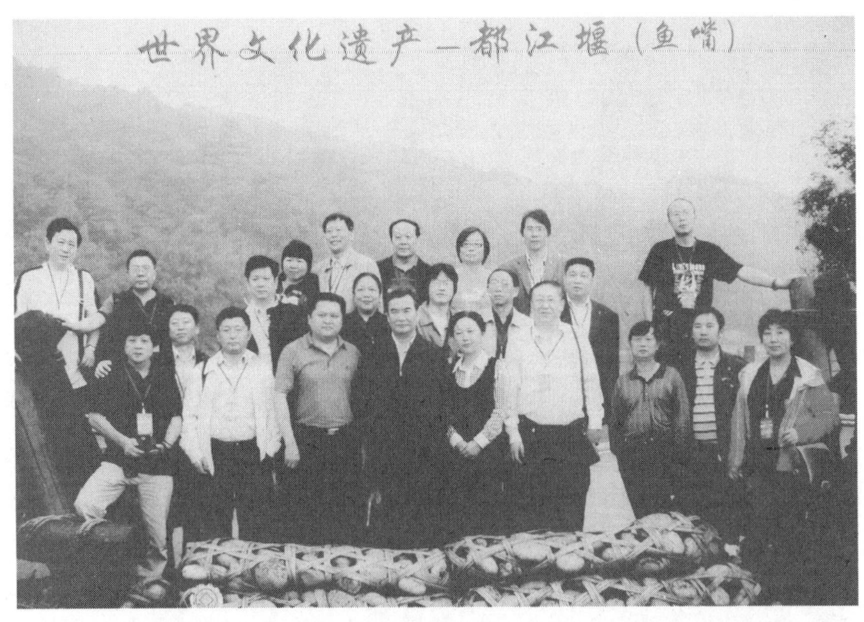

2009年，中国作协组织纪念“5.12”汶川地震一周年活动。李冰、高洪波、何建明、黄亚洲、阿来、关仁山、王蓬、李鸣生、王松、徐坤、乔叶、孙晶岩、罗章伟等人参加

在此期间，陈忠实曾诚挚地邀请王蓬去省作协任专职副主席，他却婉言谢绝。倒是担任过汉中市长、书记，时任陕西省委常委、省委宣传部部长的胡悦说得真切："王蓬是为文学而生，也为家乡而生。王蓬是属于汉中的。文化人是一个地方的名片。从这个意义上讲，王蓬就是汉中的名片了。"①

汉中市委书记田杰在《王蓬文集》首发式上说："汉中是王蓬的创作之源、之根，而王蓬是汉中之骄傲、之杰出代表。我们刚刚获得历史文化魅力城市称号，我觉得王蓬及他的作品就是魅力汉中的一个要素。因此，推介王蓬、宣传王蓬的作品，就是在宣传魅力汉中。"②

在比较全面地了解了王蓬担任多项职务的背景和由来，学者、文友、官员对王蓬任职前后的评判之后，相信对王蓬如何对待创作与任职，以及如何处理这两者之间的关系，会有一个客观冷静、公平公正并更接近事实的判断。

---

① 韩梅村主编:《王蓬的文学生涯》,社会科学文献出版社 2008 年版，"序言"。

② 田杰:《文学是跳动的历史，是凝聚的力量》，韩梅村主编:《王蓬的文学生涯》，社会科学文献出版社 2008 年版，第 182 页。

第十五章
西行情结

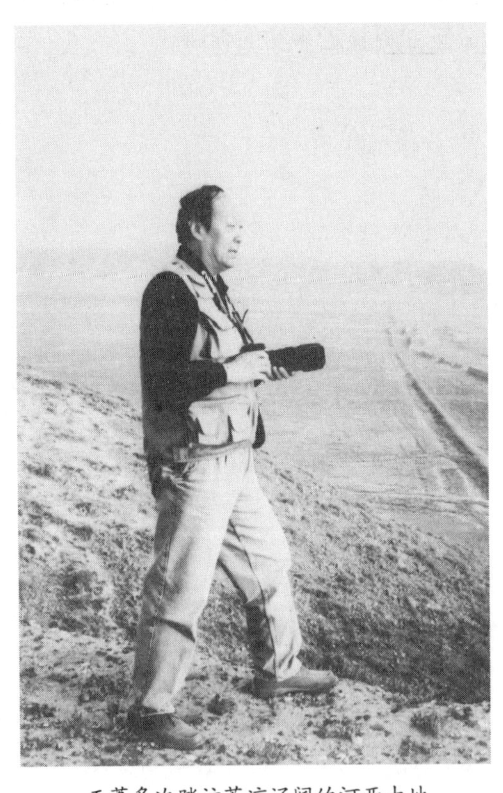

王蓬多次踏访苍凉辽阔的河西大地

据《王蓬年谱》统计，在历时十年（1992—2001年）全程踏访七条蜀道，完成上、下两卷60万字的《山河岁月》(太白文艺出版社1999年版)、《中国蜀道》(中国旅游出版社2008年版）的同时，王蓬又先后25次西行（与踏访蜀道有年代交义），完成《从长安到罗马——汉唐丝绸之路全程探行纪实》(文化专著两卷）(太白文艺出版社2011年版)，2013年英文版由太白文艺出版社和美国图书公司联合出版。同时完成《从长安到拉萨——唐蕃古道全程探行纪实》(文化专著两卷）(西安出版社2012年版)。

中国西部原本是一个地理概念，中华大地自汉唐拓疆，东西绵延万里，自然就有东西南北的方位区划。若按地形划分，西部通常是指黄河与秦岭衔接处，即陕豫交界的风陵渡以西，含陕西、宁夏、甘肃、青海、新疆、重庆、贵州、云南、四川、西藏等广大地域。

若以此说，25次西行并不包括1981年冬陕西作协读书会结束后，王蓬、叶广岑、马林帆、文兰等的川滇黔桂之行；1994 年中国作协组织的广西之行；2009 年中国作协组织的重返汶川灾区以及王蓬利用假日探访陇南仇池山、天水麦积山、武都万象洞等短暂西行。这里所指的西部之行是以给他留下的印象、解决的问题以及达到的目的作为标准来计算的。1983 年冬第一次到兰州，参加中央文讲所的考试，由于关乎他坚守的文学事业，更由于穿城而过的黄河从青藏高原奔腾而下的气势所留下的难忘印象，他把这次的兰州之行定为第一次西行。

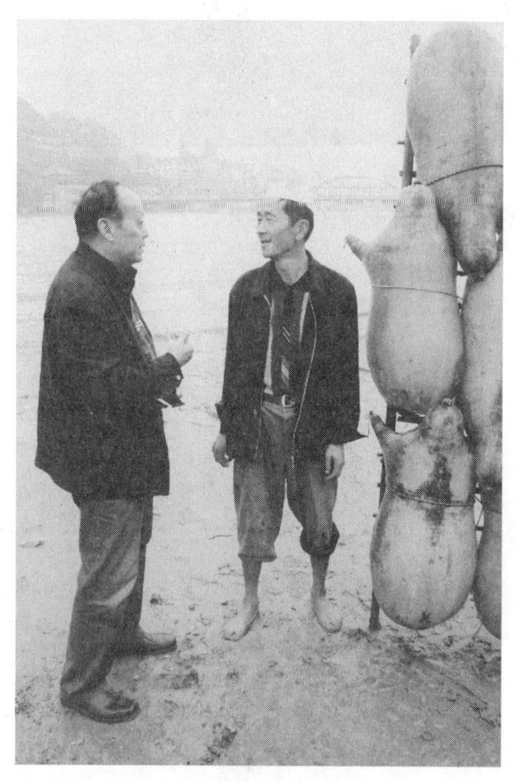

王蓬与黄河筏工

在别人眼中，西部荒原上寒风凛冽，大漠戈壁，彻骨荒凉。猎奇探险，考察丝路，三五次足矣，王蓬为何能西行 25 次之多？是天性？兴趣？为研究学术问题？还是结识历史人物？我们需要破译他的西行情结。

在《从长安到罗马——汉唐丝绸之路全程探行纪实》的“引言”中王蓬曾说：“丝绸之路起于长安。我的故乡也恰在长安，出于对先贤志士的敬仰，对汉唐辉煌的神往，从孩提时代就常听父辈讲述昔日长安，指点大小雁塔。母亲曾居住的二府街正濒临唐时所遗通济坊，此种情结，深藏心底。日后所居汉中，又系丝路开拓者张骞故乡，参观或陪人参观，也不知去了多少趟，其故里松柏森森，墓冢犹存。纪念馆舍中的沙盘图表，将从长安到罗马的丝路赫然标明，每每细观，内心便被搅动。推想两千年前，关山阻隔，车马不易，沿途地域多处正在敌对战争状态的匈奴辖区，凶吉难卜，充满险情，然张骞毅然前往义无反顾，先后两次被匈奴扣押，长达十余载，仍不忘使命，冒死西行，到达大宛国（今属乌兹别克斯坦的费尔干纳盆地)。又历千辛万苦，回国述职，百余随从，仅剩二人，但却探明西域三十六国国情，为将占全国六分之一版图的新疆纳入祖国打下先期基础，这是何等感天地泣鬼神的壮举。”

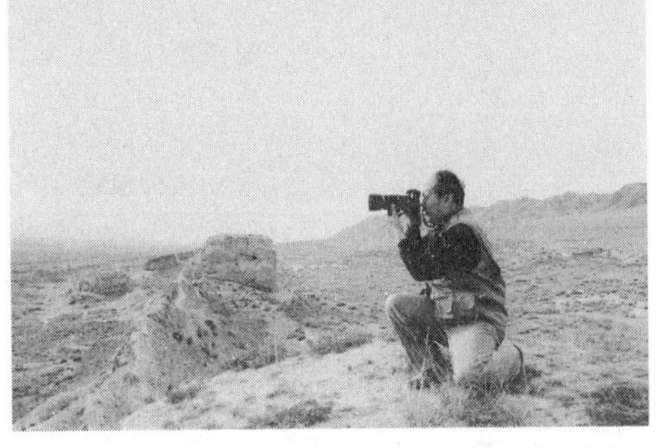

在林则徐流放新疆日记中记载的山丹定羌庙拍摄，得到的不仅是图片

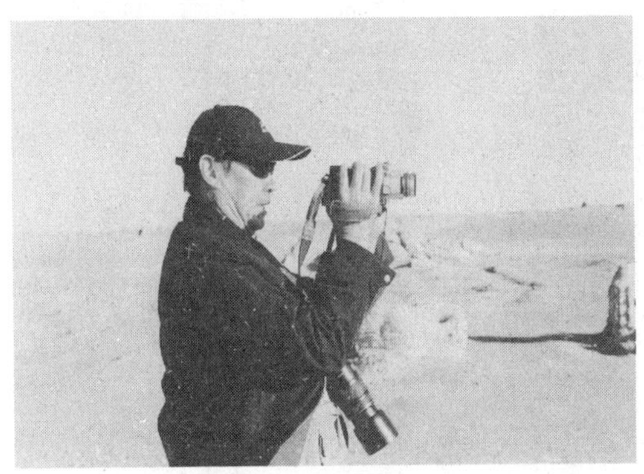

在当年瑞典探险家斯文赫定发现居延汉简的黑水城考察，对这种事有浓厚不衰的兴趣

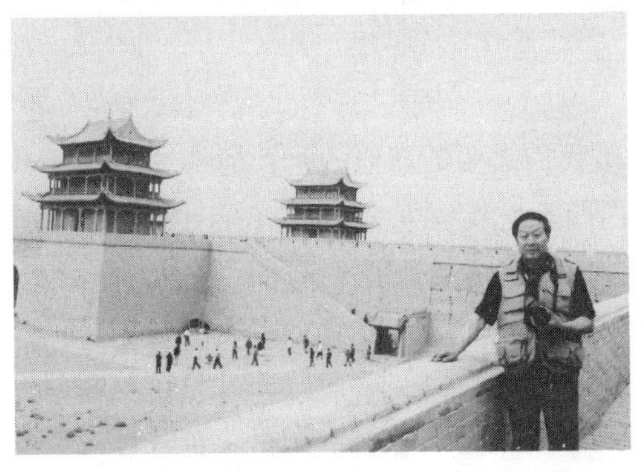

在嘉峪雄关

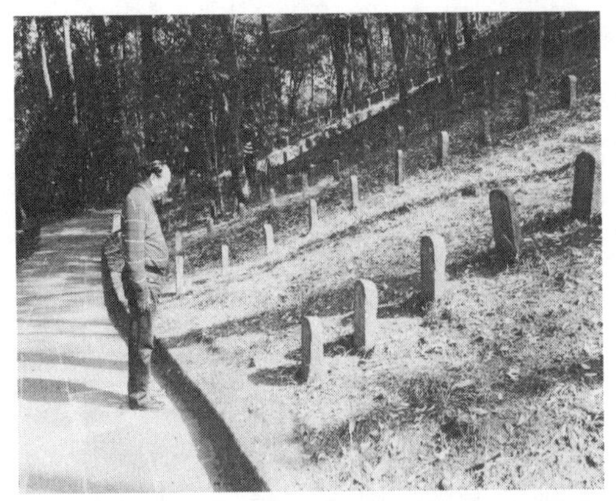

在腾冲国殇陵园

探险猎奇，寻访未知原本是人的天性，值得庆幸的是他日后又以写作为业安身立命，干乐意干的事情最为惬意。若从 1983 年西出兰州算起，至今已有 20 次踏上西行之路（截至《从长安到罗马》2010 年交稿，不包括之后的西行）。其中八次为自备车辆，从长安出发，沿古丝绸之路历经咸阳、宝鸡、天水、兰州、武威、张掖、酒泉、额济纳、嘉峪关、敦煌、哈密、鄯善、吐鲁番、阿克苏、喀什、伊犁、阿尔泰等丝路名城重镇；并在中国作协支持下，出访巴基斯坦的伊斯兰堡、拉合尔、犍陀罗，直到濒临阿拉伯海的卡拉奇市。之后，应法国文学院邀请，陕西作协组团访问欧洲数国，最终到达丝路终点罗马。前后行程数十万公里，所行也恰为当年张骞、班超、甘英、法显、玄奘等先贤志士所经路线。

其实，踏上丝路方才知晓，丝绸之路不仅指的是从长安出发，越关陇河西、塔里木河流域直达欧亚的具体路线，历经千年积淀，“丝绸之路”已成为一种沟通交流的文化符号。不仅传统丝路，举凡草原丝路、回纥丝路、西南丝路都应纳入其范畴。唯其如此，王蓬深感其广博无边，让人乐此不倦，探究不尽，学习不尽，也写作不尽。

尽管王蓬在前文自述中把西行的由来、目的做了表述，但并不能完全取代在一次次的具体探访中，面临广袤无垠的大漠，荒无人迹的戈壁时，由审美的疲劳，无味的枯燥而引发的心灵的焦躁和兴趣的减退，这往往会导致探访次数的减少乃至中断。那么，他是如何解决这一问题的？

据王蓬说，探访丝路，阅读典籍与实地踏勘，实乃鸟之双翼、车之双轮，缺一不可。好在有探访蜀道的经验，所到之地，寻访书店尤其是古旧书店，必有收获；再是拜访沿途学人，如天水作家王若冰，兰州学人、教授、作家季成家、梁胜明、王家达，山丹作家陈淮，张掖文联贺冬梅（裕固族），肃南摄影家王政德（藏族），学者铁穆尔（裕固族），嘉峪关市电视台台长胡杨，喀什诗人赵力、政协马树康，乃至巴基斯坦的友人等，或是赠送书籍，或是提供线索，或直接带去书店，多次购得书籍成包成箱寄回，下面所列不过十之二三。

《丝绸古道上的文化》，[德] 克林凯特著。

《草原丝绸之路与中亚文明》，张志尧主编。

《沙埋和阗废墟记》，[英] 斯坦因著。以上三种均为新疆美术摄影出版社 1994 年版。

《塔里木河传》，王嵘著，河北大学出版社 2001 年版。

《西北远征记》，宣侠父著，甘肃人民出版社 2002 年版。

《西北视察记》，庄泽宣著，甘肃人民出版社 2002 年版。

《西行日记》，冯峻光著，甘肃人民出版社 2002 年版。

《宁海纪行》，周希武著，甘肃人民出版社 2002 年版。

《湟中纪行》，阔普通武著，甘肃人民出版社 2002 年版。

《皋兰载笔》，陈奕禧著，甘肃人民出版社 2002 年版。

《度陇记》，董醇著，甘肃人民出版社 2002 年版。

《伯希和西域探险记》，[法] 伯希和著，云南人民出版社 2001 年版。

《中国历史地理概述》，邹逸麟编著，上海教育出版社 2005 年版。

《房龙地理》，[美] 威廉·房龙著，河北教育出版社 2004 年版。

《中国历史地理学》，蓝勇编著，高等教育出版社 2004 年版。

《敦煌·阳关·玉门关论文选萃》，纪忠元编，甘肃人民出版社 2003 年版。

《长城》，马建华、张力华著，敦煌文艺出版社 2004 年版。

《西宁历史与文化》，芈一之主编，辽宁民族出版社 2005 年版。

《中国国家地理》，马跃主编，光明日报出版社 2004 年版。

《世界国家地理》，翟文明主编，光明日报出版社 2004 年版。

《汉匈四千年之战》，周锡山著，上海画报出版社 2004 年版。

《丝绸之路》，[瑞典] 斯文·赫定著，新疆人民出版社 1996 年版。

《哈萨克斯坦》，赵常庆编著，社会科学文献出版社 2004 年版。

《乌兹别克斯坦》，孙壮志等编著，社会科学文献出版社 2004 年版。

《土库曼斯坦》，施玉宁编著，社会科学文献出版社 2004 年版。

《万里行记》，曹聚仁著，三联书店 2000 年版。

《新疆文史资料精选》（1—4 卷），新疆人民出版社 1994 年版。

《喀什文史资料》（1—5 卷），喀什地区政协编印。

《无法尘封的历史》，钱念孙著，安徽教育出版社 2005 年版。

《神明之地》（两卷），王鲁湘著，文化艺术出版社 2005 年版。

《与玄奘同行》，张讴著，团结出版社 2004 年版。

《藏边人家》，[美] 巴伯若·尼姆里·阿吉兹著，西藏人民出版社 2001 年版。

尽管以上所列不过一小部分，仍不难发现王蓬关于丝绸之路的中外名著阅读量大、面广、线繁。他的经验是先大量广泛粗读，发现相关的、必须了解清楚的和感兴趣的课题，再去粗留细，不断地发现和提出问题。

例如，王蓬之所以对拉卜楞寺深感兴趣，是因为在兰州城隍庙地摊购得成套的《兰州文史资料》，读到相关的史料。抗战时节，国民政府曾号召全国捐金购买飞机。其时，群情激昂，踊跃献金。富裕省市捐机十架，贫困省份举全省之力不过捐献几架，豫剧演员常香玉四处巡演，捐赠一架飞机曾轰动全国。但甘南拉卜楞寺竟一次捐献银圆可购 30 架飞机，却被岁月湮没。王蓬在赞叹之余，又生疑虑：区区边地，分散牧民，何以筹得巨款？这就成为要弄清楚的问题。

再如《史记》记载，霍去病于公元前 121 年的春秋，两次“将万骑出陇西”大破匈奴，使千里河西归汉，这个重大的历史事件，史学界并无争议。史书记载：“来去六日，驰骋数千里，如狂彪突进。”1936 年 10 月，红军西路军两万多人仅渡河就用了五天五夜。霍去病万人万骑，无桥无船，春秋时节，河不结冰，也无法踏冰而过。他是从哪里、用什么办法过的黄河呢？

还有清末与谭嗣同、陈三立、吴彦复并称“四公子”的陶保廉，其父陶模为晚清重臣、封疆大吏，在陕、甘、新数省任知州、知府、巡抚、总督。陶保廉随父久居西北，写下对西部山川、城池、村镇、驿道、关隘、桥梁、古迹、寺庙、民族、人口、风俗、物产、教育、民风等多所记载的《辛卯侍行记》。这本书自购得，便为王蓬西行必携，每每与之对照，可发现沧海桑田，古今变化。还有林则徐贬流新疆时，在《荷戈纪程》中记述的黄河铁桥在何位置？林一行还在山丹定羌庙避雨、烤衣、用餐，如今山丹定羌庙还有无遗迹？

发现问题，则引发兴趣，进而引发一次次西行。每次行前，王蓬总要整理出记在小本上的少则八九个，多则十几个问题再出发。

在多次西行过程之中，给他留下印象至深的并非域外风情和众多古迹，在那些地方，虽也激动，毕竟只是匆匆过客。真正让他牵魂的倒是关陇河西、天山南北，是圣洁的雪山和无垠的草原，是曾经行走的海拔超过4000米以上的祁连山、阿尔泰山山脉的腹地，草原丝绸之路穿越的额尔齐斯河流域。至于草原，则去过川西北的阿坝草原和若尔盖草原、甘肃的玛曲草原和甘南草原、青海的日月山草原和海北州草原、内蒙古呼伦贝尔、锡林郭勒及阴山大草原、宁夏贺兰山下草原、新疆天山脚下那一望无垠的绿色草原、甘肃祁连山下那长长的没有尽头的草原……

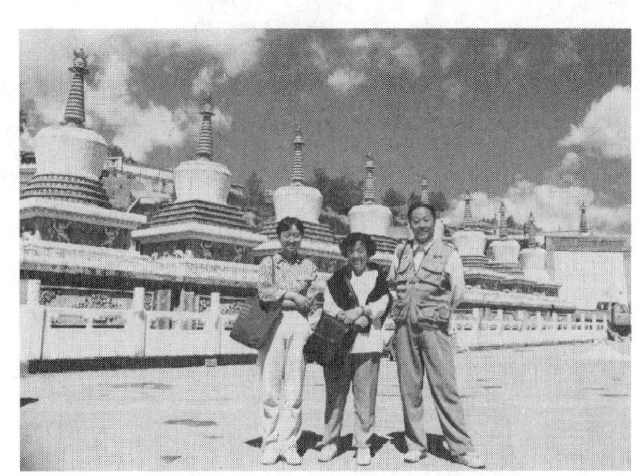

1997年，与妻女在青海塔尔寺

那些山峰称得上峰峦突兀、天荒地老，座座都在无与伦比的蓝天白云映衬之下，逶迤而行绵延不绝，整齐划一的雪线是它们永恒的一致，山顶雪龙蜿蜒，冰川壮丽；山腰冷松茂密，隐鹿走熊；山下大面积的油菜花怒放，青稞浪翻滚，构成无比壮观、无比雄阔的画面。白炽强烈的阳光下，艳丽无比对比分明的色彩如同巨幅油画般逼人眼目，让他心灵震撼，自觉渺小，由此对苍凉辽阔的西部山水产生崇拜，产生一种挥之不去的敬畏！这种感觉一旦产生便会不断重复，往往在惶惑不安时慢慢地不知不觉地在心头再现，提醒和呼唤他放下手中的一切，从喧嚣、纠葛中悄然退身，不露声色地收拾行囊再次西行。每去一次都有新的发现和震撼，灵魂也如同经过一次洗礼，于是再也忘不掉那些雄阔莫及的大山，皑皑泛银的雪峰，寥廓无涯的荒原和湍急咆哮的溪流，滴翠的冷松和铺

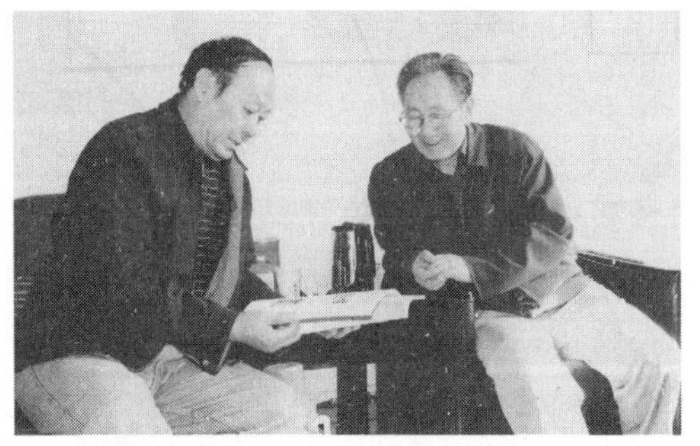

王蓬在西北师范大学《丝绸之路》编辑部与季成家教授交谈

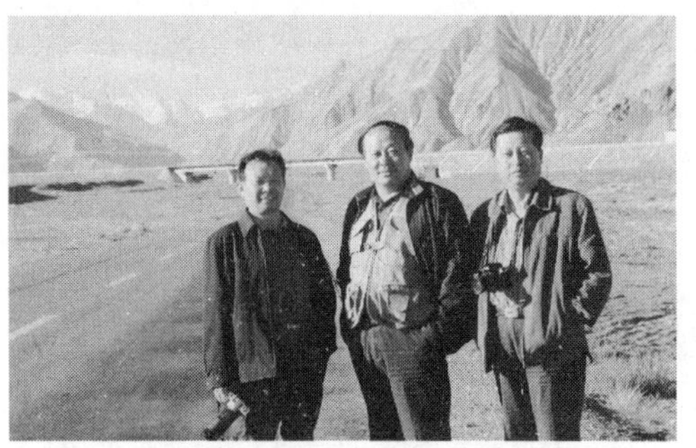

2006年，在昆仑山口。左起：吴全民、王蓬、王维宾

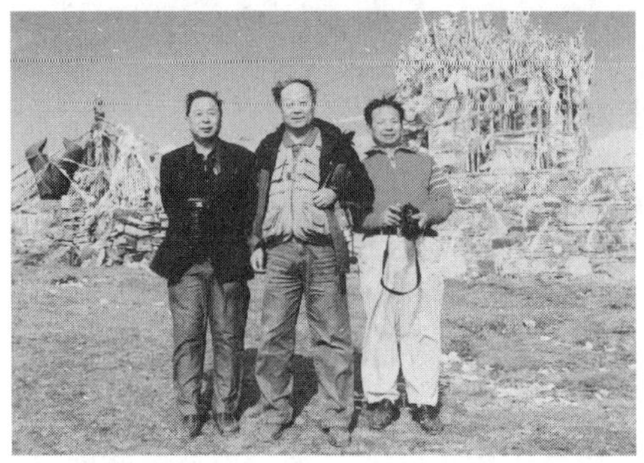

2011年7月，与卢惠杰、吴全民探访黄河源头

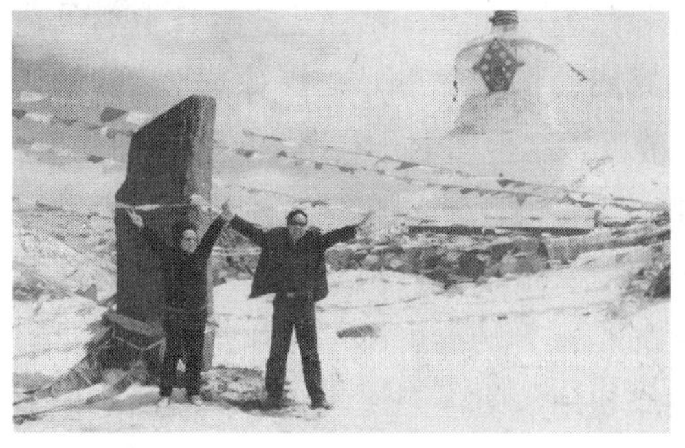

王蓬携夫人在海拔4300米的折多山口

满整个祁连山腹地的油菜花，映得天也成金，地也成金。正是那片灿若云霞的河湟谷地纠正了他对西部荒凉贫寒的偏见，由三万余件四千年前的乐都柳湾彩陶组成的庞大军阵，无声地告诉他这里的先民在史前已开始了以农耕为主的定居生活。当他漫游于这彩陶世界，看着造型如此奇特丰富，色彩如此艳丽多样所产生的震撼与联想，绝不亚于西安秦兵马俑或北京紫禁城带给他的震撼与联想。

付出就有收获，探访丝路发现和提出的问题一个个获得解释和明了，这就是最大的回报。比如拉卜楞寺抗战时为何能捐30架飞机，就在何正璜女士写于20世纪40年代的《东方的梵蒂冈——拉卜楞寺》中获得解释。

何正璜女士为著名文博专家，其先生为我国美术教育先驱王子云。1940年，王子云被国民政府任命为西北艺术文物考察团团长，曾对以敦煌莫高窟为代表的文物古迹进行系统的考察，何正璜任考察团秘书。他们有幸参加了在拉卜楞寺举办的一场蒙藏联盟的盛大婚典，其时，主持寺庙的活佛为嘉木祥五世，原籍西康理塘，作为转世灵童入住拉卜楞寺。其兄黄正清亦是一位传奇人物，时任甘南保安司令，为掌握藏兵的实权人物，正是他驮载着数麻袋银元到战时陪都重庆捐金购机。其夫人亦为藏族贵族，容颜端整，仪态大方，曾创办甘南首座女子学校，并任校长。这次亦是他的长子迎娶拥有甘南蒙古7000户牧民的蒙古亲王之女，其场面宏大豪华，让人叹为观止。何正璜在文章中写道：

> 客人络绎不绝，所送礼品大约均是现洋、豹皮、狐皮、猞猁皮、貂皮、獭皮及藏人手工所织之“褐子”等，我们立于廊下静观，一藏民自提名贵之皮毛一捆，后随一衣着破旧之藏人，背一桶状物，内满盛雪白之银圆，由接待送礼者引至大厅中，我们才看见里面已堆满了皮毛及现洋，皮毛并未分类，堆了大半间房，现洋也已堆成高丘，当这藏人倾倒其桶内之现洋时，白亮之光，铿锵之声，令我呆了半天，因为我实在有十多年未见过一块现洋了。尤其在这成山的现洋，恐怕除了当年银行的出纳，常人也定少见及，我们手包中尽是法币，谁知道许多银圆原来却在这里。送礼人将礼物放下后，即由招待在院中为其置一碗羊肉，一碗酒，几根似油条之食物，送礼者即坐下休息，一面吃酒，一面看舞蹈，吃毕即辞去，临行由招待拿出一只生羊腿，送礼人即藏入怀中，欣辞而去。我们看完这有始有终的一段，也就辞出，因接连送礼者不断，而礼物及仪式均完全相同也。

王蓬以为，这便足以解释甘南拉卜楞寺何以有巨款为抗战捐献30架飞机。其实，钱不捐献用于购飞机，也会拿出来修寺庙，这对世代生活在宗教气氛浓郁的藏区群众来说是寻常事情。

关于霍去病渡河之处，在考察了黄河上游青海、甘肃、宁夏炳灵渡、临津渡、金城渡、虎豹口、嶝口等多处古渡，并沿史书记载两次穿越祁连山，到达霍去病驰骋过的焉支山、居延海及酒泉，实地踏访过后，王蓬认为：当年霍去病只能选择较大支流尚未汇入黄河的上游，趁水势较小，直接涉水过河，进入青海境内，再沿大通河越祁连山，进入河西走廊，这样才有可能在六日之内“过祁连、抵焉支山”，突袭匈奴，夺得千里河西。俗语“马浮江，牛浮海”，意思是牛马都有一定的涉水本能，若组织有序，选择河水平缓无激流险滩处，涉渡黄河是可能的事情。另外，又曾在西藏博物馆看到一张骑兵骑马涉渡长江上游沱沱河的情景，那是1951年解放西藏时，西北军区骑兵团从青海方向进入西藏，从图片上看，其河口水量不比黄河差，这说明战马直接渡河的可能性。综上所述，王蓬更坚定了自己的推想：霍去病当年渡过黄河的渡口，只能是临津渡。

只要寻叩丝路，就绕不开古今中外一位位在丝绸之路上拓土开疆、建功立业、创造传奇的人物：张骞、班超、霍去病、细君、解忧、冯嫽、王昭君、玄奘、成吉思汗、林则徐、左宗棠，当然还有来自西方的伯希和、斯坦因、李希霍芬与斯文赫定。

让王蓬羡慕不已的是19世纪德国地理学家李希霍芬，他曾七次来中国进行地理考察，在其多卷本的著作《中国》一书中，首次把“从公元前114年到公元127年间，中国与河中地区以及中国与印度之间，以丝绸贸易为媒介的这条西域交通路线”，叫作“丝绸之路”。这一率先概括，既说明问题又富于色彩，迅速被各国学者所接受。

但王蓬在多次踏访丝路后发现，这仅仅是一种“说法”，或者说有了一个较为统一的“称谓”，因为实际情况，无论是时间、空间，还是交易的货物都远比李希霍芬提出的要丰富复杂得多，这也就为后来的踏访研究者留下了一个很大的探索空间。

那么，怎样才能对“丝绸之路”做出更接近事实的概括呢？

王蓬大约在第15次考察“丝绸之路”时产生这个念头的。当他穿行于河西走廊、塔里木河流域、伊犁河谷，在312国道的尽头，中哈边境霍尔果斯口岸，远眺对面一望无垠原属于中国的领土时；在林则徐贬居边陲的惠远古城、伊犁将军府徘徊时；在清代平定准噶尔叛乱的格登碑拍照记录时；在独自冒着细雨在当年班超的驻地追寻先贤足迹时；在遥远的边城喀什逗留达月余，他仍感时间仓促，觉得还需和当地学者交流，还需要去实地察看。因为这些丝路重镇不仅是长途贸易的转运点，也是东西多种文化的会合点。正如季羡林教授所指出的：“世界历史悠久、地域广阔、自成体系，影响深远的文化体系只有四个：中国、印度、希腊、伊斯兰，再没有第五个，而这四个文化体系汇流的地方只有一个，就是中国的敦煌和新疆地区，再没有第二个。”

借助这样的文化武器，再探丝路，王蓬只觉得早先模糊的、一知半解的悬念、问题、古国、民族、人物逐渐明了清晰，心中有了底气和自信，丝绸之路在他心中不再是一种“说法”，一道命题，一个概念，而是变得鲜活生动，可触可摸。他终于可以就丝绸之路说出自己的想法了：

> 丝绸之路是在漫长的历史岁月中，由不同国家、不同民族、不同职业、不同目的的千千万万的人前赴后继，踩踏和开创出来的。这当中除了负有官

方和精神使命的官员、军人、僧人，更多的则是由于利益驱使，汇聚到丝路来的商贸驼队。他们大多是短途贩运，货物从一个城市到另一个城市，商队从一个国家到另一个国家；丝路自身也会由于战争或自然灾害，此塞彼通，成网状发展。商品多次接力运送，道路多条通塞会合，最终组合构成长达7000公里，沟通欧亚的丝绸之路。在长达千年的过程中，不同国家、不同民族、不同信仰的人群，为达到交流、交易的目的，又会不断地互相适应、互相影响，各自以自己独特的文化背景去影响对方，结果是人类的视野不断扩大，精神不断开放，文化不断积累，因而丝绸之路在学者们的眼中也成为一条海纳百川，沟通东西，探究不尽的“文化运河”。

《从长安到罗马——汉唐丝绸之路全程探行纪实》由5卷、100篇作品，近500幅图片构成，共约70万字（50万文字，20万字版面的图片），先后20次西行，历时12年完成，全面展示的便是这个探寻过程。在具体写作中，他力图勾勒出丝路风貌、风物风情、历史事件与人物剪影，尽可能表达出自己亲历、亲见、亲闻的种种感受与心路历程，让人看到从长安到罗马这个巨大的空间中丰富的历史文化内涵。点滴之水固然不足以构成江河之澎湃，却可映日月之光辉，况且人类文明薪火相传，原本也系点点滴滴，不绝于缕。他把这样一句话作为写作该书的目标：“如果您的一生仅仅需要读一部关于丝绸之路的书，就请您阅读这本。不管是读完其中任何一卷或是随意的几篇，或者仅仅是欣赏作者拍摄的现场与遗址图片，深信，您都会为本书众多的真实人物的传奇经历和真实历史事件本身的魅力所吸引；同时还会感到全书自始至终充满对历史、对山川、对自然的敬畏之情和拳拳之心。深信，您只要打开本书便会有意外且不俗的收获，或多或少……”

从蜀道到丝绸之路，再到唐蕃古道，王蓬最终完成丝路三作：《从长安到川滇——秦蜀古道全程探行纪实》(蜀道系列)、《从长安到罗马——汉唐丝绸之路全程探行纪实》《从长安到拉萨——唐蕃古道全程探行纪实》，引发关注和评论，获得多项奖励。

杨建民教授说：

在我的阅读视野中，还没有见到有哪位中国作家像王蓬这样，敢于涉足蜀道、丝绸之路、唐番古道这样广博复杂的领域。诸多古道由于起始年代不同，承担的功能不同，发挥的作用亦不同。涉及许多重大的历史事件，或重要的历史人物。且因年代久远，史料缺乏，兵毁火焚，遗迹淹没，要梳理清

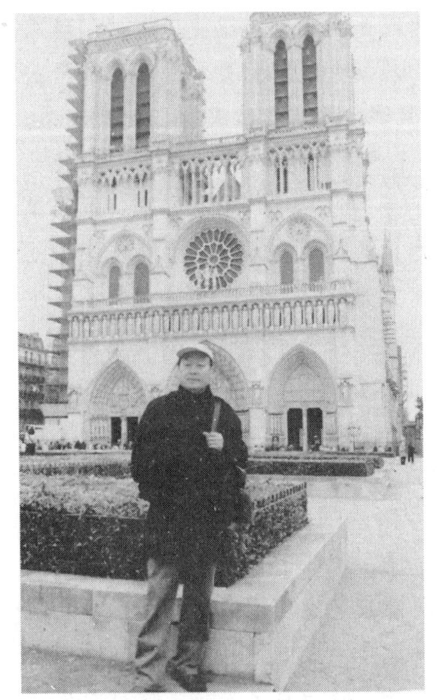

2003年，在巴黎圣母院前

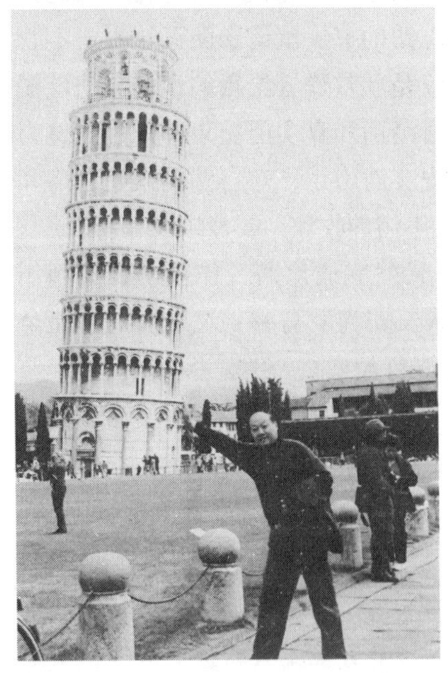

2003年10月，在意大利比萨斜塔前

楚再讲述明白是很不容易的事情。包括一些专门学者，往往一个领域便要付出毕生的精力。比如蜀道褒谷口的石门石刻，自唐宋以降，研究者代不乏人。遗憾的是学人著述，过于专业，难免枯燥。往往只在业内流传，很难普及。那么王蓬是如何解决雅俗共赏吸引读者这个问题的？我以为基于五点，一是王蓬涉足古道时，已是一位形成自己鲜明特色的成熟作家，能够把握全局，往往寓政治风云于风情画中；语言清新隽永、通晓畅达、善于叙事。二是王蓬原本对历史就有浓厚兴趣,为涉足古道做了充分准备。据王蓬《我的“中国蜀道”写作前后》中讲，他在北大学习时看到美国作家房龙写的《房龙地理》，用文学手法描写山川河流、乡村城镇，乃至一个国家,就被这种手法吸引，只觉许多固态事物都鲜活起来。三是王蓬的阅历。十岁随家迁陕南乡村二十四年，亲身务农十八年。王蓬回忆：“父亲经四清、历‘文革’、遭歧视、受屈辱；更曾拉车、伐薪、筑路、挨饿；历九死而一生，非坚韧无以图存。”何尝不是写他自己。他从苦难中收获的是坚韧和毅力。苦难反而使他宽容豁达，我见到的王蓬每张照片都微笑着，仿佛苦难与他毫不相干。探寻古道需要吃苦、持久，战胜孤寂与枯燥，王蓬无一不备。四是王蓬的天性。敏锐、热情，对任何新鲜事物都充满好奇，有种追根寻底的精神。按说，童年是培养兴趣与志向的最好时光，偏偏王蓬十岁后就失去童年。庆幸的是他没有被苦难击倒，甚尔好奇的天性反而促成他在特殊的社会角色中保持一种被边缘，远距离观察和辨识事物的清醒。可贵的是这种清醒在他身上沉淀下来，日后运用到创作之中。每每把要描写的对象当作第一次看到的新奇事物来表现，突出新鲜感和现场感，把他的发现与感受传递给读者，形成王蓬文史行走作品一大特色。五是得力于不断的探索学习。我们在《中国蜀道》、《从长安到罗马》、《从长安到拉萨》中都看到书尾附有大量参考书目。否则，也不可能把枯燥复杂的史籍讲述得通晓明白。但我以为关键还是王蓬在文本、文字上下足了功夫。几乎每篇作品、每个章节都讲究谋篇布局，注重跌宕，绝不重复。王蓬始终认为文字是文学根本，他崇敬的作家都是创造过经典文本的作家，托尔斯泰、契诃夫、梅里美、鲁迅、沈从文、孙犁等。因此带来其作品语言清新简洁，优美朴素，如行云流水；文史作品则蕴深旨远，凝重隽永，如风俗长卷，充满艺术感染力。

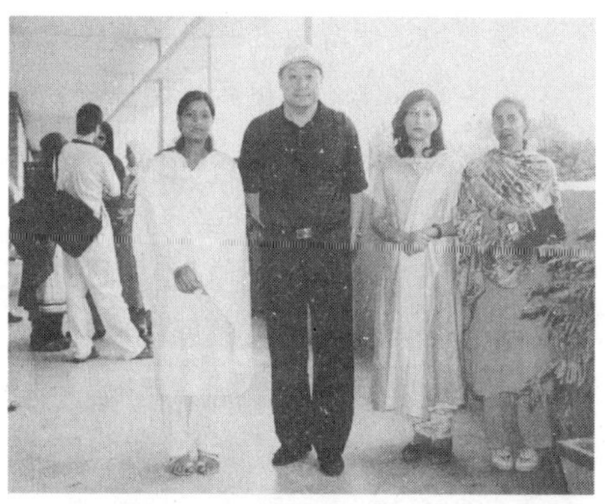

2001年，在巴基斯坦卡拉奇大学

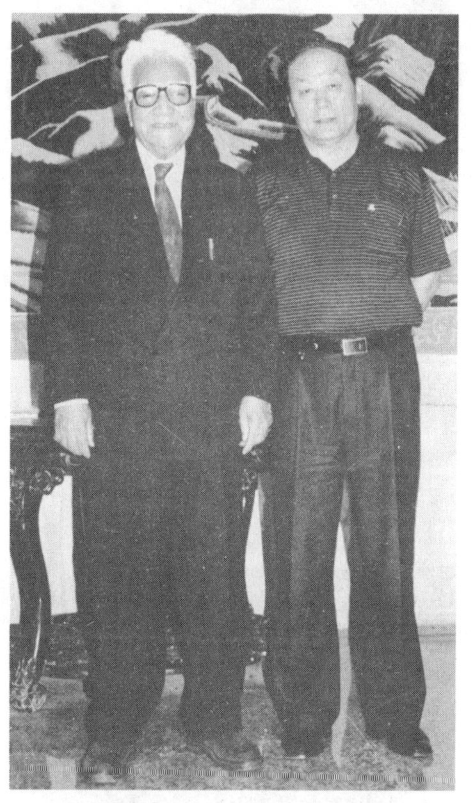

与巴基斯坦老作家肖克特·色迪基

这便是王蓬探寻古道文史结合取得成功的根本原因，其积极作用是在学术著作与广大读者之间架起桥梁，用优美简洁的文笔把枯燥复杂的历史、民族和宗教问题叙说明白，传播给读者，唤起人们对祖国大好山河的热爱；对塞外古道边陲大漠的兴趣；对先贤拓土开疆丰功伟业的敬重；把金戈铁马和霓裳歌舞，大漠孤烟和边塞秦月的浪漫吟唱转换成具体场景和可读故事，也提高年青一代的自信心和凝聚力，可谓功莫大焉。随着岁月推移，意义会益发彰显。

著名文学评论家、原《小说选刊》主编阎纲说：“陕西出了个徐霞客。王蓬先后二十次沿丝路之路重镇西行到喀什，后来出访巴基斯坦，又周游欧洲各国，最后到达丝绸之路终点罗马。从长安到罗马，多么逶迤，多么神奇啊！我在季成家

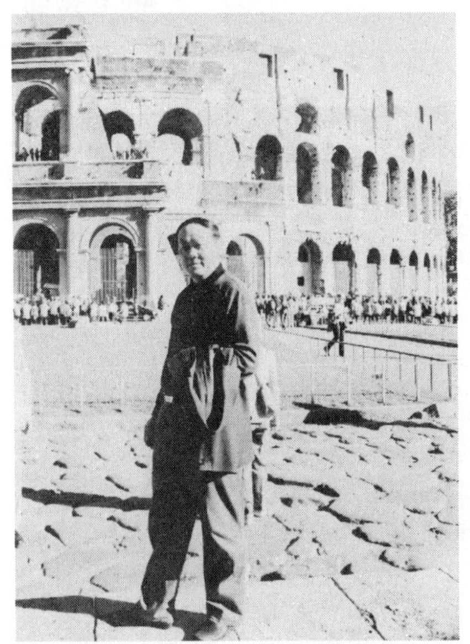

2003年10月，在丝路终点罗马

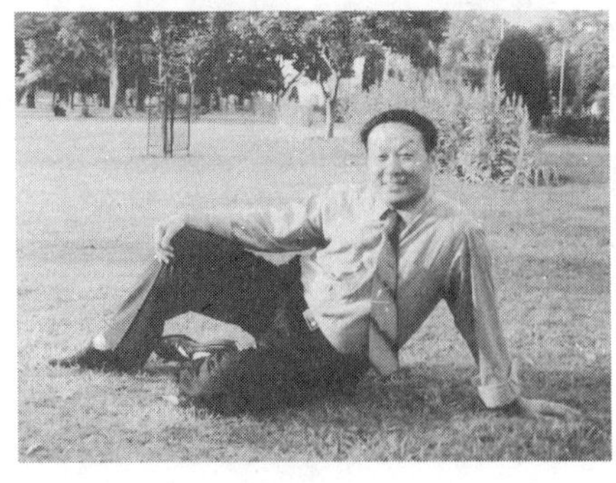

2001年，在西南丝路终点古印度濒临阿拉伯海的卡拉奇

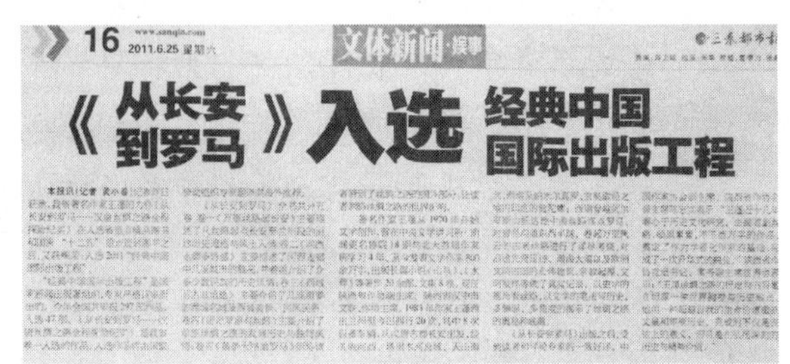

16 2011.6.25 星期六 文体新闻·娱事

《从长安到罗马》入选 经典中国国际出版工程

《三秦都市报》《文化艺术报》介绍王蓬和他的著作

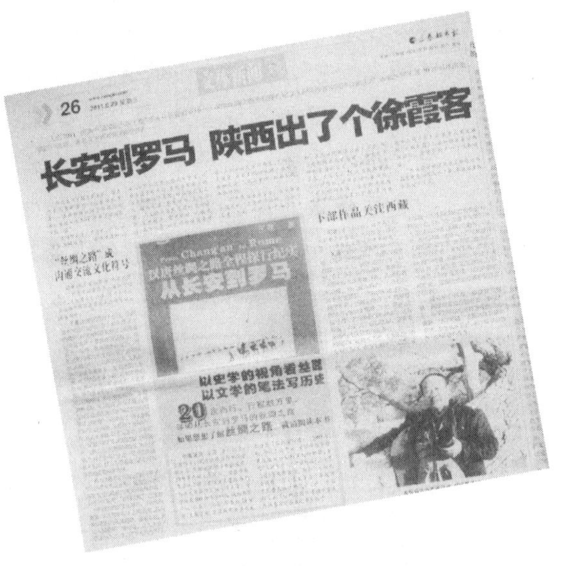

26

长安到罗马 陕西出了个徐霞客

从长安到罗马

以史学的视角看丝路 以文学的笔法写历史

主编的《丝绸之路》上读到他大量的西域记行，为他的毅力和才情所叹服。”

宁夏回族自治区文联副主席、著名回族作家查舜说：“王蓬的作品给我们的启示是：对于一个想成就一番事业的人来说，大都要有一个比较宽阔的胸怀。只有这样，才有可能对国内国外各个地区、民族和国家的人和事毫无偏见，这部书中仅是那每一份素材的获得，都不知跑了多少路、问了多少人、翻了多少书、吃了多少苦，这是那种患得患失的小心肠人根本不可能去做的事情。”

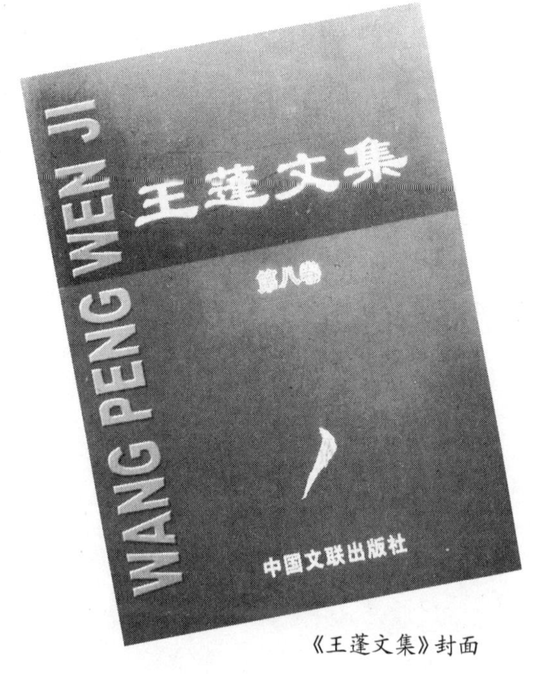

《王蓬文集》封面

湖南省作协副主席、著名作家聂鑫森说：“这部作品不是一般意义上的文化散文或文化随笔，而是表现出了王蓬学养上的扎实功力，融实地勘查，史乘考证，文字叙述于一体，浪漫地抒情与严谨的辨析相携而行，久远的历史与亲近的现实息息相关，情境、文境、史境互为叠合，摇曳多姿。”

江苏省作协副主席、著名作家赵本夫说：“在王蓬的作品中，我感到一种可贵的东西，就是敬畏。对历史、对山川、对百姓、对一切应当敬畏的事物的敬畏。一个狂妄自大、不知天高地厚、张牙舞爪的人，其实是浅薄的。而一个有着敬畏之心，平静而憨拙的人，才真正是聪明而有力量的。我有理由相信，王蓬会走得更远。”

众多学者、文友的高度评价，是对王蓬40多年笔耕不辍的一种肯定，也是对曾经在艰苦岁月里选择坚持自我的一种安慰。“路漫漫其修远兮，吾将上下而求索。”中国文人传统的精神特质，在王蓬的实际行动中得以充分体现。他用坚忍顽强的人生态度，度过艰难的岁月，获得精神世界的深厚内质；用几十年如一日的创作态度，勤勉耕耘，获得作品的丰厚果实。如同《王蓬文集》的封面设计，黑、红两色的凝重底色上，显著的一撇，就像“人”字的第一笔，王蓬即在文学创作的这片土地上，写下了属于自己的一笔。

下卷 探索

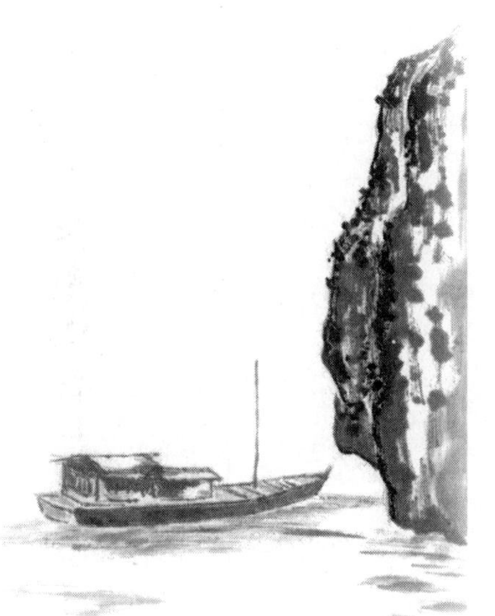

第一章
不能释怀的情结
——散文创作阐释之一

在诸多文学样式中，散文是最能够直观反映作者思想观念、人格性情以及文学素养的文体。其形式自由灵活，内容涵盖广泛，语言无拘无束，篇幅长短不定，多种优点使其成为作家创作中使用频率较高的体裁，通过对具体人事物象的描述体现出创作主体的种种理念，与读者达到直接的交流。中国可谓散文大国，古代文学史上先后出现的先秦两汉散文、唐宋八大家、晚明小品文，直至五四后，散文成就几乎在“小说、诗歌、戏剧之上”（鲁迅《小品文的危机》）。悠久的创作传统，强烈的传承性，一代代散文家将他们的所见所闻、所思所想诉之笔下，或凝重，或闲适，或犀利，或洒脱，或幽默，或是美的享受，或是警醒人心……从而使散文呈现出丰富多彩的审美特征。尤其是20世纪90年代文化散文的崛起引起极大的反响和关注，为传统散文注入了新的活力，涌现出如余秋雨、王充闾、周国平等影响深远的散文家，散文创作表现出多样化的发展趋势和审美特征，以及活跃和

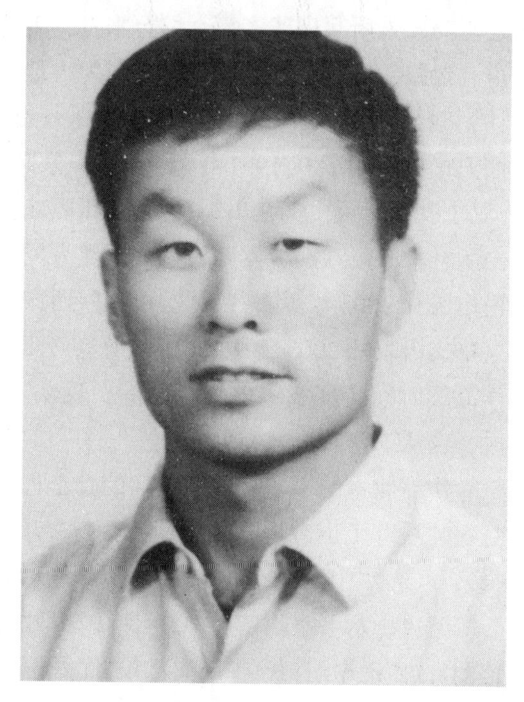

1982年，王蓬参加华北西北10省青年作家会议上交的照片

旺盛的生命力。

不难看出，这样的传统和新变对王蓬的创作也有着深刻的影响。从《王蓬年谱》的记载看，他的文学创作活动截至2015年，已整整45个年头，可以清晰地划分为文学创作和文史创作两个阶段，大约各占20多个年头。但无论是文学创作阶段还是文史创作阶段，都没有放松过散文的创作，可以说，散文创作伴随着他的整个文学生涯，体现出作者深厚的散文情结。

作品数量可观

回顾王蓬的文学创作历程，最初的创作除1970年写出处女作短篇小说《秋雨如丝》之外，可以算是从散文开始的。公开发表于1973年的几篇作品《你追我赶》《丰收赞歌》《哨棚之夜》便全是散文；2013年3月29日发表于《各界导报》上的《德义里的变迁》获全国冰心散文奖；同年9月开始，在《汉中日报》设“蜀道春秋”专栏，以每周一篇1500字左右的精短散文介绍蜀道的千年沧桑。除此以外，还有为友人所写序跋多篇。综合来看，王蓬散文的创作数量超过千篇。如果把蜀道、丝路、唐蕃古道全部作品都视为大地理文化散文，数量就更为可观。初步统计，截至目前（2015年12月），王蓬共出版散文集12部，包括《乡思绵绵》(陕西人民教育出版社1991年版)、《京华笔记录》(陕西人民教育出版社1993年版)、《汉中女子》(太白文艺出版社1998年版)、《山河岁月·上卷：蜀道散文》(太白文艺出版社1999年版)、《丝路访古》(福建人民出版社2003年版)、《草原之旅》(福建人民出版社2003年版)、《品读汉中》(陕西旅游出版社2004年版)、《青木川传奇》(北京华文出版社2005年版)、《江南走笔》(北京华文出版社2005年版)，等等。这些作品集时间跨度大，内容涉面广，反映出王蓬在进行小说创作和古道寻访的同时，也从未中断过散文创作。

作品数量的丰富反映了作家的勤奋程度，王蓬不仅在“量”上收获颇丰，而且在“质”上也有不俗的成绩，获得多项荣誉：1981年《李家小院》刊于《人民日报》，入选《中国新文艺大系·散文卷》；《大熊猫育崽目睹记》获1993年陕西省新闻一等奖；《山水入室》荣登2004年中国散文排行榜，入选江苏省《中学生阅读山水地图》；《如镜湖泊》获《中国文化报》优秀作品奖；《铁马秋风大散关》获《中国旅游报》优秀征文奖；《探访黄河源》获全国首届徐霞客游记优秀奖；《秦岭山林记趣》获陕西省环境文学艺术征文“绿叶杯”二等奖；《中国蜀道》获柳青文学奖等；《德义里的变迁》获第六届全国散文最高奖项冰心散文奖。可以说，获冰心奖不仅是对王蓬散文创作的嘉奖，也是对其长期在散文艺术之路上不断努力探索的一次认可和肯定。

涉及内容宽广

正如前文所说，散文的内容涵盖面非常宽泛，大事小情，一景一物都可能引发不同作者的不同感受；又可集记叙、抒情、议论于一体，充分展示客观事景及人世百相。纵观王蓬所写千篇散文，从题材和内容看，正是对这种特点的体现。以王蓬目前公开发表和出版的散文作品来看，其内容主要包括以下几个方面（鉴于部分内容在具体篇目中有交叉呈现的情况，以下分类只是大体划分，如有交集将做具体说明）

1. 乡村风物类

这一类型主要针对早期作品而言。王蓬从开始写作散文，就表现出善于捕捉村风民俗的特点，并在写作中注入浓郁的情感，形成散文创作的鲜明特色，以此感染读者。尤其是以《乡思绵绵》为代表的作品集，集中体现了这一题材类型。这部散文集收入王蓬在 20 世纪 80 年代所写的 56 篇散文，主要包括《秋夜絮语》《农家夜话》《水乡风情》《甜酒醇香》《小院琐记》等，仅题目便体现出浓厚的乡村风貌。

2. 陕南风情类

地处陕西南部的汉中，既是王蓬的第二故乡，也是其笔下的重点描摹对象。对陕南重要名胜古迹、秀丽风光、奇山灵水的体验与感受，既是作家自我经历的记录，也是对汉中风貌的一种宣传。这类题材的创作并没有非常明确的时间界限，自 90 年代起便常有不同作品问世，比较集中地收录在《汉中女子》《青木川传奇》《陕西汉中》等作品集里。

3. 学习、创作类

这一题材主要分为两个部分。一是 1984—1987 年在京学习阶段，较为集中地体现在《京华笔记录》中。从陕南农村来到首都北京，从初中毕业生成为鲁迅文学院的学生，环境的极大反差必定带来心理、思想的重大变化，《变化中的生活与变化中的我》便反映出当时来自外部的种种冲击；《小树，在这儿长大》《在艺术的海洋中游弋》以文讲所生活为背景，通过同学之间的相互帮助和启发，表现出王蓬和同学在文学创作道路上前进的脚步；而《听丁玲讲课》《历经沧桑大道直》《一位老编辑的情怀》则在刻画人物的同时，带着崇敬的心情，描绘了丁玲、沈从文、龙世辉三位前辈大师的风采与学养。

二是在整个创作期间对文学创作的理解体验及部分创作经验论，散见于多年的作品积累中。《写出最重要的》(1987)、《实录一段鲜活的历史》(1990)、《艺林札记》(1992)、《作家的清醒与修养》(1995) 以及小说、散文集的后记等（在一部分与友人的书信和为他人所写序跋中也有一定的涉及)，充分体现了王蓬的文学观、创作观。随着作家创作的深入，个体思想的成熟，对文学创作的见解体会也逐渐形成自己的体系，因而这一类篇章反映出王蓬文学创作的思想轨迹。

4. 游记行走类（为区别于前文所提第二类陕南风情类作品，本部分主要涉及王蓬所到陕西省以外的区域)

游记行走类的作品非常明显地从 80 年代赴京读书开始，逐渐增多，甚至成为后来创作的主要方向。收录在《京华笔记录》中的共有 11 篇作品，分别描写了北京的胡同、四合院、字号牌匾、琉璃厂、古观象台、天坛、紫禁城及其他京都见闻，反映出王蓬散文创作开始逐渐与历史、文化传统结合的趋势。

随着外出机会的增多，王蓬的视野渐趋扩大，大江南北都留下了足迹。《水上看澳门》《中英街漫步》《粤茶粤菜滋味浓》等展示了改革开放之初南粤大地的新气象，《南行散记》分别描写了成都、昆明、桂林的自然胜景与民俗风情，《运河夫妻船》《姑苏雨意》《乌龙茶记》《咸亨酒店》等描绘了江南水乡的典型特征，《侗寨·壮歌与瑶舞》《撒尼寨掠影》等篇章则表现出浓郁的民族风情。在 2003 年由福建人民出版社出版的《草原之旅》中，作家的视角转向苍茫辽阔的祖国西部和北部，以草原为中心将甘南、青海、内蒙古联系在一起，展示了与内地截然不同的草原风光。2011 年由太白文艺出版社和西安出版社共同出版的《从长安到罗马》和 2012 年由西安出版社出版的《从长安到拉萨》，在更为宏大的背景下，描摹千年丝路的沧桑巨变，涉及历史、地理、文化、民族、战争等更为复杂繁多的内容。同时作品中历史散文、文化散文的意味也更加明显，这与当代散文发展的大趋势显然是一致的。

5. 叙写人物类

王蓬笔下的人物包括师长前辈、同学、文友及某一领域有突出成就的朋友。对周围友人同学的记录在王蓬作品中占有较大比重，《长苦·长乐》中的聂震宁、《青山焉能留得住》中的蔡测海、《天长一奇》中的陈源斌、《邓刚的幽默》中的邓刚、《贺晓彤的笑声》中的贺晓彤等，鲜明性格跃然纸上；《蓉城夜话——访著名作家艾芜》《古城春夜话甘苦——访老作家杜鹏程》《偶遇汪曾祺》《龙应台印象》《文坛一奇贾平凹》《路遥的生前与身后》等则展示了前辈大家的谆谆教诲、同辈文友的深厚情谊；

《宋汉平及其书法》《友人宋宏》《朋友维宾》《奇石奇人》《拓片者》等，各行各业的能人巧匠都值得大书一笔，既写人，也写出了作者对其他艺术门类、民间手工艺的感受与见解。除此以外，书信、序跋中也有少量涉及了人物经历和性格特征。

6. 历史文化类

历史文化类的篇目最为集中地表现在王蓬对“蜀道”和“丝路”的实地考察和研究思考中。1999 年出版的《山河岁月》上卷中用 33 篇文字的规模，通过对蜀道的产生、作用、形制等基本情况的介绍，结合对蜀道所在的秦巴大山风光民俗的展示，立体地呈现了蜀道在千年历史轨迹中的演化变迁。2008 年由中国旅游出版社出版的《中国蜀道》一书，是对蜀道相关写作的一次大的总结，更为全面地展示了蜀道的魅力和风采。“丝路”系列同样历时 20 余年，由单篇而结集，由点成线，自成体系，最终形成《从长安到罗马》《从长安到拉萨》两部带有纪实性质的文化散文集，可以说是王蓬对“丝路”多年兴趣的完美总结。

7. 日常生活类

日常生活中的创作话题取之不尽，一茶一饭一石一扇皆可成趣。《古城品吃》记录了汉中花样繁多的各类吃食，令人垂涎欲滴；《山水入室》细腻地描绘了作者少年时代移居的汉中乡村淳朴宁静的风光；《我们只有这片土地》严肃地讨论了中国土地逐渐减少的问题；《乌龙茶记》记叙了乌龙茶的美妙滋味；《调进文联》记录了自己在文联工作期间遇到的不时有人要求调进文联的烦恼和由此产生的想法；《居住文庙的日子》回忆了童年时代由于父亲莫须有的政治错误而被下放到陕南农村后的艰辛；《德义里的变迁》回顾了幼年时代在西安德义里居住的种种往事。从具体内容而言，这一类作品涉及面较为宽广，但都是以平凡的生活为基石，经过提炼后揭示一定的道理，或表露一定的情怀。

8. 书信类

与文友之间的往来书信，在内容上除主要涉及朋友之间的相互问候之外，更多的是就某一问题的相互探讨、对某一现象发表看法。《致朱鸿信》《致雁翎女士》《致智量教授》《致一位业余作者》《致忽培元》等篇章，即是以对方的作品为出发点，评论作品的同时也表达了对文学创作的一些观点和看法。从中不难看出与王蓬同时代的作家们严谨认真而各具特色的艺术追求。

9. 序跋类

应朋友之邀或他人介绍，王蓬时常为周围的专业、业余作者的作品撰写序言，集中收录在《王蓬文集》第八卷中，共有近百篇。这类序跋主要是针对所读作品包括小说、散文集写出的个人感受及对作品的评价，往往在评论中穿插了相关历史典故、名人轶事、风光民俗及作者秉性、往来小事等，因而读者也会对作者本人有更多的了解。

以上是为更清楚地把握王蓬散文的题材内容，而对作品所作的简单分类，其中有部分作品并不是严格意义上的区分，仅为研究方便。但这已经能说明王蓬在散文创作过程中视野是比较开阔的，也反映出他对生活的体察和关注十分细致，对生活的思考和认识较为深刻，因此能够在作品中丰富地展示出生活的复杂和多面。

创作时间持久

创作时间持久，在这里有两重含义：一是指从事散文创作的时间跨度长，二是指作者对某种客观事物关注时间长。前文已提到，自20世纪70年代王蓬开始文学创作以来，作品中大多是散文；从作品集出版的时间来看，自1991年的第一部散文集《乡思绵绵》，到2013年的纪实散文集《从长安到罗马》《从长安到拉萨》，无论是单篇作品，还是结集出版的作品集，散文这一文体都伴随着王蓬整个文学创作生涯。

在“蜀道”系列与“丝路”系列文章的陆续问世中，更可体现出王蓬对体察对象的持续关注，并在这种连续十几年的不间断关注中，随着了解的深入、个人思想体系的成熟，也逐步深化了对蜀道、丝路相关现象、情况的认识，调整自己的观点和看法。

整体来看，王蓬的散文创作都与他的人生道路紧密相关。从这一角度也能清晰地反映出作者文学创作方向和兴趣的变化，由早期单纯的文学创作，逐步转向文学与史学的结合。散文领域中的历史散文、文化散文，向来以历史为依托，以文学为手段，两者相互作用，将深厚的底蕴、相对史书而言较为活泼的语言及自身的认识和思考相结合，描写对象的前世今生，既富有轻松的情调，又不失知识和素养的形式，既是对中国古代传统散文的继承，也有作者自身随着时代演变而产生的新观点新思路。这些特点在王蓬散文作品中均有所体现。

个性化的创作手法

文学是一种精神性质的创造活动，无论是何种体裁、题材，独立意识都是创作主体精神特质构建的基础，知识分子们“渴望拥有根据自己的信仰和思考来行动的自由”[①]，从而达到自我思想体系的展示，对世间百态观点的表达，这也是主体区别于其他作家的重要特征。如何描写或讲述，其创作手法必然融入了作家的独立思考和个性意识，是作品抒情言志的重要途径。王蓬散文创作的模式并没有局限在某一种类型上，根据主题内容的不同，其叙述方式也存在明显的差异。

1. 由小见大

散文写作贵在不拘一格，散文史上不乏以短小之篇造精巧之境的佳作。苏轼《记承天寺夜游》短短 84 字，语不艰深，意却醇厚，让人浮想联翩。可见，阐释道理、营造意境并不在于篇幅长短或事、物大小，而在于作者体察客观事物的角度以及是否能够表达富有个性的想法。

《一种生活》的篇幅极短小，不过 500 余字，描写了偶然在大巴山腹地见到的一张陌生而欢乐的笑脸，“这是一位背着沉重背篓的妇女，刚走下河堤台阶在那儿歇息，遇着熟人，不知谈起什么引起她欢笑，这欢笑来自内心，无拘无束、无忧无虑、充满魅力，以致使我受到感染。于是，隔着街道，用长焦镜头拍下她沉重的背篓与甜美的欢笑”。这只是人生经历中一个转瞬即逝的画面，日常生活感十分鲜明。恰恰是生活这部大书，带给人们无穷无尽的启发和经验，作者由这张笑脸展开对陌生人的联想，她的家、她卖掉满背篓的药材后有什么计划和安排……也许这些联想并不真实，但结合文章开头的问题“生活得幸福或是痛苦？轻松或是沉重？充实或是空虚？一句话，生活的质量成了现代人叙说研讨不尽的话题”，我们就能明白作者实际上是通过这位普通农家妇女瞬间的欢笑，告诉人们生活的质量最终取决于个人的心态。作者是从生活中选取最普通平凡的小事以表述一个深刻的道理，印证了“生活是最好的老师”的道理。

《塞外购刀》是收录在《草原之旅》中的一篇以刀为主题的文章，文中主要涉及甘南、青海、内蒙古、新疆等不同地域的刀具，分别表现了各地和民族的特色。在藏族、维吾尔族、蒙古族百姓的生活中，刀是必不可少的常见工具，作者一方面写到不同地域的刀具在外观上的区别和各自的特色，另一方面探讨了男性对刀具兴趣浓厚的原因：“男人喜欢名马宝刀，可能要归功于传统文化的影响。‘月黑雁飞高，单于夜遁逃。欲将轻骑逐，风雪满弓刀。’‘自笑儒生着战袍，书斋壁上挂弓刀。’张骞和班超的事迹更是激励了多少热血男儿去跃马挥刀！”从传统

① [英] 弗兰克·富里迪：《知识分子都到哪里去了》，江苏人民出版社 2005 年版，第 30 页。

文化的角度解读男性对刀的热爱，应该说找到了这一问题的根源，也为文章增添了不少历史感与文化感。

《读匾》也是饶有趣味的短篇之作。张良庙是汉初功臣张良功成身退的隐逸之所，历史悠久，风光秀丽，这篇文字并没有着眼于张良的功绩，描述的是留坝张良庙的多块匾额、对联、石碑等物：

> 仅现存的匾联，也蔚然成观，其中不少意味深长，如赞扬张良高韬与远见的“明哲保身”“急流勇退”，概括张良生平大事的“搏浪一声震天地，圯桥三进升云霞”，有描摹四周景色的“赤松黄石有深意，紫柏青山无俗情”。于右任先生的题刻是“送秦一椎，辞汉万户”；抗战时节国民党元老何应钦题下“功名垂宇宙”至今尚存；另一位元老陈立夫先生的题匾是“功成不居”，文革时，陈立夫三字被抹去，近年这位年已九旬的老人又专门重新题写，辗转带到张良庙重新刻下姓名。杨虎城将军手下的一位旅长段象武在张良庙前岩石上刻下“借君之椎，以椎暴日”。还有几幅题匾，仅有两字，却言简意赅，让人玩味，比如两个侧院门楣分别题着“抱素”与“养性”；再是庙中授书楼下岩石刻有两个摩崖大字“知止”，真是一字千钧，仅两个字就说清楚了张良。

这一部分介绍性文字简明扼要，既说明了张良庙重要的楹联匾额，也对它们的意义和来历做了交代，结合文中其他段落对张良庙介绍的内容，简洁中饱含历史沧桑之感，匾额楹联上的文字充满对人生耐人寻味的哲理思考，已经成为张良庙文化底蕴的有机组成部分，也会给读者带来一定的启发。

2. 由写景而写事抒情

宗白华先生曾说：“艺术家以心灵映射万象，代山川立言，他所表现的是主观的生命情调与客观的自然交融互渗，成就一个鸢飞鱼跃、活泼玲珑，渊然而深的灵境，这灵境就是构成艺术之所以为艺术的‘意境’。”① 景与事、情历来有着不可分割的紧密联系，由情和景共同营造出特殊的氛围，作者在其中表达了带有个性特征的思想观念，所谓“情景交融”本就是我国文学传统中典型的表现方式。

王蓬笔下的景物描写种类繁多，并能恰到好处地与所写之事、所抒之情相契合，无疑是受到中国传统文学特点的启发。在早期描写农村题材的作品中，几乎

① 宗白华:《美学散步》，上海人民出版社 1981 年版，第 70 页。

每篇都不可或缺地涉及陕南农村的典型情景。《秋夜絮语》选取秋天的夜晚，农人边乘凉聊天边做农活的场景，以婚嫁为线索，展示了人们勤劳努力过上好日子的精神面貌。文中以对话为主，将景物描写穿插其中，尤其是多次写到月亮，将其作为秋夜的典型意象。文章开头，人们陆续来到禾场时，“明亮的月儿，银盘似的，擦着小河边的柳梢静悄悄地升起来”。人们聊天正酣时，“月儿已升上半空，在一片层叠的云海里穿行。一会给禾场边的果林、菜地、池塘和老槐树蒙上一层轻纱；一会儿给禾场上的粮囤、苞谷、库房和人影镀上一层银光”，人们打趣多女时“幸好月儿躲进一朵乌云，顿时给禾场蒙上一层秘影，要不姑娘多难为情啊”。当人们欢声大笑时，“朗朗的笑声惊得月儿都赶忙从云朵里伸出笑脸，把一张张欢笑的面孔照得更加清晰”。月亮是中国文学作品中出现频率较高的意象之一，从《诗经》中“月出皎兮”，到“海上明月共潮生”，到“杨柳岸、晓风残月”，月亮这一传统意象蕴含着中华民族细腻而复杂的多种情感。《秋夜絮语》的整篇文字随着月亮升起开篇，月上中天朗照大地也是人们最为欢腾的时候，月亮的不同状态与人的不同情绪变化两相照应，既符合月亮升沉的客观规律，也衬托了禾场气氛的由淡转浓，特别是作品中几次出现的小孩唱的民谣：“月儿公公，照我影影；月儿婆婆，照我馍馍。”从画面、声音多角度展示出农村秋夜的安宁祥和，透露出人们对新生活的希望和乡村意趣。

《黎坪秋色》属于较纯粹的写景之作，首先，开篇“极目之间，千山万岭都被五彩斑斓姹紫嫣红明黄丹朱的颜色覆盖，宛如黄秋园式的国画满满当当不留间隙，只剩下山涧谷顶的蓝天透气”。这是作者第一眼见到秋天的黎坪时的视觉印象，对于读者来说，领略到的是色彩的冲击，由此引发对黎坪的好奇和探寻之情。其次，以之前见过的黎坪的夏天景色作为对比，突出秋色的独特之美。再次，选择黎坪农家小院作为描写重点，玉米棒、柿树、柿饼、熏肉等点缀了农家生活。最后，以赞美黎坪的自然生态为结语，既有对全景的描写，也有对细节的刻画，有点有面，田园诗般的生存状态也提醒着人们对自然环境的珍惜和爱护。

3. 由怀古而摹今

无论对于个人、群体还是国家、民族，过去的历史是今天的镜子，探寻过去是为了更好地生活在现在。因而，在古代遗迹中流连，在古人轶事中徜徉，在千百年流淌的历史长河里追寻，在个体想象中重现某个场景，成为今天的人们与历史接触的方式。对于作家而言，常常会在这种接触中超越现实、他者的阻隔，通过笔端深情的描摹，达到与历史更深层次的相通。

由于经历和兴趣爱好的转变，王蓬散文创作越来越多地涉及历史、文化题材，如何更加全面地介绍描写对象的情况、意义，让读者准确把握其在历史变迁中的价值，是作品要解决的关键问题。在面对这一命题时，王蓬往往采取了将历史与现状、文献资料与个人体验相结合的方式，一方面梳理了描写对象的基本情况，另一方面拉近了与读者的距离，不致使其只存在于书本之中。《陕西汉中》一书通过对汉中历史、古迹、名人、民俗、风景等内容的介绍，综合展现了汉中的发展与风貌。书中不少篇章涉及汉中的古迹或与之有关的名人，例如古汉台、拜将坛、张良庙、武侯祠、李固、张骞、蔡伦、诸葛亮等，这些篇章无疑少不了对历史的回顾。即便是对汉中风光进行描绘，王蓬也会根据实际情况，对其在历史上的作用和演变加以介绍。《汉水溯源》是整本书的开篇之作，处在让读者对汉中留下第一印象的位置上，尤为重要。作者采取了将文献资料与实地实景相结合的方式，在陕南优美明净的风光中自然地融入历史信息，凸显出汉中具有悠久历史和秀美风光的特点；同时，这篇文章以“水”为重点，水是生命之源，了解汉中水系的源头、流经区域、发挥的作用，无疑是对我们自身生存环境的解读，对引起人们关注自然生态是有积极作用的。

伽达默尔说：“对于处在历史中的人来说，保持住经常失落东西的回忆并不是旁观的认识者客体化行为，而是传承物的生命过程本身。”① 故而，回顾历史本身就是生命必经的一段旅程，历史散文繁荣发展的现状无疑是作者意识深处的生命力量在发挥作用，对民族、对国家甚至对人类历史的回望，都是在精神层面向生命的致意和敬畏。王蓬在散文中不遗余力地回顾历史、引入历史，就是在以文学的形式表达自己对生命的关注和热爱。

4. 由小说而散文的手法

作为小说作家，王蓬自然懂得作品起伏跌宕的写作手法能够更大地吸引读者的兴趣，他曾亲耳聆听陕西前辈作家、短篇小说大家王汶石先生用虎头、蛇身、豹尾来形容短篇小说的开头、发展与结尾，意思是文章的开头一定要精彩，用短短的篇幅就要吸引和抓住读者，引起阅读兴趣；中间的情节发展要起伏有致，才能引人入胜；至于结尾，更要下足功夫，出人意料、戛然而止，但又不能瞎编，在意料之外，却要在情理之中……散文大都篇幅不长，与短篇小说相近，因而作者时常会把写小说的手法用到写散文的过程中。

① [德] 伽达默尔：《真理与方法》，商务印书馆 2007 年版，第 173 页。

从大量的作品来看，王蓬的散文结构紧凑，开篇和结尾很有特色，常有意料之外的点睛之笔，给读者留下很深的印象。文章的开头往往是吸引读者的关键。在一篇文章的开端，他常常会以引领者的角度，带着读者走近描写对象。有的如同影视剧的长镜头，开篇即详细描写眼前所见，如《褒姒铺怀古》：

> 进入褒谷，告别了久负盛名的石门，穿越了长长的如兵阵森列的鸡头关，头顶豁然开朗，上面不再是中空一线的石崖对峙的峡谷，下面也不再是奔腾咆哮的褒水，先是危崖渐次转换为逶迤的山岭，铺展开去，生满绿树毛竹，顿显润秀。……有一头牛在山坡啃草，几只羊散布在四周嬉闹，牧羊的老人坐在岩石上吸烟，雕石般纹丝不动，他身后的绿树丛中有炊烟飘起，这样的情景在进入褒谷后常常能够看见，那里常隐匿着一个村落或仅是一户人家。

这段文字随着脚步的移动，视线的转换，将褒姒铺所在地的环境描绘出来，秀美而宁静，充满田园气息和勃勃生机，为后文将要提到的褒姒之美做了铺垫。

有的以对话起笔，如《元坝初记》：

> “去过元坝么？”
>
> “哎呀呀啊，怎么还没去过元坝！”

热情的对话立即会引起读者的好奇心，想探究元坝到底是个什么样的地方。

有的侧重主体对客观景物的整体感受，例如《如镜湖泊·转瞬四季》的开头这样写道：

> 我是在汽车转弯的瞬间看见青海湖的，惊喜中带着震撼，并让人立时回想起初次见到大海的感觉。那是1986年初去广州，在珠海海滨公园，刚转过一丛翠竹，大海猛一下出现在眼前，波光粼粼，无涯无际，让人惊讶得半天回不过神来。
>
> 但那毕竟是大海，对这庞然大物多少有思想准备。此刻面对这闻名于世的草原湖泊，事前无论发挥怎样的奇思妙想，真正面对青海湖时，那些想法都会无影无踪。

青海湖与大海同样给作者带来惊喜和震撼，但出于人们印象中“湖”比“海”小的传统观念，显然作者对内陆高原有这样能与大海媲美的湖泊更为偏爱，两者相比也更突显了青海湖的特殊性。

对于结尾，王蓬也是非常重视的。比如获冰心散文奖的《德义里的变迁》，讲述外婆出售了已居住30年之久的德义里一号院，兄弟姐妹搬走最后的东西，恋恋不舍地离开老屋，没有人说话，眼眶中都充盈着泪水……至此故事已经结束，情感也推上去了，在结尾谈到德义里因改造不复存在时，笔锋一转，写道，“我最遗憾的是没有上过德义里巷口的门楼，也不知道那单身汉最后的下落”，瞬间让人又想起德义里那位孤独、忧伤、头发花白的单身老人，30多年的漫漫岁月似乎又在眼前晃过，回味悠长如同德义里那幽深胡同中的很多故事，留下一丝品味不尽的余响。《古关古事》讲述曹操与张鲁争夺汉中，在阳平古关对峙，曹操利用千只野鹿误入张鲁军营一举夺关，占领汉中，故事讲完，尘埃落定，文尾以想象做结：“我们离开时，暮色已临，环视山野，再三寻思，当年野鹿是从哪儿跑来的呢？这会若有一只跑来，该有多好。”想象是人的超越性存在的体现之一，德国哲学家狄尔泰认为：“生命的意义在于生命的诗化，只有通过体验、想象，生命才能诗意地存在，才能与本真对话，才能走向审美的人生。”① 通过想象，使两千多年前的情景与眼前之境产生联系，似乎通过一只鹿便可以与历史握手。再如《晨谒马超墓》，写东汉末年马氏家族200余口皆死于战乱，马超的妻子及三个子女均惨死于反叛部下的屠刀之下，一代战将马超悲伤郁积于胸，正当47岁盛年便猝然辞世。在作者凭吊过马超墓，讲述完马超的故事后，结尾写道：“晨曦中，田野极静，附近那个叫马公村的寨子里，一位老人牵着一头水牛出来放牧，为这升平年月增添了一缕祥和气氛。”晨曦一如千百年前，曾经的战乱与如今的安宁形成鲜明的对比，马超的盛年辞世与眼前老人的安享晚年相互映衬，使读者对普通的马公村顿生肃穆沧桑感，也留下了读者想象的空间。

除了以上提到的主要创作手法外，王蓬的散文还涉及其他多种手法的综合运用。例如，以提出问题的形式引发读者的兴趣和思考，或在一个段落结束时设置悬念以引出下文，或大量引用古诗词和文献资料以充分增添描写对象的文化内涵与悠久历史，或提炼带有个性特征的意象，充实客观景物的特色，等等。经过作者的“排兵布阵”，使描写对象包括事、景、人、物能够尽量立体而饱满地呈现

① 胡经之：《西方文艺理论名著教程》下卷，北京大学出版社2003年版，第66页。

在读者眼前，完成对客观事物的审美观照。但在具体作品中，也存在着一些问题，例如对同一类题材的篇章处理中会有重复的现象，叙述方式的顺序较为接近或相似，对于某些史料文献、故事人物出现了多次引用的情况，使读者不免有“似曾相识”之感；有的作品出于清晰讲解历史的缘故，对史料的叙述过多，虽然清楚明白，利于读者了解相关背景，但造成个性化的思考相对薄弱，削弱了作品的思想深度，这也是不容忽视的缺憾所在。

以上通过对王蓬具体散文作品的分析，可以清楚地看到他对散文这一文种的热爱和重视，并在多年的创作实践中逐渐积累了写作经验，对此他曾谈道：

> 散文创作当然不以多少论英雄，而要以质量、以特色论成败。我不敢以能手自居，却还多少有点体会，那便是：散文就是用简朴的文字表述真情。古人讲求修辞立诚，不仅作文，还求做人。若无真诚，人必虚伪，文必轻浅。仅是修辞，乃是其表，根本在于事真、情真、意真。不虚妄、不夸张、不溢美、亦不避讳。小说可以虚构，散文务求亲历。当然，动手之前需要酝酿情绪，需要谋篇布局，沈从文称之为“组织”。从何处落笔，也就是怎么写出第一句话？自然需要“技巧”。“技巧”其实是无数次失败才积累的一星半点经验。往往提醒你要这样写，不要那样写。诚如是，再用简洁的文字表述，大体就不会差了。敝帚自珍，如何简洁？写完不急于发出去，放两天，沉淀一下，再读，会发现许多毛病：有些地方需要补充，使之完善充实；而有些地方却读着别扭，那注定是多余臃肿。要毫不留情地删去多余的段、句、字乃至标点，这个过程其实很享受。倘若最终文本不是削弱而是加强；主题不是模糊而是鲜明；文章读着不是别扭而是清爽时，幸福感会油然而生。

由此可见，写作并不是一件轻松容易的事，一定是在不断的探索和试验中逐步找到方法，使用适合自己的表述方式，达到与读者轻松自如交流的效果。这段话也印证了前文所探讨的王蓬散文创作技巧中的某些观点，例如对待写作的真诚态度、讲究开头结尾的写法、个人生活体验和阅历对写作的帮助影响等。因此可以说，散文是王蓬记录生活、记录个人生命历程的方式，是个体精神与外部环境、与他者进行交流的重要途径。

第二章 风物·风俗·风情画

——散文创作阐释之二

散文文体无较多规则的特点，一方面给作者带来极大的创作自由度，形成具有个人鲜明特色的风格；另一方面也造成了在具体下笔时没有可以遵循的法则，完全依靠创作个体的探索和揣摩。在我国悠久漫长的散文创作历史上，创作手法可谓异彩纷呈，有纵横开阖的史传散文如《左传》《史记》，有浪漫深邃的哲理散文如《庄子》，有富于雄辩的论辩散文如《韩非子》《孟子》，有铺张扬厉的汉大赋如《两都赋》《二京赋》，有精巧跌宕的唐宋山水游记如《小石潭记》《醉翁亭记》，有独抒性灵的晚明小品文如《虎丘记》；五四以后则有小品散文、杂文，之后相继出现的抒情散文、伤痕散文、反思散文等，直到 90 年代的文化散文，多种不同的创作手法造就了中国散文的繁花似锦、风格各异。对于作者来说，触动自己的人和事便可发而为文，对客观事物的呈现方式也千差万别。从王蓬散文创作的具体情况来看，人生经历中的种种感悟都曾由笔端流出，应该说，散文是他表现个性与情怀最为充沛的一片土地。

“对文学创作产生巨大影响的是作家所处地理人文环境、民族文化、宗教文化等，这些文化因素决定人的生命意识、生存意识、人生意识，并构成了作家综合性的文化精神和文化意识的核心，由此决定了作家的文化精神特征。”①陕西南部地区作为一个空间存在，对于王蓬来说不仅是生活的区域，更是精神世界的寄托，对其思想观念、文化心理特征都有着极大的影响和意义。秦岭巴山的自然风光，陕南众多的名胜古迹，陕南民众的日常生活、风俗习惯、文化心态等，共同

① 汪娟:《文化地理学与中国文学研究概观》,《吉首大学学报》2013 年第 2 期。

组成了王蓬对陕南地域文化的理解和再现。

清灵秀美的自然风光

陕南素以秀美的自然风光著称于三秦大地，与陕北的雄浑、关中的古拙截然不同，是青山绿水汇聚而成的灵秀天地。大自然于无声处对人的心灵带来净化，精神得到安慰，影响着人们的审美观念，也为写作提供着取之不尽的素材。在《山水入室》一文中，王蓬细说对陕南山区的认识和印象，通过四季美景的变化，突出秦巴山地的魅力无穷："两岸无言伫立大海波涛般铺向天边的山峦，始终奔腾不息日夜喧哗的一河褒水，构成一种几分独特几分神秘又千古如是的画卷，总也让人猜测不透、阅读不尽！"由此，引发作者对山水的兴趣，以致影响到对家居装饰的设计。《秦岭山林记趣》提到了秦岭的云海奇观：

> 眼底的山峦涧谷浴满金辉，一览无遗。倏地，一处涧谷明白无误地飘起缕缕氤氲水汽，转瞬之间，千山万岭都浮动起山岚，滚动起团团灰白的云雾，宛如移动的羊群。随着乍起的山风，迅速扯开，忽似奔马，忽如游龙，瞬息万变，千姿百态，只让人想起"烽火戏诸侯"的典故，看得眼花缭乱。……万道金辉撒于云海，一片光亮恍若明镜，清晰地映出山梁及人影，老郑举起猎枪高喊，"云镜"中人便也做举枪呐喊状。于是人人作姿弄态，"云镜"都立显图像，屡试不爽，仿佛进了"哈哈镜室"，个个高兴得手舞足蹈，恰像回到无忧无虑的童年时代。

作者通过比喻和联想，将难得一见的云海奇观通过文字展现出来，也将人们的惊喜与兴奋诉诸纸上。如此良好的生态环境自然也为各种动植物提供了生存的家园，《巧遇熊猫》《人牛拔河》《巧捉雉鸡》《大熊猫育崽目睹记》就以亲身经历为线索，充分展示了秦巴山间的物种多样性，人与动物和平相处的种种趣事与美谈，为陕南的一方山水平添了许多生机和趣味。

其他诸如《汉水溯源》《青木川传奇》《秦地水乡》《黎坪秋色》《柴关岭》《元坝初记》等作品，皆以作者亲历为基础，对陕南虽属大西北但清新秀美的风景做了动人描绘，勾勒出"大西北的小江南"的独特之处，字里行间充满了作者对陕南自然风光的赞美和发自内心的热爱。

鲜活生动的乡村生活

由于个人经历的原因，王蓬散文的取材几乎离不开陕南生活的各个方面，尤其是对农村生活的刻画非常细腻而丰富，从巨大的时代变化到琐碎的日常小事，从村落的整体风貌到人物的神态情致，都有细致入微的观察和再现。散文集《乡思绵绵》收入王蓬在20世纪80年代所写的56篇散文，仅篇目《秋夜絮语》《农家夜话》《水乡风情》《甜酒醇香》《造屋小景》《三月集日》《乡间情思》……便仿佛是一幅幅令人经久不忘的陕南乡村生活画。

如何对乡村生活进行鲜活生动的再现，王蓬主要通过以下方式达到目的。其一，作者以自身对这一环境的熟悉为基础，通过对日常生活场景和片段的捕捉，用侧面描写的方式，展示真实的农村生活画面。这在其出版的第一本散文集《乡思绵绵》中表现得十分明显。如《小院琐记》突出“琐记”二字，重点描写了生活中的三个侧影，窗户从“牛肋巴”到方格揭窗，再到西式大开窗，人们对照相的态度的转变，由听老人讲故事到收音机再到电视机的出现，反映出新时期农村生活条件的提高，引发人们对生活质量的追求和观念的改变；《村头小店》以小百货店的日常情态和店主双贵伯两口子为视角，写到乡村生活的变化和邻里之间的和睦相处；《晨曲》则是以年轻女性之间比试插秧的本领，来突显人物的精神面貌，以体现整个新时代蒸蒸日上的风貌；《农家夜话》主要以人物之间你来我往的对话形式，表现农村青年对婚姻、家庭观念的逐渐改变，通过语言风格体现了不同年龄、身份的女性的不同性格。在这一类作品中，王蓬较多地表现了时代变化对人们物质生活和精神面貌所带来的积极影响。

其二，除了对陕南农村生活片段的准确把握外，对日常俗语民谚的使用，也是王蓬作品中对乡村生活进行细腻展示的途径，更是其作品充满地域色彩的重要原因。由于在农村生活多年，对原生态的语言方式尤其是方言非常了解，运用自如，加之其性格质朴率直，为人处世多坦荡，少拐弯抹角，因而文字上不喜过多修饰，真实体验促使了作品中语言风格的丰富和表达的贴近生活。比如“天上斑鸠，地上竹溜”(《围猎》)，竹溜指秦岭山间一种肉味极鲜美的小动物竹獾；“立夏十日三样黄”(《忙月天》)，是说立夏过后大麦、油菜、胡豆的梢儿开始发黄，预示着庄稼的生长规律；“秦岭有云盖，大雨来得快”(《雨》)，揭示秦岭山区的天气变化规律；“宝鸡的葱，褒城的风”(《阅读连城山》)，意为宝鸡适合葱的生长，褒城则因褒谷口形成一个风口，终年长刮不断。由于民谚在群众中流传时久，简单易记，却内涵深厚，诸如此类带有独特意义的民谚使文字显得生动活泼，同时也深化了文章的内容。其次在人物的对话中频繁出现“咋”“啥”“么”“嘛”“哟”“哩”“吓”“呀”等语气词，使人物如在眼前，声腔如在耳边，鲜活生动；陕南农村方言词汇的大量使用，也是极为突出的表达方式，如“拾掇”（收拾）、“阔气”（气派）、“帮活”（帮忙干活）、“攒劲”（使劲）、“那当儿”（那时候）、“歇气”（休息）、“省俭”（节俭）、“瓜熊”（笨蛋）、“经管”（管理），等等，不胜枚举。方言俗语贴近生活，能够增强作品的真实感，带来还原生活的效果。因而我国现当代文学中出现了诸如孙犁的“荷花淀派”、赵树理的“山药蛋派”，仅陕西作家中就有“以路遥为代表的陕北作家特色，以陈忠实为代表的关中作家特色，以王蓬为代表的陕南作家特色”①。可见王蓬作品中陕南地方色彩是非常显著的。

历史悠久的人文古迹

汉中是陕南重镇，是王蓬自十岁以后生活的地方。这里历史悠久，发生过许多重要的历史事件，众多名人足迹至此，因而留下许多供后人瞻仰的名胜古迹。汉中市内的拜将坛、古汉台、饮马池，勉县的武侯祠、武侯墓，留坝的张良庙，城固的张骞墓、蔡伦墓，河东店镇的石门栈道等，都曾出现在他的笔下，他对陕南地区众多的名胜古迹抱有极大的热情和敬仰之心。如《秦地南来第一楼》《蜀道明珠张良庙》《马道驿忆旧》《拜将坛风云》《褒姒铺怀古》《夜宿武侯祠》等篇目无不涉及遥远时代的风云变幻，在畅游古迹的同时回顾历史，将怀古幽思融入写景之中，寓情于景；具体写作中从细节出发，描写一地一景一物，结构紧凑，篇幅长短随意，能够以主观体验为基础，体现出陕南人文景观的引人入胜之处。例如写张良庙的授书楼：

> 授书楼修筑得相当精致，首先是地形之胜，雄踞于高出整个庙宇群落的山石之上，加之高达三层的楼阁，飞檐翘角，极有气势；再有青石铺就的云栈相通，真正曲径通幽，更上层楼，沿途步步升高，见奇见美；末了登楼远

① 贾平凹：《王蓬论》，韩梅村主编：《王蓬的文学生涯》，社会科学文献出版社2008年版，第19页。

眺，一览群山，清风扑面，确有登临仙境之感。更有石刻楹联，言简意赅：书不在多一卷可做帝王师相，楼毋轻倚高声恐惊霄汉神仙。细细品味，你会茅塞顿开，深深感叹，不虚此行。

这里以登楼顺序突显了授书楼在建筑和环境方面的特色，与张良功成身退的人生选择结合起来，通过对超凡脱俗的景致的赞赏，表达出作者对于历史人物的肯定，对世态人情的理解。其他如《汉水·汉中·汉民族》《拜将坛风云》《夜宿武侯祠》等篇章由于叙写对象的关系，较多从历史风云际会的宏大背景展开，表现以不同方式青史留名的人物，偏向于厚重阔大；而《明塔风景》则呈现出作者回望历史的另一种视角：

这盆地西部尽头，曾建过一座城池，最明显的标志是有一座古塔，紧挨老城老街耸立，悠悠汉水便从塔下流过。

老城轮廓尚存，人家依旧，几条老街亦相当完整。只是狭窄逼仄了些，石条砌沿，木雕门楣，废弃古井，浓浓地传递着沧桑。有孩童在街道跳方，有妇女在做针线，有老人吸旱烟袋，加之置于门庭的风车与挂于屋檐的粪筐锄镰，与间隔不足十里便灯红酒绿的新城相比，竟让人有隔世之感。

文中对明塔所处环境和意义的介绍更多地偏向“当下”，即现状，偏向于从小处着眼，通过塔下百姓日常生活的画面，衬托塔的古老与岁月流逝的印记，而“当下”的平静安稳也让古塔更显沧桑不尽。

在谈及古阳平关的《古关古事》中写道：

其实，真正的阳平关距此还有百余公里，即今勉县老城。此处秦岭巴山隔汉水耸立，窄狭处不足百米，为汉中盆地西部门户。进谷则道分两岔：一为进入四川要道；一为古陈仓道南口，可直通关中。所以三国时期阳平关位置举足轻重，守住此关，既保汉中，又可使四川无虑。

这段文字的写作目的是要突出阳平关地理位置的重要性，尤其是在三国时期的战略意义，虽言简意赅但指向非常明确。陆机曾在《文赋》中说：“要辞达而理举，故无取乎冗长。”即指文章应能充分表达文义，说明的道理能够成立，而文章并不一定要写得很长。文中交代了阳平关地理位置的特点，自然引出与其相关的三国时代的历史事件，“举足轻重”四个字完全可以引发读者关于这段历史的种种联想。可见，在实现对历史的观照中，王蓬使用了多种手段，来达到多角度、多层次感悟历史的目的。

丰富多彩的民风民俗

陕南由于其地理位置的特殊性，自古以来便形成了诸多极富特色的民风民俗，是陕南地域文化中尤为引人注目的一部分。王蓬在其早期作品中便充分显示了对这一特色的关注和展示。例如《水乡风情》分别以“秧门开了”“赛”“野宴”“水牛礼赞”和“晚憩”为题，生动地向人们传达了陕南水乡群众有关插秧的种种讲究和习俗，表现出水乡群众勤劳、质朴的美好品德和对秋季水稻丰收所抱的殷切期望，畅叙现实，展望未来，加上画面特有的喜庆气氛，构成了一幅别具风韵的陕南农家风俗画。例如描写第一天插秧的情景便十分鲜活：

> 陕南水田多的去处，按风俗常把插秧的第一天叫做开秧门。这天，在种田人的心目中，竟象过年一般隆重。年年这天鸡啼，女人们就早早起来，取出早就备下、专为这天吃的腊肉，熏鸡，腌蛋……喜气洋洋地系起围裙，青柴在灶膛里“噼啪”燃烧，跳跃；艳红的火星儿在各家烟囱上欢快地飞舞；种田人的心也象火苗儿一般急剧地跳荡。不是么，一个冬春，积肥备耕，撒种育秧，如今铺下满眼新绿，想着秋后满田黄金，谁不是浑身的劲儿往外冒呢？

文章对“开秧门”这一天情景的描绘，既显示了当地劳动习俗的新鲜感，陕南女性的勤劳灵巧，更充满了人们生机勃勃、干劲儿十足的精神风貌。在《赛牛》《围猎》《捕鱼》等篇章中更是充满了乡风民俗特色。以《围猎》为例，依据猎取方式的繁难程度，顺次描述了要“单帮儿”的对黄麂、野兔、刺猪一类小动物的猎捕；以网套、铁夹、火枪、陷阱、毒饵等方式对较大动物的猎取；以挖洞方式对竹獾的猎捕；瞅准栖息地对山鸡的抓获；以及采取围猎方式对狗熊、豹子、山猪等凶猛动物的围捕等。尽管画面色彩浓淡不一，却都紧紧围绕打猎这一中心事件展开叙述，形聚神凝、疏密有致，给人以流动飞扬之感。

千百年中，“以所多，易所鲜”，乡村集日不仅是农村群众出售农副产品、换取日常生活用品的一种生存生活状态，更是对漫长孤寂的农村生活的一种调节，一种变相的娱乐。曾务农18年的王蓬对集市的功能作用深有体会。在《三月集日》中，他浓墨重彩地描绘了“秦岭南麓天台山下的武乡镇”。对于这座平日虽然清静，每逢三月集日却热闹异常的“偏僻、古老、淳朴的乡村集镇”，展开细致充分的描写，表现了“三月集日”这天街镇的热闹景象：“大街满了，小巷溢了，连十字路口、屋檐下”都“挤满了喧嚷的、欢腾的、五彩缤纷的人流”；然后再由近而远地展现了集日这天临时形成的集市交易中心“河滩”上的繁华景象：“老远只见一大片无尽的、攒动人头；只听见一股‘嗡嗡’的声浪。”生动描绘了武乡镇这幅风俗画的整体图景。这里有“远从南郑县高家岭来的瓷器”，有“作为陕南特产的各种竹器”，有“名震遐迩的汉中藤椅和棕箱”。提到棕箱，作品特别描写“有个冒失的小伙，为了显示他的棕箱结实耐用，竟站上去跳了几下”的细节场面，更增添了生动活泼的气氛，形成富有色彩、有动感、有声有色地表现陕南乡村风俗的立体画面。

在散文集《陕西汉中》中，有较多内容涉及汉中的地理、环境、物产、民居、饮食、戏曲、婚丧嫁娶等民风民俗，以及融入这些细节里的陕南人的精神风貌。《古城品吃》记录了汉中花样繁多的各类吃食，令人垂涎欲滴；《秦巴山地风情》选择了哭嫁、离异和喜葬三个话题，描述了秦巴山间人们的生活习俗，反映出当地文化系统里较有特色的心理状态；《秦蜀身姿羌楚韵》由春倌说春的习俗谈到汉中特有的戏曲形式——汉调桄桄、汉调二黄、端公戏、锣鼓草等，地方色彩非常浓厚；《半边街纪事》《青木川传奇》《秦岭深处的袖珍县城》分别描写了宁强县、佛坪县虽然地处偏僻却古风犹存的特色。从这些篇章中不难发现，王蓬对要表现的对象总是描写得绘声绘色，比喻生动贴切，富于节奏和动感，让人如睹其景，如闻其声，不能不受感染。可以说，陕南的一山一水都充满着诗意的象征，在文字里展示出灵动的姿态，可见作者对这一方土地的热爱。

丹纳在《艺术哲学》中指出：“作品的产生取决于时代精神和周围的风俗。”①文学创作典型地体现着这一观点。王蓬曾在《秦地水乡》中谈道：“古人说：‘近山者仁，近水者智。’水的温柔流动，宽容忍让，会自然传递给人，影响到人的行为举止、办事能力与思维方式，也正如人常说南人机敏，北人豪放。”显然也是

① [法] 丹纳：《艺术哲学》，人民文学出版社1981年版，第32页。

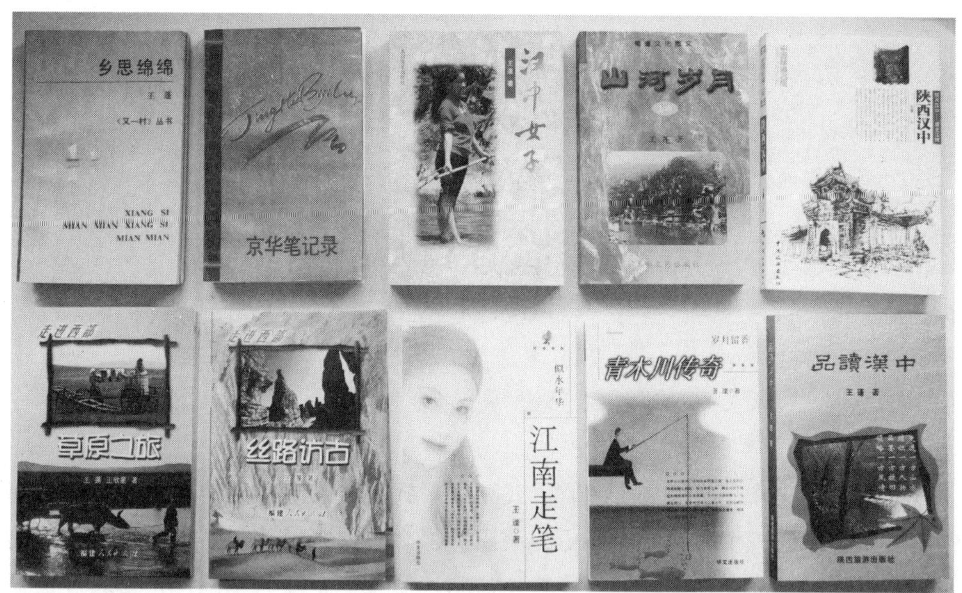

王蓬部分散文著作书影

对地域与人之间关系的阐释。作为出生于西安的汉中本土作家，关中大地的厚重质朴与陕南山水的轻灵柔婉都对王蓬的创作有着根本意义上的影响，但陕南地域文化的影响显然更为突出。在陕西作家中，陈忠实、朱鸿笔下的关中风情，贾平凹营造的商州风俗世界代表着人类精神“回归”的家园，是人们非常关注和喜爱的象征。同样，王蓬将以汉中为中心的陕南地方风情也推向了引发众人兴趣的平台。应该说，地域文化成就了作家，而作家也对推动和传播地域文化做出了贡献。如同戏剧家郝昭庆所说：“他虽然祖籍西安市，但真正的人生经历却把他塑造为一个汉中人。命运把他的悲欢、希冀、追求，甚至灵魂系在了古褒斜道褒谷口附近的那个乡村里。苦难的岁月锻造了他，使他与这片土地融为一体。他爱这片土地犹似自己的生命。”①

① 郝昭庆：《汉中乡土情结和挖深井》，韩梅村主编：《王蓬的文学生涯》，第254页。

第三章
秦巴有古风
——小说创作阐释之一

如果说散文作品是偏向于“聊天式”的形式，能够近距离地展示作家的思想性格、审美倾向，个人化的色彩更为突出，那么小说则以体现作家“讲故事”的能力为主，既要以个体的思想、审美、情感、观念、素养为基础，也要通过谋篇布局、塑造形象、组织情节等方法技巧，把创作主体的内在展示出来，传递意识，表达观点，营造境界，完成审美的最终目的。在中国文学史上，小说的起步和发展要晚于传统的诗文。一般认为，符合现代小说观念的成熟的小说作品，是到唐代才产生的。①中国古典小说虽发轫较晚，但成就并不逊色。明清两朝诞生的众多作品使小说这种文体大放异彩。经过近代小说的转型，随着时代的发展变迁，逐步过渡到现代小说的形式，发展到今天，成为深受读者喜爱的文体。

王蓬的文学创作中，采取了多种体裁，从数量来看，散文是最多的，也是创作时间持续最长的。但作为以小说成名的作家，王蓬小说创作确有其值得关注和研究的地方。从创作的具体情况来看，时间上集中在其文学创作的前期，大约从20世纪70年代至90年代；从体裁来看，短篇、中篇和长篇均有所涉及，其中短篇小说58篇，中篇小说8部，长篇小说2部；从内容题材来看，主要以中国20世纪七八十年代社会发生的巨大变化为时间背景，以陕南农村或秦巴山区为主体环境，描写了不同性格、不同身份、不同经历的人物在历史变革中命运的起落得失，揭示出人性的理想与缺憾，世事变幻的无常，以及时代对个体的影响。

具有独特的艺术特色，是每个作家追求的创作效果，王蓬亦是如此。无论是

---

① 周先慎:《明清小说》，北京大学出版社2003年版，第1页。

长篇小说如《山祭》《水葬》，还是中篇小说《姐妹轶事》《黑牡丹和她的丈夫》，抑或短篇小说《油菜花开的夜晚》《银秀嫂》等，都不仅用细腻的笔触描写了一个个动人的故事，塑造了众多性格鲜明的人物，更显著的是突出地表现了秦岭、巴山之间的自然环境和世态人情，因而充满着浓郁的陕南民俗气息。也可以说他的小说创作深深植根于秦巴汉水之间。

陕南地域民俗特征

民俗又称民间文化，是指一个民族或一个社会群体在长期的生产实践和社会生活中逐渐形成并世代相传、较为稳定的文化事项，可以简单概括为民间流行的风尚、习俗。① 从地理位置来看，陕南是指陕西南部地区，北靠秦岭、南倚巴山，汉江自西向东穿流而过，主要包括汉中、安康、商洛三地。其中的汉中市尤为突出，因汉水横贯全境，形成汉中盆地，被誉为地球上同纬度生态最好的地方，生物资源非常丰富，自然也适宜居住。公元前 312 年，秦惠文王“攻楚汉中，取地六百里，置汉中郡”(《史记·秦本纪》)，汉中自此在中国历史上屡屡被提及，尤其是刘邦在此休养生息，为建立西汉奠定了坚实的基础，由此汉中被称为“汉家发祥地，中华聚宝盆”。周围又与甘肃、四川、湖北毗邻，特殊的地理位置，使其在关中平原、成都平原和中原地区的信息沟通、经贸往来和文化交流之间搭起了桥梁，同时也难免受到来自其它地区的影响。《汉书·地理志》记载：“汉中淫佚枝柱，与巴蜀同俗。”② 就是表明汉中受到四川的影响较大。因此，在悠久历史和特殊地理位置的双重影响下，这里的人们在思想观念、生活习惯、民风民俗等方面，形成了独具魅力的地域性文化特点，这些特点深深植根于这片四塞险峻的盆地，有些习俗可追溯至明清流民；有些语言继承至隋唐；而乡间“吃刨膛”“吃舍饭”则明显带有汉末张鲁“五斗米”教遗风。简言之，秦巴有古风。这些古风蕴涵在陕南地区丰富多彩的民间习俗之中，秦巴大山围拱的地域特殊性使得这些习俗得到一定程度的保护，被完整地继承下来。作为在陕南农村生活成长的本土作家，王蓬的小说如同一幅风俗画在眼前展开。故事、人物和当地的风土人情相互交织在一起，交相辉映，使这些作品表现出勃勃生机和引人入胜的魅力。

① 赵荣、王恩涌等:《人文地理学》，高等教育出版社 2000 年版，第 108 页。

② (汉) 班固:《汉书·地理志》，中华书局 2006 年版，第 1666 页。

陕南自然风光

提到陕南的风景，与虽是同属陕西的关中、陕北是截然不同的，陕北粗犷，关中古拙，而陕南则是秀丽。汉中历来就有“大西北的小江南”之美称，能与江南相提并论，可见其景色温润优美。就地形而言，汉中是由汉水冲击沉淀出的一块长100余公里、宽20余公里的带状盆地，有秦岭挡住北方寒流，因而气候温和湿润。理想的环境造就了极其丰富的生物资源，这里的植被茂盛，类型多样，尤其是还生活着大熊猫、金丝猴、朱鹮、羚牛、娃娃鱼等珍稀动物。

如此迷人灵秀的风光，不仅为汉中人提供了生存所需的粮食菜蔬瓜果，也提供了最适宜的生活环境。对于从关中大地来到陕南生活的王蓬来说，自然也对其产生了浓厚的兴趣。在小说创作中，作者时刻都将人性的单纯质朴与陕南秀美的风光结合在一起，人点缀了风景，风景也衬托了人的纯美。

《银秀嫂》中写暮春时节的野外，“蓝得几乎透明的天空中，几片薄薄的白云……小麦开始抽穗了，油菜也正结荚，到处都显出一片浓浓淡淡的绿色，唯有毛苕却还开着浅红、淡紫的尾花，引得蜜蜂儿嗡嗡嘤嘤，在人头顶飞舞，云雀悦耳的鸣叫，小南风吹着，暖洋洋的，醉人心哪”，在如此美好的画面中，银秀嫂和老莫并肩走在田野小道上，两人心中朦胧的情感无疑会受到感召，愈加热烈；《车行古栈道》中的山间公路则是另一番情景：“峡谷、山崖、隘口……突如其来地闯入眼帘，茅屋、号棚、栅栏……也依然在旋转，急急忙忙地向后驶去。紧擦公路的崖畔，不时地迎面伸来一支玛瑙珠儿般的酸枣，河边柳丛，也不时惊起一只拖着美丽长尾的锦鸡……”形象地描绘出在山间行车时的视觉感受；而在猎手眼中的山林却是另一番阴森的景象：“麦线子一类的灌木丛，就是中午，当顶的太阳也只投下几点斑驳的日光……弥漫着一种只有树林才会有的湿漉漉的烂叶腐草味和野兽留下的恶臭腥膻味。不时，对面崖畔会传来苍鹰那得意的、拖长声音的叫唤和被袭击的雀鸟的哀鸣；而近处，几次就在头顶不远处，会突然响起茶缸般粗细的乌稍毒蛇从草丛中溜出的索索声，直叫人头皮发麻。”（《猎熊记》）田间山林的景色如此，而农家小院，则有着极富诗情画意的田园气息：“院里的自留地……一畦畦各种小菜，已出土显行，绿莹莹的一片，看着就顺心；篱笆一圈的白杨、毛柳、刺槐可能也刚栽不久，正展枝舒叶，齐勃勃的生长，看着就舒畅；新搭起的猪舍、羊圈、鸡笼、鸭棚、狗窝……正闹的兴旺”（《油菜花开的夜晚》)，虽是农村，但主人将自家小院打理得整整齐齐，充满了对生活的希望和热情。

饮食居住习俗

对日常生活尤其是饮食和居住的描写，是最能了解风俗人情的途径，王蓬在创作中对这些生活细节极为重视，作品中将其贯穿在故事中，表现出浓郁的生活气息。

（一）日常饮食

饮食文化和地理环境有着密不可分的关系，《汉书·地理志》记载：“汉中楚分也。水耕火薅，民食鱼稻，以渔猎、伐山为业。”①陕南一带既有汉中盆地，也有秦巴山地，物产丰富，出产水稻、小麦、玉米等米面杂粮及新鲜蔬菜瓜果。除了米饭、稀饭、面条、饺子之类，还能做出面皮、粉皮、米糕馍、醪糟、米茶、拌汤、搅团、浆粑馍、洋芋糍粑等小食。此外，陕南人家还喜欢浆水菜、泡菜、腌菜等小菜，每家每户都自己做，在蔬菜丰富的时节将白菜、芹菜、萝卜缨、花辣菜等经过特殊处理，做成酸爽可口的浆水菜、泡菜，既为解决冬季蔬菜缺乏的问题，也是平时佐餐的佳品。尤其是在物资匮乏的年代，这类小菜更是发挥了很大的作用。我们常常能看到小说中描写的巧手主妇比如翠翠，即便家里困难，也能花心思利用这些小菜让家人吃得有滋有味。

除了传统的米面蔬菜外，秦巴山间特有的美味更能够代表陕南的饮食文化。比如小说中时常提到的腊肉，汉水流域的农户大多都养猪，逢年过节都要杀猪，吃不完便腌制或熏制，以保存更长的时间。熏制时以柏树枝为最佳，肉香中带有柏树清香，色泽鲜亮，肥而不腻，至今仍然是人们餐桌上的美味；再如在小说中出现多次的“泡汤”（刨膛），“并不一定逢年过节或过红白喜事，谁家宰猪或打到野牲口，都要请整条山沟里人来吃一顿”（《水葬》）。以肉为主，加上豆腐、洋芋、四季豆，或焖或煮，“用大脸盆盛起，放在碾盘、树疙瘩上，男女老少都围着去吃，加上成桶自酿苞谷酒，大块吃肉，大碗喝酒，喝得满脸通红，吃得嘴角淌油，热闹非凡”（《水葬》）。这是由于山区的水含矿物质多，易于消化，加之体力劳动消耗大，山区群众长期如此，身体对肉类的需求便十分突出。尤其是

① (汉) 班固:《汉书·地理志》，中华书局2006年版，第1666页。

生活环境的封闭单调，也让人们对吃泡汤格外向往；野味亦是陕南山区的独特饮食,《山祭》中宋土改受到猎户姚子怀的热情招待，看到饭桌上“红艳艳的是烧野兔肉，颤巍巍的是炒鹿蹄筋，清炖着整只山鸡，爆炒着野猪下杂，中间是一大盆红焖狗熊肉，配着晒干的春笋板栗，当年的黄花木耳，大碗盛着的土蜂蜜糖，自家酿的山葡萄酒”，这些在平坝地区几乎见不到的食物，充满了浓郁的山区生活气息。

（二）居住习俗

由于20世纪上半叶陕南地区绝大多数人居住在乡村，与小说内容结合，在此只讨论乡村居住习俗的情况。平民百姓的住宅样式和地理环境、自然条件有着很大的关系，陕南一带多雨，“其民居是以‘介’字形的两坡水房屋为主”①，最常见的是土木结构的草屋或瓦屋，格局一般是正房三间，迎门而入的叫作堂屋，两边的为睡房，即卧室。如《山祭》中冬花的家“坐北朝南，盖有一溜土墙草顶的茅屋，两侧盖着猪栏鸡棚，牛圈狗窝，组成个四合院落”，“屋后山坡上是密匝匝的青冈林；门前有几畦绿茵茵的小菜地，四周长着核桃板栗，山桃野杏，屋檐下悬吊着兽皮草药、金黄苞谷、青白葫芦，院落里猪哼鸡啼、牛摆脑壳、猫伸懒腰……”到了屋里，则是“火塘终日燃着让人心疼的林木，家具墙壁一律熏得油黑发亮，一股烟熏柴草味儿；楼檩上却又吊着成串腊肉、麂子腿、野山鸡；堂屋中间供着先人祖先，门板上贴着马武敬德……”这段描写典型地体现出陕南山村普通家庭的居住环境和细节特征，从颜色、气味、声音等角度的描写将一座院落生动地呈现在读者眼前。同时，秦巴山深处的吊楼、崖洞、汉江两岸的吊脚楼等形式也在小说中被提及，表明人们是根据环境因地制宜，充分利用自然条件，不拘一格地修建住宅的，表现出明显的地域特征。

婚嫁习俗

《礼记·昏义》把婚仪看作礼之“本”：“夫礼始于冠，本于婚，重于丧祭，和于乡射，此礼之大体也。”中国古代以来，为婚礼制定了“六礼”。“六礼”是婚礼六个阶段的不同仪式，分别指“纳采（即男方提亲）、问名（即男方询问女方生辰八字并送算命先生卜算）、纳吉（即男方得到吉兆后备礼通知女方缔结婚

① 刘清河:《汉水文化史》，陕西人民出版社2013年版，第510页。

姻)、纳征（即男方送女方聘礼)、告期（即择定婚期)、亲迎（即男方迎娶女方)”。虽然现代婚姻并不一定完全按照六礼进行，也衍生出了新的规矩，但依然可以看到其遗留的影子。小说中论及较多的是关于陕南农村的婚嫁习俗，如《油菜花开的夜晚》就是描述主人公珍儿“由表嫂领着来‘相亲认门’”的晚上，各种微妙羞涩的想法。《走端阳》中写道，提过亲的小伙子在端阳节这天，“在盖着白毛巾的竹篮里放上新麦面炸的油糕，糯米包的粽子；爱好的还要提上雄黄酒和腊肉之类的礼物去拜访丈人家，而丈人家这天接待的热情或冷淡，常又意味着对亲事的赞同或否决”。“姑娘出嫁的前一天，还要请邻家嫂子为其‘开脸’，又叫‘开光’，即用五色花线将姑娘额上、颈上的汗毛绞拔干净，并将眉毛绞得如月牙儿一般弯细。此举的意思是姑娘从此就不再是‘黄毛丫头’了”。《山祭》中冬花出嫁时“被女人们用线绞过汗毛的脸蛋更加白嫩妩媚”。《竹林寨的喜日》里，接亲的队伍中有新郎官、介绍人和“人物整齐、模样体面的亲友，自然是四男四女，照例穿戴一新”，接亲和送亲的人越多，也就显得婚礼越加隆重热闹。

婚姻是人生中的一件大事，也是一件喜事，但在陕南山区里，正是由于环境的封闭，在 20 世纪七八十年代还存在一些较为落后和鄙陋的婚俗，由此带来了痛苦和悲伤。诸如《竹林寨的喜日》里，新媳妇的娘家除了彩礼外，还要 20 斤肉作为“离娘肉”，一次次向六婶提出要求，否则不出门;《别了,山溪小路》中玉蓉的两个姐姐，因为太过贫穷而草草出嫁，大姐玉兰在“瓜菜代”的年月里为了几斗苞谷、荞麦的聘礼，含泪嫁给大山深处又傻又聋的男人。对于这些落后的观念和习俗，作者通过人物的不幸遭遇就表明了自己的态度，显然是用不赞同的、批判的眼光去进行写实的记录。甚至还有为生活所迫出现招夫养夫的婚姻方式。招夫养夫是指“边远山区少数妇女因其夫残疾丧失劳动能力，或过分懦弱以及没有生育能力等原因，为了解决其生活困难或继嗣，便另招一夫同居”①，有一妻多夫的痕迹,《山祭》中姚子怀的情况便是如此。有的山区还有“嫁儿留女，娶婿养老”的做法，这种婚俗则“显然带有母系氏族婚姻制的印痕”②,《山祭》中南光荣家的两个儿子“都到别家当倒插门女婿去了，老两口守着个闺女招女婿养老”,《水葬》中任义成也是这样被招赘到陈家做养老女婿的。

---

① 刘清河:《汉水文化史》,陕西人民出版社 2013 年版，第 24 页。

② 同上

赶集与交易习俗

在漫长的岁月中，秦巴山区相对封闭，也就比较多地保留着传统的生活习俗，弥漫着一种古风。比如赶集，这在中国是一种定期聚集进行的商品交易活动形式，尤其是在商品经济不发达的时代或地区遗留下的一种贸易组织形式。赶集是劳动人民生活中必不可少的一项活动，既可相互交易生活用品，也是为生活增添乐趣。赶集也具有一定的周期，一些较大的乡镇有固定集市，每日都有，叫“百日集”，山村人们居住分散，产生“单日集”“双日集”“一三五集”“二五八集”等，且都以农历为准，具体是哪一种则为当地人长期的约定俗成。“集镇照例是一条长长的，独独的街道”，每月有三天是集日，“称盐灌油的，抓药看病的，买线扯布的，理发寄信的庄稼人，便会推车车、挑担担”把各种蔬菜瓜果、鸡鸭猪仔、竹器农具带到集市，摆起叫卖的摊点，以及凉粉、面皮、糍粑等各类小零食摊，“街道上挤实了人，老远只看见一片攒动的人头”(《赶集记》)，这样熙熙攘攘的场景，被人们一代一代传承下来，构成了陕南民俗中热闹喧嚣的一页。

劳作及生存方式习俗

秦巴山区的群众为了生存，产生了许多独特的生计，像伐木、割竹、烧炭、采药、打猎、背夫等，几乎每种行业都有独特之处。比如打猎，按照的古老习俗，“把猎人叫‘打山子’”，大家合作分工，有“撵后掌”的，有“坐交”的。《猎熊记》的开头，就生动地描绘了打猎时惊心动魄的场面;《山祭》中有更多对打猎的描写，姚子怀高超的捕猎技巧和丰富的经验，给作品增添了许多惊险刺激的阅读感受，也使他成为小说中富有传奇色彩的人物。尤其是这个人物有着生活的原型，作者在《〈山祭〉之外的话题》中回忆年轻时修水渠在一位有名的猎手家住过，亲眼见到其打岩鹰、盘羊的风采，成为塑造人物的基础。可以说，正是陕南独特的生活环境为作家创作提供了取之不竭的生动素材。

陕南地区地处北暖温带和亚热带气候的过渡带，有着非常优越的自然条件，适宜多种农作物生长，水稻、小麦、玉米、高粱、油菜及各类果蔬甚至茶叶，都有良好的生长环境。大自然的馈赠，加上陕南人的勤劳，使这里几乎成了旱涝保收的宝地。对于农民来说，耕田种地是日常生活中的头等大事，自然也是作者不会漏掉的一面。比如防霜，这是指用保持接近地层空气、土壤或植被表面的温度的方法，以防御农作物受霜冻或低温的危害。《油菜花开的夜晚》里，作者就是选择了这样一个特殊的时间，“不能迟，也不能早，要霜下来的时候”，人们半夜里起床，在田野忙碌，点燃麦糠，白烟四处弥漫，为油菜花遮挡寒霜。主人公珍儿在劳作的同时，通过耳听眼看，对所相亲的小伙子的生活环境、村子里人们的思想观念有了直接的了解。这样的写法，既有生活气息，又表现了珍儿的聪慧，展现出新时代青年男女在择偶上观念上的变化。《秋雨如丝》中“我”和林叶叶，相互配合种胡豆，“一人挖窝，一人点种”;《别了，山溪小路》中描写阳春三月撒种育秧的热闹场面，“运粪，耕田，划畦，撒种”，忙碌而井井有条。种种画面，展现出陕南农村的勃勃生机。

但山区的劳作亦是非常艰辛劳苦的。由于地形限制，山区的田地既少且很难连成片，甚至要翻山越岭，“土地全是鸡零狗碎，东一块，西一块，尿布似的悬挂于山腰半崖”，人们却“世世代代、长年累月”地“烧荒，挖地，播种，收获……周而复始，年复一年”(《山祭》)。烧荒是山里一种近乎“刀耕火种”的原始耕作方式。春天看好坡场，割砍杂树野草，就地焚烧，完了再耕作下种，叫做火烧地，开始时特别能长庄稼，几年后地力乏了就扔掉再开一块。当然这在今天来看是一种破坏环境的做法，但在当时生产力水平不高的情况下也发挥了一些作用。山区最艰苦的农活是守号。秦岭深处七八月间为了防止狗熊、野猪破坏庄稼，山区群众在“崖头、山垭甚至大树枝上”搭起小庵棚，一晚上守着，整个夏秋都要这样度过。由此可见，山区民众生活的艰辛困难。

除了这几类生活中重要事件之外，其他诸如家家纺线织土布、汉江端午赛龙舟、江边打鱼、田地里扯猪草、山里采五味子、伐木割竹、挖药养蜂、割生漆、培植木耳天麻、烧柴用的青冈木、除了酷暑外天天都燃着的火塘、火塘上吊着飘出肉香的顶罐……正是这些融入故事、随处可见的细节，时时提醒着读者，作者笔下的故事发生的环境和地域，使读者在看故事的同时，也了解到陕南山区、农村群众的真实生活状态。

贾平凹说过:“对于商州的山川地貌、地理风情我是比较注意的，它是构成我的作品的一个很重要的因素。一个地区的文学，山水的作用是很大的，我曾经体味过陕北民歌与黄土高原的和谐统一，也曾经体味过陕南民歌与秦巴山峰的和谐统一。不同的地理环境制约着各自的风俗民情，风俗民情的不同则保持了各地文学的存异。"① 王蓬小说的独特艺术风格，与陕南独具风情的民俗传统有着密不可分的关系。这些民俗不仅是作品更为丰富和厚重的基础，也是向读者展示一方水土风貌最直接的途径。熟悉这里的读者会自然而然地生出亲切感，仿佛置身其中；而对于不熟悉的读者来说，这些民俗风情又成了吸引他们的东西，充满了诱人的艺术魅力。这就是文学作品的价值之一。

① 贾平凹:《答〈文学家〉问》,《文学家》1996 年第 1 期。

第四章
语言杂秦蜀
——小说创作阐释之二

文学作品的语言形式是留给读者的第一印象，往往影响着读者阅读感受和兴趣，充满浓厚生活气息的语言方式无疑是拉近与读者距离的有效途径，也是形成作家个性特色的方式之一。这一特点典型地出现在王蓬小说的语言风格中。作为一个地域特色明显的乡土小说作家，王蓬深谙语言在文本中所起的重要作用，在语言上下了很大的功夫，也因此为作品增色不少。尤其是对陕南地方性语言的使用，成为其创作的一大特色，使作品充满了浓厚的地域色彩。

“风俗和方言是区域文化最明显最稳定的因素”①，在一个地域的文化系统里，方言反映着这一地域的历史传统和文化积淀，使之与其他地方文化类型区别开来，与他乡的民俗风情区别开来。作家以特定地域为取材对象，当地方言自然成为小说文本的叙述语言，人物也自然用方言传达出独具文化特质的心理、意识、情感和习性。汉中因与关中、四川、湖北、甘肃几省区相接，加之历史上多次大规模移民，人口构成复杂，在某些方面也会受到其他地区的影响，语言差异较为明显。如镇巴、南郑、西乡一带口音明显具有川腔川味，与四川话比较接近；而洋县话又和关中话更相似；即便是汉台区内，口音差别也是存在的，比如《汉南续修郡志风俗》中称褒城县民“论其声音，山南近蜀则如蜀，山北近秦则如秦”。与普通话比较，陕南方言中突出的发音特点是N、L不分，Z、C、S和ZH、CH、SH不分，词汇方面不少词语多带词尾如“子”“儿”等，名词多重叠形式。王蓬虽生于西安，但10岁随父亲下放陕南农村，此后18年

① 郑择魁：《吴越文化与中国现代文学》，杭州大学出版社1998年版，第6页。

的农民生活使他对农村土话极为熟悉，作品中无论是叙述性语言还是人物的对话都充满土乡土色的韵味。从作品角度而言，能表现其个性的手段之一就是语言，作者通常都会结合所表现的内容，使用合适的语言方式来进行描绘。带有地域特色的方言是最能够体现某种文化特征的表象，是读者感知文学作品的直接途径。王蓬以描绘秦巴山间的人情世故为小说主要内容，其文本自然离不开方言的运用。

方言与环境

方言与其所产生的地域之间有着密不可分的联系，两者相互映衬，形成统一的风格。从自然环境来看，陕南地区被誉为同纬度生态环境最好的地方，有着优美宜人的自然风光和丰富充沛的物产，四季风景各有特色，但也造成了大山深处艰苦的生存环境，这对文学创作而言无疑是进行利用和取材的最佳资源。王蓬在小说创作中，对秦巴山水的描写十分重视，往往通过带有地域色彩的语言形式，对自然环境展开充分的描绘。例如：

> 秋天的阴冷的天空悬吊着乌云，低低压着山巅。山谷里的冷雾和林梢的岚气混淆起来，凝成浓浓的暮霭，笼罩了整个秦岭山区。灰暗的苍穹底下，像波涛汹涌一般的山峦铺向天边。极目之间，全是险峻的山崖，幽深的峡谷，黑黝黝的丛林，单调地鸣溅着的溪水……
>
> 一大群归林的山雀子、黑果儿、卷八儿找错了地方，惊慌慌聒噪着从头顶掠过，没有止境的山路也仿佛到了尽头，垂藤一般跌落进山谷，像把人的心也牵落下去。一阵深含凉意的秋风吹来，让人无端地打个寒颤。恰在这时，黝黑的山崖下又传来什么鸟兽一串怪叫：希呖呖呖——哇！更让人毛发直立，心直发怵：这么蛮荒的地方怎么会有人烟？但竟然有！

这是王蓬在长篇小说《山祭》一开始为读者呈献的一幅秦岭深秋图。其中“山雀子”“黑果儿”“卷八儿”都是指鸟，“子”“儿”是陕南人习惯用的词尾字，这些鸟名自然也是当地人的常用词汇。整体而言，这段文字把秦岭的广袤、雄浑、深邃展示出来，同时也通过对词汇的选择，如陕南人习惯常用的叠字形式，“黑黝黝”“惊慌慌”，尤其是象声词“希呖呖呖——哇”的使用，又呈现出让人深感压抑、畏惧的环境气氛，表现了“我”刚到观音山时对未知环境的陌生和恐惧，蕴含着后文中“四清”“文化大革命”的政治风雨即将来临的种种暗示，实质在为整部小说埋下伏笔，做好铺垫。

文学作品的景物描写往往有其特定的作用，或者交代故事的背景，或者衬托人物的性格，或者推动事件的发展，或者调节叙事节奏，是作品不可缺少的组成部分。王蓬对自然环境的描写也并不是完全单纯写景，而是善于把人的内心活动与周围的景色交织起来，以人观景，再用风景衬托人的心理，达到借景写情，再以情感人的效果。比如《水葬》中这段：

> 秋天的秦岭色彩斑斓。茅草、霸王草抽出长长穗箭，绿中带白；霜打了的树叶黄中含紫；苍松毛竹却依然浓绿滴翠。山梨树挂着黄澄澄的果实；野葡萄吊着紫汪汪的珍珠。崖头上一串串五味子红滴滴的诱人。满含秋熟果香的山风一阵阵扑来，沁人肺腑。天空蓝莹莹的，有羊群般洁白的云团飘飞。

这是秦岭秋高气爽的一面，“茅草”“霸王草”“苍松毛竹”“山梨树”“山葡萄”“五味子”都是秦岭山间常见的植物，“黄澄澄”“紫汪汪”“红滴滴”“蓝莹莹”同样是用叠字来表现色彩，产生了强调的作用，使色彩更为鲜亮明丽。这段文字看似纯粹写景，其实却是为女主人公翠翠与任义成互吐心扉创造必要的环境与条件，起到了推动情节发展的作用，而对诸多色彩的生动描绘也让人感受到翠翠内心对爱情的渴望和情感的波澜起伏。

而当环境发生变化时，描述语言也会有所变化。例如《水葬》中描述的古城汉中：

> 解放前后，明建清补城墙尚存，古塔、钟楼、望江楼亦健在，一派古朴。街道虽漫长窄狭，但一进城门，大街小巷便统为商业贸易区。布匹店、鞋帽店、百货店、丝绸店、鲜货店、茶叶店、盐店、米行、钱庄、当铺、货栈一家挨着一家。南来北往商贾游客流水般涌来，要吃要喝要玩要乐。饭店、酒楼、茶馆、戏院、旅舍，早年间自然还有勾栏青楼，凡此种种均给市井平添另一种繁华风光。川粤徽陕各类大菜，名目繁多各类小吃，雅有京戏，爆有秦腔，呐喊则有川剧，悠婉可听汉调，更兼街头杂耍、猴戏、魔术、武打，隔城几里便

听得轰轰嗡嗡，嘈嘈杂杂一阵阵声浪涌出。晚间酒楼吆二喝三，戏院唱腔激越，勾栏青楼便一片卿卿我我，调情打俏的痛快欢乐了。

这段文字组合简洁短促、极富动感，重点突出了处于秦蜀陇鄂交会的汉中城的市井风貌，因而在语言方面使用的乡村土语较少，但依然是采用白描式的语言方式，尽量用简单的话清楚准确地描摹事物、表达思想，没有太多繁琐的修饰、华丽的辞藻，能够最为客观地呈现描写对象。

由此可见，无论是雄浑的秦岭山地风光，还是古城、古镇乃至一户农家，王蓬都能凭借把握方言与书面文字的娴熟功力，准确、清晰地描绘出事件发生的环境，给故事展开、人物出场提供广阔天地，突显陕南地方文化色彩，也给读者以充分的联想空间。

方言与日常生活

文艺民俗学指出：民间源远流长、连绵不绝的民俗所展示的“生活相”，作为人类社会的一种独特的生活形态，也是文艺创作的一种源泉。① 日常生活是文学创作的素材来源，也能够展示作品的独特个性，对于乡土小说尤其重要。而方言则是表现日常生活的最佳途径，对方言的熟练运用使王蓬小说中随处可见陕南地域特色。

“在语言要素里，词汇与生活的关系更为直接，社会生活的发展变化，必然会引起语言的发展变化。” ② 要表现某一地域的文化色彩，大量使用生活中的词汇是实现这一目标的重要途径。诸如作品中出现的饮食词汇“浆水”“泡汤”(刨膛)、“面皮”“粉皮”“酿肘子”“谢村黄酒”等，耕作词汇“火烧地”“葫芦地”“防霜”“拔节”等，打猎词汇“交口”“守交”“打山子”等，表现出陕南一带的生活习俗。

日常生活词汇更是举不胜举，“经管”（管理)、“二等车”（自行车)、“烧包”（显摆的人)、“官话”（普通话)、“阔”（气派)、“怯火”（害怕)、拉呱（聊天）等，不胜枚举；人物对话中常可以看到“娃儿”“妹儿”“啥子”

① 陈勤建:《文艺民俗学导论》,上海文艺出版社 1991 年版，第 220—221 页。

② 池昌海:《现代语言学导论》,浙江大学出版社 2005 年版，第 53 页。

“目时（现在）”“早些年辰”“清肠（清楚）”“你这碎崽娃子”“我羞人去”“喜愿”“晓得啵”“山娃子哟，砍脑壳的”等语汇，更多地带有些川话的味道。语气词的较多使用也是陕南方言的一大特色，如“咋”“啥”“嘛”“呀”“哎”“哩”“唷”“哟”“嗳”等，加之尾音较长，显得语言软绵悠长，更带有南方语言特色。

另外，作者对民谚俗语的运用也十分娴熟。民谚俗语是百姓在生活中约定俗成的语言方式，具有高度概括、精炼准确又贴近生活的特点，经过长期流传，具有了人们心领神会的特定内涵。如“男人是个耙耙，女人是个匣匣”比喻夫妻之间男主外女主内的情况，用“耙耙”形容男性在外打拼挣钱养家，“匣匣”则比喻女性的勤俭细心，能守住家业，只有夫妻同心才能过好日子；“用个纺车儿纺纺（访）”利用了谐音，表示打听打听；“猪从口里肥”是说养猪的窍门经验；“麻绳偏从细处断”比喻祸不单行；用鸟鸣声的音调谐音而成的“大嫂——挑水去”“媳妇——洗菜去”，充满乡音乡情，还有诸如“油炒菠萝菜，各取心上爱”“黄瓜打锣——去多一半”等歇后语的使用，都是对生活经验的总结概括，精准地体现出表达者的用意，是百姓生活智慧的体现。

再如《山祭》中描写姚子怀的家：

> 在“老鹰”背后转弯处，闪着偌大一块平地。坐北朝南，盖有一溜土墙草顶的茅屋，两侧盖着猪栏鸡棚，牛圈狗窝，组成个四合院落，躺在个圈椅形的山窝窝里。屋后山坡上是密匝匝的青冈林；门前有几畦绿茵茵的小菜地；四周长着核桃板栗，山桃野杏；屋檐下悬吊着兽皮草药，金黄苞谷，青白葫芦；院落里猪哼鸡啼，牛摆脑壳，猫伸懒腰……一派平川大坝也罕有的富足殷实模样。

文字简洁概括，且多采用日常用语，如“坐北朝南”“四合院落”“核桃板栗”“山桃野杏”四字一句，朗朗上口；“金黄苞谷，青白葫芦；猪哼鸡啼，牛摆脑壳，猫伸懒腰……”不乏动作声响和鲜明色彩，把没有政治因素干扰的农家生活安宁平和的一面展现出来，与“四清”“文化大革命”后乡村的败落形成强烈反差。

山歌或民歌的使用是增强作品地域风情的常见方式，陕南山歌不似陕北民歌那样粗犷，相比而言，陕南民歌的语言更为含蓄，抒情方式也偏向细腻婉转，内容上大多表现青年男女之间的爱情。例如《山祭》中观音山的村民们在艰苦的环境里开荒烧地时，为了缓解体力劳动的疲惫、男女对唱的山歌：

噢嗬嗬——哎
太阳出来红似火，
晒得贤妹没处躲。
我把草帽抹给你，
好让太阳来晒我。

依哟哟——喂
哥哥说话赛蜜甜，
妹心好比扇子扇。
留下草帽哥哥戴，
妹有青丝头上盘。

山歌从生活细节出发，体现男女之间的相互关爱，音调押韵，语言在表面上有含蓄传情的一面，但细读之下又有扑面而来的热烈直接，尤其是这样的山歌启发了宋土改青春情感的萌动，对冬花自然而然产生的爱慕之心，对推动整个故事的发展产生了重要作用。

《水葬》中的山歌比较集中地出现在麻二赶车的背景下，赶车过程中的寂寥无趣被久雨初晴的清爽舒适所取代，麻二兴致所至地一连唱了四首陕南山区流行的山歌子：

清晨起来哟——露水潮，
露水汪汪哟——搭天桥。
太阳一出哟——天桥断，
隔断冤家哟——路一条。

这段山歌与之前的男女对唱不同，前三句都在写景，最后一句才点到主题，与这一情节发生在秦岭山间的环境更相符，在节奏上具有悠扬绵长、起伏有致的特点，反映出山歌与其产生环境之间的密切关系。

方言与人物对话

“方言成分的适当采用，可增添作品的地方特色和乡土气息，有利于塑造人物形象，在文学作品中尤其如此。”[①]小说作为一种叙事文本，需要交代环境，叙述故事，塑造人物，描绘心理，尤其少不了对话，这几个方面最能考验或体现一个作家驾驭运用文字的功夫。什么人说什么话，这是生活中的常识，也是文学创作的基本法则，要真正把握每个人物在说话，尤其是对话时与其身份、年龄及对话场合的准确无误，却不容易。对话甚至是区别一部作品平庸与卓越的标志。对乡土小说而言，方言是作品中人物必然采用的语言方式，对塑造人物具有至关重要的作用。

在群体性的场面中，人物语言是最能体现作者掌控能力的。例如《山祭》中描写“四清”工作组进驻观音山时的情景，村民们看见后议论纷纷：

> “天神！来了三个，昨天后晌进沟，三娃子看见的！”
>
> “是四个，前面还有山下刘大嘴三老倌带路……”
>
> “有个高个，瘦筋筋的，戴着牛蒙眼一样的二柄，太阳底下，蛮闪光哩……”
>
> “对哩，都挽起裤腿，戴眼镜的，腿麻秆一样细；爬山好凄惶……”
>
> “可你没看那腿杆，雪花也似的白……”
>
> “那你离了跟人家去！嘻嘻……”
>
> “人家肯定有婆娘、有娃儿……”
>
> “你去刚好，一大一小！”
>
> “那么瘦，还一大一小，只怕一个还欠账……”
>
> “你背时砍脑壳的哟！”
>
> “嘻嘻嘻，哈哈哈……”

对话之中几乎每句都有陕南方言词汇，如“天神”是陕南百姓表示惊讶时的习惯用语，“后晌”是指下午，“瘦筋筋”指清瘦，其他如“麻秆”“凄惶”

① 王希杰：《汉语修辞学》，商务印书馆2004年版，第85页。

“腿杆”“婆娘”“娃儿”“背时砍脑壳的”等都是日常用语，尤其用“牛蒙眼”比喻眼镜的说法十分精当，以农民熟悉的事物作为喻体，非常贴合农村生活的细节。除了具有浓郁的地方特色外，这段话也能够表现出山村生活的封闭，村民们并不知道“四清”是什么，今后将发生什么，对给自己的生活带来多大的影响，此时还开着玩笑议论，使山地人见识短浅却又不乏幽默的性格特点跃然纸上。

又如在长篇小说《水葬》中描写翠翠的一段文字：

> 河滩上乱糟糟一片，都是镇街等着过河出坡的男女。见翠嫂来，几个男女打趣：
>
> “翠嫂会哪个，收拾打扮得好俏。”“翠嫂子，今儿跟我去占个好榻榻……”“你还要翠嫂子，你一个老婆还放账!”奚落的汉子不吱声了。另一个光棍却乘虚即入：“你们都往开站，翠嫂子今天归我……”“要你有卵用，煮糖不甜，熬胶不粘，当戳水棍还嫌短。你只配提鞋倒夜壶，打狗支桌子，领女客上厕所能闻个骚气气……”“轰”满河滩都笑得哗了……

对话中大庭广众之下不避男女之事，虽有几分粗俗，但却是符合山村生活环境的，翠翠的快言快语既写出她在丈夫进狱、独撑危局之中却不畏艰辛、泼辣任性的独特性格，让读者如闻其声，如见其人，在人物鲜活的外表里却又透出几许心酸。

凡此种种，在王蓬小说创作，尤其是两部长篇小说《山祭》和《水葬》中比比皆是，娴熟地运用方言描写人物对话，反映出作者对生活语言的熟悉程度，对文学语言的应用自如，对于人物性格的准确把握，将这几方面的因素进行综合，便成为使人印象深刻的文学作品。

从以上对王蓬小说在交代环境、描绘风景、叙述故事、表现生活、塑造人物、运用对话的不同角度出发，梳理了其对陕南方言多样化的使用方式，表现出熟练驾驭运用文字的功夫，尤其是在“风气兼南北，语言杂秦蜀”的秦巴地区的熏染之下，王蓬寻找到了最得心应手的语言，形成了自己的特色，也成就了一个出色的小说家。“风格是人们运用语言的产物，是在主客观因素制导下运用语言表达手段的诸特点综合表现出来的气氛和格调。它涵盖了表现风格、语体风格、民族风格、时代风格、地域风格、流派风格、个人风格。”[①]作家的个人风格是在长期创作过程中形成的、区别于他人的自我意识的外在体现。陕南方言的巧妙运用，正是与王蓬个人生活经历密不可分，可以说，正是陕南农村的方言土语已融进其个人意识之中，成为他生命的一部分，才会在作品中展现出独特的民俗魅力。

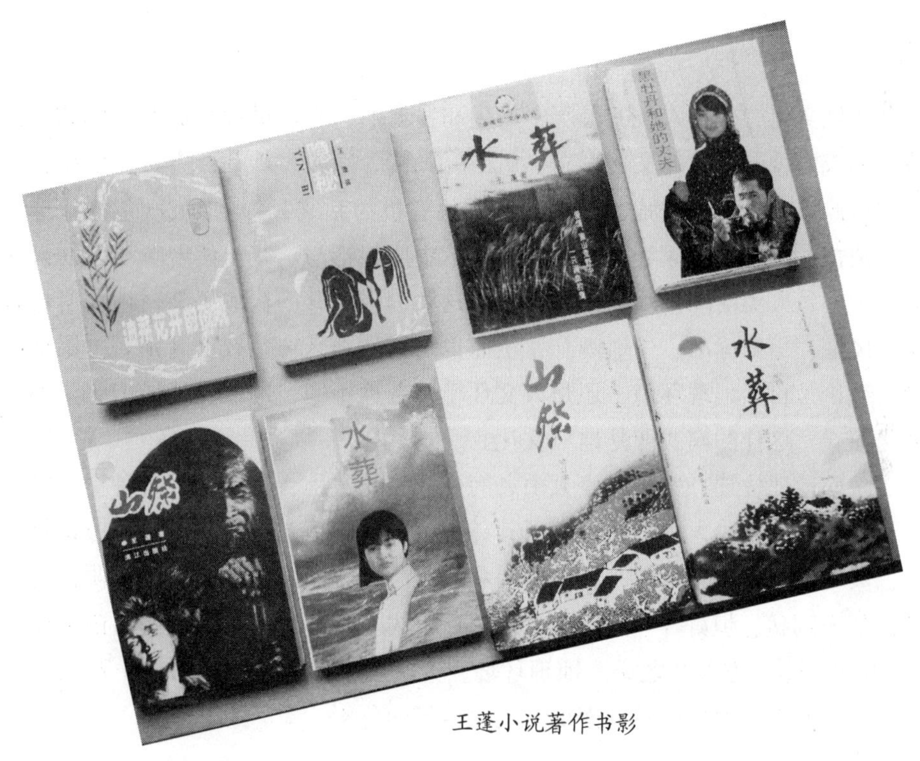

王蓬小说著作书影

① 黎运汉:《修辞·语体·风格论文学》,暨南大学出版社 2004 年版，第 385 页。

第五章
一方水土养一方人
——小说创作阐释之三

地域文化“是在人类的聚落中产生和发展的，它以世代积淀的集体意识为内核，形成一种网络状的文化形态，风俗、民情、宗教、神话、方言，包括自然生态和种族沿革等等，组成一个相互关联的有机的系统”①。地域既包括地形、山川、植被、物产、气候等自然地理情况，更应包括与这些自然现象相关的人文现象，尤其是人类活动带来的结果。正是这些因素才共同构成了某一地域所特有的民俗风情、道德标准、价值观念，从而也与其他地区特色有所区别。中国地域辽阔，无论是自然地理环境，还是人文环境，各地不同，理所当然地产生了不同的文化模式，这样的模式即是地域文化。

陕南地理位置特殊，两座大山之间形成狭长盆地，一方面为各种交流带来不便，另一方面也较大程度地保留了其特有的风俗民情。古人所说“南方谓荆阳之南，其地多阳。阳气舒散，人情宽缓和柔”“北方沙漠之地，其地多阴，阴气坚急，故人刚猛，恒好斗争”②，充分说明地域因素对人性的影响，俗语中便有了“一方水土养一方人”之说。地理环境、人文环境的综合作用，使王蓬在创作小说时，自然而然地刻印着陕南地方文化传统的色彩。

作品主题的确立

一部作品受欢迎，其原因有很多。无论是情节、人物、叙事方式或语言，都

① 田中阳:《论区域文化对当代小说艺术个性形成的影响》,《中国文学研究》1993 年第 3 期。

② (唐) 孔颖达:《十三经注疏》下卷，中华书局 1980 年版，第 1626 页。

可能会吸引读者。但最终能够获得持久生命力的，应该还是来自于作品的思想主题。优秀的作品往往能够引起人心灵的震撼，思想的启发。其中，作品的思想主题是影响作品价值与意义的重要因素，对思想主题的探析也能够帮助我们更加清晰和深刻地理解文学作品。在王蓬的小说创作中，通过与地域文化的结合，较为明显地存在着以下三个方面的思想主题。

（一）生存环境的贫困艰辛

生存环境，包括了物质状态与精神状态两个方面。具体来说，底层百姓生活的物质条件自然十分艰辛，王蓬以陕南农村、山区作为故事发生的环境，则无法避免对当地生存条件的展示，尤其生活在偏远山村的环境中，就更加困苦不堪。陡峭的大山上连贫瘠的土地都非常有限：

> 保持着一种几乎原始的耕作方式。春日里，看好坡场，割砍防火界，就地焚烧，完了再耕作下种。这种“火烧地”，开头几年特别能长庄稼。种几年，山高路险，无法送粪，地力乏了，就扔掉，再开出一块新的“火烧地”来。（《山祭》）

即便这样的地，“整整翻了两座大山”才到。可见，山区民众的生产劳动异常艰苦。农户家中的陈设也能反映出物质条件的简陋，《车行古栈道》中经历过水灾后的农户“屋里空荡荡的，除了睡觉的竹笆床，装粮的囤子，以及背篓、簸篮之类的家什外，就不见啥值钱的东西了”。至于乡村的整体环境，也存在着种种落后的现象：

> 各家门前不是堆着冒着热气的牛粪堆，便是有母猪在哼哼的粪圈。哎呀，一场暴雨，那浑浊泛黑的污水便一股脑儿汇进那条人畜共饮的溪水，出门便是没起脚踝的烂泥；天放晴时，各处都散发着臭气。（《老楸树下》）

物质的贫瘠和匮乏，使得人们无法更多顾忌形象，衣衫褴褛甚至脏到看不清本来的颜色，《老楸树下》中的长生“衣服穿烂也不见其洗过几次，纽扣掉光，用两个大襟一掩，拴根葛麻条什么的”；在温饱不足的逼迫下滋生了一些无奈的选择，《桂芳婆婆》中的主人公桂芳婆婆小时候“被当做山里多余的仔猪或牛犊”卖掉，“头发蓬乱黄稀，眼睛也有些枯涩。至于身材模样，看去恰似深山贫瘠的岩石上长出的毛竹一般纤细孱弱”；有些小学生上课时“用拳头擦一下流下来的鼻涕，或使用粗糙得像鸡爪子一样的小手”写字。

由于生存的艰难、环境的封闭，人们在精神气质上也呈现出萎靡呆滞、胆怯拘谨甚至麻木的特点，用闲言碎语、他人隐秘的丑闻作为单调生活的调剂，以致酿成悲剧，如《山林中的困惑》中的“她”由于天生丽质遭遇强暴，为避开他人议论只得嫁到深山。“文化大革命”期间的政治压迫更加重了这种特点。《复员军人》中陈祥福阴差阳错地成了“坏分子”，“苦恼，焦急，整夜睡不着觉，可他找谁说去呀”，“每次回来，陈祥福都像害了场大病似的，几天不说一句话，可后来，天长日久也就习以为常，再加上孩子幼小，女人胆小多病造成的生活拖累，使陈祥福早先那黑红憨厚的面孔再也没个展脱劲儿了，原先见人还爱开个玩笑，如今也成了整天光闷起脑壳干活吃饭的老实疙瘩”，生活和政治的重压迫使一个年龄并不大、有着战场经历的人丧失了朝气和干劲，消极度日、没精打采。牛绳大爷听到自己将被批判的消息后“熬煎得成夜合不上眼……往日，老汉看到这种事，肉都打颤，想不到这回轮到自己了”，极度的恐慌使他打算“把脑壳剃光，免得揪头发，身上嘛，把棉背心穿在布衫底下，挨棍子时也有个垫头”(《牛绳大爷》)。此类折磨和打击往往比物质的艰难更摧残人，从精神意志上击垮一个人所产生的影响更为彻底，也许将使其一生消沉落寞。

（二）时代变迁的新旧冲突

随着时代的发展，政策的变化，陕南乡村的面貌也发生着改变。经济条件的改善提高了人们的生活水平，进而也改变了精神风貌，尤其是在年轻人这个群体身上表现得更加突出。“我见长生在刷牙……头上那鸡窝似的乱发已理成‘一边倒’了；而腰间的葛麻条之类的也让件干净布衫取代了。”“初回乡时，我竟看不惯那满村的污水坑，牛粪堆；喝不惯牛蹄下的溪水；听不惯那些近乎下流的玩笑；哦，还有……甚至心里还时常泛起使我们老楸树下更新面貌的壮志。”《老楸树下》的“我”作为新时期的年轻人，受过教育后觉察到了故乡的落后，并产生“改变”的想法。

改变意味着旧有的生活模式、秩序、制度都将受到极大挑战，而“变”意味的是不稳定、不确定甚至不安全，对于深受中庸思想影响的中国人来说，保守现有、维持现状是最基本和最重要的。对“变”的恐慌压抑着人们的思想，阻碍着人们前进的脚步。《喜凤姐和龙德哥》《小城情话》《姐妹轶事》等作品中也出现了这一现象，《走端阳》中的马玲玲在权衡利弊后放弃了自己主动追求过的穷小伙，选择支书家儿子的举动，反映出在经济浪潮的冲击下，传统的重情重义的理念在逐渐动摇；《竹林寨的喜日》里女方提出的种种要求，表面上是陈旧婚俗的体现，其根本也是受到经济利益的驱使。王蓬在作品中一再体现这一主题，反映出20世纪中国社会的普遍现象。作者也曾在《变化中的生活与变化着的我》一文中，以自身经历为内容，表现了时代人潮的涌动对人们生活所带来的巨大冲击，新的事物层出不穷，新的观念如同头脑风暴，与人们思想深处的传统不断冲撞。而正是这种冲撞，推动着整个中国社会向前迈进。所以，我们在《庄稼院轶事》的末尾看到，尽管新嫂不再引起大家的关注，但新的变化已经悄然出现：

> 下水田时，媳妇们竟普遍穿起了拖鞋，五颜六色地摆一田坎，因为拖鞋实在方便、舒服，也便宜得多；而送粪的架子车也多了起来，因为那也实在……至于青年们，大约是因为那次游览的缘故吧，据说，竟自发地捣鼓着要搞点篮球架之类的了。

这表明，人们适应着新事物，接受着新观点，而“青年们”这一群体顺应时代潮流，追求更高水平的生活质量，成为“变”的主导力量。

（三）自强不息的奋斗精神

由于生存环境的局限，人们不得不想尽各种办法、使用各种手段，让自己的生活条件得到改善；尤其是对于自身具有向上精神的人物来说，展示他们性格中自强不息的奋斗精神，便是非常有必要的了。众多的小人物以他们的实际行动，表现着这种使整个人类生生不息的精神特质。

当生存环境异常艰辛时，以何种态度面对生活，是体现人物精神内涵的表现方式之一。王蓬笔下尽管也有得过且过、将日子过得一塌糊涂的形象，如《山祭》中的郭发丁夫妻，但更多的是不仅没有被艰辛所压倒，而且争取获得更好生活质量的人物。《车行古栈道》里的“野山鹿”支撑着洪水过后破败的家，母亲去世，父亲年迈残疾，她放下年轻姑娘的矜持羞涩，用卖柴火的方式贴补家用，还要巧妙应对司机老曹的暧昧行为和突发的检查车辆的情况，不顾一切地将车开走，种种行为都是出于能多卖点钱。《水葬》里翠嫂在苦难年月里独自一人养活女儿：

> 日子是愈发艰难了。蓝明堂不再送钱送粮。秋粮收上就跟别家一样，维持不了几个月。凤儿念中学，不能亏了女儿。翠嫂尽可能把白米细面让凤儿

> 带走交学校伙食，自己在家洋芋苞谷瞎凑合，就这样也凑合不了多久啊！
>
> 幸好开放山禁。翠嫂自小在山野游串，近两年放牛，爬山翻岭是不怕的。放溜槽亘古是男人们干的活计，但翠嫂心劲强硬，她不信活人能让尿憋死！她不信不能去砍柴火放溜！

在生活的严峻面前，翠嫂如同男人一样为生存打拼，她在磨难之中得到的是强大的内心世界和精神力量，何一鸣眼里看到的她：

> 赶着偌大一群牛，还背着一只喇叭背篓。下面扯着猪菜，上面架着高高一捆柴火，累得汗流浃背，面孔也涨得通红。但却脚步利索，神色安详，额头搭着缕汗湿头发，衣衫被刺划开个口子，反而流露出艰难辛酸都不在话下的坚忍，脚步踩得青石板上噔噔直响！

何一鸣由此猛然醒悟，“一个女人顽强生存的能力让他羞颜无地、惭愧之至”,“只觉得心胸间有一股热力慢慢在体内凝聚”。可见，精神力量不仅是个体自我生存的基石，也是对他人有所感召和启发的契机。客观环境的艰辛正是激发人物内在奋斗精神的关键因素。

当时代发生变化时，奋斗的精神则以另一种方式表现出来。对落后陈旧的生活模式的极力摆脱，是20世纪80年代人们的普遍追求，新的事物和观念层出不穷，一次次冲击着旧有的体系。由被动接受到主动寻求，是这一环境下人物奋斗精神的表现方式。《山林的困惑》里女主人公经历坎坷，但总在寻找着“生”的希望;《别了,山溪小路》中的玉蓉不能接受两个姐姐不幸的婚姻和生活道路，凭借胆识和毅力，最终改变了家庭生活面貌，也获得了美满的爱情;《老楸树下》里的长生，原本是父母早逝的孤儿，但头脑灵活，敢作敢为，以勇气和魄力成为村子里第一个搞承包、买电视的人……诸如此类的人物形象顺应了社会发展规律，散发着新的时代气息，更代表着自强不息的奋斗精神。

人物形象的塑造

乡土小说中最为常见的人物形象是以农民为主，他们往往勤劳善良、淳朴老实，耕种是最基本的生存技能，同时也有丰富的生活经验。王蓬作品中较有特色的是山区环境下的人物形象。山区群众靠山吃山，一批在水网平原、八百里秦川所没有的职业或手艺人在秦巴山地产生了，比如伐木、割漆、烧炭、采药、狩猎等。王蓬笔下的猎手姚子怀、何龙成，割竹编筐、杀猪造席、烧炭打铁的行家里手麻二，以踏浪捞木、斩蛇剥皮在将军驿站稳脚跟的任义成等是当然的代表，他们从事的也是当地最普通的职业。

《山祭》中的姚子怀，首先从身份上，就是以秦岭山区为背景将其设定为猎手。传奇的个人经历、丰富的打猎经验和傲人的战绩使他成为远近闻名的打猎高手。打猎是他一生成就所在，但也是他个人苦难生活的原因所在。年轻时，因为打猎同伴遭狗熊袭击导致残废，姚子怀忍痛割舍了亲事和心爱的姑娘，走了“即便是在山里，也被认为最没出息的路儿——招夫养夫”，这也就是“我”所看到的这个奇怪家庭组合的原因；二十多年后，女儿冬花在婚礼当天，丈夫同样因打猎成为残疾；甚至在小说结尾，他的生命亦是因打猎走到了尽头。除此以外，姚家屋后敬土地山神的小土地庙，家里挂着的、铺着的兽皮，吊着的野味，与姚子怀形影不离的两条猎狗，山区流传着的他打猎时惊心动魄的故事，受审时遭受的刑罚也是人们对付野兽的方式，关押期间，他宁可逃跑也要肩负猎人的责任去打死为山村带来危险的狼群，这一切都是对这个形象的不断扩充和丰富。可以说，姚子怀人生中重大的事件和转折几乎都与打猎有着直接或间接的关系，猎手的素质和责任感，大山般淳朴厚重的民风，使他在艰难的人生选择面前无法做到只考虑自己，也无法对揭发自己的宋土改有任何报复行为，只能承受生活的磨难。“由于每一个所生活的文化背景不同，人们的民俗也千差万别。但正是这种千差万别的民俗塑造了每一个具有不同文化个性的人。因此，可以这样说，如果文化是从本质上塑造人的话，那么，民俗就是从个性上塑造人。”① 作者就是这样在秦岭深山的大背景下，通过重大事件与生活细节相结合的方式，在典型情节中展示典型人物，随着故事的发展最终塑造出一个既有血有肉、重情重义又果敢坚毅、饱经风霜的传奇猎手形象，给读者留下难以磨灭的印象。

再如冬花、翠翠、秀秀、玉蓉、银秀嫂、珍儿等众多女性形象，同样表现出陕南山区女子鲜明的性格特征，秦巴山间的自然环境带给她们秀丽纯洁、善良淳朴、坚韧勇敢、心灵手巧的一面，同时落后封闭、陋习陋俗的现实，也给她们的思想观念造成了不足和局限。尤其是翠翠，带有古羌族血统，这是生活在陕南地

① 陈华文：《文化学概论》，上海文艺出版社 2001 年版，第 81 页。

区的古老氏族，有着悠久的历史和传统。血缘给了她天生丽质的容貌，重感情讲义气，同时也有些放荡不羁的性格特征，使她在追求爱情的道路上更为主动。如同《山祭》中所写的："山区环境险恶，会把人磨炼的本事过人，像姚子怀那样；也会把人塑造得精明狡黠，像郭凤翔那样；山区终因偏远闭塞，也会让人拙朴呆愚，像庞聋得那样；山区单家独户，少舆论谴责，也会出现郭发丁这样的人物。"严家炎先生曾说："地域对文学的影响是一种综合性的影响，决不仅止于地形、气候等自然条件，更包括历史形成的人文环境的种种因素，例如，该地区特定的历史沿革、民族关系、人口迁徙、教育状况、风俗民情、语言乡音等，而越到后来，人文因素所起的作用也越大。"① 秦岭山区这一特定区域，让生活在其中的人们成为表现和承载其地域文化的一种符号，在个人意识和心灵深处根植着其影响，再由这些符号即人物通过行为语言处世方式再现出来，成为人物思维模式、行事为人的文化根据，人物也就带有区域化特征了。其他人物如手艺灵活、好吃也勤做的麻二，精明又会看风水的南春官，即便是从外地迁徙而来的任义成、蓝明堂，抑或是在外生活重归故土的何一鸣，最终都融入了秦岭的山山水水中，被其强大的文化传统所同化，成为陕南地域文化的再现者，他们的思想意识、行为语言都带有浓郁的地域色彩。其他作品中的人物，如以制作牛绳为生的牛绳大爷、行走于崎岖山路的邮递员、《涓涓细流归何处》中大胆直接的黄丫丫、《第九段邮路》里如同山间野花般青涩的牛牛姐姐等形象，都能够与他们所身处的环境融为一体，成为陕南地域文化的象征。

故事情节的构思

著名作家柳青曾说："情节是吸引读者的关键，而细节则是感动读者的关键。"一部长篇小说往往内容复杂，头绪众多，要引起读者的兴趣和喜爱，故事本身是关键因素。如何将众多人物、事件合理地连缀起来，组成有机整体，并反映出特定时代背景的变迁和发展，是由作者的驾驭能力决定的。王蓬在创作中并不是单纯讲述故事，而是将故事放在特定时间、特定空间中，由事件、人物本身推动情节发展来完成作品。在这个过程中，地域文化依然发挥着无形的作用，因为文学的地域特色并不意味着与宏大叙事的必然对立，相反，真正能够激荡人心

① 严家炎：《二十世纪中国文学与区域文化丛书总序》，《理论与创作》1995 年第 1 期。

的文学创作，是能够在对较小范围的区域描摹过程中反映出历史和时代的激流。

以长篇小说《山祭》和《水葬》为例。这两部长篇小说选择的恰恰是20世纪60—80年代中国发生巨大变革的时期，“四清”、三年自然灾害、“文化大革命”、改革开放，接二连三的时代潮涌冲击着中华大地。《水葬》中故事发生的地点，是在秦岭深山、川陕公路上的将军驿，南来北往的商贾摊贩、游医货郎、竹木铁匠、割漆匠各色人等经过留宿，成为一个四方杂汇的地方。作家将这样一个普通村落放置于激荡的背景中，当国家的巨变与区域的传统、新事物与旧习俗发生碰撞时，也是最能体现人性美丑的时候，所有人物都受到这种碰撞的影响。镇长少爷何一鸣，尽管宽厚仁义、才多才艺，始终积极进取，依然没能躲过时代的风暴，迫于压力揭发了亦师亦友的陈放，承受良心的不安，自己也遭到下放，由机关干部成为地道农民，精神和心灵上受到极大摧残。故乡宁静优美的自然环境和翠翠的关心牵挂使他调整过来，融入将军驿的生活，也因为下放最终才和翠翠走到一起。麻二是个在山区生活的得心应手的人，掌握各种手艺、憨直爽快的性格都使他受到大家的欢迎，同时也因地域环境的狭窄封闭，粗俗愚陋也在他身上有所体现，精神层面的麻木和缺失是他和翠翠生活的绊脚石，历史变革让他遭受牢狱之灾；蓝明堂的妻子金娥带儿子在古栈河谷晾晒麦子，遇到突发的洪峰，母子三人顷刻间被洪水吞噬，这在秦岭深山并不少见，但对蓝明堂来说，这是他人生观发生大转折的直接原因，暴雨冲毁了将军驿的庄稼，也冲毁了蓝明堂精神最后的防线，他因自己的不幸而痛恨他人，扭曲地打算向所有人进行报复，并利用政治气候一步步实施自己的计划，导致何一鸣、任义成、麻二都受到不同程度的迫害，最终却一无所有地离开将军驿。

《山祭》中故事发生的地点观音山，便是汉中张寨村后山的一座小山村，作品中刻画的种种人物和事件亦有生活的原型。当时代的大环境和区域的小环境共同织成一张网时，所有人都无法冲破，只能由其摆布。作者对人物命运的走向、故事的结局，无一不是按生活的本来面目去表现，呈现出“诗学原生态”，即作品所述外表如同生活的本来状貌，自然而不见人工雕琢痕迹；内质却涵蕴着作家关于地域生活与文学的感受、理解、思考，以及外化表达的技艺匠心。[①] 将宏大的故事结构隐含在日常生活的点滴之中，于细节处体现出作者对区域文化、时代变

① 陈利群：《地域文学特色的基本元素与核心价值——以廖红球长篇小说〈苍天厚土〉为例》，《当代文坛》2010年第3期。

迁的体验和认知，秦岭山区四季变换的美景，蜀道遗迹的石板路，修建石门水库被淹没的“人类最早人工开凿的通车隧道”石门、褒姒铺，萧何月下追韩信的马道驿，在萧曹古堰基础上修建的褒惠渠，等等，故事展开过程中正是这些细节让读者融入陕南山区的这一方天地，感受当地的自然环境、人文环境，无疑对理解作品有很大的帮助。尤其是“单有了特殊的风土人情的描写，只不过像一幅异域的图画，虽能引起我们的惊异，然而给我们的，只是好奇心的餍足。因此在特殊的风土人情之外，应当还有普遍性的与我们共同的对于命运的挣扎”①。优秀的文学作品不仅要通过对特殊风土人情的描写凸显出特定的地域色彩，更重要的是能够通过对当地最平凡的人面对生存、生活挑战的如实记录，反映出作家、作品的深刻内涵。尤其是当地域文化因素被足够重视并与历史相交融时，能够引起读者的共鸣，那么这样的写作无疑是成功的。

作家的概括与提炼

一部作品无论人物、故事、语言，最重要的是作家创作主体观念的展示。特定的地域文化不仅为文学作品增添了丰富的素材，也孕育着创作主体，影响着创作主体的主观世界。同一区域的群体思维方式、意识观念具有共同化的特征，这种固化的因素也影响着作家的主观世界，使其精神气质、情感倾向、价值取向等发生一定的变化。因而作家本身也是地域文化的体现者，比如沈从文之于湘西文化，老舍之于老北京文化，鲁迅之于江浙文化。长期的浸染使他们形成了与某种地域文化趋同的心理状态，那么他们的小说创作就必然会体现该地域文化范式的独特面貌。

王蓬自身的经历和遭遇，对其性格和观念的形成有很大影响。10 岁从省城到乡村，16 岁因政审落选而失去上学的机会，自此开始 18 年的农民生活。对文学的热爱、生存环境的激励催生了写作的种子，被他转化为文学创作的宝贵感悟、素材来源。因而，他笔下的主要人物所表现出的人生观，从某种角度来说也是他个人人生观的展示。例如，作品中大多数人物都具有吃苦耐劳、坚毅勇敢的性格特征，冬花和翠翠无论是对物质上的艰苦还是精神上的打击，都选择了坚强地承担起生活的重担，这既是生活在艰苦环境中的人不得不具备的生存意识，也

① 茅盾:《关于乡土文学》,《茅盾文艺杂论集》上集，上海文艺出版社 1981 年版，第 576 页。

是作者在陕南农村亲身体验了修水渠、进山砍柴、下地劳作、父母被审查、全家受侮辱等对精神的摧残后得到的人生体悟，只有依靠不断的努力才能得到改变人生的机会，正是这种清醒的认识才使王蓬能够在创作的道路上所获颇丰；又如表现人与人之间友善和睦、互帮互助的情节，宋土改刚到观音山时冬花的关照，翠翠对投宿的任义成的热心接待，对下放的何一鸣的接济，麻二操持蓝明堂妻儿的丧事，邻居们对翠翠母女的接济，等等，一方面是由于陕南一带原本民风淳朴，民众良善，“其民质直好义，士风朴厚，有先民之遗”①，尤其是环境的艰辛，只有相互扶持才能共渡难关；另一方面也因为作者虽遭遇时代灾难，但人生中亦有热心相帮之人，这对处于困境中的人来说更加弥足珍贵，也更能显示人性的善恶。作者在作品中一再表现这种情谊，实则是对人性的美好报以希望，也是对正能量的传播和期盼；再如作品中充满对陕南自然风光、地理环境、风俗人情的描写，四时不同的变换，给故事情节的展开增添了审美情趣，也反映出作者在融入陕南之后，为不同于关中的风俗人情所吸引，自身是非常关注自然、热爱自然的，对大自然有着细致的观察，对民俗民风有着深刻的体验。

尼采曾说：“优秀作家有两点是一样的：他们宁愿被理解，而不是被赞叹；他们不是为尖刻的、过于敏锐的读者写作的。”②其实，对于执着认真写作的人来说，我们也应感受到、关注到王蓬对其所生活的陕南这一方土地的理解和感悟，热爱和希冀。正是出于对一方水土的深厚感情，才会将其方方面面在作品中一再展示，不断表现。这也是作者在写作中自身情感得以满足后，对现实的感谢，对生活的感恩。

---

① (晋) 常璩:《华阳国志》,齐鲁书社 2010 年版，第 1 页。

② [德] 尼采:《人性的,太人性的》,杨恒达译，中国人民大学出版社 2005 年版，第 354 页。

第六章
时代大潮中的女性命运
——小说创作阐释之四

王蓬著有长篇小说《山祭》《水葬》，中篇小说《黑牡丹和她的丈夫》，这些是其文学创作的重要代表作。但作者在创作之初，却是从短篇小说开始的，共创作短篇小说58篇（含小小说），可以说，这些短篇小说为其创作长篇积累了经验，锻炼了技巧，是不可缺少的一个环节。本章仅以短篇小说为例，在梳理作者对小说文体的题材把握的基础上，重点探讨对短篇小说中女性人物形象的塑造和刻画，以及通过女性形象所折射出来的时代风貌和人物精神内涵。

短篇小说的题材类型

对于题材类型，王蓬的短篇小说有着极为显著的特征，即以陕南农村生活状态为主要描写对象，通过多样化的角度，抓住某个特定场景或情节，反映社会生活的复杂多面。

（一）描写农村生活的变化

日常生活是作者非常关注的题材来源，尤其是对时代变革中的人们所发生的新变化关注更为强烈，感受更加敏锐。例如《油菜花开的夜晚》，以农村姑娘珍儿相亲为线索表现农村生活的变化，选择的角度十分巧妙，利用珍儿暗中观察的视角，通过人物之间的对话反映出村民对新生活的希望和观念的变化；《老楸树下》以村中的老楸树作为见证，描写年轻人适应时代变化，大胆搞承包过上新生活的过程；《庄稼院轶事》则以新嫂为主线，将新生活与旧观念之间的矛盾通过日常小事展示出来，揭示了新事物成长的艰难。其他如《喜凤姐与龙德哥》则以夫妻间的交流展示人们对新生活的追求。

（二）描写婚姻爱情

婚姻爱情是人们生活中的重要话题，也是文学创作的永恒主题。王蓬对婚姻爱情的关注，往往与时代特征联系在一起，通过人物追求爱情、经营婚姻的观念和行动，表现婚姻爱情的美好，展示人物的个性与环境的变化。例如，《银秀嫂》中主人公银秀嫂是失去丈夫的寡居母亲，与食堂师傅老莫在逐渐了解中产生了真挚的感情，却因周围言论与亲人的阻拦而无法结合，老莫因此酗酒身亡，给银秀嫂带来无尽的悲伤和遗憾；《桂芳婆婆》中的桂芳婆婆是银秀嫂的婆婆，婆媳俩命运极为相似，年轻守寡，新的爱情被旧的观念所扼杀，最终没有美满的结果；《走端阳》是从男性视角展开的，以端午节的习俗为背景，表现男女主人公对爱情的追求和希冀，更多地体现新时期年轻人爱情模式的转变，由父母包办的旧模式转变为自由恋爱的新模式，尤其是站在男性角度，细腻地刻画了其爱情心理变化，与同时代作品中多以女性视角展开的爱情心理相比，较为新颖；《竹林寨的喜日》则以婚礼为背景，揭示了婚姻观念的陈旧所带来的苦恼和难堪。

（三）描写时代对个体的影响

与所处的整个时代相比较，个体的力量太渺小了，每个人都难以避免在时代大潮中被推向前方，个人命运在时代的支配下起起落落，时代能够成就人生，也能够毁灭人生。《秋雨如丝》是最典型地体现这一主题的篇章，以“我”的视角，描写下乡知青林叶叶因不堪忍受生活重压和耻辱而自杀的事件，表现“文化大革命”中弱者对自己命运的无法掌控，通过个体生命的终结达到对时代、对人性险恶的批判；《复员军人》写到陈福祥因父亲的富农身份而受到牵连，替生病的父亲干活，从开始的偶尔代之，到父亲去世后的习以为常，却不敢提出异议，导致精神状态在重压之下变得萎靡消极，结局却是由于他复员军人的身份被偶然发现，一切压制和打击都烟消云散，反映出“文化大革命”期间各种运动对普通人精神的残害，以及小人物顺从命运和时代的悲哀；《牛绳大爷》是一篇极有特色的短篇，主人公是一位勤勤恳恳、老实厚道的老人，以割牛皮制绳的好手艺为生，却在“运动”中成为被批判的对象，作品描写牛绳大爷被批判前的战战兢兢，批判中由紧张到坦然的心理变化，在黑色幽默的气氛中，反映出底层人民淳朴友爱的品质，更揭示了时代错误并不能左右人心的公正信念。

（四）描写人物积极向上的精神

无论是身处何种环境，人物内在精神气韵的积极向上，都始终是王蓬着力刻画的重点内容，赞美和肯定人类自强不息、蓬勃乐观的精神面貌。《沉浮》是这一类型的代表作，讲述一个并不知姓名的姑娘，在洪水泛滥时由于抱住一根木头而幸存，却只能随水漂流，在这样极端恶劣的条件下，展开对她各种心理状态的描写，最终她凭借坚强的意志活了下来，充分显示出人类的坚强和毅力;《别了，山溪小路》描写年轻的山村姑娘玉蓉，在摸索种庄稼、期盼好生活的过程中所付出的努力，对新生活强烈的向往促使她用不服输、不后退的信念，最终获得了成功并收获了美满的爱情，赞扬年轻人思想的开放，对新观念、新事物接受较快，尤其是积极向上的精神面貌;《车行古栈道》以“我”的观察，刻画了一位山区姑娘，在背负家庭重担的情况下积极谋求生存之路，同时勇敢泼辣、自尊自爱的高洁品质。

（五）描写陕南地方风情

对地域文化的展示，也是王蓬笔下引人注目的作品题材，甚至对其创作带来了巨大影响，成为小说不可或缺的部分。《猎熊记》中的主人公何龙成因生活所迫而进山猎熊，却误伤了表亲，使本来非常拮据的生活更加困难，文中大量描写了陕南山区打猎规矩、方式、情景、忌讳等相关情况，展示出浓郁的地方特色;《赶集记》中则详细描绘了另一种热闹场面，以主人公知青耀煊的经历，展示出陕南乡村集镇赶集的场面，品种丰富的生活用品、饮食、农具，人头攒动的狭窄街道，各种吆喝声、讨价还价声、呼朋引伴声、家禽家畜嘶叫声，形成一幅立体的乡村风情画。另外，几乎每篇作品都会涉及对陕南自然环境的描写，这也是王蓬小说的一大特色，通过对青山绿水、芳草野花、田间地头、山沟河流的细腻描绘，使陕南秀美清新的自然美跃然纸上，使人读之感到心旷神怡，同时，风景对人物的情感历程也有一定的衬托和推进作用。《第九段邮路》中邮递员与牛牛姐姐的爱情从萌发到热恋，到遭受挫折，再到重归于好，每个转折点都有不同的自然环境作为映衬。可以说，王蓬小说中的故事几乎都是在陕南优美动人的风景中向前发展的。

除了以上五类主要的创作题材外，王蓬短篇小说也有对其他内容的涉及，例如,《杨嫂》突显了主人公杨嫂的质朴仁厚,《大山里的星星》则侧重于表现人们在人生道路上的抉择困难,《山林的困惑》揭示了女性生命历程的艰难,《文庙纪事》是以作者经历为基础，描写“文化大革命”中的世态人情，等等。从整体角度而言，王蓬短篇小说的题材都选取于身边的生活，自己最为熟悉的环境，最了解的人物形象，因此，充满生活的真实感、时代感和地域感。同时，也因为这一原因，王蓬短篇小说终究显得题材面较为狭窄，反映生活的广度有所欠缺。这一弱点在其中篇、长篇小说中有所缓解，后文将会对这一问题进行阐释。

短篇小说中的女性形象

王蓬在短篇小说中塑造了不少性格各异、经历不同的女性形象，通过对她们人生中某一阶段或某一事件的描写，刻画了这些陕南女子对美好人生的追求。在王蓬的50余篇短篇小说中，以女性作为主人公的有13篇，其中以女主人公作为小说名称的有三篇，即《银秀嫂》《桂芳婆婆》和《杨嫂》。除此以外，《油菜花开的夜晚》《秋雨如丝》《竹林寨的喜日》《喜凤姐与龙德哥》《庄稼院轶事》《别了，山溪小路》《车行古栈道》《大山深处的星星》《沉浮》《山林的困惑》，以及侧面描写女性的《走端阳》，都以不同年龄、不同遭遇的女性作为塑造的对象，发掘她们的真善美，并且透过个人遭遇折射出大的时代背景，使读者不由自主地为她们的幸福而高兴，为她们的坎坷而悲叹。虽然她们的命运不尽相同，但细细读来，依然能够找到这个群体的众多共性。以下将重点讨论在这些女性形象中所蕴含的共同之处。

（一）表现女性的淳朴善良

王蓬笔下所描写的众多女性形象，都带有中国传统女性最基本的性格特征，即淳朴善良。古老中国千年文化的传承，使得女性生来具有种种美德，诸如温柔敦厚、善良真诚，总是对周围的人和事抱有美好的愿望，以一颗善良的心去对待他人。

《杨嫂》中塑造的主人公杨嫂，在小学校里做“火头军”，以农村女性的勤俭辛劳操持着学校的食堂，即使年轻的陈老师再怎么挑剔她做的饭菜，她也依然兢兢业业。尤其可贵的是，运动时期，老师们遭到不公平待遇时，杨嫂加倍用心地给老师们做饭，端饭时每每背着人安慰那些“黑帮”。当陈老师喝了酒精寻短见时，满院的人没有一个敢去抢救，只有杨嫂如同“母狗护崽”一样扑上去护着她。然而，对于杨嫂来说，她“从没想到让人感恩报答，她干这些事儿就好像在大街上随手扶起谁家跌倒的孩子一般寻常”。简单的想法，朴实的表达，杨嫂是个不识字的农村妇女，并不懂得什么大道理，但她对待自己的工作如同自家的事儿一样，在他人遭遇不幸时会本能地站出来，给他们带去帮助和关怀。在大的事件面前，最能反映出一个人的本质。杨嫂最看重的是人，什么“誓死捍卫”“永远高举”都远远没有人的健康、人的尊严重要。她所采取的任何行为都从不考虑什么“报答”“立场”，只是人在面对一些事时的本能反应，一切都来源于她的内心，杨嫂的性格，散发着人类最原始的美好品质：与人为善。杨嫂因此也得到了大家的感激与尊重。作者通过对这个小人物的刻画，表达出个人对人性的理解，无论环境如何改变，朴实无华的人性总是人们所期望的。《沉浮》中的“她”在洪水来临的时刻，不顾自己的安危一把把邻居母子推上了山坡;《油菜花开的夜晚》中的珍儿，面对终身大事的抉择时，对未来的“他”的想象，不过是“个儿不高不矮，人挺勤快，也老实，不，也别太老实，爱说爱笑”，干活时一起拉车，“锄地时挨着趟趟”，同样也是从生活的现实出发所产生的最质朴的愿望。这些纯真的女性对生活没有过多奢侈的要求，真诚地付出自己的劳动、情感，只要满足最基本的需求即可，表现出劳动人民淳朴的本性。

（二）表现女性的坚忍顽强

中国的女性向来以吃苦耐劳而著称，不仅要操持家务，也要面对家庭以外的各种繁杂事务。传统观念又往往会给女性带来看不见的种种障碍和束缚，尤其是中国根深蒂固的性别差异，注定了女性要想获得属于自己的生活，就必须比男性付出得更多，忍受更多的磨难。恰恰是在艰苦的环境中，看似柔弱的女性却时常会爆发出惊人的毅力，用自己的坚韧顽强面对种种困境，并最终取得成功。短篇小说由于篇幅有限，只能呈现人物性格的某一方面，作者所表现的往往是其较为重视的，或者与周围环境关联紧密的。王蓬小说以表现自强不息的正能量为主要目标，恰恰证明了这一点。几乎在每篇作品里，多少都会有体现人物精神上、行动上自强不息、坚韧顽强的内容。

《银秀嫂》中的寡妇银秀嫂，在失去丈夫的悲痛中被安排到猪场喂猪，她“被窝一抱，带着孩子，住进了饲养场”，出力费心，为了养好猪想尽办法，不辞辛苦地每天从工厂食堂里把菜叶瓜皮剩饭剩汤挑回来。在《竹林寨的喜日》中，六嫂两口子长年累月没命地干活织布，养猪养鸡，辛辛苦苦地攒下 1000 元。《车行古栈道》中的“野山鹿”，有着美丽的外表，洋溢着青春的活力，却遭遇母亲去世、父亲年迈、妹妹尚小的窘境，家庭重担都由她一人挑起，当“我”以为她为了生存和老曹有什么相互利用的丑事时，她却用自己的机敏灵活、坚强自信地一次次化解所面临的尴尬，赢得了“我”的钦佩。《山林的困惑》中的女主角，尽管一次次遭受生活的挫折，也有过消沉和气馁，但又总会寻找机会重新站立起来。《别了,山溪小路》中的玉蓉，原本是偏僻乡村的普通姑娘，但天生有种不同于身边其他人的精神气质。幼时的玉蓉便因拾地耳被母亲夸奖“有用”而兴奋不已，长大后由于两个姐姐都已出嫁，父母年纪大了，“地里就全靠玉蓉姑娘了”，这是她遇到的大难题，“孤零零地站在田地里，对于各类庄稼的倒茬轮作，应该注意的生产环节，以及日下花样繁多的时新品种，纷至沓来的先进技术……确实心中无数，生疏得很”，不得不挑起重担时“不相信我自己干不好”，好强争胜的心理促使她埋头精心地耕耘自己的一片田地，并获得技术员的夸奖；在受到技术员启发后她为自家规划：

> 小河边那片沙地应该种片甜瓜，夏天搭上茅庵，看瓜；再编草帽；对了，再孵窝小鸡，那可一功几得，快活有趣；还有，自家的瓦屋太矮，窗户太小，应该换上玻璃大窗；菜地套上蜜橘，院边也该栽几株美人蕉和菊花才好……

玉蓉的计划越多，实质上她就会越辛苦劳累，但从这段话里并没有表现出任何的惧怕和担心，反而充满了希望和愉悦，不仅要增加收益，改善生活条件，而且从“院边也该栽几株美人蕉和菊花才好”反映出，她也是十分重视精神生活质量的。最终，玉蓉改变了家庭面貌，也收获了如意的爱情；她对罗万青的感情，尤其反映出她追求奋发努力精神的特质，对方不仅农业技术超群，而且同样具有永不服输的一面，这恰恰与玉蓉的特点如出一辙。应该说，相似的人生境界是爱情与婚姻产生和牢固发展的基础。与两个姐姐无奈而惨痛的婚姻相比，玉蓉通过自己的努力改善了家庭生活水平，获得了理想美满的爱情和婚姻，这应该是对她自强不息精神的最大肯定。

最典型的莫过于《沉浮》中塑造的“她”，这个并没有留下姓名的女孩，受家庭影响失学失业，“筛沙，砸石，淘金，送牛奶，割青草……”冲破女孩的矜持和恐慌开凉皮店，“把女孩儿家的精巧细致用在了蒸凉皮上”，用心经营，终于使家里日子好了起来，在洪水中死死地抱住了一根木头而得以存活，用自己坚韧的意念，在濒临死亡的边缘一次又一次地战胜洪水，顽强地活了下来。作者为故事展开而选择的环境非常巧妙，女孩子在与洪水搏斗中不断回忆起过去的生活，从小时候父母的不公正待遇所带来的阴影，到高考前父亲去世导致考试失利，从顶替招工的搁浅到为了家里吃穿而去筛沙砸石淘金送牛奶，甚至战胜自己的恐慌和羞怯，独个儿办起凉皮店，就在收获爱情，充满了对幸福的憧憬时，一场洪水改变了一切。在生死攸关的时刻，她“力气突然增长了十倍，几乎是抓起了陈嫂和孩子，把她们奋力推上了山坡”，而自己却被洪水卷走。可以说，正是在生活的艰难境地中，女主人公依靠自己的力量，在自己都没有意识到的情况下，一步一步走向成熟，磨炼着自己的意志，勇敢地面对生活中的困难。也正是因为经历了种种风吹雨打，当在洪水中沉浮，没有任何人可以求助的时候，在身体的痛苦中要放弃生命的时候，她还是与洪水斗争，与自己的信念斗争，甚至想象要给自己的小凉皮店换上崭新的设备，要办得更大更红火。作者设计的这个极端艰苦的环境，激发了主人公性格中的坚韧和顽强，为其性格的进一步深化做了极好的衬托。通过这个人物，作者极力赞美了女性人物不易被发现的坚强品格，深深地打动了读者。

如果说，在极端艰难的境地中能充分描写女性坚韧的个性，那么在平稳的日常生活中，作者也会通过一些细节，更多地展现出女性永不服输的劲头。在《油菜花开的夜晚》里，在精心描写珍儿挑选对象的微妙心理的同时，也有对她吃苦耐劳、不服输性格的刻画，她不愿像表姐那样“靠男的养活”，宁愿在农村找个合适的；听到小伙子们打趣的话，她就被激怒了：“不是吹，锄地、拾花、插秧、采茶……一般小伙比得上么”；就连想象中和“他”在一起时也是她照顾他给他洗衣服，“骑着崭新的自行车，他带着她，不，有时，她也要带着他”。这些细节使人为珍儿纯真的想法发笑的同时，也不得不为她这种自强不息的性格所叫好！

（三）表现出鲜明的时代特征

对一个人物要有充分的理解，不能离开具体的社会环境。作家在塑造人物的时候，大多是将其放在一定的时代背景下展开对故事的讲述，从而使人物形象更加突出和典型。通过对王蓬短篇小说中众多女性形象的梳理，我们不难看出不同的时代背景会对人物产生极大的影响，甚至改变人物的命运。

《银秀嫂》和《桂芳婆婆》虽然是两篇小说，但银秀嫂和桂芳婆婆的婆媳关系又可以使它们联系在一起。这两位女性有着相似的身世和经历，即年轻时就失去了丈夫，独自抚养孩子，都曾遇到重新获得爱情的机会，但由于各种原因而放弃。仔细比较，就会发现婆媳两代人，因为所处的时代有所不同，对爱情的处理和结果也不同。桂芳婆婆处于新中国成立前，丈夫去世后有着诸般艰辛，遇到冷德庆的帮助，感激中两人产生好感。但桂芳婆婆迫于户族的压力，对世俗的恐惧，及后来当上妇委会主任的忙碌，渐渐将自己的情感埋藏在心底。尽管她不愿看到德庆娶媳妇而将对方劝走，时时事事都记挂着德庆，但最终由于乡间的习俗、规矩、职务、荣誉所产生的各种顾虑，使她没有了和德庆走到一起的心思。银秀嫂生活在新时代，与老莫在共同帮助的过程中产生感情，虽然结果和桂芳婆婆一样，但具体过程是有差别的。桂芳婆婆的感情始终都是埋藏在心里的，没有告诉别人，银秀嫂和老莫则有过含蓄的表白，甚至有几次单独的往来；桂芳婆婆也有对婚姻生活的美好期待，但更多的是在思想上对自己的束缚；银秀嫂尽管也感受到闲言碎语的压力，但并不后悔，想的是更实际的办法，向婆婆正式提及，在老莫的建议下希望得到兄弟的支持，虽然都没有成功，但她毕竟做出了实际的行动，为了幸福勇敢地迈出一步。婆媳俩对婚姻爱情的渴望，一个只停留在想法上，一个则做出了多种努力。桂芳婆婆不仅放弃了自己的新生活，也阻止了儿媳选择新生活的权力，但她并未对自己的结局心生后悔，反而庆幸自己的选择是对的，最多有些遗憾，而银秀嫂的故事则以悲苦无奈收尾。造成这一现象的根本原因还在于两个人物生长的时代不同，形成的思想观念亦有区别，追求幸福的表现也就不一样。桂芳婆婆看重的是个人形象和他人舆论，通过个体对环境的服从以达到维护形象的目的，最终实现个体与外界的和谐，典型地体现出传统文化观念的强大力量；银秀嫂重视的是个人生活的幸福感与满足感，情感的合理宣泄、个体生命价值的实现和满足，因此不断地争取和抗争。但其思想深处所受到的传统观念的束缚依然较重，抗争和争取也都是采取比较温和的方式，并且最终失败，在无奈和悲伤中放弃爱情，即是放弃自我需求，满足集体对个体的制约，与桂芳婆婆殊途同归。

从作者笔下写到的不少年轻女性对待爱情和婚姻的期待和态度中，也能看出时代的变化。《别了，山溪小路》里写到玉蓉目睹了两个姐姐悲惨的婚姻，对未来既茫然又充满期待，通过与罗技术员的相处，渐渐选择了这个踏实勤奋、有一手好技术的小伙子;《大山深处的星星》中的秀秀，对新来的老师产生爱慕之后，找各种机会接近对方，羞涩而主动地表达自己的感情;《油菜花开的夜晚》里的珍儿，更是希望能找到一个平起平坐的合适的人，不愿以附庸的身份出现在男性身边。这些都展示出新的时代人们传统观念的变化，对生活有了更加现实的要求和自主的选择。

但同时也有一些女性是时代的牺牲品。《秋雨如丝》中描写的知识青年林叫叫，为了自己和家人的生存而不得不忍受着屈辱出卖肉体，从一个活泼美丽的姑娘，变成大家眼中不知羞耻的下贱女人，最后付出生命的代价。这一切不过是因为她的父亲无意中将“万寿无疆”写成了“无寿无疆”而被打成反革命惨死，母亲患病，弟弟年幼，不得不走出这一步。《杨嫂》中的年轻教师陈天琳，也因不堪折磨而自寻短见。在那个特殊的年代，不知有多少无辜冤死的灵魂，而林叶叶和陈天琳只是其中的缩影而已。时代悲剧对这两个女孩子的一生产生了巨大的影响，也给当时整整一代人带来了诉说不尽的悲辛。陈忠实先生曾评价道：“这些在中国乡村和城市发生过的影响到所有人的重大事件，无一遗漏地进入王蓬严峻的视镜，纳入秦岭或巴山某个村寨，淋漓尽致地演绎出来，正可当作生活的教科书和历史备忘录，留给这个民族的子孙，以为鉴戒和警示。”① 对于人物精神世界的关注，是王蓬在作品里要展示的重要内容。而在他塑造的主要形象中，所着力表现的是人类精神世界中积极向上、努力奋进的一面，较少出现消极颓废、龟缩不前、懦弱猥琐等负面形象，尤其在女性形象中表现得更为突出。

综上所述，王蓬在小说创作中，由于素材主要来源于现实生活和时代，因而在作品的思想主题方面与20世纪后半叶的特征联系较为密切。在种种政治风波和转型期新思想、新事物的冲击下，人们生活中的方方面面都面临着巨大的挑战。但无论是政治的、经济的，还是物质的、精神的，或是自我的、舆论的，其共同点是都需要极大的勇气和坚定的信念，才能够扛过风风雨雨。王蓬自身亦经历过这样的阶段，童年随父下放乡村，少年时期因政审未过而失去上学机会，青年时期在体力劳动之余、顶着周围人的不解和嘲笑开始文学创作，每一个过程都充满艰辛，如果没有勇气和毅力，根本无法取得今天的成就。因此，他力图通过不同年龄、不同性格、不同身份的人物，体现出人类克服阻碍勇往直前的精神力量，实质是对自身经历的写照，也是几十年来的人生经验；同时客观地描述了当时社会环境的整体面貌，将落后破败和百废待兴的事实融入故事当中，具有一定的现实意义。

① 陈忠实:《秦岭南边的世界——〈王蓬文集〉序言》，王蓬:《王蓬文集》第1卷，中国文联出版社2003年版，第5页。

第七章
如山坚毅　如水柔韧
——《山祭》《水葬》创作阐释

《山祭》和《水葬》是王蓬分别于 1987 年、1991 年出版的两部长篇小说，2012 年重新修订，进行了大量的增删修改，于 2013 年 4 月重新出版。两部作品皆以雄浑广袤的秦岭为背景，在江山易色、新旧交替，以及政治运动旋流之中，通过对人物命运、人性与灵魂的博弈沉浮的描写，展现出陕南山区的地域特色，以及新中国成立后至 70 年代的历史变迁，《水葬》牵涉的历史事件和时间更为宽广。人物形象是长篇小说支撑故事发展的重要因素，也是作者某种思想观念、情感意识的寄托，是表现作者社会认知的载体。通过对人物形象的梳理和分析，能够深刻理解作品的内涵，清楚地把握创作主体的思想观念和审美特征。而王蓬在其小说创作中，正是以人物形象为中心，展开对陕南山村的地域风情及普通民众生活状态的描写，综合反映出时代变迁中的中国底层社会的整体面貌。故本章着重从人物塑造入手，探讨王蓬长篇小说的艺术特色。

形象群概述

从个人经历的角度而言，王蓬 10 岁跟随家人由西安来到陕南汉中，到 1982 年底被破格录用为干部，结束 18 年的务农生涯，调至汉中地区群艺馆从事专业创作。1983 年底至 1988 年 7 月 4 年半的北京学习历程，期间多与全国各地的同学文友交流，不断积累生活阅历和创作经验。从前文所归纳的小说中的主要思想主题来看，他正是以周围的现实生活为基础，经过艺术的提炼和加工，融入个人的体验和观点，最终形成完整的文学作品。以下单从长篇小说作品中的形象而言，按照身份的标准，进行大致的分类。

以身份划分，描写最多的是农民或山民。陕南农村或山村是王蓬关注较多的生活环境，因而绝大多数形象都来自于此，例如《山祭》中的姚子怀、冬花、南春官、郭凤翔、郭发丁等,《水葬》中的翠翠母女、麻二、蓝明堂夫妇、任义成夫妇等，这一形象群是王蓬长篇小说作品中出现最多的，处于基层的平凡人物，也是揭示整个社会环境真实面貌的形象群。

知识分子。《水葬》中的何盘山、何一鸣父子，陈有道、陈放父子，高明，廖一凡,《山祭》中的宋土改等，这一类形象的学识和素养都比较高，从李宗仁秘书到地下党员、学生领袖、报社总编、乡镇镇长、机关干部、民办教师等从事政府机关、与文化宣传相关的工作之人，通常都具有较为高尚的情操和理想化的精神世界。同时，他们受到的待遇也反映出转型期的中国所遭遇的种种曲折，但由于种种原因来到偏僻的山村或成为老师，或成为农民，个人的命运都会与当地的生活产生紧密联系，是表现时代特征的一个窗口。

党政干部、工作组领导或成员。如《山祭》中的蔡万发、老陈、小孟,《水葬》中的老马、杨金花，这一类形象出现在“四清”“文化大革命”等政治运动中，大多以声色俱厉的面目出现，为达到政治目的、完成政治任务而不辨真伪，为他人带来压力和恐慌，作者通过他们的所作所为，批判和揭露了在特殊时期里百姓生活的压抑。

以职业划分，涉及的领域较多。除了占极大数量的农民、山民之外，还有猎手（《山祭》中的姚子怀）、乡村民办教师（《山祭》中的宋土改）、镇长（《水葬》中的何盘山）等职业。其中存在职业的转换或兼顾的现象,《水葬》中的任义成军人出身，上过战场，最后流落异乡做了农民，麻二则掌握了多种生活技能，杀猪、做菜、打铁、编篼等。从中可以看出，作者选择的人物以社会上普通人为主，以“小人物”的喜怒哀乐、理想追求作为关注点，刻画现实环境中的真实人生。

从性别角度而言，王蓬在短篇小说中注重对女性形象的刻画，但大多突出的是美丽善良、纯真质朴、聪慧灵敏、坚韧勇敢又深明大义的美好品质，肯定和赞颂的成分更多；而对于男性，虽然也有如姚子怀、何一鸣、陈有道、陈放等正面形象，但更多的男性人物形象存在种种缺陷，或是性格上的，或是品质上的，因此在作品中主要是起到衬托女性的作用，但形象内涵比女性更加丰富多样，对人性的挖掘更为深刻。

男性形象群体

如前文所论，王蓬在小说中非常明显地以描写和刻画女性人物为主，但并不是忽略了男性形象的塑造。他的笔下也诞生了不少给人留下深刻印象的男性人物，如忍辱负重的姚子怀，遭遇坎坷却自强不息的何一鸣，一生大起大落的陈有道、陈放父子，也有长于算计他人的蓝明堂、好色无耻的蔡万发、好吃懒做的郭发丁、阴险毒辣的高明、趋利避害却害了自己的廖一凡……这些形象或有某些闪光点，或有复杂的性格特点，或有高尚的品格，但无论是正面形象还是负面形象，都是对生活的如实记录和集中反映。由于这些人物性格与特点的多样化，难以用统一的标准进行分析，因此后文将通过梳理，对王蓬长篇小说里的男性形象做“类”的区分。

（一）传统意义上的“父辈”形象

王蓬小说的故事发生的时间背景，集中在20世纪40—80年代，这一阶段正是中国社会经历极大震荡的时期，古老的传统和社会力量正面临着来自各方面的冲击。由于根基的深厚，中国的传统文化并没有在很短时间内遭到重创，依然对人们的思想行为有着极大的约束力。王蓬小说如实地反映了这一现象，塑造出姚子怀、陈有道、何盘山等形象，既有对传统文化优秀一面的继承发扬，也有对其落后一面的尴尬坚守，从两方面体现出“父辈”形象的特征。

《山祭》中的姚子怀是传统思想文化最典型的实践者。他是观音山远近闻名的猎手、除掉土匪头子的英雄，其为人处世中最突出的特点就是对传统思想、道德价值和江湖义气的坚信不疑和忠实守护。首先，从年轻时的外形来看，神气英武、说话豪爽、刚毅果敢，特殊的成长经历使他具备了性情剽悍、处世经验丰富、机敏灵活、忠诚有信等优点，这完全是传统观念中英雄好汉必备的特点；其次，从他所经历的大事看，设计打死土匪头子杨凤冈，无论是出于为家庭复仇还是个人之间的较量，同样表现出民间英雄的气质，如同中国古典小说中众多惩恶扬善、替天行道的“好汉”一样，表现出作者传统审美的立场。在失手打死同伴这件事的处理上，更能显示出姚子怀的传统观念和道德追求。尽管已有情投意合的恋人，他最终还是选择担负起照顾对方家庭的重任，却坚决不与对方妻子同房。这一行为过程鲜明地体现出姚子怀意识深处的“宁负自己，不负朋友”的人生哲学，是对儒家传统中所提倡的忠信良知的严格执行，而在这背后情感的煎熬痛苦只能由自己承担。被批判时熏猪笼、被捆了手脚扔进寒冷的潭水、顶石磨盘，受尽耻辱和折磨却始终不吭一声，不承认莫须有的罪名，更是对儒家刚正不阿、决不向邪恶低头精神的继承。作为猎手的职业道德和对村民生命的重视，促使他不顾个人安危出逃猎狼，依然是对信义和良知的诠释。甚至他的死，都与传统文化观念有极大的关系，由于野兽糟蹋粮食，“这是姚子怀最不能容忍的事情”，对土地和粮食的热爱无疑是古老中国农业为本思想的痕迹；正是这次打野猪出了意外，姚子怀为自己的猎手生涯画上句号。除了通过大的事件表现人物精神思想外，作者也在细节上不断丰富这一特征。“我”失手打坏祭山神的羊犄角时，姚子怀的勃然大怒表现出他对神灵的敬畏和尊重；服刑归来后，对揭发自己的“我”的原谅和逐渐接受，体现出中国人传统的宽厚、善良品质；为打野猪召集伙计却遭冷遇，他鄙视对方“羞先人去，把火枪折了，做拨火棍去”，骂得那些猎手低了头；“我”和冬花订婚时他在全村人面前说：

> 我姚子怀虽说是个粗人，也还晓得事理，爱讲个义气。一句话，要对得住人。往后，你们成了家，愿意在山里住，我从心里头高兴。我一辈子有女没儿，这些家业也都是你们的，我还能带到棺材里去？话说回来，宋老师也是有娘有老子的人，将心比心，都一理。你们愿意下坝回家过日子，我不拦挡，我姚子怀不指靠谁养老送终，老了，走不动了，只要抬到“交口”上去，我还能撂倒几只野牲口。只要你们逢年过节，来看望我们三个老人一眼，就百事下台……

这一段话体现的是父亲对女儿的无限关爱，充满理解和深明大义，自己在婚姻上经历过太多痛苦，他只愿唯一的女儿能和她中意的人幸福美满，体现出饱经沧桑之后的豁达和慈爱，是对“父辈”形象的最好诠释。

同时，姚子怀的意识中也有传统文化保守、固执的一面。当人们争相变法儿挣钱时，只有他认为山里人种庄稼、打猎才是正确的，其余都是歪门邪道，瞧不起不愿吃苦、放弃打山子的神圣职守的行为。当“我”给他半自动手枪时，他却“把半自动看成了和烫发头、电子表同路的货色”而不屑一顾，坚持使用自己的土枪，但也因此失去性命。这一类细节表现出他对新事物、新观念的抗拒和抵触，固守旧有的生活模式是他对传统道德理想的最后坚守。“父辈”形象的塑造，代表着中国传统文化思想、道德观念、价值取向的基础，他们坚守着人们精神的家园，保护着传统文化中优秀的部分，也不可避免地坚持着落后的教条。然而，个人的力量无法阻挡时代的发展，他们必然对这一现实产生担忧和陌生，这也是“父辈”形象无法消除的悲哀感。

（二）艰难迈步的“成长者”形象

同样由于作品背景的缘故，王蓬笔下描写了众多在新旧交替、时代变化中艰难前进的形象，并以年轻人居多。他们既深受传统思想的影响，又不断受到周围环境的刺激，在人生道路上自觉或不自觉地做出种种选择，有成功也有失败，经受着生活的考验和精神的煎熬，但最终都能够找到人生的方向，做出正确的抉择。例如《水葬》中的何一鸣、陈放、高明,《山祭》中的宋土改等，这一类人物的成长过程深刻地反映出个人命运在时代夹缝中艰难前进的状态。

宋土改与何一鸣在人生道路上的经历有些相似之处。他们都接受过教育，有着崇高的理想和对未来的憧憬，但不幸的是遇到接连的政治风暴。由于年轻，人生经验积累少，无法做出正确判断，为事态所左右，其中也包括个人急于立功的心理，何一鸣揭发、批斗了与自己亦师亦友的陈放，宋土改揭发、批斗了自己的准岳父姚子怀，甚至出于个人报复心理，造成聋得残废的悲剧后果。这样的行为使他们内心经受了极大的煎熬，充满愧疚、痛苦、恐惧和悔恨，因为他们本质上并不是品德败坏低下之人。宋土改通过多种方式帮助冬花，不仅因为对冬花的感情，更重要的是希望能够赎罪。但生活的复杂程度远远超过他们的预想，一再碰壁中，他们对周围的世事才逐渐有了清晰的认识。最终“一场噩梦过去之后”，他们必须面对未来的生活。宋土改选择离开观音山，结局如何作者并没有作具体交代，但可以想象的是，在经历了这些风波之后，他在以后的人生道路上不会鲁莽冒进；何一鸣被下放回到将军驿，面对蓝明堂、任义成等人的刁难使绊儿，选择了沉默应付，但并没有放弃希望，经历了蜕变，他低调做人，积极寻找生活的价值，最终钻研出养木耳人参的技术，并与初恋情人翠翠走到一起。宋土改与何一鸣在时代大潮中难以掌控自身的方向，正是磨难和挫折促使他们不断成长，尽管这样的成长付出了惨重的代价，但自身的认识思考，失败和成功都是他们“成长”的过程，在错误中积累了人生经验，都带来了更丰富的人生感悟，从而他们迈向成熟，获得新生。

（三）道德缺失的“被谴责者”形象

前文提到，王蓬对笔下男性形象的批判程度远远高于女性形象，刻画了如蔡万发、蓝明堂、高明等精神品质“缺失”的人物，他们或为利，或为情，或仅仅是为满足自己的心理需要，对他人带来伤害并使其利益遭受损失，造成悲剧的发生。

《水葬》中的蓝明堂是个彻底的利己主义者，幼年经历使他陷于深深的自卑和敏感之中，天生的聪明又使他善于掩藏真实的内心。他所做的事都带着一定的目的，从杂货铺的学徒到入赘蓝记杂货店，蓝明堂饱尝人间冷暖和心酸，更加深了利己主义的思想。觊觎翠翠，迫使翠翠和任义成的事败露，利用政治运动迫害麻二、何一鸣，妄想占有翠翠……在蓝明堂的一生中，几乎没有做过好事。他对周围的人有种变态的嫉妒、仇恨，失去妻儿之后更是走向极端；然而，他善于将这种心理掩盖在温和亲切的表面之下，使人不易察觉。这一形象与何一鸣、姚子怀等人形成鲜明的对比，如果说，姚子怀是传统文化中积极、正面、光明的代表，那么蓝明堂则是传统文化中消极、负面、阴暗的象征。他为达目的不择手段、算计人心、损人利己，在政治运动中掀起一次次报复的风浪。但他也得到了报应，妻子和两个儿子被洪水夺去性命，最终自己黯然离开将军驿。可以说，蓝明堂用一生的历程表现着人性中丑陋、阴险、狠毒的一面，他的结局也体现出中国流传已久的预言：“多行不义必自毙。”

诸如此类道德品质问题彰显的形象，虽然数量不多，却都有着独特而鲜明的特征，通过他们，作者想要揭示的是现实环境中依然存在的潜在危险因素，既是真实地反映生活，也是对读者的警示。

（四）优劣参半的“中间人”形象

除了以上三类性格特点较为突出的男性形象之外，王蓬作品中更多的是属于既有优点也有缺点的“中间人”形象。他们是芸芸众生中普通的一员，有着属于自己的性格特征和命运走向。《水葬》中的任义成，曾有过战场经历、浪里搏鱼的壮举，却在岁月流逝和政治气候中变得俗不可耐，伺机报复麻二、何一鸣，对待曾有过感情的翠翠，也只抱着“自己喜爱过的物件，宁可烂掉，也不愿别人染指”的心态，完全没有对女性的真心爱护；麻二也属于“中间人物”，精明能干、热心肠是他的优点，同时也具有胆小怕事、粗俗野蛮的缺点，尤其是完全将女性当作发泄工具的做法使人十分厌恶；《山祭》中郭凤翔的算计和手段、郭发丁的懒惰无耻、蔡万发的好色残暴，也使得这些人物给人留下深刻印象。

整体而言，王蓬对男性形象的塑造采取了更加丰富的方式和手法，对人性的展示更为多样和真实。不同人物有着不同的性格与经历，却共同表现着无法预料的人生、捉摸不定的命运，反映了生活中小人物的无奈之感。

女性人物的艺术特征

《山祭》和《水葬》所以能获得陈忠实、韩梅村、李星等多位大家的高度评价，多次再版并获陕西省长篇小说奖，在很大程度上与作品中作者塑造的女主人公——姚冬花和肖翠翠有关，这是作者精心塑造的两位光彩夺目的女性形象，她们在历史的漩涡中遭遇相似却又存在差异。这里将对二者在家庭环境、性格、爱情和结局等方面的异同做一比较，以对人物在作品中的意义、作者塑造人物的方式、作品的审美内涵等艺术特色有更深的理解。

（一）性格的异同

冬花与翠翠的思想性格中有很多相近的地方，根本原因是她们同在秦岭山区出生长大，被放在同样的时代背景下塑造而成。20 世纪中期的中国秦岭山区，既有着宁静优美、物产丰饶、民风淳朴的优点，又有着落后封闭、条件艰苦、陋习陋俗的缺点。所以，冬花和翠翠在性格的很多方面都具有相似之处，只是在细节上略有差别。

1. 吃苦耐劳

冬花家新开的一片地“像一块黑褐的抹布，悬挂在山腰半崖上。别说上去干活，单看一眼也叫人吸口冷气，双腿打战”，这样一块地和冬花家竟然还有两座山的距离。“我”从没干过这么紧张疲劳的活儿，不由得“干一回就不想第二回”。在这样严酷的生存环境中，冬花不仅不以为苦，反而磨炼得灵活机敏，走山路、干农活比身为男性的“我”还要轻松。翠翠自几岁起就和母亲流浪，遭人冷言冷语、纠缠凌辱，母亲“在烈日灼人的河滩砸石子，背着翠翠沿街拾破烂，给马车店割青草，到砖瓦窑上打土坯，打零工，卖开水，睡破庙，钻崖洞……直到流落到将军驿，被镇长何盘山留下烧火、喂猪、洗衣、打杂，才在小偏房里有个归宿”。同时由于母亲的羌族血统，翠翠有着和母亲一样标致的容貌，还“顽皮英勇、充满野性，和镇上的男孩子下河摸鱼，上树捉雀，甚至到山沟狼窝里趁母狼不在，把狼崽子捉回来的事她都有掺和”。由于环境的恶劣，为了生存，她们不得不早早学会谋生的技能，家里家外都是一把好手，甚至还会想方设法把生活过得有滋有味，一把面粉几根青葱就可以做成诱人的面饼，所以她们更多地呈现出的是理性务实的生存态度和坚忍不拔的生命意志。相比较而言，因为经历的不同，翠翠比冬花更为泼辣大胆、爽利干练。

2. 坚毅勇敢

如果说，艰苦的生存环境使两位主人公形成不怕劳苦的特点，自身的经历则给予她们面对生活大起大落的勇气和毅力。冬花在获得爱情即将嫁给意中人的前夕，父亲姚子怀在“四清”中遭到揭发批斗，被关进大牢，而揭发批斗父亲的恰恰是自己的未婚夫。戏剧化的变故不仅让冬花幸福的憧憬化为泡影，生活雪上加霜，更难的是如何面对自己感情的急剧变化。作者即是采用了在典型情节中展示典型人物性格的方法，从最开始的茫然无措，到后来倔强地独自劳作、默默地接受一切冷眼和不公平待遇，料理瞎瘫老汉和养母的丧事，从一个可爱明朗的少女变得“孤独而沉默”，“像只毫无防御能力的弱小动物”，说话办事处处留意，尤其刻意躲避“我”。这其中固然有对“我”的做法的赌气，有自尊自爱的顽强，但更多的是父辈们坚忍不拔的精神传统早已在她灵魂深处扎根，人生的苦难不仅不会压垮她的意志，反而使她战胜种种困难，成长为更具有精神力量的形象。同样，翠翠在母亲去世后，嫁给比自己大近20岁的麻二，“四清”运动中丈夫被关进牢狱，一个人辛苦劳作抚养女儿、爬山放牛、砍柴伐木，也经历了难以承受的压力，甚至面临丧失生命的危险。但她一直勇敢地面对生活的苦难，物质上节衣缩食，精神上总是能给自己希望，支撑着她继续前进，所以最终获得了丰厚的生活回报，与自己的初恋何一鸣走到一起。无论是冬花还是翠翠，其血液中中华民族世代相继的坚毅勇敢使得她们生来就具有无畏的品质，一旦外界环境发生变化，便会生发出惊人的强大力量。

3. 善良淳朴

无论面对什么样的境遇，冬花和翠翠都被作者赋予了善良淳朴的一面。“我”刚到观音山的种种不适、无意损坏姚子怀祭祀的羊角，这些都被细心聪明的冬花看在眼里，巧妙地帮助“我”度过了最初的艰难，融入当地；去地里干活时为“我”顾虑周全；新婚丈夫成了残废，她心碎欲绝却并没有放弃丈夫；即便因父亲、丈夫的变故而对“我”的感情发生很大变化，当“我”因愧疚而提出招夫养夫的建议时，冬花却严词拒绝，这里包含了自我的尊严，但更有不愿拖累“我”的因素。翠翠是个外表泼辣实则心软的女子，尽管麻二粗暴，但她坦诚相对，尤其是在麻二下狱期间，更是对他牵挂照顾，一直等到他出狱；面对夜间投宿的任义成，麻利地做了饭菜，收拾好休息的地方；对返乡的何一鸣，则把省吃俭用积攒的肉粮和酒偷偷送给他，虽然他们是初恋，但在当时政治运动的背景中，这已经上升为一种人与人之间相互帮助、相互接济的朴素情感。

4. 局限

大山养育了冬花和翠翠这样吃苦耐劳、坚毅勇敢又淳朴善良的女子，同时也因为地域的偏僻落后观念陈旧，造成了她们无法像男孩一样上学读书，在现实状态和思想认识上存在局限。冬花对“我”的殷勤照顾中就有对有知识有文化的“我”的崇拜和尊敬，其根源也就是对知识和文化的向往，对自己所缺失的东西的遗憾和自卑；翠翠在 17 岁的花样年纪，稀里糊涂地被近 40 岁的麻二强占为妻，却没有坚决的反抗，像母亲当年一样表现出近似于麻木的反应，甚至还感到麻二粗壮多肉的身体给她“冰冷身体和惶惑的心灵”带来了“慰藉”和“依托”。任义成的到来使她产生新的感情追求，但短暂的纠葛结束后她的精神世界又回到了之前的冷漠麻木，对现实加以无条件的接受。从这一角度来看，两位女性虽然在精神层面具有强大感人的力量，但在传统的男权文化面前，依然表现出臣服的姿态，并没有过多反抗和超越，这当然也是对现实生活的写照。由于时代和环境的因素，她们不可能具有更多超越的能力。作者所构建的美好的女性世界，是以社会重大的变革、伦理道德的约束，包括宗族家庭秩序为前提的，因而她们不可能冲破这一根本制度。中国传统的女性对男性的依附性在冬花和翠翠身上都有所体现，她们在自觉或不自觉中，接受了男权传统强加的种种观念，没有独立的话语权，处于一种集体无意识的状态。波伏娃在《第二性》中说：“女人并不是生就的，而宁可说是逐渐形成的，在生理、心理或经济上，没有任何命运能决定人类女性在社会的表现形象。决定这种介于男性与阉人之间的、所谓具有女性气质的人的，是整个文明。只有另一个人的干预，才能把一个人树为他者。”①她认为，女性的性格特质和心理特征都是在男权制度的前提下，受到社会环境和家庭环境的双重影响而形成的。因此，文学作品中女性形象的塑造在某种程度上也间接地反映出社会制度的不平衡。

（二）爱情婚姻的异同

爱情婚姻对女人来说，意义不言而喻，在冬花、翠翠的一生命运中占有极大的比重，也是反映两人思想内涵的重要线索。

冬花和“我”是在相互接触、了解的过程中相互产生好感，继而成为纯真的爱情，然而变故使两人产生嫌隙，冬花再痛苦也不可能和批斗自己父亲的人结

① [法] 波伏娃:《第二性》,陶铁柱译，中国书籍出版社 1998 年版，第 309 页。

婚。一腔真挚纯洁的爱变成了对“我”的不解和恨，是赌气也是无奈，独自撑起了整个家，期间还有蔡万发的纠缠。最终冬花选择了又丑又呆的庞聋得为夫，表面上看是对“我”的报复和惩罚，实际上是她看透世事，对爱情的幻想破灭，对未来失去憧憬，接受命运安排的结果。新婚之夜面对残废的聋得的哭诉，是冬花感情的大爆发，她将自己内心经受的压力和煎熬倾泻出来，也是在表述心理变化的历程。“我”已经成为冬花初恋的梦幻存在，是不实际的；明白了这些后，冬花选择了聋得，实际上选择的是生活、婚姻的踏实感和安全感，在现实面前爱情则退居次要位置。

翠翠的爱情和婚姻都来得早一些，与她之间产生感情纠葛的有四个男人。少爷何一鸣是她的初恋，他们两人在少年时代就相互爱慕，何一鸣“洁白衬领上散发的肥皂味”，“那浓密的偏发里散发的青年男子的青春气息”以及捉鹿时的点滴都深深地印在翠翠的记忆中，无论是被麻二强占还是主动追求任义成，当年的捉鹿少年都在脑海中一闪而过。所以翠翠内心深处认同的人应该还是何一鸣。遗憾的是何一鸣在外求学发展，对翠翠和母亲的遭遇一无所知，翠翠心中应该也有对两人身份地位差异的疑虑，认为对方不会再回到深山，因而被麻二强占时她并没有坚决的反抗。母亲去世无依无靠是直接因素，当时的何一鸣也如同《山祭》中的“我”对于冬花，已经成为遥远的梦幻的存在，她最需要的是麻二实实在在的支撑和陪伴。与冬花不同之处在于，冬花是明白看清世道后主动选择聋得，而翠翠则是还没有切身痛苦体验时被动地选择了麻二，即是“被选择”的；麻二是翠翠合法意义上的丈夫，年龄几乎可以做她的父亲，生活中两人如所有普通的夫妻一样，相互扶持度过山区艰苦的日子。麻二待翠翠并无多少尊重，他的粗俗野蛮，翠翠习以为常。对这段婚姻她以认命的态度接受，直到任义成的出现，使她清楚地感受到了麻二的粗俗和二人之间的差距，唤醒了她意识中对爱情的渴望和自身人格的重视。如果说与何一鸣是青涩的初恋，与任义成则是在理解了爱情婚姻的意义后产生的真正的对爱的主动追求。第四个与翠翠发生感情纠葛的是蓝明堂，他一直觊觎翠翠但毫无机会，通过各种阴谋诡计赶走任义成、折磨返乡的何一鸣、间接将麻二送进大牢，都只是为了占有翠翠，当翠翠知道一切后，用两记狠狠的耳光表达了自己的气愤和羞辱，从此将自己的情和爱分别给了麻二和何一鸣。这是翠翠对自我人格和尊严的彻底清醒的认识和维护，也是她对更宽广含义上的“爱”的理解的升华。

两个女子在经历了人世沧桑变幻后，爱情婚姻的结局也不尽相同。冬花拒绝了“我”提出的招夫养夫的建议，而是将“我”认作哥哥，用更为深厚的亲情代替了之前的爱和恨，她还将继续照顾残废的丈夫聋得。作品采取半开放的结局，到此便结束，留下给读者想象的空间，她可能会面临更多的艰难困苦，但也相信她必定会战胜种种困难，在平稳的生活中得到最踏实的家的慰藉；翠翠则有了幸福的归宿，麻二去世后在女儿的支持下与何一鸣结婚，兜兜转转还是回到最初的原点。两个女子的传奇人生起落，因为历史和环境的映衬，显得浑朴苍凉又带有几分义无反顾的悲壮和无可奈何的凄怆。而民族和国家的时代变迁，亦在个体命运发展过程中留下深深的印迹。

（三）环境的异同

冬花和翠翠之所以出现既相似又有区别的性格特征，是因为两个人物处于不同的生存环境中。个体思想性格、观念意识的形成，往往与两个方面的因素有关：一是大环境，即国家民族的文化传统，这是人们思想观念形成的根基；二是小环境，即个人身处的具体时代和区域，尤其是家庭的影响和成长经历，对个体思想性格形成的影响更加直接而强烈。冬花和翠翠作为小说的女主角，被作者赋予了丰富的性格特征，而这些又直接影响到二者命运的发展，因此对其思想性格形成、发展的分析，便成为把握人物形象的关键。

家庭环境对一个人成长的影响不可估量，冬花和翠翠都是秦岭山区普通家庭出身的姑娘，但因为具体的家庭环境的不同，使得二人的性格乃至经历都有差异。《山祭》以第一人称的叙事方式，从“我”——宋土改的视线描述了冬花家的情况，读者跟随他的描述看到这个家中诸多怪异：一个瞎瘫老汉，一个苍老女人，有名的猎手姚子怀及他的女儿冬花，组成了这样不太正常却其乐融融的家，小说开场便留下了一个谜。随着文本的叙述，读者明白了他们之间复杂的关系。冬花的亲生母亲与姚子怀情投意合准备结婚之际，因姚子怀的失误致使同伴在打猎时残废，他痛苦地退掉了婚约，承担起照顾同伴家庭的责任，这就是山区特有的婚俗——招夫养夫。但又与之前的未婚妻有了冬花，便抱来养大，因此可以说，冬花是在一个不正常的家庭环境里长大的，缺少亲生母亲的疼爱。但幸运的是养母待她视如己出，在三位长辈的呵护下健康成长，并没有成为有性格缺陷的人，相反是个善良懂事识大体的姑娘。

翠翠身世更为复杂。带有古羌族血统的母亲给了她天生丽质的容貌，“重感情讲义气，放荡不羁”，也带来了心酸的童年。母亲因无法忍受丈夫的嫖赌打骂，带着几岁的翠翠离家开始流浪生活，最后在地处秦岭腹地的小镇将军驿，被镇长收留才安定下来。所以翠翠也是在不正常的单亲家庭中长大的，尤其缺少了父亲的关爱。

因而，这两部作品的女主人公都是在大山环抱的山区环境中生活的，在不健全不正常的家庭环境里长大成人。相比较而言，冬花虽没有生母，但至少有个相对完整的家，童年安稳顺利，长大后遭受打击较多，性格沉稳隐忍、略为内向；翠翠的身世凄苦波折，童年经历的磨难更多，性格早熟，更具有野性和不顾世俗约束的性质。“社会和历史等种种外部因素都是先决条件，是作为主体的人无可否认的前提，而个人的抉择行为才是决定个人命运的关键。”① 所以在故事情节的发展中，她们为人处世的方式以及命运遭遇的走向，读者对其不同的表现也就能找到根本的原因了。

陕西文坛前辈王汶石曾评价王蓬是“描绘山村女子的能手”，冬花和翠翠即是这一评语的典型体现。作者极力对她们的优秀品质进行了歌颂和赞美，同时也对她们的遭遇寄予了同情和叹息，种种情感通过对这两位女性一生的起落细致描摹，并通过具体的事件和细节表现出来，结合具体的时代，真实地还原了特定背景下秦岭山区女性的生活状态，展示出人性的张力和强韧，亦是创作主体对人性的理解和认识，对女性真善美的颂扬，对中华民族传统文化精神的讴歌。

---

① 刘慧英:《走出男权传统的藩篱——文学中男权意识的批判》，三联书店 1995 年版，第 35 页。

第八章
为大写的人立文字丰碑
——传记文学创作的阐释

从1989年9月10日《人民日报》用整版刊出的《巴山茶痴》，到2012年第4期《延河》刊出的《西夏简史和一个学者的西夏学情节》，王蓬的传记文学写作历时20多个年头。其成果是《巴山茶痴》在《人民日报》发表后，《新华文摘》于当年第11期全文转载，还获得《人民日报》建国四十周年征文奖，并名列榜首；1999年由太白文艺出版社把《功在千秋》《拓印世家》《墨林风云》《风雨人生》四部中篇人物传记收入《山河岁月》出版。在次年召开的研讨会上，受到陈忠实、韩梅村、杨乐生、朱鸿等多位学人的高度评价；2011年元月西安出版社又把王蓬多年创作的20篇人物传记结集为《中国的西北角——多位学人生涯的探寻与展示》加以出版，这部上、下两卷的厚重力作一出版便深得各界好评，短短两年，发行2.8万余套，并获得全国第二十五届城市出版社优秀作品一等奖。

杨建民教授曾说："我们要庆幸的是王蓬在进行文史写作时并未丢掉文学，他以小说家善于塑造人物的敏感，及时发现捕捉到一批几乎被岁月淹没的人物。包括修筑第一条穿越秦岭的公路时，保护石门石刻的工程师张佐周；开发大西北的先驱安汉；抗战时写出街头剧'放下你的鞭子'的作者左明；延续百年的石门石刻拓片世家；蛰居古城的章草大师王世镗；率先保护敦煌文化遗产的王子云、何正璜夫妇；破译'西夏天书'的李范文教授；国画大家方济众；巴山茶痴蔡如桂；占建专家卢惠杰等。"[①]这段话准确地概括了王蓬传记文学创作的主要内容。本章重点从创作角度梳理王蓬传记文学的写作特色。

① 杨建民：《王蓬的创作道路与文学成就》，《秦岭》2013年春之卷。

以真实为写作基础

传记体文学具有不同于其他文体的创作特点，即应以真实的生活和人物为基础，可以说“真实”是传记文学样式的生命之本，失去了真实，也就失去了文学价值和意义。但“真实”的前提是必须掌握大量的相关资料，并进行有目的性的甄选，这是传记文学创作中的关键环节。

王蓬笔下曾描写过的传主，从与作者的关系而言，主要包括这样几种情况。第一，亲人故交，如《一个普通知识分子的沉浮——怀念父亲》《一位农民和文学评论——难忘孺牛》《一位乡村邻居的命运——清明忆友》记录了父亲、童年便结识的挚友孺牛和“学大寨”时期结下友情的根庆。由于作者与传主之间的关系较为密切，作品中叙述的事件多为日常琐事，以生活中真实的细节打动人。第二，文坛师友，如《留下敬仰——纪念王汶石老师》《白鹿原下——陈忠实和他的句子》《路遥的生前与身后》《在中国，有这样一个作家》分别记录了王汶石、陈忠实、路遥和查舜，通过对与传主来往、接触的描写，展示他们的性格特征、文学创作的特色及成因，除了写人也包含对文学的见解和看法。第三，前辈学人，如《梦回汉唐》讲述王子云、何正璜夫妇为保护敦煌遗迹做出的贡献,《破译“天书”》记载西夏学专家李范文的艰辛生涯,《风雨人生》叙写翻译家、作家王智量的苦乐人生,《校对过鲁迅先生文章的农民》回忆了张涤尘的传奇经历。这类作品的传主大多具有传统知识分子高尚的节操和突出的贡献，但个人遭遇了时代洪流，命运坎坷。第四，在某一领域有突出贡献的人,《功在千秋》记录公路专家张佐周护卫国宝的事迹,《百年沧桑——记一个拓片世家》书写既普通却又贡献极大的张氏家族的兴衰际遇,《墨林风云》讲述章草大师王世镗的曲折人生,《大地赤子》记叙了开发西部的先驱安汉为陕南做出的杰出贡献,《巴山茶痴》讲述茶叶专家蔡如桂培育名茶的事迹,《一位奇人与一本奇书》叙写古建筑专家卢惠杰在古建领域所取得的成就,《台儿庄敢死队队长沉浮录》描述了王范堂血雨腥风的往事,《巴山汉水是旧乡》讲述画家方济众的艺术成就,《没有放下的鞭子》记录为左翼戏剧先驱左明修陵，缅怀其短暂而光辉的一生。

虽然描写对象各有不同，但创作过程却有极大的相似之处。无论传主是近在身边，还是远隔千里，或是已经去世，王蓬都是以最大限度地了解、熟悉对方事迹经历为基础，严格遵循生活的真实，阅读大量文献资料，寻叩拜访相关学人，甚至不远千里、不辞辛苦地采访传主。例如公路专家张佐周，要写好这个人物、这篇作品，首先要了解那个时代，了解西汉公路修筑的背景。为此，王蓬邮购了中国文史出版社出版的全套40卷本《文史资料选辑》，以及1985年创刊至1995年的所有《抗日战争研究》，寻访多位知情者，这项工作持续三年之久，打下了坚实的基础后才正式与张佐周先生联系。张先生远在上海，于是又专程拜访，经过多次深度交流，完成《功在千秋——记一位保护国宝的公路专家》。之后在征求张老意见时，对方仅仅有简短回信："很真实，把我想到和没想到的都写出来了，末尾又添了一句：文笔很好!"①充分说明王蓬对传主事迹把握的准确到位。在写《巴山茶痴》时，他曾多次深入巴山腹地的茶山茶场，还随茶叶专家蔡如桂坐拉茶机的卡车，行程数省数千里到浙江茶乡，去中国茶叶研究所了解茶叶历史，对传主所创业绩的历史"现场"进行悉心考察和感受。以这种深厚的生活积累和感情积累为基础，历经艰辛写出的传记文学，事情才真实可信，人物才鲜活生动，才具有艺术感染力。

文学可以虚构，学术则需真实，这是王蓬对传记文学的认识。据作者回忆，曾在与蜀道专家郭荣章、陶喻之等人的接触中，深受他们严谨认真的学术态度感染，并为自己定下"修辞立诚"的原则，即写人物写事件都至少有三处证据，这样才有可能接近事实。正是出于对传记文学文体特点的清醒认识和高度重视，以扎实的准备工作为前提，经过适当减裁和组合，运用恰当的文学手法，将传主的主要事迹和独特性格进行充分展示，因而作品具有极强的感染力。

以时代为背景

细考王蓬传记文学的每位传主，无不与特定的历史时代联结在一起。这也是传记文学的特点之一，通过对一定时代环境的叙写，结合传主的观念、行为的艺术再现，达到塑造人物形象、勾勒时代风貌的目的。这些传主或遇时代更迭，或因斗争运动而历经坎坷。这其中除了个人性格因由之外，所处时代的影响也既深且巨。所谓"人强不如势强"，这个"势"既是环境、是社会，也是时代。作者对此极为关注，所以每位人物都尽量挖掘其所处的时代背景，解释造成人物一生经历的原因。

① 王蓬:《继承阙失的文明》,《各界导报》2006年2月17日。

《风雨人生——记翻译家作家教授王智量》讲述华东师范大学教授王智量的坎坷经历，20世纪60年代，几乎整个中国都处于饥饿和政治风暴时期，他在人生锦绣华年又有深厚的翻译学养、正当做出贡献的时候，却被下放到河北劳动改造，不仅被迫放弃事业，甚至产生过自杀的念头。王蓬在讲述这段往事时，引用了三段文献资料和两段他人回忆的亲身经历，说明当时生存环境的艰难，从侧面突显了王智量的生存之不易和成就之可贵；在写《台儿庄血战敢死队队长沉浮录》时，不仅仅只写一场战役、一次战斗、一次夜袭，而是从整个国家的抗战形势所面临的生死危局，第二次世界大战爆发前的腥风血雨，再回到台儿庄血战谁能坚守最后五分钟的严峻时刻，才推出敢死队队长王范堂，浓墨重彩地描写英雄，自然取得事半功倍之效。其他传主如王子云、何正璜夫妇，蔡如桂，李范文等，无一不是个人命运与整个国家和时代紧密相连，个人沉浮皆是国家与时代共同作用的结果。

再如《大地赤子——记开发西部先驱安汉》在分析安汉蒙难的原因时,由安汉侄儿安又新的回忆展开联想和分析：

> 1938年秋，正是武汉会战关键时期。半壁江山沦陷，国家命运堪忧，汉水之畔秋云密布，安汉独步田野，“前不见古人，后不见来者，念天地之悠悠，独怆然而涕下”。纵观安汉一生，忧国忧民独不忧自己，一个具有如此博大情怀的人怎么会同孙宗复、祝绍周之类城狐社鼠去勾结变通，去屈膝奉迎，去……不错，安汉为此付出沉重的代价，甚至丢掉了宝贵的生命，但安汉至死不会后悔。诚如“在汉苏武节，在晋董狐笔”，苏武只要归顺匈奴便可不在冰天雪地的北海（今俄罗斯贝加尔湖）牧羊，且达十几年之久。董狐只要按皇帝的意愿笔录朝事，便可不遭杀头之祸。但是他们都义不容辞选择了厄运!
>
> 正因为如此，中华民族才得薪火相传，生生不息。所谓“威武不能屈，贫贱不能移，富贵不能淫”。倒是今日，经常见诸报端的学人从政疯狂敛财东窗事发，教授下海参与制毒锒铛入狱，方才让人真正震惊心痛。

不难看出，王蓬善于结合传主心理、性格、阅历与识见去开掘社会时代的深度与广度，再把人物与故事放在一个宏阔的时代背景上展开，在对时代的开掘中描述人物，在对人物的描述中表现时代，二者相互推动，相辅相成，使得作品背景深厚雄浑，人物亦个性鲜明。这无疑增强了作品的艺术魅力。

以文化为底蕴

深厚的文化底蕴、丰富的文化传统、鲜明的文化意象、高尚的文化情操，是王蓬传记文学在内涵上的显著特色。形成这一特色的原因，首先是由于严格选择传主，所写传主无不学有专长、术有专攻，自身便为大家学人。如破译“西夏天书”的李范文教授，率先保护敦煌文化遗产的王子云、何正璜夫妇，蛰居古城的章草大师王世镗，入陕西百名历史人物的国画大家方济众，开发大西北的先驱安汉，抗战时写出街头剧《放下你的鞭子》的左明，震惊中外的台儿庄血战中敢死队队长王范堂，为陕西培育了首个名茶的茶叶专家蔡如桂，以《人生》《平凡的世界》感动几代读者的路遥，从社会底层摸爬滚打、奋斗出来的古建专家卢惠杰，等等。他们不仅具有传奇曲折的人生经历，更在某一文化领域做出贡献，取得成果，传主自身便具有极为鲜明的文化内涵，为作品增添了深刻的文化意味。

《巴山茶痴》中，王蓬并不单纯从茶场、茶叶、茶技站工作来介绍技术员蔡如桂，而是开场就谈茶叶源远流长的历史：“若寻根溯源，茶叶始于上古炎帝，几乎与中华民族同时诞生。延数千年，名茶辈出：西湖龙井、黄山茅峰……每种名茶的栽培、制作、品饮乃至茶具，莫不包容中华文化发展的历史轨迹，足可引为国粹。”然后，再笔锋一转，推出传主蔡如桂：“近年，又有一种新名茶问世，名曰：秦巴雾毫。连获省级国家级金奖，名声鹊起。其间，却又包容一位农学院毕业的大学生，扎根秦巴深山二十余载，为培育名茶历经坎坷的动人故事。”在悠久茶文化的背景下展开对传主的叙写，更能突显其事业和精神的价值。

再如《破译“天书”——著名西夏学专家李范文侧记》中，首先对西夏学产生的由来、国际背景、中国“文化大革命”期间人才濒临断代的危局进行表述：

> 西夏国在成吉思汗的铁蹄下覆灭，数百万臣民却不知去向，留下谜一样的比繁体汉字还要复杂的西夏文字，被岁月掩埋。直到 19 世纪，一批西方探险家继敦煌藏经洞、楼兰古城遗址被发现，俄国人科兹洛夫也在古居延西夏黑水城发现和掠走了大批西夏经卷、手稿和文书，在国际考古学术界引起巨大的震动和反响，继敦煌学、楼兰学之后，又添上了一门西夏学。

中国学者在西夏文的破译上也做过许多努力，罗振玉、罗福成父子，王国维、陈寅恪等学人对艰涩难懂的西夏文也进行过多方面探索。可惜，解放后接连不断的政治运动，随着这些学人的先后离世，西夏文的研究便陷入沉寂。直到 1972 年，被史学家认为“文革”中的小阳春来临，周恩来总理亲自过问，西夏文的研究终于启动。

经过这样的解释，读者便了解了当时国家亟须继衰续绝，进行文化建设的背景,自然也就对传主李范文一个人破译一个神秘王国的“神秘天书”充满期待，心中的敬意也会油然而生。

在合适的地方表达自己对文化艺术演变发展的看法,也是王蓬对文化进行辨识和分析的体现方式。比如在《墨林风云——记章草大师王世镗》中他写道：

历史上多次出现这种情景，尤其唐宋，不少人既是政坛领袖，又堪称文坛盟主。比如欧阳修、司马光，都曾位居丞相，权倾朝野，但又都是其时在学术学识上无人可及的一代宗师。再上溯曹氏父子，既统一了北方，又倡导繁荣了建安文学。“唐宋八大家”中，最小也是知州知府。清代就更多，曾国藩、李鸿章、左宗棠、张之洞，甚而虎门禁烟的林则徐也都是集重臣干吏、清流领袖于一身。

而且，由于这些人物身处整个国家的政治中心，登高望远，洞察朝野，其胸襟、器局、胆识、学养远非一般文人所能企及。当历史烟云消散、尘埃落定，许多人青史留名的并非其政绩，倒是其文章。典型的当推屈原、“唐宋八大家”等。再是对王世镗一生中起过重要作用的于右任，作为辛亥革命元老、国民政府监察院院长，其政绩也远不如书法在世人中响亮。

文中以著名的历史人物为例证，从其所处的社会地位入手，分析了他们在文学史上留名千古的原因，以此类推王世镗仕途短暂书艺却长久的由来，具有极强的说服力。

《百年沧桑》的文尾，王蓬这样评说张氏拓印世家：“张氏拓印世家始祖张茂功自清同治元年即 1862 年始，至今一百三十余年，阅历百年风云，出脱五代艺人实属不易，虽不能和那些钟鸣鼎食、名门宦室、影响历史进程的比如出了宋氏三姐妹的家族相比，但以数代布衣，前赴后继，传播中华民族悠久灿烂之文化，弘扬五千年古国博大文明之精神委实功不可没！”这段文字一方面充满着作者对张氏拓印世家为传播中华民族悠久灿烂之文化付出艰辛的敬重，因而不惜浓墨重彩，不仅增强了作品的感染力，也加强了读者的印象；另一方面则因为王蓬自身对中国传统文化的热爱、对传统人文精神和理想的向往，才会自觉地努力开掘作品的文化内涵，使读者在阅读作品了解传主的同时，也潜移默化地接受前人或传主所取得的成就，领略传统文化的博大精深。

多方面的知识储备

传记文学以记人为重点，看似简单实则不易。通常来说，传主个人的经历是作品内容的重点，与其相关的种种情况皆应了解和掌握。前文已论及时代与传主之间的关系，除此以外，传主个人的职业也是不容忽视的重要组成部分。

由于所写传记传主从事于不同的职业，涉及古道、古建、金石、拓印、书法、绘画、抗战史、民国史、西夏学、敦煌学等，在为其立传的过程中，便需要花费功夫和精力，不仅要熟悉这些不尽相同的知识领域，更需要学识的积累和素养的提升。王蓬在长达 20 多个年头的传记文学写作中，接触到不同门类的知识领域，在自身先弄清楚的基础上，结合人物经历，在作品中表现为一种识见，使读者能开扩眼界，增长知识。比如《百年沧桑——记一个拓印世家》，鉴于大多数读者接触的都是纸质印刷品或电子读物，对拓印并不知晓，甚至没有听说过。这就需要作者用通达、明白、简洁甚至风趣的语言来进行启蒙，对此王蓬在开篇这样写道：

> 书法拓片，本不过是把古人镌刻于石的文字拓印下来，练习书法的便于临摹；鉴赏的便于把玩；汇集的便于比较；研究的便于著述。但时间久了，就弄出许多名堂，研究出渊源和流派，区划出南帖与北拓，甚至对于拓印本身的技术、纸张、时代、分类、收藏都有了许多考究。
>
> 于是，拓印成为一门专门技术；研究成为一门独立的学问；金石文字则又成为一种高雅的文化。这种文化常常包含着历史的演进，学问的积累，时代的风貌，市场的形成，乃至某一个家族生存发展的秘史。

从拓片的成因、作用、分类、性质多个方面对其进行解说，使读者建立起对拓印的最初印象，并在末句引出作品的中心内容——拓印世家，后文在对张氏家族的叙写中，通过他们拓印的过程、注意的要领事项，更进一步对拓印进行详细的描述，读者的了解也随之一层层加深。

再如《墨林风云——记章草大师王世镗》中提到“火耗银”与“养廉银”这两种事物，许多读者较为陌生。王蓬通过阅读大量史料，自己做到融会贯通，再把认知告诉大家，解释了清代有关火耗银、养廉银、冰敬、炭敬等现象，实质上为当时官员贪贿的代名词；《功在千秋》记录公路专家张佐周对褒斜栈道、石门摩崖石刻的保护之功，但如果不解释清楚中国公路交通的背景、西汉公路的修筑条件、栈道的历史意义和石门摩崖石刻的价值，张老先生的功绩也就无从谈起，因此这篇作品涉及中国公路交通的发展、修筑盘山公路的方式、石门摩崖石刻的来历及与汉中相关的历史事件等不同领域的知识。这样的例子在王蓬传记文学中比比皆是，不胜枚举。因此上海博物馆研究员陶喻之评价道：“王蓬传记文学，内涵宏富、观点有卓识，无论于史家、研究者，或广大读者，均有裨益。”①

多样化的表现形式

小说讲究以构思奇绝、情节跌宕吸引读者，传记文学亦不例外。在强调真实的基础上，文学性的创作手法亦是不可忽视的，甚至对其进行恰当的艺术处理方式比其他文体更为讲究。现实生活中的事件本身相比较文学作品是漫长、零散和拖沓的，如何取舍、连缀、再现材料，是考验作者创作能力的关键。王蓬以小说名世，在长、中、短篇小说的创作中都有不俗的收获，积累了丰富的经验，因而在传记文学的写作过程中，时常借鉴小说的写作手法，呈现出多样化的表现形式。同时，从传主角度而言，王蓬笔下传记主人公有公路专家、抗日英雄、拓印世家、茶叶专家、农学家、翻译家、书法家、作家、美术家等多种行业的行家，而每个人物由于所处时代、身世、阅历、学养的不同，性格更是千差万别，因而人生故事也有很大的不同。这就决定了王蓬要想写好这诸多门类的代表人物，就要熟悉这些传主所从事的不同的行业和领域，要熟悉不同类型的传主的身世和阅历，更要掌握这些传主的性格和追求，这是写好一部传记文学的根本和基础。在

① 王蓬：《山河岁月》，太白文艺出版社 1999 年版，第 869—870 页。

这个过程中，生活自身与创作经验就会提醒和告诉他应该如何表现这些千差万别的传主。

从具体作品来看，有的篇章采取开门见山、先声夺人的方式，将主人公推至前台。比如《巴山茶痴》中就以蔡如桂荣获国家级金奖的名茶“秦巴雾毫”拉开故事帷幕，通过这一不俗成就，引起读者对传主事迹的兴趣，然后再倒叙回20多年前，将蔡如桂如何主动来到汉中镇巴、蒙遭冤狱，但却不改其志，终于创制出名茶“秦巴雾毫”的坎坷经历娓娓道来。

有的作品开头则采取侧面入手、层层铺垫的方式，引出主人公，从而达到突显贡献的作用。比如《功在千秋——记一位护卫国宝的公路专家》一开头，并没有直接写哪里有国宝、这位公路专家是如何护卫国宝的，而是先从刻石、摩崖及其在古代的文化传播功能、现在的保存状况及其文化价值写起；由此一步步写到石门石刻在荒唐岁月里经历的磨难，写到被抢救下来的《汉魏石门十三品》在新时期引起的广泛关注等。经过这样层层烘托，这才点到石门石刻“曾面临一次全部毁灭”的危险，却奇迹般地“被完整保护下来”。这些内容既是对石门石刻历史的回顾，对其意义的宣扬，也是在为张佐周的出场做好铺垫，为演绎其“功在千秋”的历史壮举渲染气氛。中间还插入一段介绍张佐周身世的文字，他自幼读私塾，接受传统文化，少有大志，又进天津北洋大学学习土木工程，接受现代教育，认为张佐周能做出保护石门石刻的决定绝非偶然，正是他所受传统文化与现代教育的结果，揭示这一行为的深刻原因，使得整部作品起伏曲折又真实可信。

有的作品开头又以故弄玄虚作为切入点。如《墨林风云》，开头并不写王世镗先生被于右任先生赞为“古之张芝，今之索靖，三百年来，世无与并”的章草领域的崇高地位，而是出人意料地以“离奇章草案”设置悬念，写时任北京大学教授、著名书法家卓君庸先生购回署名王世镗的《章草草诀歌》，“定为明代高手”所写，贸然认定王世镗是“抄袭古人”而大兴问罪之师。作品即围绕“离奇章草案”这一事件展开；然后才顺着“曲折仕途”“煌煌书艺”“天命使命”“夕阳晚照”的逻辑次序，系统而完整地表现出王世镗在章草领域兴衰继绝，成为一代大师的详细过程。

有的作品则采取“第一人称”的手法，从作者视角入手，再渐次展开故事。比如《台儿庄敢死队队长沉浮录》先写作者童年时代在褒城县文化馆前总是看到一位“神情威严却目光慈祥”的老人，“几乎整整三十年后”，才知道那位老人就

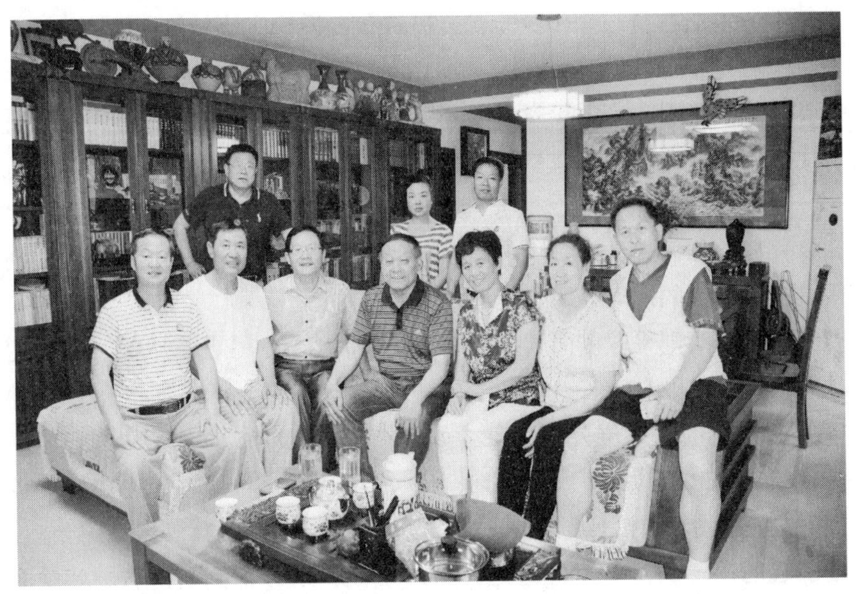

开发西部先驱安汉孙辈在汉中市文联主席武妙华、南郑县委宣传部部长贾连友陪同下在王蓬家作客（摄影：吴元贵）

是当年血战台儿庄敢死队队长王范堂——作品即以此作为开场，吸引着读者和传主一起走进硝烟弥漫的战场，走进 70 年前事关民族生死存亡的历史深处，而传主敢死队队长王范堂感天地、泣鬼神的英雄风采也就走进了读者心中。

由于王蓬在进行传记文学创作时，采取严谨的态度、多样化的艺术方式，使得笔下人物性格鲜明丰满，文化内涵得以彰显，这些因素决定了王蓬传记文学的文化价值和存史价值。① 西北大学教授杨乐生亦曾做出评价："这是一些大写的人；这是一些历史不能也不应该忘记的人；这是一些中华民族应该引以为骄傲的人；也是一些在精神上获得永生的人。王蓬花了大量心思，推出自强不息的知识分子典型，可谓适得其时，功莫大焉。王蓬创作思想的敏感，学术文化思考的慧眼，在当代作家中便一下子显出了自己的素养、胆识和个性。"② 王蓬通过这类作品高度赞扬了多位学人贤者坚持气节的可贵精神，为中国文化事业做出的极大

① 韩梅村：《王蓬传记文学特色与价值》，《荆楚理工学院学报》2010 年第 3 期。

② 杨乐生：《此情只应归大地》，《衮雪》2007 年第 4 期。

贡献，为这样的人立传，无疑是十分必要的；借此向人们传递了尊重先辈、尊重文化、尊重历史的态度，也宣扬了诸多传主作为“脊梁式”人物的典范作用，这就是传记文学的意义所在。

第九章
镌刻在秦岭峭壁的史诗
——“蜀道”作品的阐释

这是早于万里长城的一项大规模的土木建筑工程，是中国古代穿越秦巴大山的国家级的高速驿道，也是镌刻在秦岭峭壁上的伟大史诗，她使黄河长江流域两大文明得以交汇，祖国版图得以统一。没有它，就没有强汉盛唐，历史也许会改写。尽管沧海桑田，兵毁火焚，这一古代奇观几乎消失殆尽，但它曾经起到过的巨大作用却永载史册。

——摘自王蓬的纪录片《栈道》，赵忠祥解说，1994 年中央电视台播出

蜀道系列作品是王蓬文学创作中一个引人注目的焦点，一是由于“蜀道”作为观照对象，其本身就包含着极为丰富的内容，涉及历史、地理、战争、文学等多个方面；二是王蓬对蜀道的关注和研究历时较长，从 1985 年在秦岭腹地创作系列散文“古栈道风情”，到 2015 年完成七集历史文化纪录片《汉中栈道》(西安出版社 2015 年版，中央电视台纪录频道拍摄)，前后达 30 年之久，并取得一系列成果：十集历史文化专题片《栈道之乡》(汉中电视台 1994 年 6 月)、蜀道专著《山河岁月》(上、下两卷 60 万字，太白文艺出版社 1999 年版)、《中国蜀道》(中国旅游出版社 2008 年版)、《王蓬文集·蜀道卷》(中国文联出版社 2006 年版)、《秦蜀古道》(三秦出版社 2009 年版)、《栈道栈道》(西安出版社 2015 年版)。其中系列散文“古栈道风情”1985 年获汉中地区行署文艺成果汇报一等奖；电视片精编版《栈道》1994 年中央电视台及多家省台播放，并获陕西省电视专题片一等奖；《中国蜀道》2010 年获陕西省第二届柳青文学奖等，其中不包括报刊单篇蜀道作品的奖项。由此应该说，王蓬探访蜀道硕果累累，收获不凡。

王蓬能够取得如此成绩有着多方面的因素。从主观角度而言，“蜀道写作，看似偶然，细思还是有许多因由，首先我已在这片土地生活了半个世纪，从青少年起就与秦巴大山打交道，日后写作，也与我植根这片土地有关，尤其长篇小说《山祭》、《水葬》直接以秦巴大山为背景，已涉及到古道”①。可见，蜀道是王蓬身边有充分条件去了解的事物，加之其自身对文史的浓厚兴趣，关注蜀道是十分自然的事；从客观角度而言，汉中境内有多条蜀道经过，是关中到四川的必经之地，至今留有众多古道遗迹，与许多历史事件相关联，前人对此已有相当多的研究成果，能够为作者提供丰富多样的资料，身处汉中也能为实地考察带来便利条件。因此，王蓬对蜀道的热情持续时久，创作颇丰，也就非常好理解了。

从文学创作的具体情况来看，王蓬将其对蜀道近30年的关注通过文字展示出来，其中无疑包含着极大的心血和努力。本章内容主要通过对作品的梳理和分析，对王蓬的蜀道系列作品的创作特点进行探寻。

“看”与“思”的结合

从历史演变的角度定义，蜀道是古代秦、蜀两国两地之间的道路，是古代关中通往汉中、巴蜀的道路。②这一定义看似简单，却蕴含着复杂的内容，涉及诸多学科领域，是综合程度极高的研究对象。文学创作亦是如此。一方面由于蜀道自身的复杂性，另一方面由于现代人对蜀道的距离感，导致这一话题必然要以严谨求实的态度为前提，用具有说服力的方式展开描述。王蓬对这一问题的处理显然经过细致周密的安排，坚持“看”与“思”相结合的原则，阐释对蜀道的理解和观照。

（一）史料记载与实地情况相结合

对于蜀道的研究存在着利弊并存的现实，一方面蜀道发挥作用的时期距离今天已然遥远，只有零散遗迹可寻，无法真正深入体验，对相关情况只能通过不同时期的文献资料予以了解；另一方面，正由于蜀道存在时间漫长，文献记载丰富，已有的研究成果也不在少数，又为写作提供了参考。因此，在创作过程中，王蓬选择将史料记载与自己实地考察情况相结合的方式，达到对蜀道某一现象的

① 王蓬：《我的〈中国蜀道〉写作前后》，《延河》2009年第12期。

② 孙启祥：《蜀道与三国》，《襄樊学院学报》2009年第1期。

认识和解读。

《山河岁月》上卷的开篇，王蓬从蜀道的作用和效能，分别用《生命之路》《智慧之路》《战争之路》《邮传之路》《贸易之路》《石刻之路》对其进行了精炼的概括。要对这六个方面的情况进行具体的说明，显然离不开史料的支撑。因此每篇文章里都会出现如《史记》《汉书》《华阳国志》《南山谷口考》等史书中的原文，或诗歌、绘画、书法、石刻、图片、历史人物的某些言论来对观点进行佐证和支撑。例如《战争之路》中对赤崖一地的介绍，首先提到历史上诸葛亮建立赤崖府库，发明“千梁无柱式”栈阁；其次谈到亲历考察所见：

只见沿河山崖皆为赤色，当地群众把褒河上游这条支脉叫红崖河。沿河山崖古栈道遗迹密布，壁栈孔分上下几层，为不同朝代所凿。

通过亲见解释了赤崖名称的来历，栈道遗迹密布证明此地的历史意义；之后再引用《水经注》中诸葛亮的书信：

前赵子龙退军，烧赤崖以北阁道，缘谷百余里，其阁梁一头入山腹，其一头立柱于水中，今水大而急，不得安柱，此其穷极不可强也。

接下来结合实地考察情况解释诸葛亮信中所讲：

此信记载诸葛亮首次伐魏，由于街亭之失导致全军败退，在箕谷以为疑兵的赵云也为魏军追击，不得已烧栈道以据敌。待到诸葛亮最后一次进兵时，由于水大浪急，无法安立柱于水中，迫不得已，只好采用“千梁无柱式”栈阁。从遗迹看，这些高于河边2—5米的石孔30厘米见方，深70厘米，间距50厘米，塞进石梁或木梁，上覆以板，以过军马。类似今日伸出楼面之阳台。可惜，岁月悠悠，沧海桑田，如今河水改道，风雨剥蚀的栈孔下不再“水大而急”，而是荒原或田地。有石梁五根高悬于赤崖，这是褒斜古道仅残存的石梁，1980年尚有7根，荒僻去处，无人保护，现仅存5根。

这段话对史料作了注解，对栈道遗迹的详细规格及其形制做了说明，并以读者熟悉的“阳台”加以比较，最后感叹历史变迁的沧桑和无奈。视线在史料和现状之间进行切换，相互对比，使赤崖在三国时的作用和千梁无柱式栈道的规制变得清晰明确。对读者而言，这样的说明方式极具画面感，理解时也不费力，无疑是比较成功的创作方式。

王蓬曾在写给朋友的书信中说："近几年我一直致力于栈道的研究与写作，这其中遇到许多具体问题，比如对史料的考证和引用，这是无法避免的，但引用多了枯燥，不引用难以说明问题，我常惊叹古人已经把话说到极致。如何把众多的材料精心组成一篇真正创作意义上的作品？沈从文先生认为文章最难的便是'组织'，于是我特别留意你在写此类篇什时所作的处理。"（《致朱鸿信》）可以看出，王蓬对处理蜀道题材的方式极为重视；也正因为重视，才会在实践中找到合适的创作方法。

（二）考察与探究相结合

蜀道的题材决定了创作中不能只依赖于现有的文献资料和已有成果，必须经过实地考察，才能获得更为充分和真实的体验，有助于更好地理解和描述蜀道。幸运的是，王蓬曾有多次机会近距离接触蜀道遗迹，尤其是 1992 年应汉中市政府之邀，承担大型历史文化系列专题片《栈道》的撰稿工作。王蓬跟随摄制组拍摄穿越秦巴大山的陈仓道、傥骆道、米仓道、子午道，并全程走完汉唐时期的褒斜道和金牛道，此后十多年间多次考察秦巴地区的七条栈道，储备了极为丰富的考察体验，这正是进行文学创作重要的基础环节。

在实地考察过程中，王蓬不仅向从事蜀道研究的专家们学习，而且有机会亲历栈道遗迹，丈量栈孔，感受蜀道千年沧桑的历史变迁，这对作家来讲，无疑是珍贵的创作财富和灵感来源。《邮传之路》记载，拍摄过程中偶然发现河边巨石上有若干水窝，将泥沙掏空后人工凿痕明显，于是"请当地群众拉来木料依原孔立柱，一位画家依样复图，俨然一座楼舍。一位栈道专家则判断为一处邮亭遗址，根据柱孔剥蚀情形，分析极有可能为摩崖所载的汉代邮亭"。诸如此类的经历不止一次，必定为丰富作家创作体验起到了重要作用。

但仅有实地考察并不能使王蓬的创作显示出独特的价值，在考察的基础上结合文献，进行深入的思考和判断，得出结论，是其更为重视的收获。例如，《智慧之路》中通过对现代公路铁路甚至飞机航线的比对，提出"为何这些古道至今尚未失去价值"的疑问，在"翻阅史料并随栈道摄制组寻觅被利用或已荒芜的古道"的基础上，"查阅史典地图，再细观古道位置走向，让人恍然有悟：古人选道，无不沿山谷河流，道理简单又深含科学。河谷一般平缓，少攀登之险，只需沿河水抵达源头，翻越分水岭一段高山，寻找对应或接近的山谷，避险就易，减跋涉之苦；再是秦岭为东西走向，山脊雪水分流南北，两边山谷自然成南北状，即便没有指南针之类，只要缘河而进，必能穿越秦岭”；得出这一结论后，再以褒斜道为例进行具体分析说明，使结论更为清晰有说服力，最终则是证实了题目，对古道的选择和形成过程中充分彰显古人智慧的观点进行了层层推进和充分有力的证明。

因此，王蓬在对蜀道进行描摹的过程中，始终坚持对多渠道信息综合加以考证的原则，将具体观点融入细致的文献求证、实践检验中，达到对蜀道既严谨又自然流畅的介绍说明。

景、物、人的多视角解读

从广义角度而言，蜀道并不完全是已经淹没在历史长河中的事物，虽然在今天它已经不再广泛而直接地发挥作用，但与之相关的种种痕迹并没有消失殆尽，依然与今天的生活发生着联系。蜀道沿途历经千年的演变发展，也不止出现在文献资料和学术研究中，而是真真切切地出现在我们的生活中。如何将对现代人来说稍显陌生的蜀道用通俗易懂的方式表现出来，是读者接受和理解的关键。因此，王蓬除了以严谨的态度进行考证之外，还运用多角度的方式，进行与读者距离更近的解读。

（一）以环境描写突显蜀道的历史意义

蜀道所在的区域几乎都在秦巴大山之间，起到沟通南北的作用。但如果不结合实地环境，便不易突出其形成、作用、影响等各方面的历史意义。由于生存、战争、交流、经济等原因，古代先民们由自然踩踏到依势搭建，使蜀道的形制逐渐丰富，通行逐渐畅达，作用和影响也就逐渐增大。因此，对蜀道产生的环境做出说明，是十分必要的。

《智慧之路》的开篇便从大的地理角度，谈到蜀道形成的地域环境：

> 山脉当然由峰峦坡岭、悬崖幽谷、苍苍莽林、淙淙流水构成。巍巍秦岭西起甘肃临洮，恰与没了踪迹又被寻觅出来的秦代长城西部终点相伴，整座秦岭恰似千条巨龙腾空，从西部高原奔腾而下，拦腰横断三秦，直到河南的伏牛山地，亦算其余脉。延绵千里，亘古横呈，隔风阻雨，区划南北，也严

重阻隔着人类的迁徙、交流，乃至发展。

从这段文字中，读者可以了解到秦岭在巍峨之余所造成的实际困难，于是出现了多条形式不一的蜀道，供古人往来于关中和蜀地，解决了生活中的许多难题，无疑是对蜀道所起的最大作用的说明。故而突出秦岭地形地势之险难，即是彰显蜀道作用之重大。

有的描写则从细处着眼,《阅读连城山》描写了作者登山所见所感：

> 清晨即出发，过褒水，入勉境，便开始登山，至百余米处，有宽约 3 米的灰白土路从山腰蜿蜒而下，貌虽不扬，名却惊人，这不起眼的山道便是褒斜古道的南口。秦汉魏晋古道经古石门以河谷为出口，唐代却改道山腰，越七盘岭而至褒城，之后宋元明清，至陕川公路修通之前，往来旅客都从这儿经过。至今七盘古道轮廓尚存，一些地段青条石板铺就的路面马蹄驼印仍历历在目。

以登山亲眼所见引起对褒斜古道历史变迁的回顾，自秦汉至明清，在漫长的岁月中，褒斜道为南来北往之人提供行路之便，能够在中国古代历史上发挥如此巨大的作用，使读者无形中对蜀道产生敬畏之感；褒斜道“宽约 3 米的灰白土路”，“貌虽不扬，名却惊人”的现状，也让人不由得产生历史沧桑之叹。《蜀道奇树》中提到蜀道沿途的茂密植被，尤其“金牛道广元通往剑阁一线，依然伫立着株株古柏，粗可数人环抱，枝叶浓密如云，遮罩着麻青石条铺就的古道，延绵数十里不绝，被誉为‘翠云走廊’，国内外闻名的一处奇景”，而这样美景奇观的出现，还与中国人心目中智慧化身的诸葛亮有着密切的关系，正是他进兵北伐时发现由于木制栈道屡建屡毁，“良材砍伐殆尽”，于是“下令蜀军在沿途植树，既为来往车马遮阴，也备筑道之用”，留下这样的美景，体现出蜀道丰富的历史意义和极强的审美趣味。

古语“无水不成道”，水是生命之源，亦是古道之源，所以王蓬的蜀道创作中，有对多条河流的探访描写，比如《汉水探源》《褒谷褒水》《嘉陵古道探源记》《嘉陵新源藏区考》等，以“水”为经纬，展示秦巴水系源头、流经区域、对蜀道诞生发挥的作用，既是表述视角的调整，也对引发人们对自然生态的关注有积极作用。在蜀道必经的重重山岭中，王蓬推出《兴隆岭》《柴关岭》《牛岭》《凤岭》等篇章，既写古代交通变迁，又结合风景、人文，描绘出山地特有的情致与古今风貌。在这一类文章中，历史只作为背景出现，重点还是放在对“眼前”的描写上，毕竟相对于历史来说，更重要的是现在和未来。

（二）以历史遗迹增强蜀道直观印象

沿途的遗迹是蜀道的一大特色，是读者普遍关注、希望了解的内容，也是作者极力表现的内容。因为遗迹是真实存在的，比起文史资料更能说明问题，更能直观地体现蜀道的历史价值。

《清风明月通天府》写到残留在嘉陵江山崖的栈道遗迹：

> 在嘉陵江东岸几乎是刀砍斧削般直立的石壁上，离江面约50米左右的地方明晰地存留着三排整齐的栈孔，这便是古蜀道的遗迹。我们在考察褒谷栈道遗迹时发现，栈道多在距水面5—7米的高度，所以采取的是平梁立柱式。但这种三排栈孔的形制却少见。这是古人总结经验，依据地形采取的一种多层搭架式结构栈道，因为离江面太高，无法安立柱，就把支撑力分解到几层梁柱上，不仅深合力学原理，也体现建筑上的逶迤之美。这段栈道因高悬山崖半空，要防山崖落石伤及行人，所以还修有棚盖，宛如空中楼阁。唐诗中说“飞梁架绝岭，栈道接危峦”便是这类栈道的真实写照，也是栈阁、桥阁等栈道别称的由来。

既有对眼前栈孔的描述，不仅是形象上的介绍，还有与其他遗迹不同的对比，并且从科学角度解释了栈孔形式特殊性的道理，最后以唐诗中提到的情景结束，从不同视角对嘉陵江栈道遗迹做出了较为全面的刻画，对读者来说能够清晰地感受到这段遗迹的风貌。

《石刻之路》以蜀道沿途遗留的石刻文化为重点，主要从书法、金石文化的角度展开对历史的回顾，而《褒斜千古话三绝》《西狭史诗》《嘉陵瑰宝》则是对这一现象的具体阐释，从整体到局部、从概况到具体展示了蜀道丰厚的石刻文化沉淀；《战争之路》里提到勉县定军山附近的“仰天洼”“挡箭石”等遗迹，尤其是百姓拾到的箭镞、扎马钉、战刀体现出蜀道在战争中的作用；其余如剑阁、马道驿、五丁关、武休关、大散关等地名，本身就蕴含着强烈的历史感。

在面对这些沧桑遗迹时，作者难免将个人感悟融入其中。如剑门古道上“条石上驼印马蹄，踏痕累累，无言却渗透着沧桑，顿时唤起人多少寻幽思古之情”；

面对《郙阁颂》，作者“遥想当年，两岸山崖，刀劈斧削；千里嘉陵，波涛奔腾；江帆激流，水雾接天，经久不息四山回响的是船工号子；腰扎公文摇铃为号的是飞奔的驿卒；过往文人学士驻足细观汉人石刻，睹景抚物，心中该有多少感叹”；在攀上铁笼山的峰顶，看到当年守关士兵放哨的城堡遗迹，想到的是他们“孤零零地防守城堡，长年累月面对默不作声的青山白云，其孤苦，其寂寞，是非身临其境不可体会万一的”；面对赤崖栈道仅存的石梁，作者思绪万千：

> 这些覆板安栏曾过千军万马的石梁如今斑斓苍暗，布满苔藓，像一切经朝历代的文物，包容的东西太多，显得威严又深不可测。有一瞬间，我竟对这几根石梁羡慕起来。因为它们注定目睹过诸葛亮一次次北伐，征杀大军的锦旗想必遮蔽山野，叩击过低巡的流云；末了，这一代俊杰和魏军对峙，久攻不克，病逝军中，蜀军白衣白甲，悄然经此退兵，其时注定青山含悲、天公垂泪，留下“出师未捷身先死，长使英雄泪满襟”的千古遗憾！

通过想象表达出对历史人物的无限感慨，更增添了石梁深厚的历史内涵，顿显凝重深沉，营造出肃穆庄重的阅读氛围，对读者也带来一定的启发。

除此以外，王蓬的目光还时常关注蜀道沿线已经被废弃的城池村落，他将蜀道沿线存在过的驿站、村落、集镇、城池称为“蜀道楼兰”，可见关注程度极高，兴趣极大。例如，在《蜀道“楼兰”》里集中谈到了探访过程中所遇到的这一类情况，河边偶然发现的邮驿亭阁遗址、梭罗小村里被烧掉的小城遗迹、因县治撤销人口流动而被荒废的华阳老县城、姜维点将台、骡马店、蒸笼厂集镇等，通过实地考察将人们容易忽视的地方纳入视线，体现出历史发展过程中的兴衰规律，也拓展了读者的视野。

（三）以人物事迹促进蜀道的文化价值

蜀道的使用历时千年，与人们生活的方方面面皆有联系，不仅留下“物”的见证，更有“人”的诸多活动痕迹；正是人的活动，使蜀道充满多样化的文化价值和内涵。在相关论述中所涉及的人物主要有历史上的帝王将相，如刘邦、萧何、韩信、张鲁、曹操、刘备、诸葛亮、唐德宗、唐僖宗、吴玠、吴璘等，文学巨匠如李白、元稹、文同、陆游、杨慎、王士祯、俞陛云等，文化名人王懿荣、于右任，更有与蜀道关系密切的公路专家张佐周、水利专家李仪祉、与石门石刻相联系的拓印世家张氏家族，以及在历史长河中或生活于蜀道，或途经于蜀道的寻常百姓、贩夫走卒、商贾旅人等。他们的种种活动也许并不是以蜀道为中心，但都与蜀道有直接或间接的联系，从不同领域丰富着蜀道的文化价值。因此，王蓬对这些人物非常重视，将他们的事迹融入对蜀道的描绘中，为读者从多角度了解蜀道提供了便利。

例如，在《兴隆岭》一文中提到古傥骆道时写道：

> 由于近捷，每遇战乱，便分外重要。唐代曾有两位皇帝经此逃难。一位是唐德宗李适，避朱泚乱，由傥骆道逃至汉中，坐镇指挥，收复长安，使盛唐文明得以延续；另一次是唐僖宗躲黄巢起义，由此经汉中到成都，结束了晚唐天下。

同一朝代的两位皇帝选择傥骆道躲避战乱，充分说明了蜀道的作用不仅在交通方面，由于皇帝身份的特殊性，将这两次事件与唐代历史走向关联起来也并不为过。至于读者更为熟悉的韩信建议“明修栈道，暗度陈仓”，萧何月下追韩信，诸葛亮六出祁山等历史人物的故事，则更能够证明蜀道在历史上所发挥的巨大作用。

尤其在专章叙写的《一段湮没的历史》和《一个拓印世家》两篇作品中，选择的主人公为公路专家张佐周和拓印世家张氏家族。张佐周先生在修建西汉公路时以丰富的学养和超前的眼光，宁可公路改道也要保护石门石刻，使这一人类文明得以延续；张氏家族则本与石门石刻为邻，将拓印技术传递五代，历百年之久，在修建石门水库之前，将石门摩崖石刻完全拓印三套，为传播和弘扬民族文化做出了极大贡献。诸如张佐周、张氏家族数代布衣，但他们以一技之长、一己之力保护传统文化，值得后人纪念和称颂。

除了这些留名青史的人物之外，王蓬也将目光投向蜀道沿线集镇村落的普通百姓身上，虽然他们在历史长河中默默无闻，但正是有了他们，与蜀道相关的许多风俗文化才得以流传，他们也是蜀道千年起落的见证者。《蜀道风情》一文专门讲述了秦巴山地间的生活习俗，婚嫁、丧葬、民歌歌手、职业变化、住宅饮食、贸易集市、各种民间艺术形式等情况，《秦楚身姿羌楚韵》以陕南民间戏曲为中心，介绍了汉调桄桄、汉调二黄、端公戏等不同形式，从日常生活的角度，立体地展示了蜀道沿线的风土人情，作为历史、地理考察之外的有益补充，也从另一个角度折射出王蓬的蜀道创作所蕴含的审美价值及社会意义，显然是十分必要的。

多样化的表达方式

对现代社会的人来讲，蜀道显得遥远又陌生。历史上记载蜀道的文字散见于各类典籍中，枯燥难懂。如何解读蜀道，使读者能通晓明白，是王蓬在进行创作时首要解决的问题。从具体作品来看，作者通过以下几种方式，将对蜀道的考察和探寻展示出来。

（一）语言通畅明白，雅俗共赏

蜀道做为一种已经被现代铁路、公路所取代的古代道路，在生活中消失了，许多年轻人甚至没听说过蜀道，更不会知道蜀道是什么模样，起过什么作用。因此，用最简练明确的语言对其进行说明便十分必要。简洁明快的风格在中国古代文学史上是比较受到重视的。而简洁又不等同于简单，其实质是用较少的话语表达丰富的内容，包含极大的信息量，能够为读者提供某种知识或观点；从读者阅读的角度而言，阅读的效率也较高。王蓬的蜀道创作正是采取简洁明快的风格，言简意明，每每开门见山，比如，《中国蜀道》中的开篇之作《蜀道栈阁寻访记》就告诉读者：

> 何为蜀道？从广义讲，凡通往古蜀国，即今日四川的道路都可以认为是蜀道。但史籍所载主要是指中国古代汉唐时期，由国都长安通往四川成都的陕川驿道。李白当年咏叹的蜀道也是指的这条道路。蜀道常与栈道或栈阁联系在一起，其实，栈道、栈阁、阁道是一回事，也可以说是蜀道中的精彩华章。

这段话不涉及文献的引用、资料的例证，也不用过于花哨的修辞方式，而是采取直截了当的方式，用通俗明白的语言告诉读者蜀道“是什么”，因为这是最基础的部分，是为后文的展开做好铺垫。如果过多依赖文献，造成阅读的距离感，反而会影响阅读效果。

（二）内容突出重点，以点带面

精心挑选最能表现蜀道内涵的对象进行描绘，是王蓬创作的重要方式。汉中境内的古道有七条，如果对每条都加以详细描绘，必然琐碎。因此，挑选其中价值最为突出的进行细致介绍，再以其他线路的独特之处作为补充，详略分明，重点突出，也更能使读者一目了然。

例如，在“褒斜古道寻踪”这一辑中，写《首探连城山》，是因为连城山就在褒斜道起点褒谷口一侧，而且与褒姒、汉高祖刘邦、北宋画家文同等有着密切联系，这里还有“世界上最早的人工开凿隧洞”石门，有以“汉魏石门十三品”为代表的大量摩崖石刻，是一座举世公认的艺术宝库。写《马道驿忆旧》，是因为马道驿“留有历代筑路及开拓者的遗迹，附近河谷山崖，栈孔密布，碑刻众多，往上有武休关，群峰高耸，中通一线，一夫当关，万夫莫开。南宋时爱国将领吴玠、吴璘兄弟曾在此抵御金兵达数十年之久”。历史上“明修栈道，暗度陈仓”的经典战例，“学者一致认为‘明修栈道’修复的便是由马道经过的褒斜道”，而萧何月下追韩信的著名历史故事“则直接发生于马道”。王蓬选择这些最具有代表性的内容加以铺写，就给人以眉目清晰、重点突出的阅读感受，又分明让人从整体上感受到了蜀道的历史文化风貌。通过对褒斜道的重点梳理，以线带面，其余的多条古道也就可触类旁及，一通百通。

（三）利用诗文增强内涵

蜀道历来与文人学者、名士政客有着密切关系，在其发挥作用的时代里，为其留下诗词文赋的大有人在。文学与史学时常能够互为补充，而古典诗文往往能够从审美的角度，用优美精练的语言，将蜀道某一特征揭示出来，甚至可以起到补史之缺、证史之实的作用。在文学作品中适当加入相关诗文，既可以使读者领略古人眼中蜀道的真实状态，也能增加文章的文化内涵。

《蜀道雄奇多咏叹》是对这一创作方式的集中体现，文中在介绍蜀道基本信息之后，便从李白开始，对吟咏过古道的诗人、学者、政客进行梳理，通过对诗句的引用衬托蜀道的某些特征。例如，元稹用“帝城寒尽临寒食，驼谷春深未有春”比较秦岭南北气候的差异，李商隐通过“千里嘉陵江水色，含烟带月碧如兰”描绘嘉陵江畔的美景；也不乏将个人身世之感融入蜀道景致的，如韩愈“云横秦岭家何在，雪拥蓝关马不前”，杨慎“入关秦地尽，出栈蜀山长。……不尽平生意，先看是庙廊”。更重要的是作者得出结论认为，唐代咏叹古道的诗人数量较多，是与唐代古道修筑技术的提高有着密切关系的；诗歌中提到最多的人物是诸葛亮；诗人个人咏叹蜀道作品最多的首推陆游；被现代学者引用、诠释较多的则是清代汪灏、宋婉等人的作品。在对作品进行分析之后，作者认为，在自然山水中，诗人才能够将意识深处最浓厚的诗情引发出来，对现代人亦是如此。

此外，其他篇目也对古典诗文多有引用。元稹用“已种千竿竹，又栽万树梨”描述褒城驿。张文琮赞叹蜀道“飞梁架绝岭，栈道接危峦”。白居易两次经过傥骆道：“今年来时夏云白，去年来时秋树红。”文同“凌晨走马过花村，先玩玉盆到石门”印证了褒谷口两侧山岭适宜生长瓜果花卉。陆游“楼船夜雪瓜洲渡，铁马秋风大散关”一句带着无限惆怅和失落回忆当年的戎马生涯……作者充分利用了古诗语言精练而含义深厚的特点，加强了作品内容的审美意味。

（四）发挥想象营造气氛

由于题材原因，王蓬蜀道系列作品主要以文献资料、实地考察、寻访探究作为创作重点，要求严谨求实的写作态度。但文学创作与史学研究毕竟不同，如何在历史考证与文学趣味之间达到平衡，是影响作品最终意义与效果的重要因素。为达到两者兼顾的目的，王蓬使用的主要方式是，在对重点遗迹进行考证时多引用文献和史实，力求真实可靠；在得出正确结论的前提下，对相关现象或细节加以合理想象，尤其在状物写景时运用较多的艺术手法，增添了作品的文学性和趣味性。

《秦蜀襟喉武休关》以战争为背景，描述武休关从汉魏起便干戈不止，并以南宋吴玠、吴璘抵抗金兀术大军为重点，在基本史实的基础上展开想象：

> 金兵为了逃命，只得丢弃在汉中劫掠的财物辎重，可当他们溃逃到姜窝子时，此处正是连云栈道与褒斜道交会的三岔口，惊魂未定的兀术不知该从哪条道退兵，正犹豫间，猛听一声炮响，两面山间金鼓齐鸣，战旗蔽野，宋将吴玠率领的伏兵突然杀出，喊声震天，威不可挡，金兵大乱，进退不能，只能奋力抵抗，夺路溃逃。吴玠深知北人不识水性，令士兵分别堵住褒斜与连云两条路口，将金兵逼入褒水，时值严冬，金兵饥寒交迫，又遭乱箭纷射，死伤无数，尸体堆积，以致堵得河水倒流。

文中通过对听觉、视觉的描写将战争画面重现，以想象的方式加深读者的印象，更好地理解武休关的地理位置之重要。在《陈仓古道说风云》中，刘邦与萧何就追韩信的做法进行交谈时，更为典型地体现了想象的手法，这段情节在《史记》《汉书》中均有记载，王蓬将史料的对话用白话形式表现出来，增添表情、语气、心理等词汇，并将夏侯婴释放韩信的情节与刘邦萧何谈话情节的位置加以颠倒，用倒叙的方式重新组合，使原本简单的记载变得有声有色、曲折有致，增添了叙述的故事性。

讲述拓印世家的往事时，细节上多有拓展，如张家第二代传人张金城偶然发现孙子的拓印天赋时："这个孩子生得圆头圆脑，一脸稚气。但黑亮的眼睛透出一股机警，敦厚的嘴唇显示一股倔强；且遇事胆大，行动敏捷。"显然这几句对孩子外貌的描写是依靠想象展开的，却产生"如在目前"的效果;《蜀道"楼兰"》中谈到多个被废弃的村镇城池驿站，尤其是对蒸笼场兴衰细节的描写，情节感和画面感突出，十分真切生动，但作者也说明"这些情景皆是根据蒸笼场、骡马店长达数里的房舍残基所推测想象"的。正是这些想象的部分产生了极大的吸引力，能够调动读者的思维，跟随作者的文字，体会已经消失的情景。而文学的意义也正在于此。

综合来看，王蓬的蜀道系列作品，在历时千年的宏大背景下，通过史料例证、实地考察、寻求探究的综合方式，展示了蜀道文化的博大精深，将传统文化中优秀的"物"的遗产、"人"的精神给予肯定和宣扬，给读者提供了历史、地理、金石、拓印、书法、文学、民俗、哲学等多方面知识的滋养，以多种多样的艺术手法将庞杂丰富的内容巧妙地结合在一起，让读者感受到一种阅读文学作品时才有的精神愉悦，这应是对蜀道文化的极大宣扬。而对作者来讲，在蜀道系列作品创作过程中，也不知不觉地完成着作家学者化的进程，这也许是他探访蜀道时没有想到的。

第十章
寻叩大漠深处的绝响
——“丝路”作品的阐释

2014年6月22日，中国与哈萨克斯坦、吉尔吉斯斯坦联合申报的丝绸之路项目通过联合国教科文组织的审核，被列入《世界遗产名录》。该项目在中国境内有22处遗址点，分布在河南、陕西、甘肃、新疆四省区，是中国第一个跨国项目。申遗的成功使得丝绸之路再次成为人们关注的焦点，对文化遗产的保护起到了重要作用。

王蓬于2011年1月由太白文艺出版社隆重推出上、下两卷、长达70万字的报告文学集《从长安到罗马——汉唐丝绸之路全程探行纪实》，在社会各界和读者中引起广泛关注和热烈反响，新华社、中国国际广播电台、《中华读书报》《文艺报》《文化艺术报》《陕西日报》《各界导报》《三秦都市报》都曾专题、专版加以介绍，还获得以下荣誉：

2008年12月入列陕西重大文化精品项目；2010年12月入选国家“十二五”重点规划图书；2011年10月入选当年全国仅47部的“中国国际经典出版工程”，是陕西省唯一入选作品。由国家出版总署提供专项资金，组织专家于2013年10月译为英文出版海外；2011年6月获中国北方十三省优秀图书奖；2012年12月获全国第四届优秀图书提名奖；2013年6月再获陕西省第二届优秀图书奖。

此外，王蓬还于2012年4月由西安出版社出版上、下两卷，长达60万字的报告文学集《从长安到拉萨——唐蕃古道全程探行纪实》。关于这两部著作的关系，作者是这样说的：“这部《从长安到拉萨》与已经出版的《从长安到罗马》应该说是姐妹篇。完成《中国蜀道》之后，很自然地开始丝绸之路的踏访，先后20次西行，一段段地考察从长安到罗马的丝绸古道。最初，是把唐蕃古道也包含其中的。因有专家认为唐蕃古道从长安到拉萨，之后又延伸至印度与尼泊尔，这条沟通中外的商贸大道，应视为丝绸之路组成部分，亦被部分学人称为丝绸南路或西南丝绸之路。”（《从长安到拉萨·后记》）所以，本章将把《从长安到拉萨》也作为王蓬丝路创作的组成部分一并论述。

在这两部著作中，王蓬通过对丝路20余次亲身实地探访，以现代人的眼光对丝路进行细致观察，结合地域、历史、文化、经济诸多因素，生动地描述了丝绸之路的变迁和现状，立体而丰富地呈现出丝绸之路的风貌，寻叩数千年间消失在大漠深处的绝响，引起社会的广泛关注。本章在了解丝绸之路的基础上，对其“丝路”系列作品做出分析，探求作者如何将历史、地域、文化融会贯通于行纪之中，达到“以史学的视角看丝路，以文学的笔法写历史”的写作目的。

丝绸之路也被称为“丝路”，最早提出这一概念的是德国地理学家李希霍芬，他在1877年出版的《中国——我的旅行成果》中，首次提出“丝绸之路”的说法，并为世人所接受。这条丝路横跨欧亚长达7000公里，东方起点为汉唐都城长安，穿越关陇河西、天山南北、塔里木河流域，翻越帕米尔高原到达中亚、西亚诸国，最终经里海、黑海到达罗马。在千年岁月中成为古代欧亚大陆互通有无、沟通东西的商贸之路、文化之路。从广义的角度来说，丝绸之路包括陆上丝绸之路、海上丝绸之路和草原丝绸之路的大概念；《从长安到罗马——汉唐丝绸之路全程探行纪实》主要选择了陆上丝绸之路，以及草原丝路的一部分。《从长安到拉萨——唐蕃古道全程探行纪实》主要涉及的唐蕃古道及西南丝绸之路，都有着途经区域众多，包含着极为丰富的不同文化形态的显著特点。

以大文化观为基础

如何将历时千年、头绪众多的丝路话题表述清楚明白，是作者在这一著作中首要解决的问题。就题材而言，著作无法避开历史、文化的话题，也无法回避作者自身对历史、文化的认识层面、独特感受以及对客观存在的思考。或者说，只有将这些熔铸在一起，才可能对沉淀深厚的丝路做出理解。《从长安到罗马》《从长安到拉萨》两书在宏观上选择的视角和表述方式，既有对历史的回顾，也有对实地的考察，还有散文的创作手法，更有作者自己的体验和感悟，因此能够使读者对丝路整体风貌、沿线重要城镇及其所蕴含的种种内涵有较为全面的了解和感受。

（一）文化散文的意识

中国散文是“中国文化在我们民族精神产品中的一种‘有意味的形式’……是中华民族在其特定的文化历史中积淀成的一种经验形式”①。新时期，文化散文、历史散文等新的散文写作方式蓬勃发展，以余秋雨为代表的一大批作家作品风靡一时，读者在文化散文、历史散文中能够快捷地获取历史知识、文化知识。王蓬的《从长安到罗马》《从长安到拉萨》虽然标记为报告文学，但诚如他在《引言》中所说：“在具体写作中，则力图尽可能勾勒出丝路风貌、风物风情、历史事件与人物剪影；尽可能表达出自己亲历、亲见、亲闻的种种感受与心路历程。试图让人看出从长安到罗马这个巨大的空间中丰富的历史文化内涵。点滴之水固然不足以构成江河之澎湃，却可映日月之光辉，况且人类文明薪火相传，原本也系点点滴滴，不绝于缕。”这显然是散文创作的模式，但其中也有传记文学的元素，比如写最先保护敦煌莫高窟文化遗产的《学人夫妇：敦煌往事》，写中国破译西夏文专家李范文教授的《一个人和一个王国》等篇章，写张骞事迹的《张骞“凿空”西域》，写左宗棠收复新疆的《西域存亡：海塞之争》等，但纵观这160篇作品，绝大部分还是称为散文比较合适。因为作家面临的不仅是一条长达7000公里，海纳百川，沟通东西，探究不尽的“文化运河”；还要面临“许多影响历史进程的重大事件，比如河西归汉、海塞之争、张骞‘凿空’、隋炀帝西行、土尔扈特回归祖国等；许多曾经辉煌又消失的王国，比如楼兰国、西夏国、仇池国、吐谷浑国等；许多富于传奇色彩的历史人物，如张骞、班超、霍去病、细君、解忧、冯嫽、王昭君、玄奘、成吉思汗、林则徐、左宗棠等；历史上活跃在丝绸之路上的众多民族，如匈奴、回纥、党项、吐蕃、吐谷浑、蒙古等”②。只有采取不拘一格、灵活多变的写作手法才堪此重任。因而在多种文学式样当中，王蓬较多地采用了散文笔法。

但历史、文化散文并不能简单地归结为历史知识、文化知识的堆积，而是应根据实际内容进行拣选和重组，以得到更为深刻的认识，也为读者带来新的阅读收获。文章所展示出的，应该是作家对民族主流思想文化的观照，是民族传统文化的继承和弘扬。在这一创作过程中，作者自身的文化意识、历史意识以及艺术

① 汪帆：《新时期散文论集》，河北人民出版社1990年版，第2—3页。

② 季成家：《从长安到罗马》“序言”，王蓬：《从长安到罗马》上卷，太白文艺出版社2011年版，第1页。

手法极为重要，这是将诸多材料组织在一起的根本。

《从长安到罗马》即以丝路起点长安为开头，以意大利罗马为终点，将这一客观存在的路线作为整部作品的主线；其次在主线上如同旁逸斜出般，将丝路沿线重镇的相关情况串联起来，有点有面，并配以大量图片，最终使得绵亘千里、错综复杂的丝路成为一个立体可感的观照对象。这对大多数没有去过或只去过其中某几处的读者来讲，可以产生相对直观而完整的印象了。在具体写作中，开篇即展示出作者的文化观、历史观、散文观。提到长安，与之相关的话题实在太多，王蓬以“丝路起点”“天下之中”“帝王之都”“魅力之都”精炼概括出长安对丝路的意义及其在地理、历史、文化上的重要价值，再通过张骞凿空、汉匈战争、班超定远三件大事，阐释了丝路的缘起、巩固和稳定，三者之间有着密切的关系，让读者先了解丝路的基本情况，以此为基础展开进一步的探索；接着选择了大唐西市、当垆胡姬、唐代边塞诗、玄奘西行，从经济、生活、文学、佛教四个角度将长安与西域联系在一起；最后介绍了西行的重要交通工具——马。看似毫无联系却围绕着“丝路”这一明确的中心，因而这是在为踏上丝路做准备。随后，经渭城、陈仓、麦积，一步步踏上丝路。而每经一地，都会先将其在历史发展过程中的特殊意义进行阐释，又有对其现状的观察和思考，形成历史与现实的相互关照，文化传统与发展前进的相互补充，人类活动的前因后果相互联系。唯有如此，才是完整的历史观和文化观。例如在提到咸阳时，突出其为秦朝故都、汉唐众多帝王将相的长眠之地，其间穿插与咸阳有关的“泾渭分明”一语的来历、泾阳的中华人民共和国大地原点、咸阳诗人笔下的关中大地，将咸阳的厚重感与现代感相结合，立体地呈现出咸阳的前世今生。其他诸如从民族、战争的角度讲解氐族创建的仇池古国，与大唐关系亲睦的回鹘族人的兴衰，绢马互市的兴起和繁盛，河西四郡各自的特点与意义，西域主要名城郭镇，直到欧洲的罗马，无不以历史为背景，结合各地文化传统，使用时空交错、详略得当的艺术手法，通过平实质朴的语言勾勒出煌煌丝路的主要历经点，规模宏大但不显杂乱，并能够在无形中使读者了解到丰富的历史、文化相关知识。

（二）实地考察的体验

对丝路的了解，直接有效的方式莫过于实地的考察，亲眼见、亲耳听、亲身历往往比书本更加生动和立体。由于在时间、空间上的复杂性，尤其是超长的里程、诸多国家和地区、不同的民族，以及艰苦的地理环境、多变的气候等，丝路总会让人浮想联翩又望而生畏。

作者自述说，自1983年第一次去兰州算起，已有20次的西行经历，这无疑是最为丰富而宝贵的资源。无论是只去过一次的巴基斯坦、俄罗斯、欧洲，还是多次游历的兰州、河西四郡、青藏高原，王蓬都以自身感受为重点，通过自己的所看所听所想，力争将大漠、草原、城池、动物、植物、雨雪、风沙、美食、衣着、语言等，充分地展示出来。因此，读者在文中既可以看到著名的麦积山、兰州黄河铁桥、天山天池、卢浮宫、比萨斜塔、罗马角斗场等，也可以看到拉卜楞寺会说英语的小喇嘛、做导游的甘南藏女、裕固族家庭豢养的梅花鹿、草原上风云突变的奇幻景象、美味鲜嫩的手抓羊肉、转场迁徙的游牧百姓、奶茶浓香、暴雨土腥……更不要说翻越雪山的危险、遭遇祁连山的冰雹、参加裕固族自治县成立五十周年的庆典、在世贸大厦遭袭的两天后就进入世界上唯一承认塔利班政权的巴基斯坦等难忘的珍贵经历，无疑为作品增添了不少神秘与趣味。例如写到呼伦贝尔草原的严寒：

> 由于纬度偏高，夏季短促，冬季寒冷漫长，所以每年10月，江南仍是花红柳绿时，这儿已是满眼萧索，不定哪天银白的雪花便会不露声色地悄然飘落。而且，这儿的雪花可是“燕山雪花大如席”，纷纷扬扬，铺天盖地，整个冬季大草原上都会积雪盈尺，真正“千里冰封，万里雪飘”，一派银装素裹，形成壮美的塞外景象。无怪近年呼伦贝尔草原的“冰雪风光旅游”已成为亮点。
>
> 也正因为漫长的严寒消灭了病虫，厚厚的冰雪滋润了无边的草原，也为河流湖泊提供了充足的水源，呼伦贝尔的植被才生长得那么茂密丰美，生机勃勃。于是，我们就有幸领略到呼伦贝尔大草原的全部热情和魅力。（《英雄辈出之地》）

这两段话介绍了呼伦贝尔严寒天气的成因、表象和引起的一系列连锁效应，向不熟悉草原的读者描绘了草原雪景的壮观，解释了草原生态的平衡关系，与人们印象中碧草如茵的大草原形成对比，展示其另一种美。

但叩问丝路又不能等同于简单的旅游，因为这毕竟是有着千年沉淀的描写对象。“行走”是近些年文化散文不可或缺的一部分，作家们总是在书本与行走之间达到对历史的回望，对现实的反思。王蓬亦是如此，行走过程中凭借自身的史学、文学的功底和扎实的学术基础，将每一次见闻描绘得既富含文化底蕴，又不失人间烟火，贴近生活又能从生活中总结、思考，在实地考察的基础上，实现了对历史和文化的探寻和思索。例如在《寻访仇池古国》一节中，作者认为，仇池国的兴衰总是与中原王朝的定乱联系在一起的，这是“割据性质”的少数民族政权在“长期同中原王朝反复抗衡较量的过程中，不断积累经验，汲取教训，才在夹缝中求得生存与发展”;《黄河古渡越天险》中提到作者多次思考过的“霍去病从哪儿过的黄河”的问题，通过对史书的考证、与红军越黄河时情况的对比及现实情形的分析，最终得出霍去病是从临津渡口渡过黄河的结论;《河西回鹘通商道》历数回鹘族“茶马互市”“绢马互市”的做法对维吾尔族善于经商的天分和历史演变中的重要意义……“纸上得来终觉浅，绝知此事要躬行”，应该说，正是由于书本的基础和实地的考察相结合，才使王蓬能够在历史与现实之间游刃有余地进行思考，从而形成自己独特的眼光和视角，站在客观的角度审视丝路的过去、现在和未来。

在考察丝路过程中到过的地方，尤其是西部地区，王蓬更多的是以“过客”或“旅客”的角度进行观察。由于对西部的探访已有20余次，对甘肃、青海、新疆的重要城市，如兰州、酒泉、敦煌、西宁、乌鲁木齐等较为熟悉，包括地貌、气候、风景、物产、当地居民的精神特质、民风民俗等都有一定的了解，尤其是极力感受和了解当地日常生活最质朴本真的状态。只是这种访问式的体验，与土生土长的融入有相当的距离，因而作者很多时候将某地的历史沿革和变迁作为补充，与亲身感受相结合，组成对某个城市或地域的印象。即便是人们印象中干旱荒凉的河西走廊，王蓬也能发现其独特的生命力量：

> 论季节，进入四月已是暮春，若在中原或江南，早已是莺飞草长、小麦秀穗、油菜结荚、秧苗返青。但在河西走廊，远处巍峨的祁连雪山，冰雪方才消融。千山万岭得到滋润，变得鹅黄淡绿，一顶顶帐篷飘起袅袅的炊烟，一家家主妇们早早起来，熬好奶茶，吃饱喝足的牧人骑上骏马，打开圈门，放出早已按捺不住奔跑的马群和撒欢儿的牛羊。（《想象魏晋河西》）

从放牧人忙碌的晨间活动，展示出游牧民族适应自然、适应环境并生机勃勃的生活画面。虽然西北部的地理、气候条件相比东南部要艰苦恶劣，但千百年来人们不仅在这里繁衍生息，还创造了具有独特的地域文化，吸引着其他地区或国家的目光，产生了经久不衰的西部魅力，依靠的正是生生不息的强大的生命力。

另一种表现生命张力的方式，是对所遭遇磨难的承受和克服，是历经困苦之后的宽厚与包容，是对不同人生方式的理解和接纳。人类的历程中充满种种苦难，来自于历史的、民族的、战争的、集体的或个人的，既有物质的，也有精神的。作为文化的继承与传播者之一，作家们普遍具有强烈的苦难意识，他们不仅关注个体的命运多舛，民生的疾苦困顿，更关注国家民族的劫难安危，甚至整个人类的苦难历程。所谓苦难意识，也就是指当人们面临生活中的艰难困苦时所带来的强烈的情感体验，并由此产生对苦难的深层记忆；同时，因苦难而对整个人类的相似悲剧的关注和思考，在此基础上迸发出战胜困难的毅力、勇往直前的气魄和对生存的反思。中华民族多灾多难的命运历程，无疑是作家们创作的重要题材来源。如写“最让民勤人难忘的是 1993 年 5 月 5 日，骤然而起的沙尘暴整整刮了一天一夜，临近沙漠的村落都遭了大灾，多户人家的房顶被掀翻，小树被连根拔掉吹跑，牛羊失散，最痛心的是黑风扬起的沙尘吞噬了三十多名小学生的生命……”（《沙漠绿洲民勤》），写敦煌“藏经洞发现还不到 3 个月，八国联军攻占了北京城……谁还能顾得上远在西陲荒漠的一个个洞窟呢”（《河西名城：酒泉·敦煌》），等等，既有天灾，也有人祸；既有个体生存之艰，更有整个民族的蒙难之劫；既有人的遭遇，也有传统文化的损失。但作者描写更多的是人们面对艰难困苦的态度，对人们向上精神的描写，归根结底来源于历经磨难后形成的战胜一切的顽强毅力与平和心态。

（三）游览者的角度

在踏访丝路的过程中，大漠草原、异域风光是吸引人们眼球的重要因素，因此普通游览者的话语模式亦是王蓬不能避免的描述角度。如同每一个初访异地的游人，作者了解了各地独特的山川地貌、江河湖泊、花鸟走兽、人们日常的吃穿住用，并为此发出不同的感叹。

面对浩浩荡荡穿城而过的兰州黄河，王蓬感慨其“携风挟雷，奔腾而来”的磅礴气势；祁连山脉沿途的青稞、油菜、牦牛、骏马、帐篷和炊烟在雪山映衬下如同画卷；武威、张掖、酒泉、敦煌既有河西名镇的遗风，又有现代城市的方便快捷，热闹喧嚣；额济纳的金色胡杨林，呼伦贝尔碧绿的草原和湛蓝的湖泊，草原瞬息万变的气候，柳湾的彩陶，英吉沙的小刀，巴基斯坦乡村孩童的嬉笑，号称欧洲屋脊的阿尔卑斯山，威尼斯的贡多拉，卢浮宫的珍品；宁夏回族的特色食品油炸馓子、青海的手抓羊肉、新疆的手抓饭、烤肉串、蒙古人热气腾腾的奶茶，同样是饮茶，回族则喜欢清澈的“三炮台”，维吾尔族更有绿茶、红茶、香茶、油茶、胡桃茶、酥油茶之分，并各有不同的制法与饮法……这些风物人情，最具地方特色，也最能吸引游客的眼球。丝路沿线浓郁的异域风情，由作者的眼睛和文字传递给读者，这种以普通游览者视角进行讲述的模式，是最能贴近读者的。虽然这个过程必然带有作者自身兴趣和选择的因素，但也使不同地域的读者有了了解另一方水土的途径。

对丝路及其沿途区域的体验中，作者总会有意无意地将当地百姓的生活方式、生存状态作为重要关注点，诸如游牧民族的日常饮食，少数民族百姓对新观念的接受，社会变化对普通民众带来的冲击，等等。例如：

> 在张掖一带，最能领略河西走廊极具地域特色的风光美景。我曾多次自备车辆途径河西，有一年“五一”，内地已是小麦秀穗，油菜结荚，但河西正值春耕，一树树粉嘟嘟的桃花和洁白的梨花树下，小麦刚刚返青，到处是施肥春耕的男女，穿红花棉袄的妇女在麦地里除草，头裹羊肚毛巾的男人则往地里运肥，鞭声脆响，牛车蹒跚，一幅活脱脱的绿野春耕图。（《河西名城：张掖》）

人们在到达自己生活以外的地方时，最先观察和感受到的，往往是自己在平时非常熟悉或非常关注的现象，对于途经河西走廊时车窗外闪过的春耕画面，能够用如此充满欣喜之情的笔调描写，充分说明王蓬意识中对农耕活动的熟悉程度，以及善于发现生活中充满美感和生机的细节。

主体的话语模式

《从长安到罗马》《从长安到拉萨》涉及丝路沿线不同的地区、风貌、民族、习俗等，不仅是读者希望了解的，也是体现不同区域特色的重要因素。以下主要通过历史、地理、经济、文化四个角度，对作品中丰富多样的内容进行梳理，体会王蓬丝路创作的内涵及特征。

（一）历史的角度

历史与文学之间既有密切的联系，也有本质的区别。亚里士多德在《诗学》中写道：“两者的差别在于一叙述已发生的事，一描述可能发生的事。因此，写诗这种活动比写历史更富于哲学意味，更被严肃地对待。因为诗所描述的事带有普遍性，历史则叙述个别的事。”① 人们总是通过对历史的追忆和审视来思索“现在”的意义，仰慕曾经的圣贤志士也反思祖先们的过失和遗憾，这在文化散文或历史散文中体现得尤为突出。王蓬将其丝路情结和一次次的探访通过文字展示出来，即是对历史的探寻。

《从长安到罗马》《从长安到拉萨》中关于历史的讲述无处不在，可以说，整部作品都笼罩在历史的巨大帷幕之下。汉唐盛世与匈奴、吐蕃等少数民族政权的势力较量，青藏高原的形成，藏族的起源，藏羌走廊的母系遗风，活佛转世的起始由来，历史事件与人物，地理现象和美景，宗教建筑及民俗，蒙古人的兴盛衰落，众多帝王将相，单是像长安、楼兰、居延、拉萨、罗马等名称就让人顿生厚重之感。怎样将浩如烟海的史料进行拣选和组织，是影响成文的关键。作者首先通过文献资料的阅读接近历史，获得对历史人物或事件的整体印象；其次通过真实的考察、对诸多古迹的寻访来触摸历史；最后通过个人感受和想象来丰富历史，将三种方式结合在一起，使某地或某事的沿革变得清晰生动。例如，在《张骞“凿空”西域》一节中，王蓬开篇引用《史记·大宛列传》中对张骞生平业绩和贡献的记载，以史家讲究“生不列传”的传统，表明了张骞“凿空”的丰功伟绩；再以汉匈双方的关系特别是大汉的国情时势为背景，分析出使西域的迫切需要；接着概述张骞西行及被俘经历，突出强调他的坚强意志和智慧，并讲述了张骞不辱使命最终返回汉朝；最后，谈到张骞参与对匈奴的战争及去世后魂归故里陕西城固。同时将自身生活在汉中、对城固张骞墓多次拜谒之事穿插其间，使历史事件脉络清楚又因融入自我感受而显得不那么遥远，既是对历史的客观呈现，也是对历史新的建构和把握。《悲歌一曲吐谷浑》讲述吐谷浑国的崛起、繁盛直到被吐蕃所灭的历程，文字间显露出对这个顽强坚韧的部族的钦佩和惋惜，结尾处提到“今天生活在青海互助、民和、大通等县的土族，便是吐谷浑人的后裔”，生活安定团结，有自己显著的民族特性，不仅勾勒出吐谷浑人的变迁起落，也体现了历史兴衰的客观规律。《商贸互市息边患》中通过对历代经济发展规律的介绍，认为古代经济规律对今天的经济建设也有启发作用。“从事历史文化散文的创作，形象地说，是一只脚站在往事如烟的历史尘埃之上，另一只脚又牢牢地立足于现在，作家立足于现在而与历史交谈，是一种真正的历史对话，但它的宗旨绝不是

① 亚里士多德：《诗学》，罗念生译，人民文学出版社 1962 年版，第 28—29 页。

简单地再现过去，而是从对过去的追忆，阐释中揭示它对现在的影响和历史的内在意义。”① 因此，回顾历史现象应该是更好地为今天服务。

不难发现，在对历史的回顾中作者始终遵循的一个原则是：对历史抱以敬畏之心。今天的人们对社会生活的理解，往往是建基于对历史经验教训的总结思考上的，历史如同最伟大的老师，教会人们种种生活常识、人生道理、生命意义。故此无论是辉煌的成就，还是惨烈的失败，甚至阴暗的计谋、残酷的手段，王蓬都是用平静客观的话语方式进行讲述，不刻意修饰，不轻易对历史人物做“功过是非”的断言，形成对历史事件和人物的空间距离感。即便是通过想象来丰富历史，也是从人类普遍情感体验的角度出发，揣测人物在特殊境遇下的心理状态。以此达到取材于历史又疏离于历史，通过文字在历史和读者之间预留有利于审美观照的空间。

（二）地理的角度

多样的地理风貌是丝绸之路的另一大特色，既有连绵雪山、广袤草原，也有溪水密林、戈壁大漠；既有我国平原、高原、河谷，也有西亚的印度河平原、欧洲的阿尔卑斯山脉、波河平原。多种多样的地貌环境使丝路到处都有迷人风光的同时也充满了艰难险阻。

与从历史的角度介绍丝路不同的是，从地理角度入手认识丝路，作者更多地从自身的体验出发，适当配以地图和图片，以达到对重要路段的立体说明。在提到丝路重要组成部分河西走廊时，首先介绍了河西走廊的地理位置，南边有祁连山脉，北边有龙首山、合黎山和蒙古高原，挡住风沙，“从兰州过黄河、经永登，从我国气象标志山脉乌鞘岭开始，经过武威、张掖、酒泉、敦煌等历史名城，越过玉门关、阳关两道名关，直到与西域新疆接壤的大片戈壁，形成了一条名副其实的地理长廊。又因这条长达 1200 多公里的天然走廊在黄河以西，故称河西走廊。这在世界地理地形图上也是绝无仅有的特殊现象”。接着以移步换景的方式，描述了驱车行驶在河西走廊的种种景象与感受，空旷荒凉的牧区，白雪皑皑的祁连雪峰，随着海拔的升高逐渐产生的胸闷气短，并将河西走廊与周围山形地势结合，从而得出对其的整体印象；又将祁连山脉与作者更熟悉的秦岭山脉做比较，这原本也是我们到外地时自然而然产生的普遍感受，总是会用自己生活的地方的特点与陌生的环境相比。在充分说明地理环境特点之后，才引用史料，

① 王充闾：《散文激活历史》，《当代作家评论》2001 年第 6 期。

分析历史发展过程中河西走廊的战略价值和交流作用，使这一区域的特殊性得到凸显。对于民勤，王蓬关注更多的是其地理位置的不利和生态环境的恶化所带来的严重后果，年降水量不足 110 毫米，蒸发量却高达 2600 毫米，雪山融水不断减少，天灾与人祸使民勤百姓的生活异常艰难。作者对民勤如此关注，因为这里曾是有着众多湖泊与湿地的苍翠绿洲，苏武牧羊所在地，更是影响河西走廊一带整体生态环境的重要一环。祁连山脉的森林从清朝开始遭到破坏，造成河流与湖泊的干涸，近年来引起国家重视才得以缓慢恢复。

通过对丝路沿线重要路段的描述，读者可以领略其风光，综合体会祖先们西行之不易，更重要的是，能够从多角度了解丝路既有大好的发展机遇，也有令人担忧的重重危机，如此才是全面而深刻的。

（三）文化的角度

文化是个综合复杂的概念，既包括物质的，又包括精神的，它是“某一社会集体（民族或阶级）在长期历史发展中经传承累积而自然凝聚的共有的人文精神及其物质体现总体体系”①。这一定义表明人文精神在文化发展中的重要性。文化与散文的结合是自然而然的，从自身职业出发，王蓬对丝路的关注就不可缺少文化这一环节。然而，文化又是个综合的概念，投射到生活中的方方面面。因此，作品在细节上无时无刻不体现着作者大文化的视角和对各种文化形态的解读。

丝路沿线被历史风尘淹没的古国古城关口遗迹众多，民族众多，风俗习惯更是多种多样，自然而然地形成了不同种类的文化传统。这些具有各自特色的人们的思想文化、语言文化、文字文化、服饰文化、饮食文化、民俗文化、宗教文化……对于作者有着天然的吸引力，维吾尔女性身着鲜艳的丝绸长裙、巴基斯坦女性的纱丽都是民族服饰的突出代表，西部饮食中的面食、肉类让人垂涎，土族的圈圈席、鸡蛋会，河西人情中提到的普通百姓，以及大多数读者不很熟悉的宗教，作品中主要涉及藏传佛教、伊斯兰教和基督教，有多处提及并讲解，游览青海塔尔寺时，作者认为，“一个拥有自己宗教信仰的民族，总让人在无形中产生尊重”，“一个在精神上能够自给自足的民族，外人很难介入，心灵深处会有种遥远的距离”，表达出人们对宗教的普遍感受。

但在描绘各色文化的同时，王蓬专门用了两个章节详尽记叙了对丝路文化做

① 王宁:《中国文化概论》，湖南师范大学出版社 2008 年版，第 5 页。

出巨大贡献的几位学者的事迹,《学人夫妇:敦煌往事》讲述了敦煌学研究先驱王子云、何正璜夫妇为敦煌及其他众多文物遗迹的保护和坎坷一生,《一个人和一个王国》记录了我国著名西夏学专家李范文研究西夏史和西夏文字艰苦卓绝的经历。之所以会这样做,应该说是与作者意识深处对文化的虔诚态度有关、被前辈们治学为人的精神所感召。在历史发展过程中,文化人因为是文化的创造者和保护者而具有特殊的位置,而他们的命运和经历往往也会折射出一个时代的兴衰起落及精神内涵。文化的传承离不开这些学者们辛劳的付出和巨大的牺牲,他们不仅保护了众多文物,而且他们将中国传统知识分子的人格精神发扬光大,不向困难低头,不为利益所动,具有高尚的气节、坚韧的毅力、严谨的治学精神和低调的人生态度,这才是中国传统文化中最坚实的部分,具有最强大的力量和最持久的生命力。这是任何一个作者必然推崇和赞颂的,也是他们内心深处文化情结的外在体现。

人文关怀与传统精神的回归

文化散文是自20世纪90年代以来引人注目的散文形式,以对某种特定对象的观照为表象,以表现创作主体的文化观念、文化审美及对客观存在的思考判断为内涵,以体现主体的人文关怀和精神为目的,在反思和超越中最终实现对民族文化的不断推进。以余秋雨、史铁生、王充闾、祝勇等为代表的一大批作家采取丰富多样的方式,诉说着对这一理想的追寻,为文化精神的重建而努力前行。

以这样的文化环境为参照,能够很清晰地反映出王蓬的散文创作同样体现了这一大的趋势。从表象来看,王蓬在选择描写对象时,呈现出明显的与历史、人文相关联的倾向。首先是对众多历史文化遗迹的关注,如《万里丝路起长安》《大唐西市:声播欧亚》《周秦故土多遗迹》《成吉思汗陵纪行》《千古之谜赏岩画》《夜宿姑墨》《高昌·交河:古韵生辉》《河西长城·名关》《比萨斜塔》《马可波罗的故乡》等,从丝路起点的长安到边塞漠北,到祖国最西端的喀什,到国境线以外的西亚直至欧洲,视线所及几乎都是具有悠久历史、重要价值的所在。其次是对古今著名人物、重大历史事件的关注,如《张骞“凿空”西域》《佛学大师玄奘》《河西回鹘通商道》《牛羊绕塞忆昭君》《多情诗人:六世达赖》《班禅内地漂泊记》《松山战场访谈》《马背上的民族》《一个人和一个王国》《学人夫妇:敦煌往事》《蒙古女子的传奇》《甘南藏女》等作品则重点描写了与丝路相关的人或事,勾描人物、表述事件的同时表达一定的历史观点。最后是对某一地域传统文化或风俗的关注,《西域名诗:〈福乐智慧〉》介绍了维吾尔诗人尤素甫创作的本族诗史《福乐智慧》，结合诗人生平和部分诗歌内容，梳理了维吾尔人的兴起与发展;《木楼·经幡·玛尼堆》侧重于藏族同胞日常生活中具有民族风格的特征事物;《羌笛·花儿·姑娘追》讲到西北民族特色乐器羌笛、民歌形式花儿和青年男女表达爱意的形式姑娘追，充满民族风情;《逐水草而居》描述了游牧民族的生活方式;《神奇汉简》由居延汉简展开介绍相关的历史情况;《小城诞生的巨匠》目光投向意大利的佛罗伦萨，论及但丁、彼伽丘、伽利略、马萨奇等著名艺术家和他们的不朽贡献，表达对巨匠的崇敬。如此密集地描述具有文化内涵的对象，正是作者以文化的视角和心理看待环境的必然结果。因此可以说，文化散文从某种角度来讲正是文化主体对文化客体从甄选到展示的过程。

王蓬以诸多文化客体的展示为表象，其内涵是希望通过这种方式表达对健全文化人格的崇尚和提倡，实现对文化理想的追寻。知识分子是极富人文情怀和社会责任感的一个群体，他们大多崇尚健全的文化人格，并通过多种途径不断地展示古今中外具有强大精神力量的形象，呼吁群体重建健全的文化人格。“我非常相信欧洲心理学家荣格的说法，‘文化的最后成果是人格’，就个人来说，各种因素最终体现在你的人格上，那么对于民族素养来说，也是体现在它的集体人格上。我相信这些年来，文化界人最重要的使命是帮助大家完成一个世纪性的精神引渡。”①这段话可以看作是知识分子共同的心声。从前文论及的王蓬笔下的人物来看，他们都是在自己擅长的领域里取得了一定的成绩，而且在为人处世方面都有各自闪亮的地方，最明显的便是他们都具有坚持不懈的毅力、富有个性的艺术见解，否则也难以取得成绩。“一位任帐篷宾馆经理的土家姑娘用不纯熟的汉话主动认真热情地唱歌，让人感动的并非歌声，而是她尚未被现代文明污染的精神。”（《孤寂人生》）“尚未被现代文明污染的精神”，实质上即是对人类自然本真、来自初心的状态的概括。现代文明快速发展的过程带走了人类许多美好的品质，污浊不堪的环境里滋生出萎靡颓废、利欲熏心、软弱无知的残缺人格。作者希冀通过对纯真自然、美好人性的推崇，促使人们对现状进行反思，对此类文化人格进行批判和重塑。因此他在《学人夫妇：敦煌往事》中写道：

① 流水:《余秋雨，世纪之交的中国文化》,《四川文学》1996 年第 1 期。

王蒙还告诉我，“文革”期间，父母双双进了牛棚，家中被抄得一干二净。临到他初中毕业时，去修襄渝铁路，大冬天没有棉袄，临走母亲戴着老花镜，一连几个晚上凑在灯下，把姐姐穿过的棉袄改缝给他穿。母亲在灯光下穿针引线的情景，想起来就难受……一个大家闺秀、文博专家，与乡间老妇“临行密密缝，意恐迟迟归”的古诗意境重叠。其实，这种风里也去得，雨里也去得，上也能上，下也能下，威武不能屈，贫贱不能移的精神与风范，正是中国民族历经苦难却生生不息的根本所在。

文中王子云、何正璜夫妇甘守清贫，不为外界环境所动摇，为敦煌学做出了极大贡献，这正是新时期散文家们共同提倡的豁达宽容、固守信念的人文精神。无论是对个体还是集体来说，人文精神的核心内容，是其最根本的文化性格，是对“人”这个类别的普遍关怀，以不同的方式展现，如对个体尊严、价值和命运的尊重，或对人类共同的文化遗产的爱护，或是对一种理想人格的推崇和努力追求。另外一篇《一个人和一个王国》记录了西夏文专家李范文先生的事迹，对于李先生立志破译西夏文的原因，作者这样解释道：

我认为真正让李范文心动的是西夏文这种无人能识的“天书”已成“绝学”，兴衰续绝、探幽发微，素为学人天性，也是最宝贵的文化品质。因为任何一种文化复兴，最终有益的都是人类和社会。

在具有坚韧毅力的同时，李范文先生对传统文化的守护和由此生发的强大精神力量也是作者崇尚的文化理想，不被物质左右，能够为理想做出牺牲，这是用实际行动对人文精神的典范阐释。正是由于有了一代一代如王子云、何正璜夫妇，李范文先生这样的学人，中国的传统文化才能够传承下来。他们的精神，更应该被提倡和学习，因为这也是文化的一部分。“根据西方学术界的一般理解，所谓‘知识分子’，除了献身于专业工作以外，同时还必须深切地关怀着国家、社会，以至世界上一切有关公共利害之事，而且这种关怀又必须是超越于个人(包括个人所属的小团体）的私利之上的。”①显然，如王子云、何正璜夫妇，李范文先生这样的学人，是在用一生实践着知识分子的天性良知，值得后人的纪念

① 余英时：《士与中国文化》，上海人民出版社 1987 年版，第 2 页。

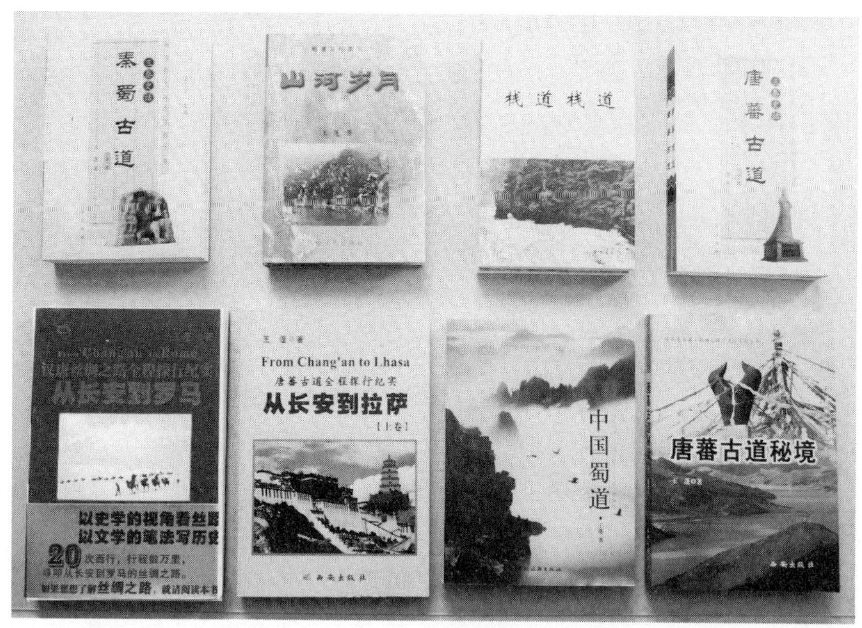

王蓬古道著作

与崇敬。

在对丝绸之路的描摹之中，王蓬多角度探讨了丝路在民族融合、经济流通、生态环境、人文传统的保护和继承等方面的积极作用和意义；由于作家自身的文化意识和文化心理，在对丝路的观照中视角多与不同文化形态相联系，强调其在历史积淀背景下的多重价值。这种做法在“一带一路”的大环境中，将人们的视线从丝路与经济、地理、旅游等传统话题中转移到文化方向上，无论是对丝路而言还是对传统文化而言，都有着推进作用。在当今对丝路的极大关注背景下，《从长安到罗马》《从长安到拉萨》应是对丝路的一次整体性挖掘，使更多的人能够充分体会到其千年不衰的独特魅力，势必会对提高对丝路的保护和重视有着积极的推进作用。

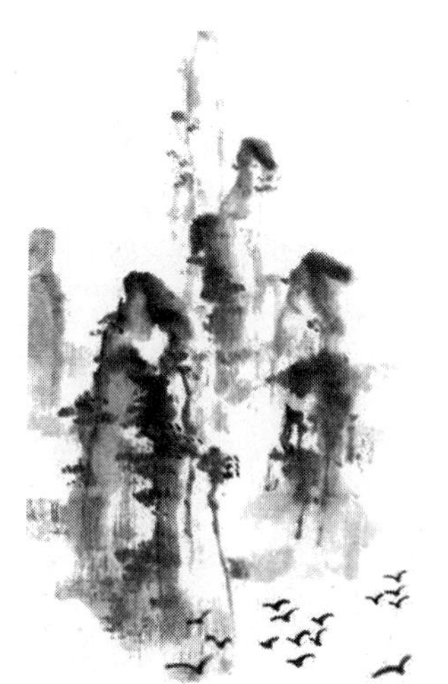

附录

王蓬年谱

1948年，1岁

农历十一月十一日，公历12月11日，王蓬出生在西安一个祖、父两代都在邮电局工作的普通职员家庭。王氏已知先祖生活于山东济宁，王家离开故乡来到西安至少已有一个世纪。不过祖父生活的时代已是清末咸同以降，历时千年的邮驿制度土崩瓦解，为由英国传入的电讯业取代。祖父便系中国的第一代电讯工程人员，就在今西安钟楼附近的黄色电讯大楼上班达40年之久，因脑溢血在办公时突然离世。父亲王咸林子承父业，也在邮电局工作了20年，直到1958年因历史错案而被肃整到陕南乡村，长达24年。平反后由王蓬弟弟王庄顶替进了邮局，弟弟的儿子王春雷西南邮电学院毕业亦在电信局工作，一门四代，应算邮电世家。但无产业，属工薪阶层。

1955年，7岁

9月 进入西安市解放路东一路小学读书。

1958年，10岁

因父亲历史错案全家迁至今汉中市汉台区褒河镇张寨村。王蓬与大弟王庄随父亲到张寨小学读书，母亲仍当教师，带着上初中的大姐在褒河中学生活，二姐寄养西安外祖母家，小弟无奈送人。

1961年，13岁

张寨小学毕业，考进褒河中学读书。在此期间经历了残酷的三年大饥荒。

1964年，16岁

初中毕业考取中专，恰逢“四清”，政审落选，由此开始了漫长的、整整18年的农民生涯。

1965年，17岁

这年初冬，所在公社组织劳力深入秦岭几十公里修渠引水。王蓬被派到山里，直到第二年5月通水才回家，历时七八个月。秦岭山区神奇壮美的景色，严峻艰辛的生活，坦诚善良的山民，以及打锣鼓草、吃泡汤的原始遗风，惊心动魄的狩猎，都给他留下难忘的印象。

1966年，18岁

5月 从秦岭工地回村。村里1964年搞过"四清"运动，整得鸡飞狗跳。现在却说是"假四清"，要按中央新颁布的"二十三条"重新补课。张寨村是省、地、县重点，天天晚上都要开会，动员揭发，大会剥皮，小会攻心。紧接着，搞"文化大革命"，破除"四旧"，屋脊瓦兽、门楣楹联都被挖掉，村里古塔、庙宇、祠堂也被拆毁，几百人遭到抄家、批斗、退赔，还逼疯了一个女人，在村巷鬼魂般游荡……由于两次亲身经历了"四清"运动，王蓬留下刻骨铭心的感受，为日后创作长篇小说《山祭》《水葬》打下基础。

1967年，19岁

王蓬家到农村后五次搬迁，四年住庙，被迫建造房子。1967年冬，到乡村已经10年。母亲"文化大革命"蒙冤回家，两个姐姐于1965年中专毕业，参加了工作，节衣缩食，在造屋上都给予很大的支持。造屋牵扯面广，从申请划拨宅基，下基础、筑墙体、架梁、盖顶、粉刷……整个造屋过程都需要左邻右舍的帮忙，最多时每天用工达几十人。当时农村请人帮工，只管饭并不付工钱，这就要看人缘。造屋给予王蓬全家的最大慰藉是，几乎整个生产队成员全来帮过活，这与全家多年安分守己和给别家造屋帮忙有关。这使王蓬认识到，不管谁用什么思想教导，人都有自己的眼睛，分得清好歹。这也增加了他对生活的信心。

1970年，22岁

王蓬意外地接触到《巴金文集》。村里有位闯荡过大西北的人在困难期间退职回来，临走他把借学校的全套《巴金文集》都带回来，王蓬也因此把全套《巴金文集》读完。

事隔不久，王蓬为村里一位女知青的不幸遭遇所打动，利用雨天不能出工，到合作医疗站要了一叠处方笺，找了半截铅笔，当晚竟写成一篇所谓小说，夹在"毛选"中，10年后发表。[①]

① 详见《王蓬文集》卷一《秋雨如丝》。

同年，陕南采取“人海战术”修阳安铁路，王蓬被派到西乡83公里处的工地，第二年夏收才回村。在西乡牧马河畔，他还写过两篇东西，可惜遗失。

1972年，24岁

这年秋天，王蓬正在地里干活，有人传话让他到大队部去，村里成立宣传队，要写演出材料。由此，他的写作变得光明堂皇，与已经去世的王孺牛、蒿文杰开始在文学道路上艰苦跋涉。据其回忆：当时发表作品的园地很少,《汉中日报》每周有一期副刊。他们常为一篇散文和几首小诗，在晚上收工后，骑自行车往返四五十里路把作品送到编辑手中。有次饿了，三人凑了一毛钱，买个烧饼分着吃。还有一次，途中大雨，只好躲进路边茅庵，直到天明雨住，方才回家。

1973年，25岁

3月 上旬，与农民诗人蒿文杰首次参加文学活动：汉中县革命故事调讲会。

18日，《汉中日报》发表了王蓬的《旱年也要夺高产》(诗二首)，这是他最早变成铅字的作品，深受鼓舞，接连不断地写出作品。

5月 20日，发表儿歌《守场·放牛》。

6月 1日，发表《编箩筐》；3日，在《汉中日报》发表1200字的散文《你追我赶》；认识了文艺编辑李耕书，李耕书毕业于陕西师范大学中文系，善写杂文，为人正派，顶着压力刊发王蓬作品，他们的友情一直持续到现在。

7月 参加汉中地区召开的创作会。其时，陕报、省作协、省美协的叶浓、宋太海、肖云儒、方济众、沙陵等都下放到汉中，王蓬第一次见到他们。

8月 9日，散文《哨棚之夜》在《汉中日报》发表。这篇1500字的作品产生了一个意外，王蓬之前称王芃，“芃”为古字，意与“蓬”同。清初诗人王渔洋经汉中留有“橘柚郁成林，稻禾亦芃芃”的诗句，但不常用。时任编辑的肖云儒查字典后将其改为同音同意字“蓬”，沿用至今。

9月 16日，在《汉中日报》发表散文《丰收赞歌》。

11月 8日，与蒿文杰合作，在《汉中日报》发表《茁壮成长》(快书)。

12月 20日，在《汉中日报》发表《老两口上工地》(故事)。

1974年，26岁

1月 23日，在《汉中日报》发表散文《红喇叭》。

2月 3日，在《汉中日报》发表诗歌《催得村前迎春香》。

3月 与蒿文杰、王林海筹备张寨大队文化室、“三八”妇女赛诗会，有五百余名妇女参加。《汉中日报》王俞昆、李耕书进行了现场采访。《汉中日报》整版刊登了张寨农民诗歌。

4月 王蓬临时借调至汉中县文化馆，修改革命故事《打麦场上》。其间，刚恢复的《陕西文艺》主编王丕祥与编辑刘光印来汉中组稿，文化馆组织作者与他们见面。

5月 参加汉中地区革命故事调讲会，作品为《打麦场上》。

6月 2日，《打麦场上》在《汉中日报》发表，约3000字，几乎占了整版。其时，王蓬正与几个青年农民在秦岭深处的留坝五里铺为生产队伐木，返回检查站时，见到刊有《打麦场上》的报纸，故至今仍记得。

9月 16日，与蒿文杰合作，在《陕西日报》发表《挥笔写下诗万首》。

1975年，27岁

正月初二，王蓬结婚成家。至此，全家流放农村已17个年头，王蓬和弟弟王庄都长大成人，都娶了本村姑娘，融进当地乡土社会。妻子夏晓兰，父亲毕业于上海体育学院，土改时被划为地主，终身务农；哥哥大学毕业，被划为右派；她初中毕业后，回乡务农，明白创作为正事，故鼎力支持。

1月 12日，在《汉中日报》发表农村速写《新年第一课》；在《陕西文艺》第1期发表诗歌《老参谋》；在《群众艺术》第1期发表民歌二首。

8月 3日，在《汉中日报》发表约3000字的农村速写《假日》。

10月 《陕西文艺》副主编、作家贺抒玉，《陕西文艺》编辑、作家张文彬来汉中看了地区文化馆推荐的小说《龙春夺阵》和散文《春笋岭》，决定让王蓬参加11月举办的全省小说改稿会。这是王蓬自1958年离开西安，时隔17年第一次去省城。后来成为“陕军”主力的作家如陈忠实、路遥、贾平凹、王蓬、邹志安、京夫、李凤杰、晓雷等几十人，都参加了会议。

1976年，28岁

3月 3日，女儿王若慧出生。

贾平凹于西北大学毕业来汉中张寨实习，与之结识，交好至今。

在上海《朝霞》第3期发表短篇小说《菜苗事件》，约13000字。20年后得知责编为林正义，曾被林彪选为女婿，为辽阳市文联主席。

4月 与郝昭庆、王汉喜参加省革命故事改稿会，主持人费秉勋。

5月 在《陕西文艺》第3期发表散文《春笋岭》。

6月 与蒿文杰赴西安编《陕西农民诗选》。

7月 在《陕西文艺》第4期发表短篇小说《龙春夺阵》。24日，在《汉中日报》发表短篇小说《跃跃》。

9月 在《群众艺术》第9期发表故事《谷生记工》。

11月 1日，在《汉中日报》发表散文《大喜的日子》。

1977年，29岁

3月 参加陕西省短篇小说座谈会。

4月 5日，在《汉中日报》发表《春耕小景》(诗四首)。

5月 在《陕西文艺》第5期发表短篇小说《学医记》，该篇后收入《陕西建国30年小说选》。

6月 5日，在《汉中日报》发表农村速写《大忙时节》，引发第一篇评论，作家韩起的《新花一朵——喜读〈大忙时节〉》发表在6月12日《汉中日报》上。

7月 在城固《桔乡新苗》第1期发表散文《河堤红柳》。

11月 3日，在《汉中日报》发表小说《分秒必争》。

12月 8日，在《汉中日报》发表《“四人帮”为啥不准写真人真事?》。

参加首次恢复的高考，成绩达标通过初选，因政审没过关而落选。同月，省故事调讲会在汉中举行，路遥前来组稿，谈文学与处境，互相加深了解。

1978年，30岁

3月 与韩起、郝昭庆参加《延河》复刊后首次短篇小说座谈会。胡采、王汶石、杜鹏程、余念、贺抒玉、董得理、陈忠实、路遥、贾平凹、李凤杰、王蓬、莫伸、京夫、徐岳、王晓新等20余名骨干作者参加会议，聆听病危中柳青的讲话录音“文学是愚人的事业，要六十年一个单元”。会议期间，王蓬与莫伸、郝昭庆拜访作家杜鹏程，写出《古城春夜话甘苦——访作家杜鹏程》。

5月 14日，在《陕西日报》发表短篇小说《最后5分钟》，约2000字，收到第一笔稿酬10元。此前，无论在哪儿发表作品，编辑部只送书或购书卡。当时书店里只有《艳阳天》《金光大道》，唯一有用的是《新华字典》。1978年恢复稿酬制，千字2—7元。虽然只有10元，可当时一个工日才5角钱，猪肉一斤7角钱，10元钱对困顿的王蓬而言可谓雪中送炭。据王蓬回忆，那天下地回家，母亲含笑说：“收稿费了，你猜多少?”王蓬说：“3元? 5元?”母亲说：“有10元呢!”他当即去镇上邮局取了，买了2斤肉，给多日不见油水的全家带来了欢乐。28日，在《汉中日报》发表短篇小说《开秧门》。

7月 在《陕西文艺》第7期发表短篇小说《妯娌之间》。

10月 24日，在《汉中日报》发表短篇小说《老坤叔》。

12月 在《汉中演唱》发表短篇小说《师徒俩》。

1979年，31岁

2月 在《群众艺术》第2期发表故事《“好商量”与“好解决”》。

3月 25日，在《陕西日报》发表短篇小说《这是复员军人》，收到多封读者来信。

4月 在《延河》第4期发表散文《秋夜絮语》。

5月 参加陕西作协举办的文学创作座谈会，地址在“西安事变”遗址之一的高桂滋公馆。人数空前，争论激烈，被认为是陕西文学界思想解放的一次会议。

7月 26日，在《汉中日报》发表散文《杏花渡》。

8月 集体已开始搞副业。生产队在秦岭深处的留坝县火烧店承揽到修邮电所的工程，王蓬也去当小工挣工分，并留意于山区变化，写出散文《秦岭深处果飘香》，该文发表于10月21日《陕西日报》。

10月 加入中国作家协会西安分会（即今日陕西省作家协会），证号027。刚恢复的陕西作协会员不到30人，现已超过2000名了。参加陕西作协举办的首期读书会，为期三月，有陈忠实、王蓬、京夫、张敏、赵茂胜等人。12月结束，与京夫、张敏同去给商洛创作会讲课。期间去贾平凹故乡，适平凹小女满月，领略商洛乡间喜庆风情。

11月 在《人民文学》第11期发表短篇小说《批判会上》。这是王蓬首次在全国性刊物上发表作品，引起反响，《人民日报》等几家报刊及国外有评论。小说被翻译为英语，被收入美国威廉士大学出版社所出《中国，新一代收获》，同书选有刘心武、蒋子龙、陈忠实小说，北岛、舒婷等人的诗歌作品。

12月 王蓬开始二次造屋。1967年曾造屋两间，兄弟俩成家后各自分得一间，加上父母孩子显然局促。经过几年准备，王蓬和弟弟又各自添造一间新房，虽土墙瓦顶，却改善了居住条件。这其中还有个情节，短篇小说《批判会上》发表在《人民文学》上，按当时最高稿酬千字7元计，4000字寄来28元，正好支付4辆拖拉机一天运土的工钱。可见当时钱顶用，村里对王蓬接退稿时的嘲笑也变成对收稿酬的羡慕。

1980年，32岁

1月 在《延河》第1期发表短篇小说《猎熊记》，在陕北刊物《泉》创刊号上发表短篇小说《第一次盗窃》，并被聘为该刊编委。

4月 13日，在《汉中日报》发表散文《三月集日》。29日，二女儿王欣星出生。

5月 在《陕西少年》第5期发表儿童短篇小说《捕麝的小伙伴》。

6月 在陕西师范大学《渭水》第3期上发表1970年创作的短篇小说处女作《秋雨如丝》。

7月 在汉中《衮雪》创刊号上发表短篇小说《油菜花开的夜晚》。6日，在《陕西日报》发表散文《农家夜话》。26日，在《陕西日报》发表反映新时期农村新变化短篇小说《龙德哥与喜凤姐》，5000多字，配插图后几乎占了整个版面。之后，报上曾刊登赞扬作品的读者来信。

赴太白县参加陕西农村题材短篇小说座谈会。省作协主席胡采，《延河》主编王丕祥，骨干作者路遥、陈忠实、贾平凹、王蓬、邹志安、京夫、王晓新、蒋金彦，以及评论家王愚、白冠勇、肖云儒、李星、陈贤仲、蒙万夫等参加。会议历时10天，对每位作者的创作都进行了严肃认真的讨论。结束时要求每位作者拿出一篇力作，结集为小说专号，省作协将首次对外公布陕西青年作家。这次会议对陕西作家群的形成起到重要作用。

9月 27日，在《陕西农民报》发表短篇小说《禾场上》。

10月 在《衮雪》第2期发表短篇小说《杨嫂》。20日，《文汇报》发电讯：《不管境遇多么困难，始终坚持学习写作：农村青年作家王蓬受到读者好评》。

12月 13日，在《安康报》发表散文《乡间情思》。下旬，参加汉中地区创作会议并作重点发言，与莫伸去汉中师范学院讲文学创作。

1981年，33岁

1月 在《延河》第1期“陕西青年作家小说专号”发表短篇小说《银秀嫂》。这是陕西作协首次用专号形式推出莫伸、路遥、王晓新、邹志安、陈忠实、王蓬、贾平凹、李天芳、京夫（按作品顺序）九位青年作家的作品。当时在全国众多刊物中尚属首次，影响颇大，许多报刊发文章介绍。王蓬的《银秀嫂》是唯一被《小说选刊》转载的作品，获得《延河》首届优秀小说奖。

11日，在《陕西日报》发表短篇小说《竹林寨的喜日》；18日，在《汉中日报》发表散文《春到乡间》。

2月 8日，在《陕西日报》发表散文《甜酒醇香》。

3月 在《人民文学》第3期发表短篇小说《油菜花开的夜晚》。

4月 短篇小说《银秀嫂》被《小说选刊》转载，产生了较大反响。

《延河》第3期发表曾镇南文章《向现实主义深处开掘——读〈延河〉青年作家小说专号》，给予《银秀嫂》以较高评价；《延河》第4期发表沙平文章《各有千秋，各有深意——评〈姐姐〉与〈银秀嫂〉》，《衮雪》第2期发表李锐文章《对生活的深刻思考——评〈杨嫂〉兼谈文学的真实性问题》；《汉中日报》发表王汉喜文章《一幕发人深思的爱情悲剧——读王蓬新作〈银秀嫂〉》；《衮雪》第1期刊发杨建武文章《揭开了农村新生活的帏幔——读王蓬〈油菜花开的夜晚〉》。

王蓬首次被《汉中日报》聘为专栏作家，开设栏目《乡情新绿》。

19日，《陕西日报》发表散文《水乡风情》，一组5篇，每篇千字，加上配图，几乎占了整版。当时王蓬与陈忠实、邹志安、李凤杰、京夫成为《陕西日报》文艺部最看重的骨干作者，几乎每月都有作品发表。

8月 《延河》第8期发表短篇小说《老楸树下》，时任小说组副组长的路遥编发这篇作品曾写信告知王蓬："你的创作已明显进入艺术境界，这篇小说将做头题作品发出。"同期还发表了王蓬的创作谈《第一步》。

《朔方》第8期发表短篇小说《开不败的牵牛花》。

23日，《陕西日报》几乎整版发表短篇小说《猎手传奇》，在陕报引发热议，获得当年农村题材征文二等奖。获一等奖的是陈忠实的短篇小说《第一刀》。这是王蓬继《猎熊记》后发表的第二篇反映秦岭山区生活的小说。

汉江洪水震惊全国，《人民文学》杂志委托编辑王青凤、周幅来乡间探视王蓬。那天正巧黑夜里大雨泡软土墙，垮塌下来的泥土把水缸、铁锅都填满，幸尔只是局部。王青凤、周幅并未嫌弃或恐惧，在王蓬土屋里居住一夜。所幸的是他们来后已与地委宣传部取得联系，请预订返程票。恰好第二天有飞机临时起飞，他们搭乘离去后，飞机场即进洪水，汉中所有交通中断近月。

10月 参加省作协第三期读书会。参会有韩起、李佩芝、李昶怡、叶广芩、马林帆等人。结束后去成都、昆明、贵阳、桂林、长沙、郑州等地参观，在成都拜访流浪文豪艾芜与刚复出的诗人流沙河。

11月 11日，在《陕西农民报》发表短篇小说《秋夜》。

本年仍在田间劳作，被生产队推为放水员，给村后200多亩稻地放水，较为自由，能抽更多时间创作。全年共发表短篇小说11篇，散文10篇。多篇作品产生反响：短篇小说《银秀嫂》被《小说选刊》第4期转载；被收入北京宝文堂书店《农村短篇小说选》第1集（1982年版，印数1.8万册），全国共入选27篇，有高晓声、何士光、莫应丰、周克芹、刘绍棠、贾大山、张弦、成一等，陕西入选有王蓬、王晓新、贾平凹三人;《银秀嫂》还获《延河》首届优秀作品奖，短篇小说《猎手传奇》获《陕西日报》农村题材征文优秀作品二等奖，散文《李家小院》入选人民日报出版社精短作品集《晨光短笛》和《中国新文学大系》散文卷。

1982年，34 岁

1 月 农村改革在全国展开，王蓬一家四口分得四处三亩多土地，一年两季，春播秋收，全靠自己。务农多年，早已熟悉各种农活，并不畏惧。他认为，当农民的痛苦除了穷困之外，便是失去自由。即便一个普通农民也要受到生产队长、贫协组长、民兵排长、妇女队长、治保主任乃至生产组长的多重管束，赶集、看病、走亲访友无不先得请假；干自留地，出售农副产品皆需避人耳目，如同做贼一般。土地承包到户，农民重获自由，立刻转变为强大的生产力。几年光景，农民便摆脱穷困，获得自由的农民纷纷南下打工，在全国形成亿万廉价劳力，所谓改革成果，盖源于此。

在《衮雪》第 1 期发表散文《蓉城夜话——访流浪文豪艾芜》，在《汉江文艺》第 1 期发表《古城春夜话甘苦——访著名作家杜鹏程》。

80 年代初文学热潮涌动，相关单位邀请陈忠实等名家来汉中讲课，要到家里来。王蓬还在农村，百废待兴。家里值钱的东西只有春节准备宰杀的肥猪，索性提前宰猪，用陕南乡村“吃刨膛”的风俗招待他们。一晃，这一幕过去 20 多年，他已淡忘。然而 2003 年出版《王蓬文集》请陈忠实写序言时，对方在长达万字的序言中用了几千字专门写下一节《关于一座房子的记忆》，详尽描写了去王蓬家所见到的乡村乡景与“吃刨膛”的过程，被《人民日报》《读者》《人物》几家大报大刊登载，使王蓬保留至今的农家小院成了凡来汉中的文友都想光顾的地方。

2月 在《延河》第 2 期发表短篇小说《桂芳婆婆》。作为短篇小说《银秀嫂》的续篇，写了婆媳两代妇女在新旧两个时代不幸的婚姻遭遇，时在北影的作家梁晓声曾专程来西安找王蓬，希望能改编成电影，但觉得电影在他心目中有种遥远的伟大，心存敬畏。虽没谈成，却足见作品的影响。

4日，在《人民日报》发表散文《造屋小景》。

王蓬作为被征调的民工驻扎在汉水边的乡村，参加 1981 年被洪水冲毁的河堤修复工程，写出散文《淘金女》，发表在 5 月 16 日的《汉中日报》上。但在抬水泥板时腿膝扭伤，成为困扰多年的隐患。

3 月 王蓬与妻子在分得的土地上育秧苗，特地去农科所购来优良稻种，采取暖室育苗，农村开始呈现出多年不见的兴旺。

在《北京文学》第3期发表短篇小说《庄稼院轶事》，系陈忠实推荐。起因是《北京文学》小说组长李微寒（已去世）请陈忠实推荐陕西作家稿子，王蓬正好写出《庄稼院轶事》。小说刊出后，被改编为两种连环画，分别载北京《农民画报》1982 年第 5 期和天津《故事画报》1982 年第 6 期；被收入北京宝文堂出版社《农村短篇小说选》(第 2 集)，1984 年 6 月出版，印数 1.8 万册。这次全国共入选 31 篇，有赵本夫、韩少功、高晓声、何士光、张石山、铁凝等的作品。

陕西省作协副主席、《延河》主编王丕祥前往汉中与地委宣传部长王世清就给王蓬安排工作交换意见，并去张寨家中了解情况。

《延河》第 3 期登载评论家王愚文章《扎根在沃土中——王蓬四篇小说读后》，主要对王蓬引发读者关注的《油菜花开的夜晚》《银秀嫂》《批判会上》《猎熊记》做了推荐和评论。

4月　在褒河文化站与文学评论家韩梅村结识，开始长达 30 年的友情。据韩梅村在其主编的《王蓬的文学生涯》(社科文献出版社 2008 年版) 序言中回顾："我与王蓬交往并且真正了解王蓬，始于 1982 年春天。为解决家庭困难，我于 1979 年 8 月从西安调往汉中古褒城附近的一所新办大学的附属中学任教员。时任《延河》主编的王丕祥老师听说我要去汉中教书，就向我推荐了王蓬，希望我和王蓬做朋友。1982 年春上，我接到我住地附近的汉中县河东店文化站通知，约我参加他们的活动。去了，才知是王丕祥老师也向王蓬推荐了我，是王蓬通过河东店文化站和我联系上的。很快，王蓬的质朴、真诚、随和、善良、热情便感染了我，于是我们成了很知心的朋友。每隔一段时间，王蓬就向我讲述一个他新构思的小说梗概。说是梗概，其实他讲得很细，细到连具体情节甚至细节都讲述到了；而每次我也是毫无顾忌地径直说出听了以后的具体感受。令我惊讶的是，听到不同意见，王蓬不仅不见怪，反而对我更加热情，满脸的真诚。直觉告诉我，王蓬是一个胸襟阔大的人，一个有抱负的，能够成就事业、有着大智慧的人。"

在《衮雪》第 2 期发表短篇小说《绿色的乡土》。

5 月　王蓬与妻子起早摸黑，全队第一家插完了新秧，当年即获丰收，彻底摆脱了缺粮的问题。除了养猪外，又增养母鸡生蛋，摄影家牛力来家拍摄的《我家有个鸡银行》曾获奖。

8 日，在《汉中日报》发表散文《捕鼠的狗》；在《衮雪》第 3 期发表短篇小说《老楸树下》(续篇)。

6月 13日，在《汉中日报》发表短篇小说《走端阳》；同日，在《陕西日报》发表散文《忙月天》；18日，在《人民日报》发表散文《花木手杖》。

24日，时任《陕西日报》文艺编辑肖云儒从汉中《衮雪》转载了王蓬的《蓉城夜话——访流浪文豪艾芜》，题目改为《蓉城访艾芜》。

7月 在《陕西农民报》分三次连载《从生活到创作》(文论)。

9月 作为陕西青年作家代表参加中国作协举办的华北、西北十省区青年作家座谈会，此次会议中国作协葛洛、唐达成、束沛德等参加。陕西代表有路遥、陈忠实、贾平凹、邹志安、王蓬、李天芳、京夫、莫伸等，结识了张石山、成一、铁凝、吴若增、凌力、王文泸等青年作家。会后去延安参观。

23日，上海《文学报》载王汉喜文章《从逆境中走来——记青年农民作家王蓬》。

10月 在天津《新港》第10期发表短篇小说《淡紫的毛苕花》；10月，在《陕西青年》第10期发表创作谈《生活·毅力·感受》；11月1日，在《汉中日报》发表散文《桥儿沟遐思》。

11月 汉中地委宣传部部长王世清邀请谈话，并派专人送300元钱至家中，表示尽快解决工作问题。罗曼·罗兰所著四卷本《约翰·克利斯朵夫》仅4.3元，王蓬一下子在书店购回几十本世界名著。

12月 2日《陕西日报》载文洁、林海文章《在田塍上迈步——谈王蓬的小说》；《衮雪》第3期刊发韩梅村文章《〈庄稼院轶事〉散评》；26日，在《汉中日报》发表《理发店趣闻》(散文)。

经多方努力，汉中地委常委会通过，破格录用为干部，到汉中地区群艺馆从事专业创作，工资38元，加5元补贴，共43元。至此，结束18年（1964—1982年）务农生涯，走上专业作家道路。

同年，父母的冤案获得平反。母亲因“文化大革命”中被下放农村，明显为错案，之前已回到学校。麻烦的是父亲的冤案。最初，申诉全都石沉大海，找了多次，可20多年间县局合并、人事更迭，找不到解决的头绪。父亲照样去申诉，历时五年，不屈不挠，还数次去西安找省邮电管理局的有关领导。坚冰终于被打破，冤案在1982年11月10日获得平反，原单任承认系错误处理，恢复公职。因为父亲当时已63岁，故退休。由弟弟王庄顶替进了邮局。至此，历时24年的冤案获得昭雪。

1983年，35 岁

1 月 开始正式在汉中地区群艺馆上班，主要从事创作，时间自己安排，同时参与《衮雪》编辑工作。

在《衮雪》第 1 期发表短篇小说《车行古栈道》。

2 月 在《新疆文学》第 2 期发表短篇小说《杨嫂》。

4 月 随在邮局工作的弟弟王庄深入秦岭邮路体验生活，后写出首部中篇小说《第九段邮路》。

5 月 随在秦岭深处任教的同学周克贵重返观音山，此系 1965 年王蓬 17 岁时修黄花河渠务工之处，因其风俗独特，又经各种运动，斗争惨烈，几位人物命运多舛，心有牵挂，这次进山遍访农户时长约一个星期。

14 日，在《陕西日报》发表散文《理发店趣闻》。

6 月 11 日，在《陕西农民报》发表短篇小说《孵育》。在《衮雪》第 3 期发表短篇小说《第九段邮路》。

经陕西省作协推荐，报考中国作家协会文学讲习所学习，交报考作品《银秀嫂》《油菜花开的夜晚》《庄稼院轶事》三篇。

7 月 在《延河》第 7 期卷首发表短篇小说《别了，山溪小路》。

8 月 骑自行车赴勉县褒水汇入汉水的珍宝坝采访，写散文两篇《珍宝坝的变迁》《长林新村》，发表于《陕西日报》。

11月 12 日至 1 月 28 日，在《汉中日报》发表一组五篇精短散文:《打井》《获桔》《赛牛》《围猎》《捕鱼》。这是应文艺编辑董晓铎之约，起因是副刊整版仅能刊登 4000 字，来稿皆长，希望王蓬写短文示范。这五篇散文，皆千字以内，被汉中二中、褒河中学、宗营中学等学校作为学生范文学习。

中旬，接中国作家协会文学讲习所通知：作品入选，西北五省作者须去兰州参加考试。此为首次西行，黄河穿越兰州段极有气势，给王蓬留下至深印象。

12 月 受《陕西青年》委托，赴南郑石拱桥村采访全国新长征突击手田长安，写出报告文学《毛竹泥土及稻香》，发表在《陕西青年》1984 年第 8 期。

同时受《陕西青年》委托，赴勉县小碥河乡采访在洪水中保护了百余名小学生的 7 名女教师。

中旬，作为汉中 18 名代表之—，参加陕西省第三次文代会。

接中国作家协会文学讲习所录取通知，为第八期学员。

1984 年，36 岁

1 月 《衮雪》第 1 期发表《并非神秘》(文论)。

2月 出版短篇小说集《油菜花开的夜晚》，收1977—1982年创作的短篇小说20篇，17万字，由陕西人民出版社列入《秦岭文学丛书》。入选的有陈忠实、贾平凹、王蓬、邹志安、李凤杰、京夫等人的作品。王蓬的书应在1983年9月出版，却延至1984年2月才见样书。印数1万册，责编马卫革。收到稿酬1300元（税后），此为当时所收最多的一笔稿酬，生平第一次在银行有了存款。

这部短篇小说集向人们集中展示了王蓬当时创作的最优秀作品：《油菜花开的夜晚》《银秀嫂》《桂芳婆婆》《庄稼院轶事》《老楸树下》《批判会上》《猎熊记》《猎手传奇》《竹林寨的喜日》《绿色的乡土》等。这些与人们习惯了的陕西作家笔下八百里秦川、渭北高原迥然不同的秦岭南麓、汉水流域风貌，给人们带来新的审美愉悦和意外惊喜。评论家韩梅村写了9篇评论，从人物、意境、结构、语言、审美，多方位、多层面地对王蓬作品进行评论。

陈忠实感叹："一个社会属性纯粹是农民的王蓬，其作品的整体风貌却丝毫不沾我们习惯印象里'农民作家'作品特定的那种东西，关于生活思考关于人生体验关于艺术形态，都呈现出上世纪70年代末到80年代初，中国作家在这些领域里所能达到的最前沿的探索，这又意味着什么？"

贾平凹则写出洋洋4000字的《王蓬论》，他认为："陕西产生了以路遥为代表的陕北作家特色，以陈忠实为代表的关中作家特色，以王蓬为代表的陕南作家特色。"①

这表明，在进入中国作家协会文讲所之前，这位带着秦巴韵致与汉水风采的文学新人已经引起文学界与广大读者的热切关注，以不容质疑的文学成绩进入由路遥、陈忠实、贾平凹、邹志安、京夫等人组成的陕西青年作家行列，当时，这也是一支为全国文坛所关注的文学新军。

3月 月初，赴北京中国作家协会文学讲习所第8期创作班学习。同期有邓刚、刘兆林、赵本夫、朱苏进、孙少山、姜天民、聂震宁、李叔德、蔡测海、查舜、张俊彪、聂鑫森、李发模、简嘉、乔良等44名同学。所长李清泉，授课老师皆为京华名家：丁玲、叶君健、姚雪垠、王蒙、刘宾雁、唐达成、邓友梅、林斤澜、汪曾祺、李德伦、黄永玉、严家炎等。王蓬认真听讲，详写笔记，有茅塞顿开之感。

3—6月 《汉中日报》连载韩梅村对小说集《油菜花开的夜晚》系列评论九篇。

---

① 韩梅村主编：《王蓬的文学生涯》，社会科学文献出版社2008年版，第19页。

4月 《延河》编辑部主任董得理、编辑白描来京组稿，并请全体学员去北海游园、聚餐。王蓬协助完成第 8、9、11 三期组稿任务。

在《瀚海潮》第 2 期发表《撒尼姑娘》(散文)。

5 月 在河南《奔流》第 5 期发表短篇小说《雨后，阳光格外灿烂》，这是在文讲所继《沉浮》后写的第二个短篇小说。

6 月 19 日晚，与同学蔡测海、陈明一起拜访了最为敬仰的作家沈从文，并写散文《历经沧桑大道直》，刊于《小说林》第 12 期。

下旬，文讲所召开王蓬作品讨论会。山西作家周山湖、贵州诗人李发模、湖北作家李叔德、部队作家简嘉、湖南作家聂鑫森、吉林作家杜宝平、黑龙江作家陈明、四川作家魏继新及文讲所老师刘小珊发言，评优论劣，既无逢迎之嫌，亦无乱贬之迹，实事求是，言直而意挚。王蓬也对大家所提意见表示诚挚感谢。《衮雪》第 3 期发表讨论会纪要；同期发表贾平凹《王蓬论》。

7 月 四川《青年作家》第 7 期发表短篇小说《车行古栈道》。

20 日，《中国农民报》发表韩梅村文章《他爱陕南这片秀美的土地——读王蓬新著〈油菜花开的夜晚〉》。

利用暑期，与作家韩起、郝昭庆等赴佛坪采访，完成一组关于佛坪的散文和报告文学《国宝们的悲喜剧——记秦岭大熊猫的社会生活》(报告文学)。

8 月 《延河》第 8 期发表短篇小说《沉浮》，1.3 万字。这是到中国作家协会文讲所后写的第一篇小说。

浙江《青年文学》第 8 期发表《小树,在这儿长大》(报告文学)，这是到文讲所后所写的系列散文之一；在《革命英烈》第 8 期发表《陈浅伦故事》(报告文学)；14 日，在北京《法制日报》发表《寂寞》(短篇小说)。

9 月 16—27 日，在《汉中日报》发表《山城沧桑》《山酒飘香》《山溪情趣》等散文。

四川《红岩》第 3 期头条位置发表《第九段邮路》(中篇小说)，约 4 万字，这是王蓬发表的第一部中篇小说。此稿原为 1.5 万字的短篇，发于《衮雪》，到文讲所后改为中篇小说。

10 月 《小说选刊》第 10 期选载短篇小说《沉浮》，这是王蓬作品第二次登上全国有影响的文学杂志。

《在生活和创作的道路上》(创作谈) 被北京农村读物出版社收入《作家谈创作》。

12月 山西《乡土文学》第 6 期发表短篇小说两篇。

放寒假前夕，中国作协公布 1984 年度新吸收中国作家协会会员名单，并发会员证。文讲所 44 名学员有近半数被批准为会员。其中有王蓬，会员证号 01013。说明当时全国会员刚过千人，30 年后的现在已近万人。

1985 年，37 岁

1 月 《飞天》第 1 期发表《生活的馈赠》(创作谈)；《遵义文学》第 1 期发表《她每天从门前经过》(短篇小说)；浙江《文学青年》第 1、2 期连载散记《在艺术的海洋中游弋》(1.8 万字)，这是到文讲所后写的系列散文。

2 月 山西《并州文化》第 2 期发表《走端阳》(短篇小说)；北京《三月》第 2 期发表《掘井》(短篇小说)；《花溪》第 2 期发表《青山焉能遮得住——记来自湘西的土家族作家蔡测海》。

4 月 文讲所本学期为创作假，参加《清明》杂志举办的黄山笔会，参加笔会多为文讲所同学：赵本夫、朱苏进、蔡测海、程枫、赵宇共等。游皖南休宁县、祁门、黄山、齐云山、新安江、清弋江等地，对徽商崛起之地有初步印象；向笔会交中篇小说《姐妹轶事》，约 6 万字，在北京草成，参加笔会前修讫。

5 月 23 日、31 日，在《陕西日报》分别发表《年轻人的愿望》《胡正沟的文化》。

6 月 参加四川《青年作家》举办的九寨沟笔会，游黄龙、松潘、九寨沟、都江堰、乐山等处，历时 10 天，对川西北高原藏地风情产生浓厚兴趣，此行应视为寻访唐蕃古道之始。笔会结束时，受汉中地区文化局委托，邀请作家甘铁生、佳峻、薛尔康、李克灵来汉中讲学。

在《秦都》第 3 期发表《失望》(短篇小说)。

6 月 12 日至 7 月 18 日，在《西安晚报》发表《文讲所的审美事物》《贺晓彤的笑声》《邓刚的幽默》《张石山的外套》《查大爷的舞步》。

7 月 在《山西文学》第 7 期发表《大山深处的星星》(短篇小说)。

在西安丈八沟宾馆参加西北五省举办的大西北科学与文学笔会。陕西作家胡采、王汶石、杜鹏程、路遥、陈忠实、贾平凹、京夫、李凤杰、莫伸、白描、子页等参加会议。

7—9 月 去秦岭留坝文化馆写作第一部长篇小说《山祭》。文化馆文学干部张尚中提供了各种方便，历时 3 月完成 22 万字的初稿。在此期间，与张尚中去江口一带褒斜古道考察，完成“古栈道风情”一组文章。

8月 “古栈道风情”在《汉中日报》连载,包括《大山深处的“火盆”》《梭罗树下的歌手》《婚丧娶嫁的变迁》《服饰职业及其它》《文化、精神及生活观念》《环境·住宅·审美趣味》《物产·风味·食品结构》《桥涵道路的起落兴衰》。

9月 在《延河》第9期发表《变化中的生活与变化着的我》(创作谈);在《中国妇女》第9期发表《隐秘》(短篇小说);中篇小说《第九段邮路》收入贵州人民出版社所出的《血型AB与O——文讲所学员中篇集》。

10月 返北京学习,文讲所由安外小关迁至朝外红庙。为感激妻子夏晓兰独自带两个女儿在农村种责任田的辛苦,王蓬电报催妻子带5岁的二女儿来京游览,同宿舍陈源斌(即电影《秋菊打官司》原小说作者)晚上打“游击”找同学空铺住,让出宿舍。王蓬在课余时陪妻子游故宫、北海、颐和园、动物园、人民大会堂等名胜古迹。

11月 25—31日,在《人民日报》海外版发表《古栈道风情》(上、中、下)三篇(散文);24日,在《中国青年报》发表《文讲所的小弟弟》(散文);25日,在《陕西日报》发表《留坝秋意》(散文)。

12月 在《陕西日报·星期天》第44期发表《李发模与董酒》。

这一年,根据相关文件精神,在主管专员崔兴亭与汉中地委宣传部部长李善胜的支持关心下,王蓬工龄由1966年7月起计算。

1986年,38岁

1月 参加《花城》编辑部举办的花城笔会。此事由广东作家吕雷负责,邀请文讲所同学姜天民、程枫、孙少山、赵宇共等参加,及杨沫、秦瘦鸥两位老作家、江苏女作家黄蓓佳等。笔会历时半月,参观广州、深圳、蛇口、珠海等地,南国沿海改革气象给王蓬以深刻印象,返回写出一组南行散记:《冬去春来一瞬间》《水上看澳门》《蛇口两幅画》《粤茶粤菜滋味浓》《中英街漫步》。2月25日至3月25日在《汉中日报》发表。

在安徽《清明》第1期发表《姐妹轶事》(中篇小说),6万字。这部作品与《第九段邮路》都采用第一人称角度,也是写较长作品的练笔,是为写长篇小说《山祭》(第一人称)所作的准备。

4月 在新疆《边塞》第2期发表《国宝们的悲喜剧——记秦岭大熊猫的社会生活》(报告文学)。

5月 在广西《金城》第3期发表《潜化》(短篇小说)。

7月 在太原《城市文学》第4期发表《失望》(短篇小说)。

8月 在《衮雪》第4期发表《云横秦岭》(长篇小说《山祭》选载)；在浙江《文学青年》第8期发表《天长一奇——记青年作家陈源斌》(报告文学)。

利用暑假，修改长篇小说《山祭》。此稿根据作家出版社副总编龙世辉老师意见修改。

中旬，赴京参加已更名为鲁迅文学院（原中国作家协会文学讲习所）的第8期学员毕业典礼。历时两年半，学习结束，学校举行隆重庆典，参加的文艺界著名人士有张光年、贺敬之、徐怀中、唐达成、草明、王愿坚、魏巍、鲍昌、李清泉、唐因、王朝垠、袁鹰、王景山、周艾若等人。

9月 在北京《三月》第5期发表《等待·打鼠·夜话》(小说一组)；在《天津文学》第9期发表《玉姑山下的传说》(中篇小说)；在内蒙古《妇女指南》第9期发表《尊严与爱情》(散文)。

经考试进入北京大学首届作家班学习，仍住鲁迅文学院。这学期，王蓬用稿酬购置一台长城牌120相机，利用课余时间浏览北京，独自去故宫、天坛、团城、琉璃厂、恭王府、德胜门、古观象台、明清贡院以及郭沫若、徐悲鸿、老舍、宋庆龄等故居参观，拍照片、找资料，完成京华见闻录12篇:《胡同里的天地》《天坛话天命》《紫禁城拾零》《博物馆的魅力》《都市角落趣事多》《字号牌匾记趣》《古都小吃滋味浓》《春风夏雨记略》《秋阳冬雪略记》,在各地报刊连载。这组《京华见闻录》连同在京学习期间所写的《京华笔记录》《京华师友录》《京华南行录》后结集为《京华笔记录》出版，其深层意义诚如评论家韩梅村所说：“王蓬经过一段较长时间京都生活的习染，逐渐荡去了其心理结构中那些属于小农意识的封闭、狭隘、怠惰和短浅，而开始树立起了最能表现我国当前文明程度的现代京都意识，即只有在高度发达的现代经济、文化形态下才可能有的开放、壮阔、进取和锐识。一部《京华笔记录》可以说是王蓬现代京都意识的逐渐流入、生根、发育，以至健全完善的真实记录。”①

12月 参加《天津文学》举办的笔会，游览天津市区、天津新港，同去者皆为鲁迅文学院学友；12月21日，在《西安晚报》发表《滔滔汉江何是源》(散文)。

1987年，39岁

1月 在《学文学》第1期发表《偶然与必然之间》(创作谈)。

3月 18日，在《中国青年报》发表《作家班的拳击手——记回族作家查舜》(报

---

① 韩梅村:《王蓬的艺术世界》,陕西人民教育出版社1996年版，第132页。

告文学)；在新疆《边塞》第2期发表《小城情话》(中篇小说)，约4万字，系1986年下半年创作。

4月 在浙江《文学青年》第4期发表《敬礼，穆斯林兄弟》，介绍回族同学查舜的学习与生活，因为都来自基层乡村，有共同感受，所以两人的友谊一直持续到现在；15日，《作家生活报》载孙少山文章《陕南汉子王蓬》。

6月 在《中国法制文学》第3期发表《关键在于文学》(创作谈)。

在山西大型刊物《黄河》第2期发表《涓涓细流归何处》(中篇小说)，约4万字。这是王蓬在秦岭深处写《山祭》时获得的素材，回到学校仅用10天就完成的一部作品;《文学青年》第6期登载孙少山文章《文讲所中的王蓬》。

7月 在《解放军文艺》第7期发表《我读中国农民大趋势》。

协助汉中市文化局举办为期一周的首届汉水笔会，邀请简嘉、聂震宁、李叔德、查舜、张石山、孙桂贞、白描等人来汉中讲学并游览。有千人听讲，为汉中文坛一件盛事。

因大女儿11岁已小学毕业（当时农村系5年制)，小女儿也已7岁，都需进城读书。早在1985年，省文件就对科技人员有规定，凡获得省级奖励者就可解决家属子女户口“农转非”问题。王蓬已够条件，写了申请，事隔几年，仍未解决。无奈之中，先让爱人带孩子进城读书，一家四口挤住在14平方米的办公室里凑合。

9月 在北京《文艺学习》第5期发表《这里有一群作家》；19日，在《北京晚报》发表《巨砚》(小小说)；在《花溪》第9期发表《他坦率地表现自己——记湖北作家李叔德》(报告文学)；在《遵义文学》第9期发表《血与火铸成的岁月——记血战台儿庄敢死队队长王范堂》(中篇纪实)，约3万字。

首部长篇小说《山祭》由广西漓江出版社出版，21万字，印数22500册，定价1.75元，责编为聂震宁。

10月 《泥土中开一束野花》被收入陕西人民出版社出版的《作家谈创作》中；25日，在《作家生活报》发表《豪爽豁达之外——记山西作家张石山》(散文)。

参加襄樊市文联举办的武当山笔会。由同学李叔德策划组织的活动，参加的同学有邓刚、朱苏进、刘兆林、赵本夫、赵宇共等，参观三国遗址、古隆中、文艺座谈等，往返一周。

11月 25日，在《作家生活报》发表《活着，而且干得漂亮——介绍四川青年作家李静》(散文)。

汉中地委书记王郧参加“十三大”期间在与陕西文化界代表陈忠实交谈中，得知王蓬所遇困难，返汉后即指示解决其爱人孩子“农转非”问题，仅十余天便使拖延三年之久的事情得到解决。

12月 汉中电视台为王蓬拍专题片《他从田间走来》，15分钟，省、市电视台播放。

《衮雪》编辑部举办王蓬创作首部，也是汉中地区乃至陕南第一部长篇小说《山祭》讨论会。由《衮雪》主编华彧主持，作家周竞、郝昭庆、张尚中、李锐、刘殿华、薛晓燕等约20人参加,《讨论纪要》载《衮雪》1987年第4期。

1988年，40岁

1月 在广西《漓江》第1期发表《写出最关键的——关于写作长篇小说〈山祭〉的体会》(文论)；在长春《时代姐妹》第1期发表《失重》(短篇小说)。

2月 在襄樊《汉水》第2期发表《打山子的耻辱》(短篇小说)。

3月 赴北大，完成最后一个学期的学业，与上海傅星同住研究生46楼502室。期间，偶然勾起在秦岭一段生活积淀，原计划写一部中篇，开头之后，意识到这是一部长篇构架，几乎达到“无法遏止”的境界，历时38天，完成22万字的长篇小说《水葬》。6月24日，送中国文联出版公司李金玉处，6月27日即得到可以出版的答复。这是本年度也是创作道路上最重要的收获。

在《延河》第3期发表《向电流咽喉挑战》(中篇报告文学)。

长篇小说《山祭》出版，在文学界引起反响。5月7日，北京《文艺报》发表老作家、时任陕西省作协副主席王汶石文章《人们总想了解一点社会和人生——读王蓬的〈山祭〉》；6月23日，上海《文学报》发表评论家、时任陕西省作协主席胡采文章《现实主义的艺术感染力——长篇小说〈山祭〉读后致土蓬》;《漓江》创刊号发表评论家韩梅村教授万字长文《“山”的文学“山”的魂灵——论〈山祭〉》等十多篇评论。

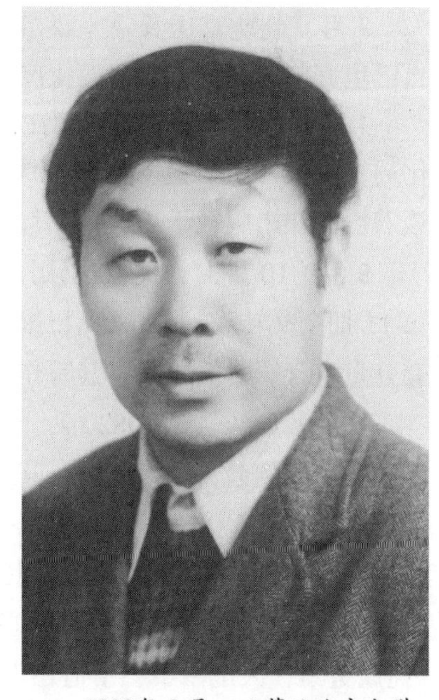

1988年7月，王蓬从北京大学首届作家班毕业，获文学学士学位

5月　在《延河》第 5 期发表《山林的困惑》(短篇小说)。这是一篇反映用大自然疗养心灵创伤的题材，王蓬那时已觉察到人与自然和谐相处的问题。

7 月　从北京大学毕业，历时四年半的京华学习生活结束，获时任北京大学校长丁石孙签字颁发的大学本科毕业证书与文学学士证书。

8 月　返回汉中仍从事专业创作。把在北京读书期间创作发表的中短篇小说编定成集，以其中的篇名命名《隐秘》，收录中篇小说 3 部:《姐妹轶事》《玉姑山下的传说》《小城情话》；短篇小说 9 部《沉浮》《车行古栈道》《别了，山溪小路》《雨后阳光格外灿烂》《大山深处的星星》《隐秘》《失重》《她每天从门前经过》《山林的困惑》，共 22.5 万字，交中国文联出版公司李金玉。

9 月　在广州《家庭》第 9 期发表《一个乡村女子》(散文)；7 日，在《陕西日报》发表《长篇也要不拘一格》(文论)。

10 月　承担《今日汉中》(上、下集电视专题片）撰稿工作，汉中电视台录制，省台及沿海城市播放。

12 月　18 日，在《四川日报》发表《犹闻将坛汉鼓声》(散文)。

在《衮雪》第 6 期发表《学习归来的汇报》(文论)。

1989 年，41 岁

2 月　赴北京送长篇小说《水葬》修订稿。责编李金玉对稿件提出修改意见，自己也有修改想法，但修改幅度不大。

4 月　北大同学、时任漓江出版社编辑部主任聂震宁来汉中，协助汉中市文化局编辑报告文学集《秦巴大潮》，共 21 万字。其中 4 篇约 5 万余字由王蓬承担，该书由漓江出版社于 10 月出版。

9 月　10 日,《人民日报》用几乎整版刊出《巴山茶痴》(报告文学)；《新华文摘》第 11 期全文转载，获《人民日报》建国 40 周年征文一等奖。这是王蓬所写的一篇有分量也有影响的作品，其写作过程也颇有故事性。

知道蔡如桂，是 1982 年，刚结束 18 年的务农生涯，被破格调进汉中地区群艺馆。周一例会，学习时事。其时，全国正开展打击经济领域的犯罪活动。红头文件通报了几起大案，提到镇巴有个蔡如桂，贪污了上万元。那会儿万元是个天文数字，连群艺馆的会计都被调去查账，就记住了蔡如桂。从北京学习回来，应邀为电视片《今日汉中》撰稿，到镇巴拍摄茶山，便打听蔡如桂。镇巴同志告知："纯属冤案，人出来了，事情还没解决。" 这顿时引起王蓬的警觉，当晚便去茶技站找到蔡如桂。只见他身体壮实，戴着眼镜，人到中年却沉默寡言，显然心有戒备。王蓬凭着职业的敏感，预感有故事。返家后，给他寄去刚出版的长篇小说《山祭》。这是经验，也是让别人了解你的最好方式。果然，不久收到蔡如桂来信，讲他已读完作品，并评论："没经过这样生活的人写不出来。"之后，蔡如桂来汉中，他便去采访，并去镇巴补充材料。几经修改，完成了长约万字的报告文学《巴山茶痴》，历数蔡如桂大学毕业、扎根深山、为陕南茶区培养第一个名茶的事迹，对冤案亦不回避，心中还曾涌起"在齐太史简，在晋董狐笔"的悲壮。作品因系真人真事，需当地确认盖章，却遭拒绝。踌躇再三，索性寄《人民日报》，因为文艺部有位编辑叫袁茂余，王蓬务农时即编发过他多篇散文，虽没见过面，但能感觉到其正直。也是权且一试，没有想到《人民日报》在 1989 年 9 月 10 日几乎用一个整版刊登了《巴山茶痴》。最先告诉王蓬的是时任汉中地委宣传部部长的李善胜，他认为作品写得很好，已亲自送给地委书记王郧。《新华文摘》也于当年第 11 期全文转载。应该说，文章影响比较大，对彻底解决蔡如桂冤案起到了作用。

10 月 《隐秘》(中短篇小说集)由中国文联出版社出版，字数 227 千字，印数 5000 册，定价 4.55 元，责编李金玉。

12 月 6 日，在《西安晚报》发表《华阳山林记趣》(散文)；在《中外纪实文学》第 6 期发表《风景这边独好》《他面对两种五彩世界》(报告文学)。

在《漓江》冬季号发表《巴蜀奇人》(中篇传记)，5 万余字。写这部作品的起因是，川北一位农民工来汉创业，白手起家，历经坎坷，拉起一支建筑队伍，成为业界大亨。但因小学没毕业，特别敬重文化人。王蓬当时系普通干部，省上文联作协来人却都找他，吃喝接待很无奈。但只要打个招呼，大亨都愿接待。最多一次 40 多人，包括路遥、陈忠实、肖云儒、李天芳、晓雷等。聂震宁来汉组稿，敏锐地觉察到这位农民工对文化的敬仰包含多重社会意义，建议王蓬写他，他愿在主编的大型刊物《漓江》支持版面。由于熟悉，写得很顺手，大约 10 天就完成了这部作品。大亨购了几百本杂志，还开了个规模很大的首发式，这部作品后收入王蓬传记文学集《流浪者的奇迹》中。

路遥、莫伸、徐岳来汉中，王蓬陪同采访，游览武侯墓等地。这是路遥最后一次汉中之行。看惯了陕北悲壮苍凉的黄土高原的路遥，对汉中有种偏爱，前后来过五六次之多。多是冬日，因为冬日的汉江原野仍绿茸茸的一片，他几次赞叹："汉中是没有冬天的地方！"对夜市万头攒动的情景也颇欣赏："一条自由浪漫的大街！"汉中城南，有著名的汉大将韩信拜将坛。他们在那儿徜徉，谈及韩信的盖世功勋与悲惨结局。韩信曾说：“狡兔死，走狗烹；飞鸟尽，良弓藏；敌国破，谋臣亡。”足见对自己的命运早有预见。他们又对“早知”和“不该”进行讨论。路遥断定韩信决不后悔，因为如果顾虑结局，一个身受胯下之辱的流浪汉绝对成不了名标青史的风云人物。汉中的定军山下，则有武侯真墓、马超墓与古阳平关遗址，王蓬也约路遥游逛。武侯墓有诸葛亮生平大事年表；27 岁“隆中对”；38 岁参与策划“赤壁大战”；43 岁为丞相；在汉中屯兵八年，六伐曹魏，54 岁北伐病卒。路遥观看良久，突然想起日前座谈专员表彰某企业家 58 岁承包工厂，便说：“诸葛亮 40 岁前大功告成，54 岁连活都不活了，你们汉中人 58 岁还承包工厂！”随行者皆笑。

1990 年，42 岁

1 月　汉中地区文化局、汉中地区群艺馆联合举办王蓬纪实文学讨论会，陈忠实、李天芳、徐岳、党永庵及汉中文化界 40 余人参加会议，就王蓬已经发表的《巴山茶痴》《巴蜀奇人》《台儿庄敢死队队长沉浮录》《在中国有这样一个作家》等作品展开研讨。路遥以陕西作协名义发来贺电：“值此王蓬同志作品讨论会召开之际，特表示热烈祝贺！祝贺王蓬同志长期坚持深入生活第一线，密切联系群众，热忱关注普通人的劳动和创造，近年来创作成绩丰硕优异。祝再接再厉，争取更大收获！”

2 月　赴京参加《人民日报》建国 40 周年报告文学征文颁奖会，《巴山茶痴》获奖，并名列榜首，代表获奖作者发言。当晚中央电视台《新闻联播》节目播放。最有戏剧性的是王蓬去北京领奖时在火车上巧遇蔡如桂，他培育的陕南第一个名茶“秦巴雾毫”也获国家金奖；更巧的是时任镇巴县县长的龚德昌在北京学习，听到镇巴茶叶获奖，支持办新闻发布会。王蓬协助蔡如桂，请来《人民日报》《新华社》《经济日报》等媒体，及中国作协副主席冯牧、鲁迅文学院院长周艾若（周扬之子）、作家出版社副总编龙世辉，以及雷达、阎纲、周明、白描、白烨、刘锡诚、缪俊杰、肖德生、崔道怡、王朝垠、田珍颖、张守仁、李炳银、谢德萍、石湾、问银鸽、林金荣、顾志成、李金玉等一批文化名人，气氛热烈，相当成功。曾任毛泽东英文秘书的章含之女士，挥笔写下：“秦巴雾毫走向世界。”①

8 日，在《西安晚报》发表《华阳山林记趣》(续)（散文）。

2—6 月　由于研讨会的召开、大家的热情鼓励，王蓬萌生了结集出版一本

① 见王蓬为蔡如桂文集所写序言《堂庑坐大当代茶话》。

传记文学的念头，但作品不够，还需补写。所以，春节过后他便返回乡村，拜访一位邻居，他原是上海人，曾校对鲁迅先生的文章，抗战从戎，流落汉中，因蒙受错案，成为农民。王蓬多次采访，几易其稿，写成约3万字的中篇纪实文学《校对过鲁迅文章的农民》，发表于1990年《延河》第12期。

在此期间，王蓬还采访了十几个佛教信徒。引起他关注这个群体的起因是，旧时陕南乡村普遍信仰佛教，村里都有祠堂寺庙，群众精神有寄托，行为处世有规范。“文化大革命”当中，所有寺庙被破坏殆尽，宗教人员备受迫害。土地承包后，农民经济条件提高，便自发捐款修庙，朝庙敬香络绎不绝。其中还包括一些“四清”“文化大革命”中的积极分子和村干部，这就很有意味。王蓬采写了10个信徒的不同故事，结集为中篇纪实《比丘尼和她的信徒们》，5万多字，发表于1990年哈尔滨《小说林》第6期。

4月 在《中外纪实文学》第2期发表《高楼作证》(报告文学)。

5月 7日，《陕西日报》发表吕震岳读《隐秘》的评论《读王蓬新作的联想》；汉中电视台《秦巴芳草》栏目拍《知名作家王蓬》，由省地电视台播出。

6月 《中外纪实文学》第3期刊登《王蓬纪实作品讨论会纪要》。

7月 补写、修改、编定传记文学集《流浪者的奇迹》，内含5部中篇传记文学作品，25万字，送中国文联出版公司；顺便护送父亲及刚初中毕业的大女儿王若慧去京游览，参观故宫、天坛、颐和园、长城、北京大学等地。

12月 《中外纪实文学》第4期发表《实录一段鲜活的历史》。

1991年，43岁

1月 8日，在《汉中日报》发表《独旅》(散文)。

2月 受省作协委托深入汉中福利厂采访，写出报告文学《改变残疾人命运的事业》，发表于《中外纪实文学》第2期。

3月 第一本散文集《乡思绵绵》由贾平凹作序、陕西人民教育出版社出版，收入1978—1990年所写散文56篇，编为“乡间情思”“山水风骨”“文海履痕”三辑，共计15.5万字，印数4900册，定价2.95元，责编高华。此书纳入由陕西人民教育出版社总编陈绪万策划的“又一村”丛书，入选者皆为陕西已经出名的作家，计有陈忠实、贾平凹、王蓬、京夫、高建群、邹志安等。

贾平凹在散文集《乡思绵绵》序言中说：“一说起王蓬，我常常就想到水。水阴柔，灵动，有大的包容量，一部《诗经》里凡以水作起兴的到后边必有一个女性的形象，可见中国人的体验中，水总是与女人和文学相关的。汉中是陕西的水乡，必然有好的文学产生，王蓬虽是粗糙男人，作品喜欢写女人和有女性的婉约也是自然而然了。打开这本散文集，畅美如游浮于汪汪水中；合上书册，意绪还在水里淫浸，蓦然间想起了顾恺之《洛神赋图》。是吗是吗，那条汉水是洛水吗还是洛水为汉水，飘然于水流之上的，在风微、云移、鸟飞之中的，含情脉脉回眸盼来妩媚婀娜的是那一位甄氏的宓妃呢还是别的，我真不清楚了谁在岸边若痴若呆，是曹植是王蓬是我，或是王蓬看曹植我看王蓬看曹植呢？”可见，王蓬的散文也如同他的小说，深深植根于秦巴山地，植根于汉水之畔，有浓郁的地域特色和鲜明的个性。

12日，在《陕西日报》发表《张虹和她的银杏树》。

5月 19日，在《陕西日报·星期天》发表《汉中“蛇王”》。

6月 被《陕西日报·星期天》聘为专栏作家，发表《褒斜谷记》《褒水逶迤》《深山集市》等；9日，在《陕西日报·星期天》发表《中国魔针之谜》(报告文学)，15000字，两个整版，后经读者投票获该年度十佳文章第三名。

7月 14日，在《农家信使报》发表《名人十答》(文论)。

9月 第一本中篇小说集《黑牡丹和她的丈夫》由漓江出版社出版，收进《第九段邮路》《小城情话》《姐妹轶事》《涓涓细流归何处》《黑牡丹和她的丈夫》《蓝衣少女》六部中篇小说，共29万字，分精装和平装两种，印数16500册。王蓬的同学，也是这部中篇小说集的责编聂震宁为作品集写了篇文采飞扬的序言。他说：“王蓬的情感体验是细腻真切的。读他的作品，尤其是读这六部中篇小说，我时常惊讶他的敏感，他的善解人意。对那些陕南女子，他称得上是体察入微了。这绝不是一个情感粗疏的作家所能体察得到的，也绝不是一个性情浮躁，耐不住孤寂的作家所能表现出来的。我想王蓬写作这些小说时，他的内心一定十分的宁静，他的情感一定完全的进入，所谓物我两忘之境，大体他是获得过的。王蓬的情感内涵却又是宏大的。他的爱心不仅在于陕南女子和男子，还在于养育了纯情男女们的陕南山水。应该说，这二者原本是一体的。他表现的是一个个具体的生命。生命的准则全在于自然。因而，他不曾忘记表现自然。他竭力描叙小说人物所处的种种自然景观，一种人格化的自然景观，一种有目的的自然景观。人格便是陕南女子的人格，目的则是王蓬的全部情感。”

10月 26日，在《陕西日报·星期天》王蓬专栏发表《父子花果王》。

第二部长篇小说《水葬》由中国文联出版公司出版，字数22万字，印数1万册，定价5.7元，责编李金玉。

11月 11日，在《西安晚报》发表《水乡渔趣》(散文)；30日，在《陕西日报·星期天》发表《喜葬》(散文)。

传记文学集《流浪者的奇迹》由中国文联出版公司出版，25万字，定价5.4元，印数5700册，责编李金玉。

12月 17日，在《陕西工人报》发表《拓片者》(散文)。29日，在《陕西日报·星期天》发表《一个人与一片绿野》；在《陕南文学报》第12期发表《张虹和她的银杏树》(散文)。

1991年是王蓬出版著作丰收的一年，且长篇、中篇集、传记文学集、散文集皆有，显示了他在这些领域已经有过的艺术实践和不凡收获。

1992年，44岁

1月 24日，在《西安晚报》发表《乡土诗人蒿文杰》(散文)。

《咸阳师专学报》第1期发表韩梅村文章《爱情母题：王蓬中篇小说四篇》。

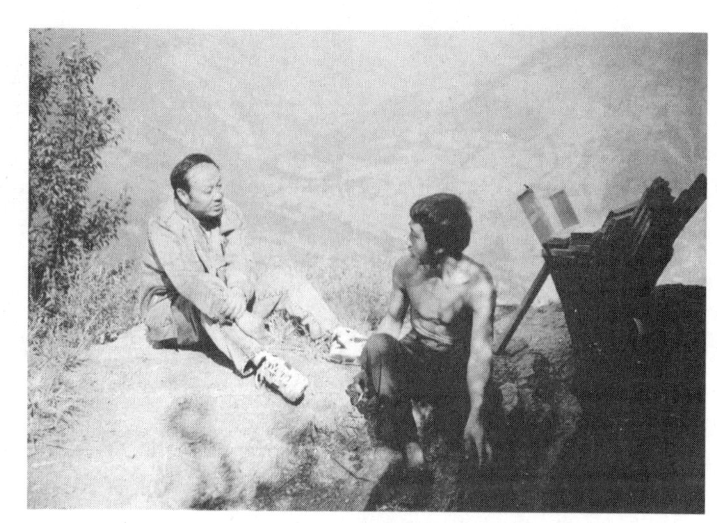

历时十年踏访蜀道

3月 上旬，随茶叶专家蔡如桂乘“八平柴”大东风汽车去浙江郁达夫故乡富阳购买茶机，冒大雪两次翻越秦岭，经武关，走河南、湖北、江西、安徽、浙江五省52县市，行程万里，历时半月，去杭州，游览西湖、灵隐寺，住梅家坞茶村，夜宿祁门，经景德镇，购瓷器笔筒、花盆、餐具等。

14日，在《陕西人口报》发表《冬日西乡行》(散文)。

21日，在《陕西日报·星期天》专栏发表《悲嫁》(散文)。

接受汉中市政府（今汉台区）邀请，承担大型多集历史文化专题片《栈道》撰稿任务。随摄制组先后考察米仓道、傥骆道、陈仓道，并全程走完汉魏褒斜道与金牛道。为拍栈道遗迹，自购全套相机，拍下有关资料。这一年中有50幅照片配文章见于各类报刊。这在王蓬的创作生涯中成为一次转折，由蜀道引发对丝绸之路、唐蕃古道的兴趣，探访长达20年之久，创作也由传统文学转向文史探访。

4月 18日，在上海《文学报》发表《西北，有这样一位作家》(纪实文学)。

5月 在哈尔滨《六月》第3期发表《文坛怪杰贾平凹》(报告文学)。

7月 24日，在《陕西日报·星期天》专栏发表《离异》。

7—8月 在留坝张良庙宾馆写出10集电视片《栈道之乡行》，约5万字。

8月 22日，在《宝鸡日报》发表《夜过棣花》；在《陕西邮电报》发表《邮传之路》。

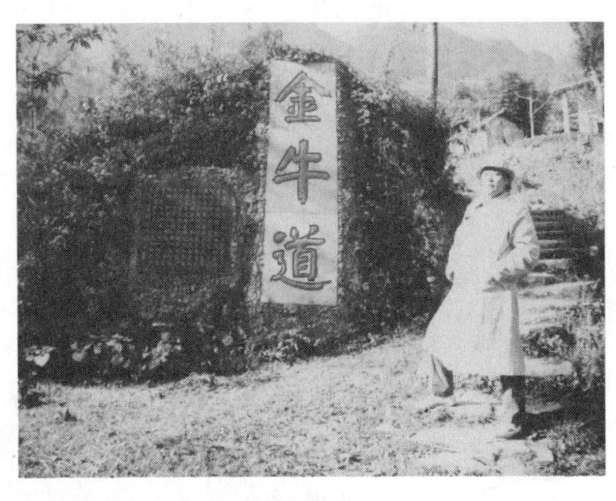

1992年在金牛古道

10月 在《延河》第10期发表《古栈道觅踪》(报告文学)；24日，在《陕西日报·星期天》发表《大熊猫育崽目睹记》；28日，在《陕西人口报》发表《车过秦岭》。

11月 2日，惊闻路遥去世，回顾20多年友谊，写下《我悼路遥》，在12月5日《汉中日报》发表；又于12月15日《汉中文化报》发表悼念路遥文章《最后的通信》。

1992年度报告文学《在西北，有这样一位作家》获《陕西日报》《文学报》纪念《讲话》发表50周年联合征文三等奖；《人民日报》8月15日发表新华社通讯稿《中年作家王蓬出书5本》，中央人民广播电台8月11日播出；《小说评论》第12期发表聂震宁文章《高扬一面爱的旗帜——序王蓬中篇小说集〈黑牡丹和她的丈夫〉》。

1993年，45岁

2月 13日，在《中国旅游报》发表《生命之路》(蜀道散文)。

3月 月初，与导演丁利携10集历史文化电视片《栈道》赴京，到中央电视台去征求意见，中央电视台副台长洪民生和艺术部主任藏树青对脚本很感兴趣，建议两个方案：一个按十集拍，由地方台播，再剪辑成一个小时精编版，由中央台播。他们提醒说：一是要把水分榨干，多余的一个字也不要；二是要把蜀道真正的精髓挖掘出来，表现到极致，让再搞的人止步。王蓬按这个原则努力，地方电视台十集播出，又把5万字脚本精练到不足1万字，由赵忠祥解说，首播是在第四届蜀道及石门研讨会上，国内外专家来了100多位，对《栈道》做出充分肯定，日本专家还提出购买播出权。该片在很长时间里被作为宣传汉中的节目，并获陕西省电视专题片一等奖。

4月 陕西省作协与西安电影制片厂联合创办的长安影视公司中心创作组，陈忠实、贾平凹、王蓬、张子良、杨争光、芦苇、高建群、竹子8人为首批成员。

5日，在上海《文学报》发表《一个老编辑的情怀——怀念龙世辉老师》(散文)；20日，在《中国旅游报》发表《智慧之路》(散文)。

5月 在《小说评论》第5期发表《个性伸张的挽歌与颂歌——读张虹的中短篇小说》(文论)。

在《企业家》第3期发表《苦干实干30年》(报告文学)；10集电视脚本《古道溯源》《古代奇观》发表于《巴山路》第1期,《栈道鏖兵》《栈道风情》发表于《巴山路》第2期。

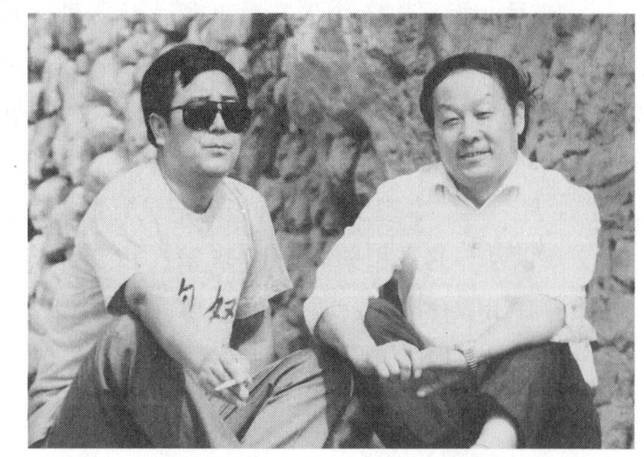

1993年，王蓬与高建群在泾阳创作电视剧《好戏连台》

6月 在泾阳泾惠渠首参加长安影视公司中心电视与张子良、高建群、竹子共同策划、创作30集电视连续剧《好戏连台》，为期一月，1994年制作完成。中央8套与多省电视台播出。

陕西作协第四次代表大会召开，陈忠实当选为陕西省作家协会主席，王蓬、王愚、刘成章、李风杰、赵熙、莫伸、贾平凹、高建群、晓雷、杨维昕十人当选为副主席。

同时，王蓬的长篇小说《水葬》获陕西省“双五”文学奖；报告文学《大熊猫育崽目睹记》获陕西省新闻奖通讯类一等奖。当时,《陕西日报·星期天》载文称“作家王蓬三喜临门”。

9月 在广州中山大学校刊《历史大观园》第9期发表《古栈道觅踪》(纪实性质的古道调查)，约8000字。

创作约2万余字的中篇传记《路遥的生前与身后》,在《深圳周末文艺》连载。此系鲁迅文学院同学张俊彪（深圳市文联主席兼党组书记）约稿，王蓬亦觉得作为相交相知多年的文友，有责任把一个真实、真切的路遥告诉世人。

《延河》编辑部向长安影视公司中心创作组的陈忠实、贾平凹、王蓬、张子良、杨争光、芦苇、高建群、竹子 8 人约稿，要求每人贡献一篇力作。王蓬写了近万字的短篇小说《文庙纪事》，在第 9 期《延河》发表。

《喜剧世界》第 4 期发表李珺平文章《文坛水怪——记王蓬》。

10 月 在湖南《人民公路报》分三次发表《争战之路》《石刻之路》《贸易之路》(蜀道散文)。《陕西日报·星期天》专栏分三次连载泾阳三绝（散文)；18 日，在《人民日报》发表《寻觅拜将坛》(散文)。

24 日，《陕西日报》周末版头条以 5000 字篇幅发表本报记者阎志林所写《王蓬：一个巴山夜雨的故事》;《文学报》28 日转载，更名为《秦巴赤子》。

获得国务院颁发的享受政府特殊津贴专家称号，并享受终身津贴。

12 月 因已出版个人专著 8 部，获各种奖励近十次，达到文学创作一级标准，故一次性破格取得国家一级作家职称（正高级)。

在《传记文学》第 6 期发表《长苦长乐——广西作家聂震宁印象》。

1994 年，46 岁

1 月 第二本散文集《京华笔记录》(散文集）出版，收录了在北京 4 年半所撰文章以及与北京相关的作品 45 篇，17 万字，请尊敬的老作家艾芜作序，陕西人民教育出版社出版，印数 3000 册，定价 5.8 元，责编高华。

担任汉中地区文学双月刊《衮雪》主编。

5 月 10 日，在《西安日报》发表《解读栈道》(散文)；12 日，在《三秦都市报》发表《汉中三绝》(散文)。

8 月 为省作协郑文华摄影集写评论《从纪实到艺术》。

10 月 与陈忠实商议，以《衮雪》杂志社名义承办省作协“汉水之源”散文笔会。全省 60 余名散文作家与会，畅所欲言，各抒己见，参观访问，为期 5 天。过后,《衮雪》连发两期散文专号。

参加由中国作协举办的广西之旅活动。此次活动由中国作协书记处书记束沛德、创联部主任吴桂凤、干事邢春带队，委托广西作协承办，参加活动的主要为西北作家，有陕西的王蓬、常扬，甘肃的匡文留、匡文立，宁夏的马知遥、青海的朱奇，广西的蓝怀昌、张燕玲等。历时半月，先后去桂林、柳州、宁明、南宁、东兴、北海、越南芒街等地参观，返回完成一组九篇南疆纪实散文。

在天津《文学自由谈》第 5 期发表《生命无悔——怀念文友邹志安》；29 日，

在《人民日报》发表《陕南渔趣》(散文)。

12月 为汉中市政府电视片撰写的《金瓯玉盆话汉中》(电视脚本) 制成，做为汉中宣传片在汉中电视台、陕西电视台播出。

1995年，47岁

2月 访问广西返回所写一组九篇“南疆见闻录”在《汉中日报》连载；另《西安晚报》《星期天》《延安文学》《延河》都曾选载发表。

3月 在《延河》第3期发表《马乐天传奇》(中篇小说)。

4月 接待广西柳州市文联、作家一行五人。

5月 在乡村的好友王孺牛去世，十分悲痛。他著文回忆：“1958年，我刚10岁，由于父亲错案，下放到陕南秦岭脚下的一个乡村。到乡村最早结识的伙伴便是孺牛。他教会我认识乡间许多陌生的事物；还使我免遭许多屈辱和打击，应该是我乡村生活的第一位老师。”

在西安丈八沟宾馆参加陕西长篇小说研讨会，会议开得非常隆重，中央电视台专程赴西安拍摄电视片《陕西作家》。此次会议骨干作家均需在大会上发言，王蓬谈了自己对文学的看法，要点是优秀作品都是作家长期生活积累、思想积累、情感积累的结晶，是生命的真切真实体验，优秀作品不可能像流水线一样产生，根本的问题是如何下功夫提高修养。否则繁荣创作就是一句空话。发言引起与会者的关注。时任《陕西日报》文艺部主任田长山要去发言稿，以“作家的修养与清醒”为题发表于6月26日的《陕西日报》,《上海文学报》8月24日转载。

1995年为抗战胜利50周年,《汉中日报》于5月17日至7月12日连载5万多字的中篇传记《台儿庄敢死队队长沉浮录》。

接待北京《人民文学》资深编辑、作家涂光群、向前。之后，涂光群专门著文谈到这次汉中之行：“1995年我曾去汉中看望王蓬，我们首次见面。他那时正任《衮雪》杂志主编。我对王蓬和他精干的编杂志班子印象好极了，有数的几个人，他们职责分明，团结协作，工作井然有序，气氛和谐，这才编出一本有地域特色，富含文化气息，文章短小多样，有看头，培养造就文化人才，刊风正，是当地历久不衰的杂志。"

11日，在上海《文学报》发表《致朱鸿信》(文论)；18日，在《西安日报》发表《夜过棣花》(散文)。

6月 在北京《中国公路》第6期发表《古代邮传》(散文)。

7月 在北京《中国公路》第7期发表《商贸之路》(散文)。

7—8 月 由《衮雪》编辑部连续召开小说、诗歌、散文、评论、纪实文学四个会议，力争团结各方面作者，开创一个新的局面。

8 月 5 日，汉中地委组织部下发文件，王蓬被任命为汉中地区文联第二届主席，毕子刚、张正国、许自彬、刁永泉、郝昭庆等为副主席人选。

9 月 月初，西安文友贾平凹来汉中，为《衮雪》的每位编辑写了一幅书法作品，为王蓬写的是“流泉散竹幽人语；倦鸟闲鱼高士风”。平凹一行还专程去张寨看望王蓬父母，并陪王父打麻将，众人皆输，唯王父赢，平凹揶揄替王蓬尽了孝道。

11 月 赴上海采访张佐周先生，先后去无锡、苏州、杭州、绍兴、嵊县、溪口、宁波参观，并顺利完成采访任务。同时还完成了对曾蛰居汉中 30 年之久的章草大师王世镗嫡孙王智量的采访，这在其创作道路上应该说具有转折性的意味。

1996 年，48 岁

1 月 25 日，在上海《文学报》发表《西乡砖雕》(散文)。

2 月 11 日，在《三秦都市报》发表《苏州旧梦》(散文)；13 日，在《西北信息报》发表《退思同里》(散文)。

3 月 月初，返回乡村，历时半年写出两部酝酿已久的中篇人物传记《功在千秋——记一位保卫石门石刻的公路专家》与《百年沧桑——记一个拓印世家》，各 5 万余字。之前，王蓬曾购中国文史出版社所出 40 卷本《文史资料选辑》及《抗日战争研究》等相关史料，弄清楚了当年修筑第一条穿越秦岭的川陕公路始末，保护石门石刻的真实过程及抗战时期的种种背景。《百年沧桑》对金石、拓印是一次认真的了解与学习，在此基础上，完成了对褒城张氏从清代同治年间开始，一门五代延续 150 年之久的拓印世家传奇般故事的真实描摹。

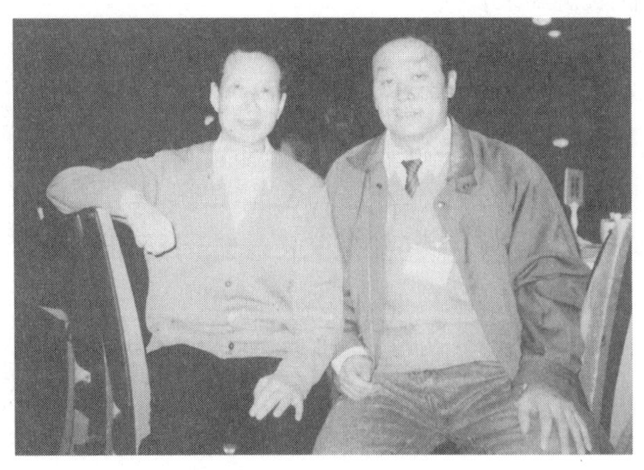

1996年，全国五次作代会上阎纲与王蓬

这次写作在王蓬的创作生涯中，应是一次重要的突破。之前，他也写出过《巴山茶痴》《在中国，有这样一位作家》等几部中篇传记，并于1991年在北京中国文联出版社出版包括这5部作品在内的传记集《流浪者的足迹》。但一次规划4部与蜀道相关，又各自独立成章的作品，涉及古道、古建、文物、抗战、金石、拓印、书法、翻译诸多领域，事繁线多，内涵宏富，牵扯面广，怎样在枯燥众多的事件中把握大局，突出人物及涵盖丰富的文化，对王蓬应该是一次严峻的挑战。

同年完成五六万余字的中篇传记《功在千秋——记一位保护国宝的公路专家》后，寄往上海征求张佐周的意见，几周后接到回信，很简短：很真实，把我想到和没想到的都写出来了。末尾，又添了一句：文笔很好。这使王蓬信心倍增，把这部作品作为征求意见稿发在《衮雪》第4期上。结果，反响强烈程度出乎预料。首先，一直关注王蓬创作的评论家韩梅村写出近8000字的评论《经国大业不朽盛事——读王蓬中篇人物传记〈功在千秋〉》，称“读完作品，一位高度尊重和热爱祖国优秀文化遗产、具有超常识见、气度非凡的公路桥梁专家张佐周的伟岸形象，骤然屹立在了我们面前”；西南师范大学历史学教授、博导马强写出《为了历史的瑰宝与良知——读王蓬中篇传记〈功在千秋〉》称：“王蓬这部栈道新作没有停留在一般歌功颂德名人传记意义之上。而是在貌似客观平和的叙述中浸染着一位学者型作家深沉睿智甚尔略带悲凉的历史反思。在以史学为业的笔者看来，这部传记的存史与思想价值要远远高于艺术价值。”汉中师范学院中文系教授、文学评论家李锐在致王蓬的信中说：“作为纪实文学创作，我以为‘功’有深厚的思想文化内涵，分量很足。”王蓬在鲁迅文学院、北京大学的同学、时任陕西省艺术研究所副所长的赵宇共来信说：“收到杂志，一口气读完写保护石门石刻的报告文学。我以为，这样的报告文学或许能胜过一部长篇小说。你若沿此路写上10篇左右，结集起来，将是对中国文化建设的救命之作。可能是我的偏爱，我觉得这部作品蕴含的思想，超过我读过你的任何一篇作品。若再有此类作品，请务必给我。我还没有给谁作品写评论的冲动，若再读到一两篇，我会动笔为之擂鼓。”时在汉中驻站的《陕西日报》文艺部主任田长山读完《功在千秋》，即在《陕西日报》1996年7月8日发表长文《王蓬可能挖到了“金矿”》。

13日，在《人民日报》发表《运河夫妻船》(散文)；在《秦岭文学》第1期发表《〈山祭〉再版后记》(文论)。

4月　3日，在《西部商报》发表《秦巴乡俗》(散文)；5日，在《苏州杂志》第2期发表《姑苏雨意》(散文)；13日，在《陕西日报·星期天》发表《读〈老房子〉》(文论)；在《安康文学》第1—2期发表《致王智量、张燕玲》(文论)。

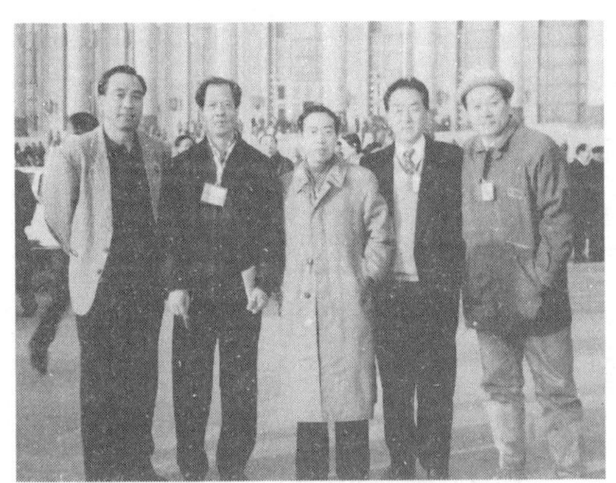

1996年第五次全国作代会。右起：王蓬、刘成章、贾平凹、陈忠实、白描

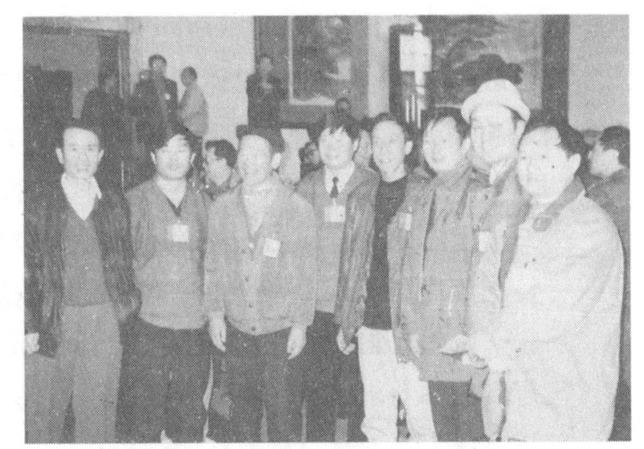

1996年第五次全国作代会同学聚会。左起：孙少山、赵本夫、李清泉、程枫、聂鑫森、吕雷、王蓬、肖建国

5月 在《少年月刊》第5期发表《居住文庙的日子》(散文);《汉中日报》8月29日至11月6日连载《功在千秋》(中篇传记)。

8月 咸阳师范学院教授、文学评论家韩梅村多年撰写的评论专集《王蓬的艺术世界》由陕西人民教育出版社出版。全书152千字，由贾平凹题写书名并作序。整部作品由“社会的历史的阐释”“心理的阐释”两大部分组成。前者又分为小说的阐释，传记文学的阐释，散文的阐释等单元，对已经创作出版的两部长篇小说《山祭》《水葬》，中短篇集《油菜花开的夜晚》《隐秘》《黑牡丹和她的丈夫》，散文集《乡思绵绵》《京华笔记录》进行了全面的梳理和评述，是十分公正和有识见的。后者从王蓬创作特色及其个性心理与创作之间的关系做了探索。应该说，这是一本较为全面系统地对王蓬创作进行评论总结的优秀评论集。2000年,《王蓬的艺术世界》获得陕西首届评论作品优秀奖。

9月 在《延河》第9期发表《一片土地两番收获》(散文)；14日，在《西安日报》发表《我到了咸亨酒店》(散文)。

11月 1—18日出访日本，参与起草汉中与出云建立友好市的系列文件，参加签约仪式，访问出云、广岛、神户、奈良、京都、大阪、东京等地。此为首次正式出国访向，其背景是当年汉中由管辖11个县的行政地区改为地级市，正式成立市委、市人大、市政府、市政协四套领导班子。在考察市级领导人选时，需要一位党外人士，50岁以内，有高级职称者进入领导班子。王蓬正好符合条件，被列为考察对象。省考察组找他谈话时，他并不了解谈话目的，但明确表示不愿

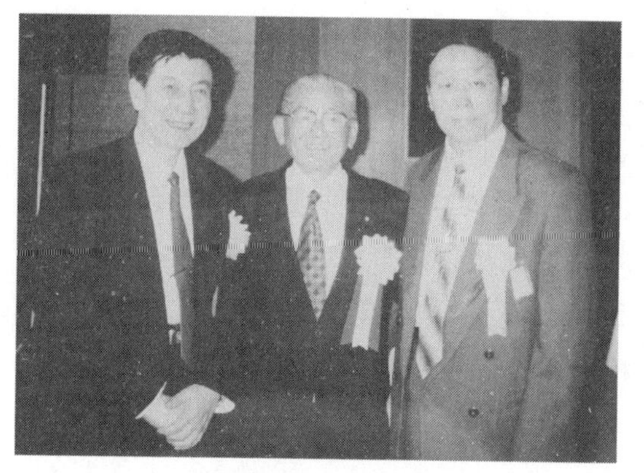

1996年出访日本。左起：汉中市市长白云腾、日本前首相足下登、王蓬

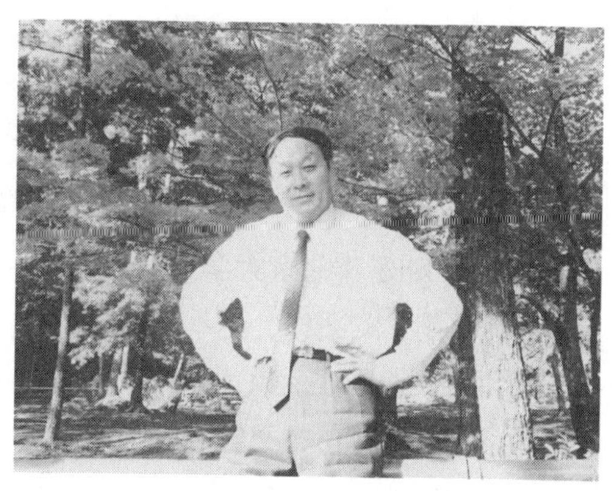

1996年在日本奈良

放弃专业。事后，时任市委宣传部部长的阎重林告诉他是副市长人选，但他并不遗憾。因为从未想过从政，也从未想过放弃文学。之后被安排为首届市政协常委。时任市委组织部部长的李永明曾对王蓬好友、时任《陕西日报》驻汉记者站站长田长山说，等下届再安排为市政协副主席，他对此也不在意。在汉中市与日本出云市建立友好城市时安排王蓬出访，代表团共六人：市长白云腾、市纪委书记孙至诚、市政府办公室主任刘志成、市财政局长高峰、市外办主任阎克艰、省作协副主席、市文联主席（人选）王蓬。从组成人员不难看出，这是一次高规格的出访。行前，王蓬曾对日本明治维新前后及第二次世界大战后政体改革方面的书籍进行广泛阅读，访问期间，其关注也多在日本文化形态及日本人的生存状态方面。返回后写出《扶桑结好话出云》①《出云锁记上下》②《日本打工族见闻》③。文章引起文学评论家杨乐生的关注，他说："在多年以来我的印象中，王蓬是以小说创作见长的，从他的《银秀嫂》开始，我一直是在关注这个潜力很大的小说家的。其实说起来也并不突然，前两年在《三秦都市报》上读了王蓬一组访问日本的系列散文，已经直觉到他转向关心文学作品的文化含量了，只是没料到他转的这么快。"④

① 《汉中日报》1996年12月12日。

② 《三秦都市报》1997年1月9日、10日连载。

③ 见深圳《就业》1999年第6期。

④ 详见2000年杨乐生在王蓬《山河岁月》研讨会上的发言。

21日，在《西安日报》发表《阅读连城山》(散文)。

12月 在《小说评论》第6期发表《关于〈水葬〉对话》(文论)。

当选全国第五次作家代表大会代表，16—20日，在北京参加全国作协第五次代表大会。此次大会在著名的京西宾馆举行，距1984年第四次作代会已12年，距1988年北京大学作家班毕业也已8年。此次会议有近20名同学当选为代表，邓刚、刘兆林、赵本夫、储福金、孙少山、程枫、聂震宁、聂鑫森、甘铁生等。会议期间，北京大学中文系安排回校座谈、聚餐。曾为大家上课的袁行霈、严家炎、谢冕、曹文轩等老师参加。

1997年，49岁

1月 18—21日，汉中市文学艺术界联合会召开第二次代表大会，为期三天。王蓬当选为主席，毕子刚、许自彬、郝昭庆、刁永泉等当选为副主席。大会结束时，王蓬代表新一届主席团对全体代表郑重承诺本届办三件事：一是解决文联办公地址；二是编辑出版《汉中50年文学作品选》；三是组建八个专业文艺协会。

在《广州文艺》第1期发表《汉中女子》。

9—10日，在《三秦都市报》发表《出云琐记》(上、下)。

3月 15日至5月18日，湖南长沙《人民公路报》连载《功在千秋》(中篇传记)。

4月 10日，上海《文学报》发表《苏州的肖像》。

5月 22日，北京《中国旅游报》发表《蜀道千古话褒斜》；24日《陕西日报·星期天》发表《蜀道千古话三绝》。

6月 7日，《陕西日报·星期天》发表《摩崖石刻与石门颂》等作品。

自1月文代会结束即开始寻找相关领导与部门争取购置办公楼经费。同时，在市区寻找合适的办公场所。几经比较，选定市政广场西侧14号楼五层，加一层车库共330平方米。但财政拨款还差一半，王蓬三次去省财政争取资金，最终一举解决了文联成立多年因租房办公而无法展开活动的困境。

19日，在北京《中国旅游报》刊登《蜀道与石门颂》。

7月 北京《人物》杂志第4期发表《功在千秋》(中篇纪实缩写本)；18日，《各界导报》刊登《西乡砖雕》(散文)；17日，《西安日报》刊登《蜀道葱茏说二岭》(散文)；19—23日，湖南《人民公路报》连载《蜀道笔记》(系列散文)；《秦岭文学》第2期刊登《〈水葬〉之外的内容》(文论)。

正式寻访丝绸之路。起因为此时对蜀道的寻访基本结束，对丝绸之路寻访的兴趣骤然强烈。鲁迅文学院学友程枫热情相邀，二女儿初中毕业，便利用暑期携妻带女前往西宁。第一站为兰州，由友人亦是作家的冯德富接待，游览白塔山、五泉山等处；再去西宁，青海省作协主席老友朱奇陪同环游青海湖一周，领略青藏高原风貌；又去银川，到鲁迅文学院同学查舜老家灵武，这一带系回乡，有浓郁的穆斯林风情。同时，兰州、西宁、银川均为丝路重镇。王蓬此行探访丝路，经三省历 20 天，返回后完成散记一组六篇，约 15000 字，题为“西部的诱惑”，发表在《安康文学》1997 年第 4 期。

9 月 11 日，上海《文学报》发表《汉中笔记二则》(散文)；在天津《文学自由谈》第 5 期发表《胸襟·阅历·识见》(文论)；赴榆林参加省作协组织的忽培元所著长篇传记文学《群山》研讨会。

11 月 3 日，《社会保障报》发表《米仓道杜鹃》(散文)。

12 月 3 日，在《陕西农民报》发表《王松然的盆景》(散文)；10 日，在湖南《人民公路报》发表《大散关》(蜀道散文)；19 日，在《各界导报》发表《偶遇汪曾祺》(散文)；29 日，在《社会保障报》发表《晴雨草原》(丝路散文)。在《甘肃旅游》第 4 期发表《蜀道千古话风情》(散文)。31 日，在《三秦都市报》发表《高原名寺》(丝路散文)。

1998 年，50 岁

1 月 被推举为陕西省八届政协委员，分在文艺界，结识一批文艺界委员：刘文西、邹中绪、王丽娟，作家有省作协书记赵熙。

春节前，召开市文联迎春座谈会，在首次启用文联购置的装修一新的书画展厅内召开。文艺界 80 余人济济一堂，对拥有自己的文艺之家感到满意。

7日，在《汉中日报》发表《牛岭》。

3月 3 日，发表《柴关岭》“蜀道散文”；20 日，在《社会保障报》发表《雪域魂灵》(丝路散文)；《蜀道奇树》(散文) 入选由陕西旅游出版社出版的《陕西名家文选》；28 日，在《中国文化报》发表《如镜湖泊》(丝路散文)，此篇散文获《中国文化报》“九州岛揽月杯”优秀奖。

4 月 23 日，在北京《中国旅游报》刊登《大散关》(蜀道散文)，获《中国旅游报》年度奖。

邀请省政协委员书画家王蒙、张臻、王丽娟、杨梵一行来汉中采风交流，以此带动汉中书画交流风气。

5月 10日，在《西部文学报》发表《农民诗人蒿文杰》。

6月 11日《三秦都市报》刊登《黄河奇石》(丝路散文)。

7月 10日、17日、24日分别在《各界导报》发表《晨谒马超墓》《高台读书》《明塔风景》。

8月 在《广州文艺》第8期发表中篇小说《根雕》，约2万余字，这篇小说虽仍以秦巴山区为背景，却颇具文化内涵，王蓬曾用一句话对作品做了概括：人可以把一段枯枝做成根雕艺术，社会也可以把人雕塑为它需要的模样。

王蓬与书画家许自彬、冯力赴镇巴采风。许自彬作画时突然中风，因抢救无效去世，请镇巴县委书记郑宗林协助连夜运回勉县。许自彬为汉中最有成就的国画家，两届市文联副主席，年仅60岁，实为一大损失。后撰写《一条没有画完的栈道》(文论)发表于10月30日的《陕西日报》上。

在《安康文学》第3期发表《沔阳六记》(蜀道散文)。3日，在《三秦都市报》发表《物华天宝秦巴山》；15日，在《星期天》发表《姑苏雨意》(散文)。

10月 第三本散文集《汉中女子》由太白文艺出版社出版，收入散文65篇，计27万字，印数2000册，定价18.8元，责编朱鸿。

赴西安参加全国第十届书市，作为陕西重要作家作品参加本次书展。陕西作家陈忠实、贾平凹、李凤杰、王愚、刘成章、赵熙、莫伸、高建群、晓雷、杨维昕等均有著作专柜，并有大幅照片和文章介绍。展会期间经朱鸿、贾平凹介绍，认识德籍华裔作家龙应台，与之交谈并共进晚餐。返回后写《98’书市徜徉录》《龙应台印象》，发表于30日《汉中日报》上。

29日，《各界导报》刊登《十年一别忆北大》(散文)。

11月 《衮雪》与市工商银行联合举办“牡丹卡”杯微型作品征文奖，举办隆重的颁奖仪式，有40名作者获奖，这对坚守文学创作的作者是个鼓励。

12月 召开文联全委会，总结全年工作，并提出建国50周年之际出版《汉中50年文学作品选》；担任撰稿的电视专题片《秦地南来说汉中》，在省市电视台播出；获陕西省文化厅该年度突出贡献奖。

1999年，51岁

元旦接待襄樊市文联沿汉水采风一行八人，送走客人即返张寨乡村，历时八天，完成中篇纪实《蜀道“楼兰”》，系对蜀道沿途一系列消失的城镇、驿站、村落、古城堡、古战场、古墓葬的寻叩与考察，约2万余字。

1月 在《延河》第1期发表两篇各5000字的人物传记:《难忘孺牛》《清明忆友》，由于真切质朴，同时披露了王蓬从青少年时代就在农村生活的真相，引起关注。5日，《海南法制报》发表《龙应台西安印象》。

2月 2日，《汉中日报》刊登《面对混沌世界的微笑》(散文)；汉中市政协文史资料《天汉回眸》第1期刊登《栈道寻访记》与《宝汉公路修筑始末》。

3月 文联召开主席团会议决定编辑出版《汉中50年文学作品选》，请省作家协会主席陈忠实写序，王蓬主编。

4月 返回农村为蛰居汉中30年的书法大师王世镗写中篇传记《墨林风云》。王世镗是清末民初的章草大师，亦是位传奇人物。其祖籍天津，青年时参与“戊戌变法”失败后避祸来陕南，短暂为官，下野在汉中莲花池畔筑茅舍苦练书法，其作品被人冒充为明代高手，在京刊印出售，引发一段离奇章草案，惊动了中央监察院院长于右任，这才发现这位书法奇才，惊叹为“古之张芝，今之索靖，三百年来，世无与并”，并把他从秦巴大山拱围的古城汉中请到南京。一时间，人皆欲睹其风采，更欲赏其墨宝，真正名动京师，成就中国书坛一段佳话。此也是系统了解书法诞生演变的一次机会，王蓬阅读各种史料，历时50余天完成，全篇约5万余字，交《汉中日报》5月至6月连载。

6日，《陕西日报》刊登《张良庙最早的照片》。

5月 组织文联各类文艺家30余人赴南郑、留坝、城固采风；西北师范大学《丝绸之路》第3期刊登《功在千秋》(万字缩写版)。

6月 深圳《就业》第6期刊登《在日本的打工族》(纪实)。

再返张寨，为王世镗之孙、翻译家、作家、教授王智量写传。此事缘于1995年为给曾在汉中隐居30年之久的书法大师王世镗写一部传记，专程赴上海拜访王世镗嫡孙王智量，两人一见如故。一日步入上海虹桥公园鲁迅墓前，由开园至闭园，由晨至暮，恳谈竟日，中间仅以茶点充饥。智量先生忆及被打成右派，由青年翻译家、团委书记沦为阶级敌人，妻子离婚，发配甘肃，“三年灾害”期间险些饿死，自谋出路失去公职，幸亏被在上海的大哥收留，打扫街道、做代课老师，几次泣不成声，泪水夺眶而出，让王蓬灵感突现：何不共写祖孙两代，祖孙阅历都涵盖叙说不尽的人的奋斗、人的精神、人的命运的永恒主题。因此历时一月，完成中篇传记《风雨人生——记翻译家、作家王智量教授》，约4万字。

至此，王蓬计划要写的与蜀道相关的四部人物传记全部完成，加上关于蜀道的考察散记 84 篇，结集为《山河岁月》(蜀道文化著作）上、下两卷，共 60 万字。由友人朱鸿牵线，介绍给太白文艺出版社总编辑陈华昌。陈华昌系四川人，学历史，对三国时张鲁在汉中布五斗米教有研究，故对蜀道颇感兴趣，愿意接受书稿，责编即为朱鸿。《山河岁月》于 1999 年 12 月出版，定价 48 元，印数 3000 套。

7 月 二女儿王欣星高中毕业，以全市文科第 69 名成绩被河北大学中文系录取。

8 月 3 日，《汉中日报》刊登为镇巴作家陈军所写传记《巴山一百人》序言。

10 月 北京友人约写“共和国与我——名作家谈 50 年”，王蓬写了《秋风夜雨听涛声》，四川文艺出版社出版；散文《退思同里》被苏州文联副主席吕锦华收入《古镇同里》，由人民文学出版社出版；18 日，北京《人民政协报》刊登王蓬散文《夜宿武侯祠》;《延河》第 10 期刊登《汉水汉中汉王朝》。

11 月 《汉中 50 年文学作品选》由太白文艺出版社正式出版，把汉中新中国成立以来创作的小说、散文、诗歌、报告文学、戏剧作品精选入册，共有 200 多名作家的各方面作品入选，文联隆重召开首发式。

下旬赴厦门参加中国作家协会采风活动，有中国作协创联部主任蒋巍、干事徐忠志、作家出版社社长张胜友、《红旗》杂志社李下、陕西作家王蓬、宁夏作家余光慧、辽宁作家邱长发及福建作家章武等人，历时 10 天，到闽西、连城、永定、长汀等地参观访向，参观永定土楼、红军遗址、客家风俗等。

12 月 正式组建市作协、市剧协、市美协、市舞协、市民间文艺家协会，完成市摄协、市书协、市音协换届。汉中市文联所属八个文艺专业协会全部成立。至此，王蓬两年前担任文联主席时承诺的解决办公用房、出版《汉中 50 年文学作品选》、组建八个文艺专门协会的任务全部完成。

2000 年，52 岁

1 月 23 日，在《闽西日报》发表蜀道散文《夜宿武侯祠》；在省文联《新大陆》第 1 期发表蜀道散文《蜀道神奇话四关》。

2 月 春节过后，受市委副书记郭加水委托，与黄建中、蒿文杰、丁利、吴全民等八人赴陕北考察民间文化活动，顺便去壶口、山西平遥、晋祠等处参观。返回完成调查报告《扎根黄土叶茂花繁》，发表在 3 月 1 日的《汉中日报》上。

4 月 陕西作家协会、太白文艺出版社、汉中市文联在汉中联合举办《山河岁月》研讨会，这个对王蓬由文学创作转入文史写作十分重要的研讨会的召开十分偶然。《山河岁月》出版后，3 月中旬去省作协送书，大家建议开个研讨会，王蓬即向省作协主席陈忠实汇报此事，陈忠实表示支持并商定研讨会由陕西作家协会、太白文艺出版社、汉中市文联联合举办。

返回汉中召开主席团会商讨此事，大家一致认为能邀请众多名家来汉，其意义超过一部作品的研讨。其时，担任汉中市委书记的胡悦、担任市长的田杰都刚由省上到汉中任职，需要了解汉中。《山河岁月》涉及汉中的历史沿革、风物民俗、文化积淀，引起两位领导的阅读兴趣，批了 4 万元专项经费。

研讨会 8 日上午在汉中市文联会议大厅举行，省作协主席陈忠实，副主席王蓬、李凤杰、晓雷，《延河》主编徐子心、《小说评论》主编李国平及作家、评论家、媒体记者韩梅村、杨志鹏、朱鸿、赵宇共、方文英、杨乐生、邢小利、李康美、杨立英、郝昭庆、李锐、郭鹏、张保德、周忠庆、李耕书、李汉荣、丁利、蔡如桂、牛力、蒿文杰等 60 余人参加。会议由省作协主席陈忠实主持，与会者畅所欲言，评论优劣，气氛热烈。评论家韩梅村说："在王蓬看来，由于立足汉中的刘邦以栈道的或毁或存作为一种军事斗争的策略，才最终统一了天下，建立了汉

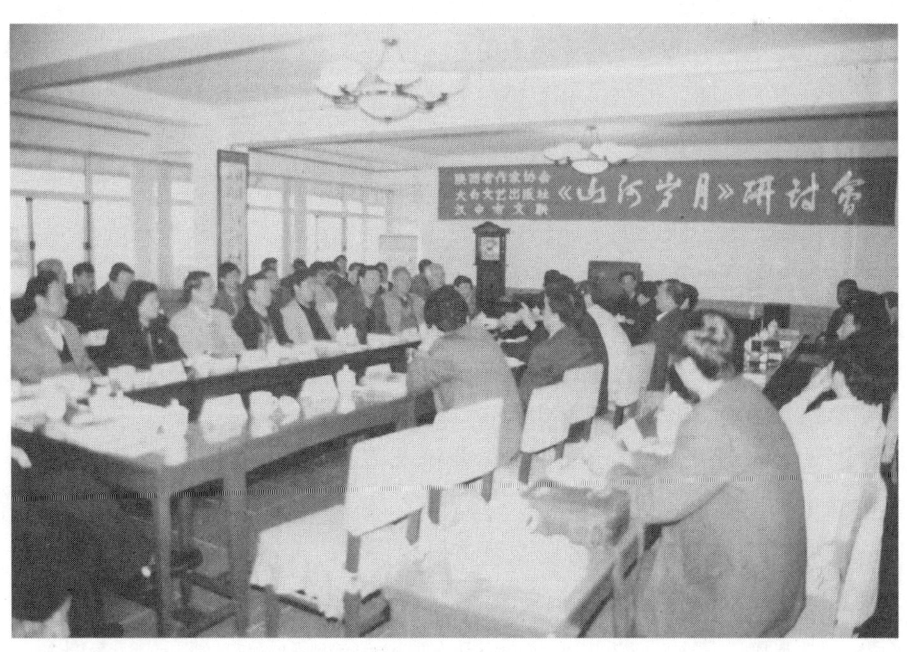

2000年 4 月王蓬蜀道著作研讨会

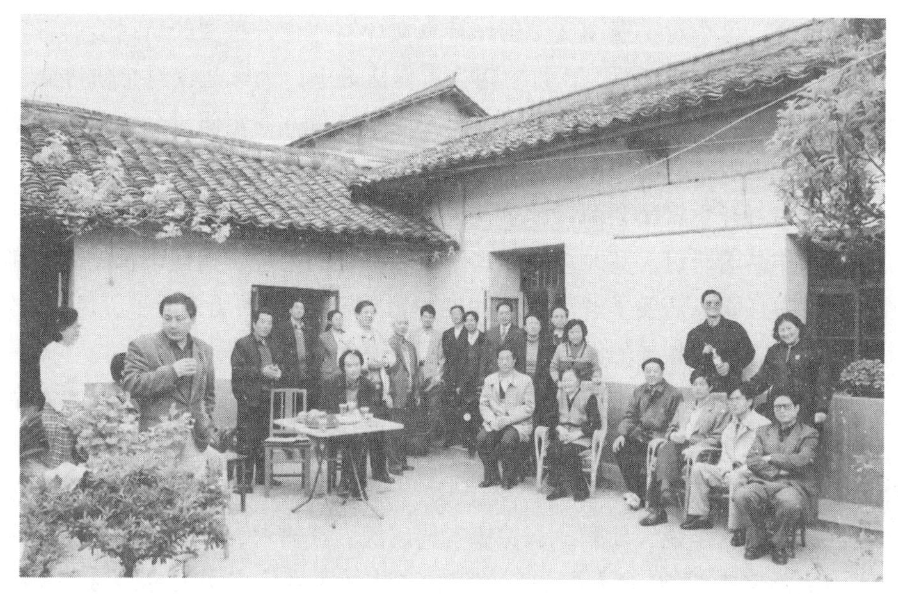

与会人员在王蓬农村小院

朝，华夏民族从此才有了‘汉族’的统一称谓，以及派生出来的‘汉字、汉风、汉俗’等，这无疑是一个令人耳目一新的大胆识见。”

省作协副主席，著名作家李凤杰说：“《山河岁月》的创作对我的最大启示是，王蓬有着难得的清醒，他总是不断提高自己的修养，没有媚俗的心态，从不浮躁，既不随风逐浪、观云望潮，亦不左顾右盼评奖与评论，只是扎根生活，选定自己的目标锲而不舍地努力，才有了不断地突破，作品也总闪耀出神圣的光彩。”

省作协副主席，著名诗人晓雷说：“《山河岁月》首先是一次题材的全面解放。天梯云栈相互勾连的古老蜀道，在二十世纪末等来了一位情有独钟的王蓬。王蓬离开了他写小说那种工笔画式的精雕细刻，而用金戈铁马式的刀劈斧斫，茂陵石雕式的粗线勾勒。它是大气磅礴的，浑豪雄强的，与他小说的霁月风光、委婉迷离迥然不同，给人以新的阅读冲击。”

陕西艺术研究所副所长、著名作家赵宇共说：“保存了两千年的石门栈道在战乱的二十世纪三十年代因赵祖康、孙发端、张佐周等人而受到保护继续存在。然而在 1970 年，在已有两个方案完全可以保护石门古遗存的情况下，执政决策人却随意地建坝修库淹没了石门栈道。这不是个别的偶然的意外的事件，北京古城的城门、城墙、牌坊、四合院等的人为破坏沿袭到了二十一世纪。为何会出现

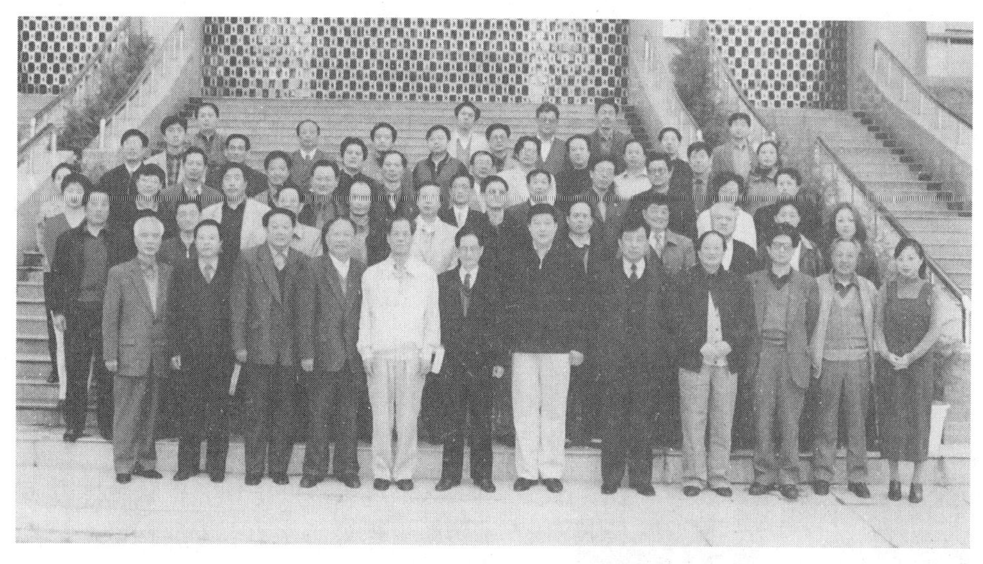

2000年4月《山河岁月》研讨会与会者合影

这种状态？整个民族整个国家整个时代的文化失根、文化失重现象是否存在？王蓬进行这样的历史对比是发人思索的。”

汉中师范学院中文系主任、刘清河教授说：“王蓬作为从逆境中挣扎、奋斗出来的作家，在他的心目中文学是一种神圣的事业，他将自己作为祭品奉献给了缪斯女神。在他的作品中绝无吟风弄月、自伤自怜一类‘小家子气’的自我消遣之作，多的是满怀着作家的良知，以严峻的审视目光和深刻的穿透纷杂事象的思想力度，去审视历史，因此他的作品大都能给人以启迪，引起读者心灵的震颤或共鸣，促使人们对历史和现实进行深思，关注人性的复归。”

《汉中师范学院学报》主编、李锐教授说：“《山河岁月》最大的特点在于，王蓬把地方文化景观的智性思考与诗的激情结合起来，从而具有‘诗化哲学’的味道。”

《小说评论》副主编、评论家邢小利说：“王蓬的《山河岁月》是一部扎实厚重的大书。这是关于古栈道，关于秦巴山地，关于汉中、关于陕南的历史、文化、风情及有关人物的大书。这样的作品由于其深含着历史文化的内涵，因而既具有文学的价值，又具有历史文化的价值。”

《延河》执行主编、作家徐子心说：“《功在千秋》这部传记，事件的历史跨度大，历史事件多，史料浩繁，作家要跨越时间超越自身经历去开掘、研究和熟悉

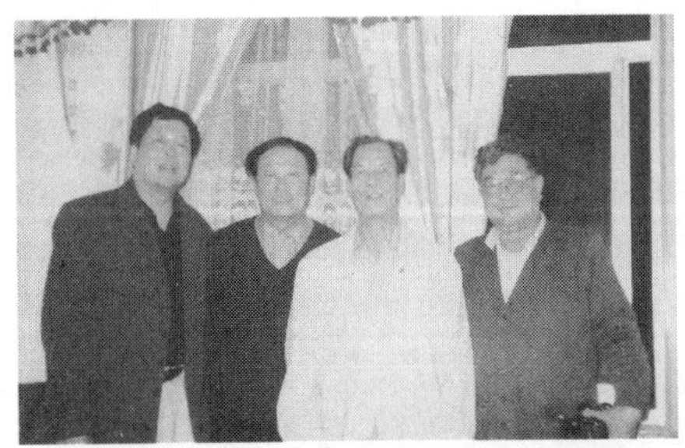
左起：胡悦、王蓬、陈忠实、蔡如桂

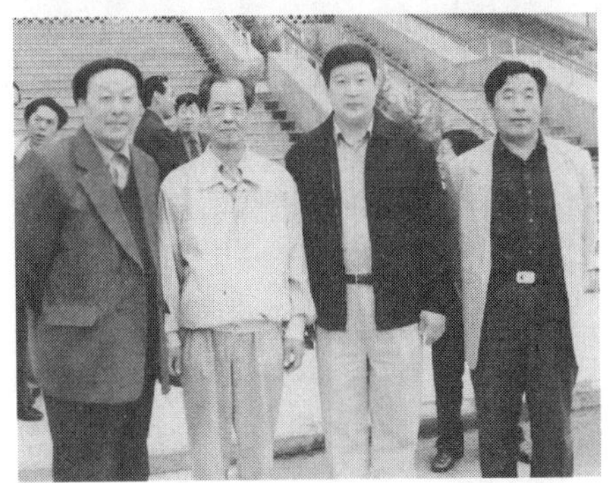
左起：王蓬、陈忠实、田杰、杨志鹏

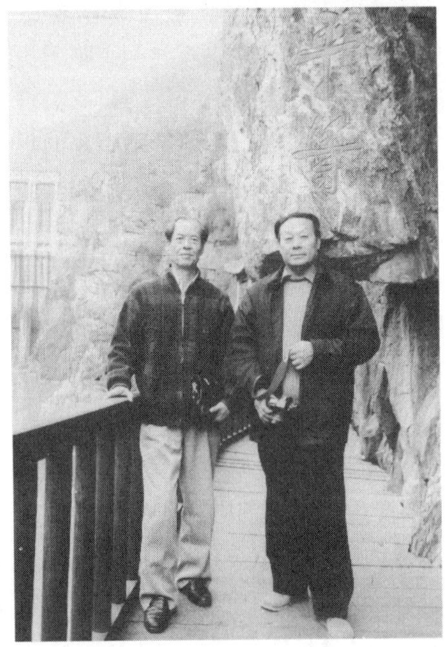
王蓬与陈忠实在石门

史料，又要以饱满的激情冷静地燃烧，这无疑比长篇小说更难驾驭，非大手笔莫属。我认为《功在千秋》是陕西目前人物传记中的扛鼎之作。”

汉中文联副主席、著名戏剧家郝昭庆说：“《山河岁月》中的作品与他早期的小说是一脉相承的。读了《山河岁月》中记述王孺牛、蒿文杰、饶士龙、陈明珠、周根庆的文章，我深受感动，久久不能平静。王蓬真乃性情中人也！”

汉中市史志办主任、曾获全国方志十杰荣誉称号的文史专家郭鹏说：“作为文学艺术，在记述历史及社会史实时，三分史实，七分虚构。作为文学作品，这是允许的。而王蓬在记述历史事实方面，在刻画人物方面，却严格遵循历史真实来写，作者从一个文学家的角度出发，深入钻研和思辨了所记述地域的真实历史，达到了一个史学家的高度和深度。”

西北大学教授、文学评论家杨乐生在会上宣读了长达万字的论文《此情只应归大地》，言犹未尽，返回西安，又写长信表达看法：“我特别赞赏王蓬在《山河岁月》第五辑推出的四篇报告文学式的人物传记。这是一些大写的人；这是一些历史不能也不应该忘记的人。这是一些中华民族应该引以为骄傲的人；这是一些在精神上获得永生的人。”他还强调：“近年社会风气不好，在汉中，不少的朋友、名人、真正的‘同志’都和我一样，推心置腹地讲了大量的肺腑之言，这是非常难能可贵的，这放在西安甚至是北京几乎都是不可想象的，毫不夸张地讲是千金难买、求之不得的。我固执地认为，您的研讨会最大的收获便在于此。”

历时二天的会议无疑是成功的，让主持会议的陈忠实深受感染，他在会上赋诗一首，并用毛笔书写下来赠送王蓬。

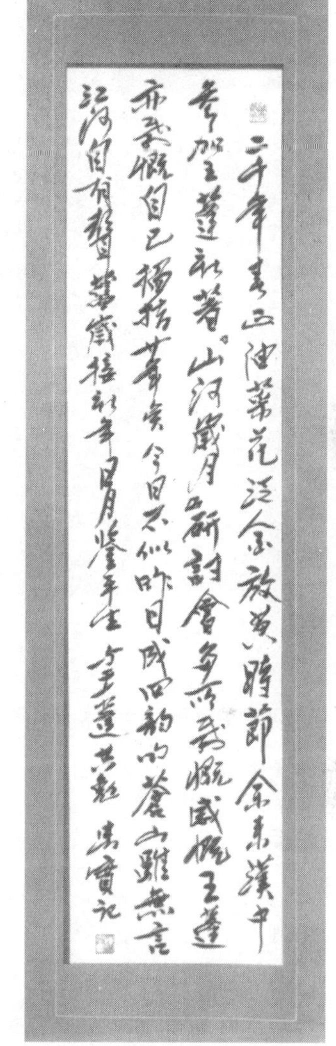

陈忠实为王蓬《山河岁月》所作诗句

> 2000年春，正逢油菜花泛金放黄时节，余来汉中，参加王蓬新著《山河岁月》研讨会，多有感慨。感慨王蓬，亦感慨自己，掐指20年矣，今日不似昨日。成四韵句：苍山虽无言，江河自有声，旧岁接新年，日月鉴平生。与王蓬共勉，忠实记。
>
> 每句第二字，正好构成：山河岁月。

5月 利用“五一”长假，与郭加水、张保德、吴宝恒及陇南画家杨立强一行，驱车去敦煌，越过长长的河西走廊，沿途在武威、张掖、酒泉，各住一夜，参观半日，引起对河西及丝路浓厚的兴趣，返回后写出关于河西走廊一组文章，共八篇，分别于7月7日《三秦都市报》发表《丝路名城》，7月28日《各界导报》发表《敦煌百年》，9月7日《石狮日报》发表《沧桑祁连山》并获该年度优秀作品奖，9月11日《海南法制报》发表《河西人情》；9月14日《石狮日报》发表《汉明古长城》，9月21日《石狮日报》发表《塞外骏马》。

6月 《延安文学》第3期发表中篇纪实《蜀道楼兰》。

7月 再次考察丝绸之路，起因是蜀道专著《山河岁月》出版并成功召开了研讨会，蜀道写作告一段落。5月的敦煌之行唤起王蓬踏访丝路的热情，同时也有个特殊机遇：全国都在搞“三讲”。但有规定，主要针对党员干部，党外干部

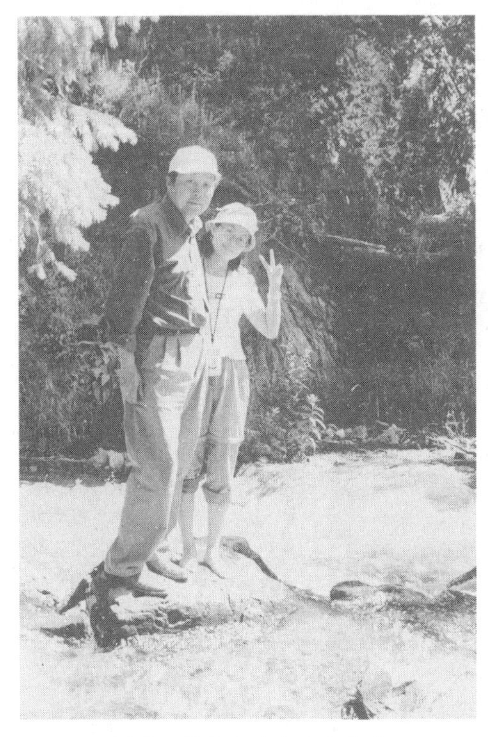
2000年7月与女儿在天山激流

可以不讲。王蓬系党外人士，可以不参加此项活动。他向市委分管文联的副书记郭加水说明情况，提交考察丝绸之路的计划，获得支持。这次行动，也为让上大学的二女儿王欣星开阔眼界，专门利用暑期携妻带女同去新疆，沿途坐火车经历长长的河西走廊，先后在乌鲁木齐、阿克苏、喀什等地参观博物馆、古墓葬、古遗迹、古城堡和大小巴扎，还购了成箱的文史书籍，往返共计 36 天。这也是从 1983 年西出兰州，1997 年走访甘肃、青海、宁夏，2000 年 5 月去河西敦煌之后第四次西行。

10 月 完成 2 万字的《祭父》，此为纪念父亲去世三周年之作。首发于《安康文学》，再发于《延河》2000 年第 12 期。

12 月 8 日，上海《文学报》发表散文《与古人同乐》。18 日,《海南法制报》发表《天山天池》。深圳《潮声》第 5 期发表《西域散文三章》。

2001 年，53 岁

1 月 文联召开各协会主席会议，讨论与周边相邻四川、甘肃、宁夏四省区十二地市文联筹备书画联展，配合第 12 届西部商品交易会的举办。

2 月 春节过后，王蓬与《延河》主编徐子心联系，希望为刚成立的汉中作家协会出一期专号，获得支持。

关于新疆丝路作品陆续刊出：1 月 8 日,《海南特区法制报》发表《故土新疆》；2 月,《延河》第 2 期发表《西行二章》；《西部大开发》第 2 期发表《喀什购陶》；2 月 19 日,《海南特区报》发表《边城风云》；3 月,《丝绸之路》第 3 期发表《沧桑祁连山》；3 月 12 日《海南特区法制报》发表《清真名寺》；4 月，北京《旅游》第 4 期发表《在喀什逛巴扎》;《丝绸之路》第 4 期发表《福乐智慧》；5 月,《丝绸之路》第 5 期发表

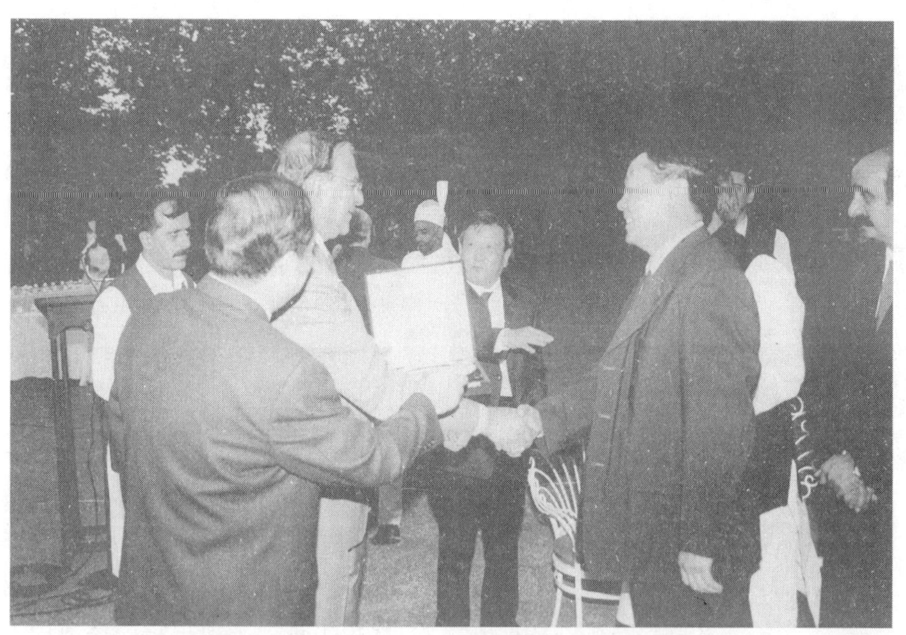

2001年，王蓬出访巴基斯坦，在旁遮普省省督官邸

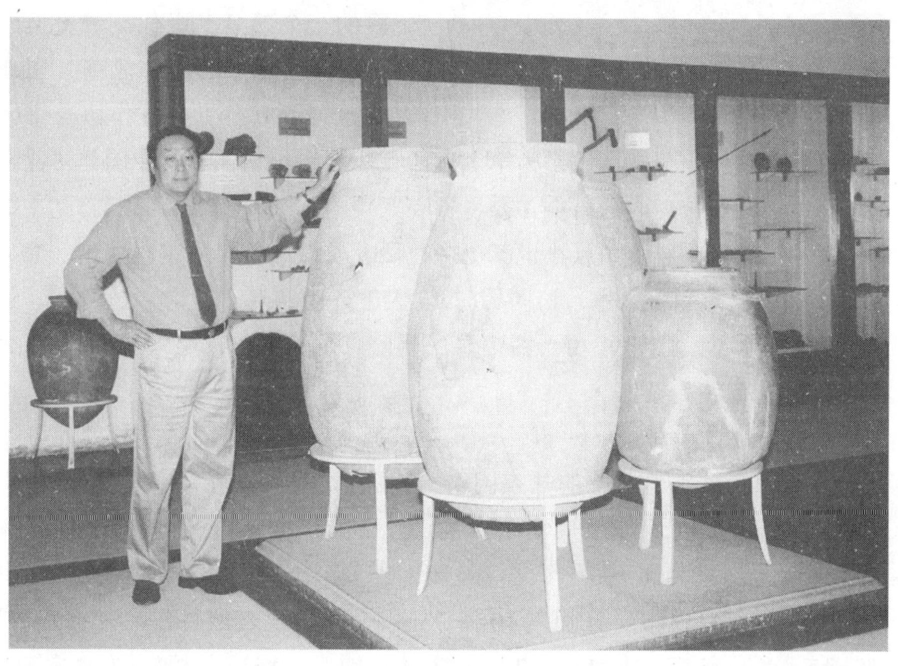

2001年，王蓬在玄奘取经的古印度犍陀罗

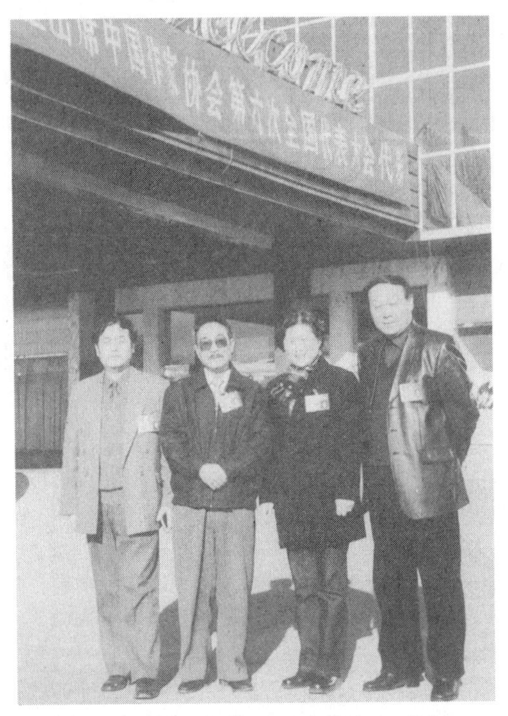

2001年全国第六次作代会。左起：红柯、王愚、李秀娥、王蓬

《走访疏勒》；5 月 16 日，《炎黄文化报》发表《说不尽的客家土楼》；6 月，北京《大自然》第 3 期发表《秦岭山林记趣》；9 月，北京《民间旅游》第 9 期发表《河西人情》。

8 月 23 日，趁赴宁夏吴忠参加四省区十二地市文联筹备书画联展之际，开始第五次西行，由汉中出发，经广元、文县、九寨沟、若尔盖、拉卜楞寺、甘南草原、兰州、银川、吴忠，往返 10 天。

9 月 在中国与巴基斯坦建交 50 周年之际，作为中国作家代表团成员出访巴基斯坦。巴基斯坦为古印度组成部分，亦为丝绸之路西南段的一个部分，唐代高僧玄奘即来此取经，遍布古迹。之前，工蓬探访丝路计划已上报省作协与中国作协，所以批准参团十分顺利，是为第六次西行。这次出访团长为中国作协党组副书记王巨才，此前曾任陕西省委常委、省委宣传部部长。团员有《诗刊》副主编叶延滨、评论家张陵、维吾尔族小说家巴格拉西、安徽《清明》主编段儒东，北大东语系教授担任翻译的唐孟生。访问历时 12 天，先后参观卡拉奇、拉合尔、伊斯兰堡、犍陀罗等地，收获不少丝路信息。至此，由长安出发至卡拉奇 7000 公里的丝路考察全部完成。

此次访问恰逢美国“9.11 事件”发生，巴基斯坦因与阿富汗相邻而备受关注，王蓬敏锐觉察出这其中的热点因素，返回即写出 8000 余字的《巴基斯坦现状目击》，发表于 10 月 20 日《汉中日报》上，北京《文艺报》亦转载。此外，还写出与丝绸之路相关的 10 篇作品：《丝绸之路》第 10 期发表《蜀道明珠张良庙》(蜀道散文)；《石狮日报》分别在 10 月 23 日、24 日发表丝路作品《福乐智慧》《丝路遗风》；《河西晨报》11 月 2 日发表《汉明古长城》；上海《文学报》11 月 29 日发表《蜀道上的明珠》(蜀道散文)；同时，《与古人同乐》(散文)被收入《上

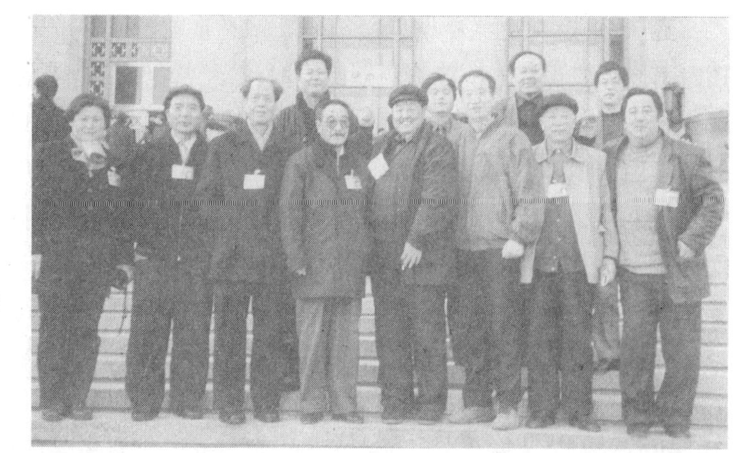

2001年王蓬（左九）与蒿文杰（左六）同时参加第六次全国作代会，一村产生两个代表，开全国先例

海雅玩丛书》，由上海书店出版社出版。

12月 月初,《延河》汉中作家作品专号出版，刊登了近百名汉中作家作品。这是王蓬担任汉中作家协会主席以后做的首件事情，隆重召开首发式，激励新人新作出现。

出访巴基斯坦的丝路作品陆续刊出：12 月 27 日,《海南法制报》发表《一位前任院长》；12 月 24 日,《石狮日报》刊出《古印度的辉煌》；12 月 30 日，新华社《环球》第 24 期刊出《远古的辉煌》。

汉中人民广播电台用 4 个月时间连播王蓬长篇小说《水葬》。

再次当选全国第六次作家代表大会代表，赴北京开会。会前，王蓬向省作协汇报了蒿文杰在农村坚守 40 年、创办“农二哥诗社”的事迹。蒿文杰作为特邀代表参会，在中国作协历次代表大会上，一个村走出两个代表绝无仅有,《文艺报》专门刊登了王蓬与蒿文杰的照片。这次会上见到不少同学，已担任人民文学出版社社长兼总编的聂震宁请大家聚餐。

2002 年，54 岁

3 月 赴西安参加省文联会，返程参观乾陵、法门寺与麦积山佛窟。

出访巴基斯坦所写丝路作品在各地报刊发表：1 月 3 日,《海南法制报》发表《诗歌王国》；1 月 7 日,《石狮日报》发表《街市风情》；3 月 14 日，上海《文学报》发表《塞外骏马》；4 月,《延河》第 4 期发表《两幅马球图》(3 篇)；4 月 2 日,《陕西交通报》发表《丝路名城》；4 月 17 日，北京《中国文化报》发表《新茶第一杯》；5 月，西安《美文》第 5 期发表《巴基斯坦访问记》(3 篇)。

4月 应遵义文联邀请，沿当年红军长征路线采风，越娄山关，过赤水河，历时半月，应为第七次西行，返回完成《黔北八记》。陆续在各地报刊发出：5月30日,《贵州政协报》发表《黔北小记》；6月4日,《贵州政协报》发表《感受遵义》；6月,《中国西部人文地理》第3期发表《沔阳六记》(蜀道散文)。

5月 按市委、市政府要求，由文联牵头，协助市规划局为即将落成的天汉广场策划创作26根文化柱，选取汉中3000年历史中典型事件与人物，请西安美院教授石村雕成26幅雕像。王蓬与市城建规划局局长季祥德联手策划完成这项工作，参与这项工作的还有郝昭庆、张尚忠、刘清河、许姬等文化界人士。

6月 地处秦岭腹地的佛坪突遭暴雨袭击，岳坝乡党委书记朱显发为救群众，以身殉职。王蓬赴灾区采写出万字报告文学《秦岭养育的英雄》,《汉中日报》(8月20日)、《陕西日报》(10月13日）整版刊登，复被多家报刊转载。黑龙江《家庭生活指南》第12期以《恩爱夫妻诀别在暴风雨之夜》转载，获该刊2002年度评比一等奖。这篇作品受到著名作家陈忠实的高度评价：“去年夏天，陕南突发洪水，佛坪一位乡党委书记牺牲在救助群众的山洪之中，王蓬随即追踪采访，写成万余字的报告文学，我在《陕西日报》读到这篇作品时，曾几次忍不住而泪水涌流。王蓬对于生活里的善和美似乎有一种本能的敏感，一触即发的激情，一种虔诚的崇拜，这是作为一个人民作家最为可贵的基础，也是一个艺术家永不枯竭的智慧之源。”①

8月 为配合三省十六市西部商品交易会在汉中召开，编辑加厚号《衮雪》，以“历史文化交融，名家名篇荟萃，一卷《衮雪》在手，阅尽古今汉中”为宗旨，图文并茂，受到外地客商欢迎，这期《衮雪》加印万册。

《丝绸之路》第8期发表《黔北小镇》。

9月 5日，上海《文学报》发表《奇人奇石》(散文)。

10月 《延河》第10期发表《陈仓道风云》(考察散记)。

策划举办“橘乡笔会”，40名重点作者吴全民、丁小村、杨建民、李富安、叶平、朱军、周燕、张芳、张树岗、段纪纲等参加，省文联党组副书记胡万成、组联部主任苏智与会。

11月 参加由省人事厅组织的专家休养团赴海南，参观海口、三亚、天涯

① 详见《关于一个作家的理解》,《人物》2003年第11期。

海角等处名胜。

12月　12日,《西部开发报》发表《蜀道奇树》(散文)

2003年，55岁

1月　开始编辑《王蓬文集》。此事的起因，据王蓬自述：30年间，在全国150余种报刊发表600余万字的作品。在多家出版社出版18种专著，作品入选中外50余种选刊、选本，获得国家一级作家职称和国务院颁发的特殊津贴以及大大小小几十种奖励，但没有想到出文集。陕西的老一辈作家柳青、杜鹏程、王汶石出文集，是宝贵的文学遗产。同辈作家陈忠实、路遥、贾平凹出文集也理所应当。2001年，在全国第六次作代会期间当选为全国儿童文学评委的李凤杰约我去出版社商量出版文集，我对此还没在意。直到赫然四卷《李凤杰文集》置于案头，才让我心里“怦然”一动，恰好陈忠实在汉中，他说：“你应考虑出文集。”我说：“那你得写序言。”忠实一口答应：“是该好好给你写篇文章。”后来竟用数月时间通读数百万字的作品，写出长达万字序言，评论独特精彩，分析深刻率真，可谓力透纸背、入木三分。阅读时忍不住数次泪水涌流。这是一种沉默被理解的感动，一种努力被认可的欣慰。于是，上半年从1973—1993年写作出版的400万字中选择160万

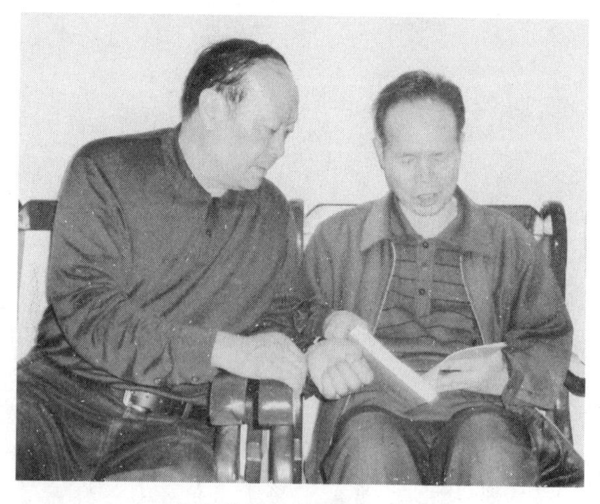

王蓬与韩梅村教授探讨文稿

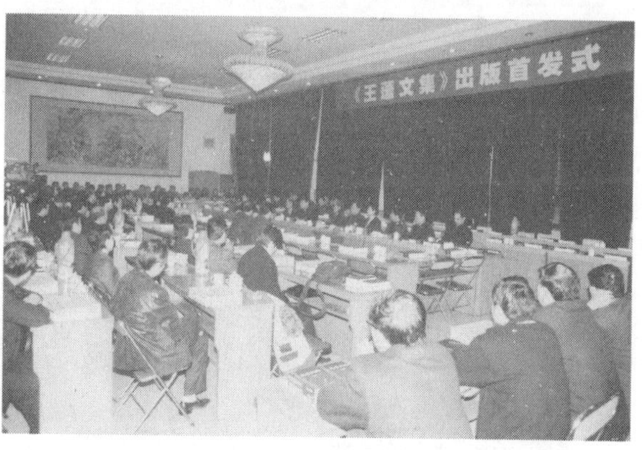

2003年11月22日，《王蓬文集》在汉中市委会议室隆重举办首发式，市四套班子的领导与各界200余人参加

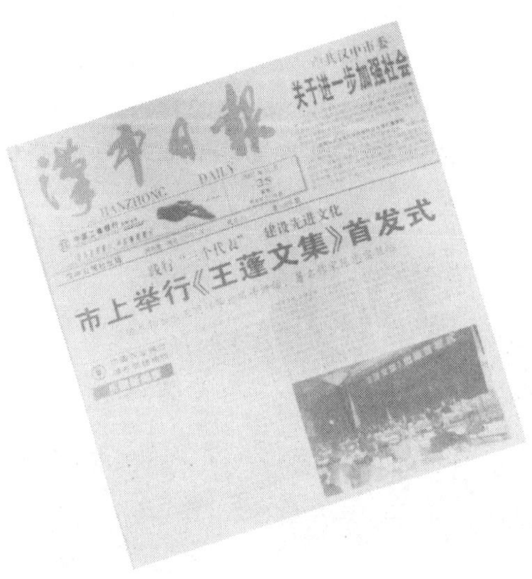
漢中日報
HANZHONG DAILY
关于进一步加强社会
市上举行《王蓬文集》首发式

《汉中日报》头版头条报道《王蓬文集》首发

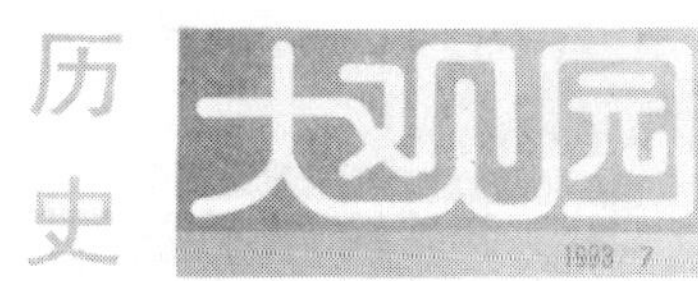

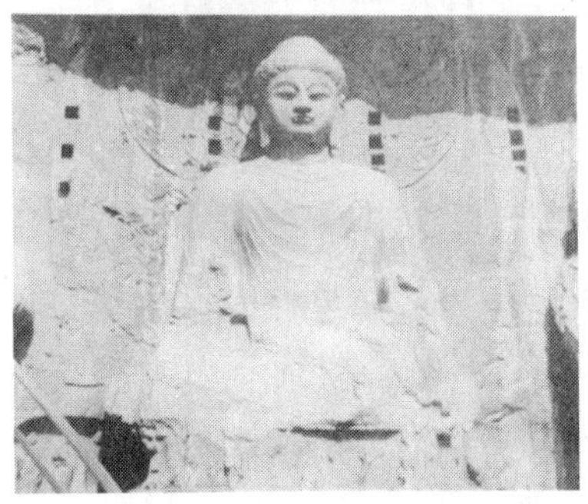

广东中山大学刊物《历史大观园》1993年第9期刊发王蓬纪实性蜀道文章《古栈道觅踪》，8000字

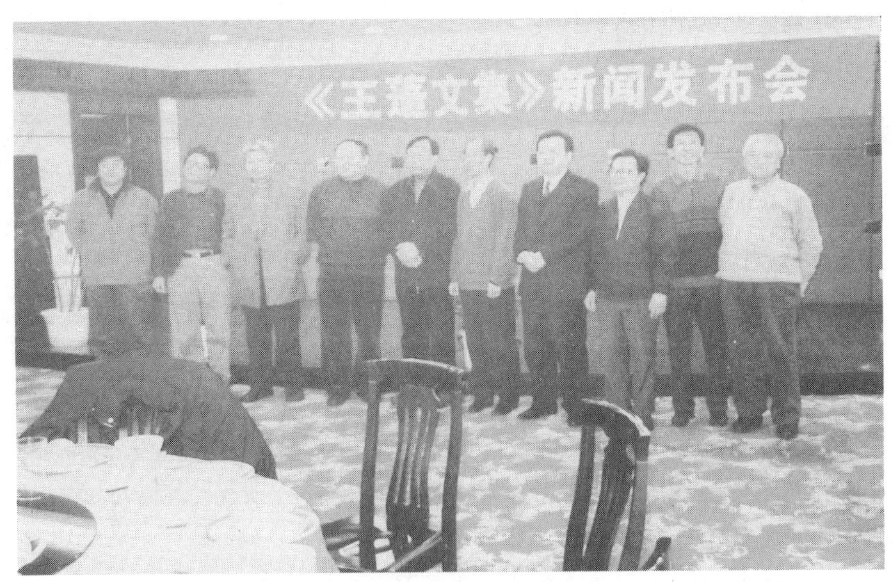

2003年12月2日，省文联、省作协为《王蓬文集》举办新闻发布会。左起：黄道峻、晓雷、京夫、王蓬、郭加水、陈忠实、雷涛、肖云儒、莫伸、郝昭庆

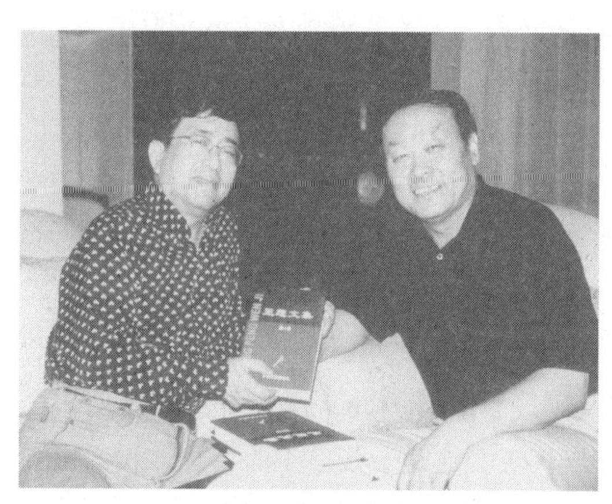

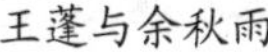
王蓬与余秋雨

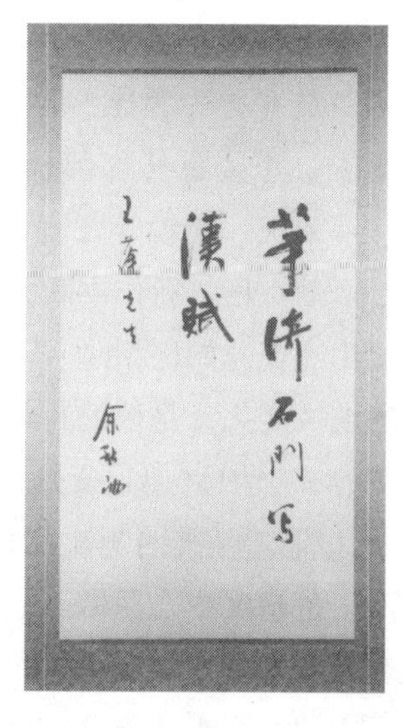
余秋雨为王蓬书写的条幅

字编为四卷《王蓬文集》(1—4 卷)（计划出八卷）。

3 月 中旬，福建人民出版社赖炳伟来电，谈到他们准备出版一套“走进西部”丛书，请王蓬加盟。起因是在新疆组稿时，喀什诗人赵力拿出王蓬所写丝路作品，正是出版社所需要的类型，初步谈妥两本图文并茂的散文集《丝路访古》《草原之旅》，共需约 60 篇作品。

9 月 《丝路访古》收入长安出发至濒临阿拉伯海的卡拉奇文化散文 32 篇，8 万字，配图百幅，由福建人民出版社出版；《草原之旅》收入写西部草原丝路的文化散文 30 篇，7.6 万字，其中有小女欣星的 4 篇，配图百幅，由福建人民出版社出版，两书责编均为赖炳伟。

应法兰西文学院邀请，参加陕西省作家协会赴欧洲访问团，先后赴芬兰、荷兰、比利时、卢森堡、法国、德国、意大利、奥地利、梵蒂冈九国访问，拍完 30 个胶卷，共千幅照片，为之后写作《从长安到罗马》打下基础。

天津《文学自由谈》第 4 期发表《告别小说之后》(文论)。

10 月 《西北航空》第 10 期发表《蜀道千古话褒斜》，配图 7 幅。

11 月 北京《人物》第 11 期发表《缘于这片土地》(文论)。

《王蓬文集》(1—4 卷）于 2003 年 10 月由中国文联出版社出版，责编顾萍。22 日，在市委一会议室召开首发式，中国作协副主席、陕西省作协主席陈忠实、陕西省作协副主席李凤杰、中国文联出版社李金玉、安康作家协会主席张虹专程前来参加。市委市记田杰、市人大主任郭加水、市长王成文、市政协主席张帆、汉中军分区司令员齐勇等领导，各部门负责人、文学艺术界人士共200人参加。会议由市委常委、市委宣传部部长李建民主持，陈忠实、李凤杰、李金玉、张虹、刘清河、郝昭庆、李锐等发言，对《王蓬文集》(1—4卷) 的出版发行表示祝贺，对其多年辛勤耕耘，新作不断，在艺术上不断探索的精神给予充分肯定。

市委书记田杰在总结时讲道："《王蓬文集》是一部大作。这个大作是他的文字量，是他的地域文化，是他的哲学理念，是他的人生旅途。写800多万字，凝练成320万字，靠一般兴趣、爱好是不行的，必须要对汉中这块热土深深眷恋，眷恋它的风土人情、厚重的历史文化及平民百姓。因此，汉中是王蓬的创作之源、之根，而王蓬是汉中之骄傲、之杰出代表。这是一张厚重的名片。我们刚刚获得历史文化魅力城市称号，我觉得王蓬及他的作品就是魅力汉中的一个要素，是汉中魅力所在的一个组成部分，因此，要推介王蓬、研究王蓬、宣传王蓬、宣传王蓬的作品，也是在宣传魅力汉中，他是一面镜子。这面镜子折射着他的内心世界、他的人生旅途，其他的文学爱好者，入门的，即将入门的也都应像王蓬一样做人、做事、创作。他的经历十分坎坷，但是他没有怨气、没有灰色、没有冷调，在他的作品中，看不到那种埋怨、牢骚、低沉、萎靡，看到的是他始终对生活充满着热情、信心、积极乐观和向上。因此，我认为王蓬已经把'人'字写大了，已经把人做大了，摆脱了那种平庸、一般、低俗，而使人的境界上升到一个新的高度，不为小事所困扰，耕耘不辍，几十年如一日，这种坚忍不拔的意志，不懈的追求，对我们每一个人都有很深的教益。"

会议气氛热烈隆重，用陈忠实的话说："《王蓬文集》发行汉中，几大班子领导全部光临，各界朋友济济一堂，还从来没人给我举办过这么隆重的首发式。"

23日《王蓬文集》首发式举办后的第二天，市委书记田杰专程去张寨看望了王蓬母亲。

12月 2日，陕西省文联、陕西省作家协会在西安东方酒店联合举办《王蓬文集》新闻发布会，中国作协副主席，陕西省作协主席陈忠实，陕西省作协副主席雷涛、莫伸、晓雷、京夫，省文联副主席肖云儒、黄道峻，评论家李星、畅广元、王仲生、李国平、邢小利等以及在西安的作家、艺术家共50余人参加。当晚,《陕西新闻联播》播出这一消息。

10日，发行量居西北首位的《华商报》名记者王烽在该报显著位置刊登大篇幅文章《王蓬点燃“文集现象”》，文章说：“由中国文联出版社推出的4卷本《王蓬文集》，收录了《山祭》、《水葬》两部长篇，还有中短篇小说及200余篇散文，从他1973年起至1993年20年间的数百万字中遴选出160万言。《王蓬文集》共8卷，这次推出前四卷，1993年之后的作品包括已经出版的上下两卷60万字的《山河岁月》、《丝路访古》、《草原之旅》、《汉中女子》、《品读汉中》等，将集结为后4卷。”

2004年，56岁

1月 编辑创作《品读汉中》，26万字，约1/3为新作。收入与汉中相关作品52篇，计26万字。另主编30万字《衮雪文萃》。两书插图均采用文化柱画册26幅，均由陕西旅游出版社于2004年10月出版。首版印数5000册，责编陈全力。在《丝绸之路》第1期发表《草原上的丝路》；在省文联《新大陆》第1期发表《秦岭深处的袖珍县城》；在《石狮日报》1月12日发表《黄河母亲》；在哈尔滨《小说林》第1期发表《边城喀什》；在《石狮日报》1月19日发表《成吉思汗陵记行》；在《各界导报》2月27日发表《栈道寻访记》；在上海《文学报》3月4日发表《龙潭坝往事》。

2月 为《中国西部人文地图》(全书约50万字，多人集）撰稿，收入《沔阳六记》，配图约80幅，由四川文艺出版社出版。

3月 与郝昭庆、张尚中去陇南西和县境寻访古仇池国遗址，其国都故址在海拔2000余米的高山之巅，四面立壁千仞，殊为奇观。再沿当年诸葛亮北伐之祁山道至天水，再访麦积山，是为第八次西行，返回创作万字《寻访仇池古国》。

散文《汉水·汉中·汉王朝》入选《陕西名家50年散文》；小说《沉浮》入选《陕西名家50年小说》，由太白文艺出版社2004年3月出版。

4月 倡导为中国左翼戏剧先驱、20世纪30年代创作街头名剧《放下你的鞭子》的作者左明修葺陵地，占地170平方米，四周山峦起伏、松柏苍翠、茶园流韵，亦可为文联一处凭吊先贤之地。同时，为已故国画大家方济众在勉县方家坝其故居立碑纪念。

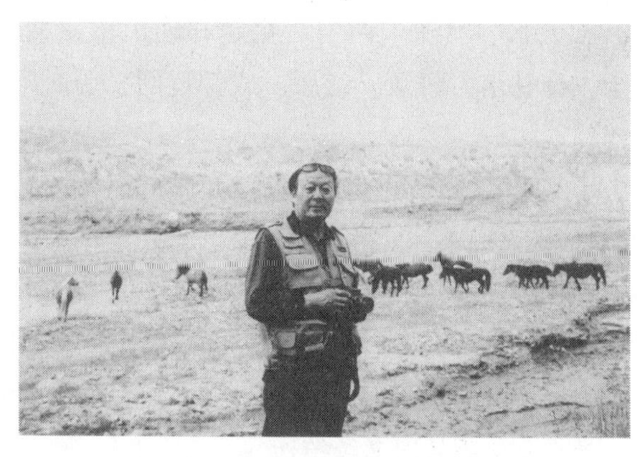

2004年，在张骞当年被匈奴扣押的河西荒原

7日，《西安晚报》发表《山

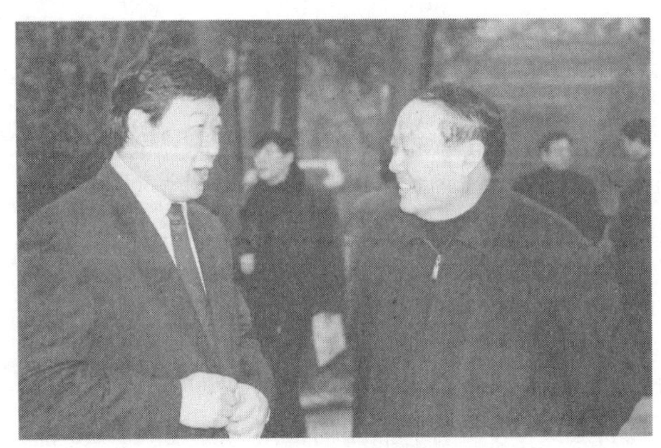
2004年12月，王蓬与市委书记田杰在汉中市第三次文代会上

水四季》。

30日，《各界导报》发表《西汉公路修筑始末》。

《山水入室》(散文）原载2003年广州《随笔》第3期，入选《2004年中国散文排行榜》。

5月 利用长假，约张尚中、王景元前往秦岭腹地凤县，考察并翻越凤岭，此为明清连云栈道一段古道，因川陕公路绕开得以保留，约60华里，全程徒步考察。返回写作万余字散记《翻越凤岭》。

下旬，随市人大常委会主任郭加水、汉台区人大常委会主任刘赵勤一行出访，沿途经十堰、襄樊、武汉、岳阳、长沙、常德、凤凰、怀化、衡阳、南昌、井冈山、景德镇、九江、庐山、黄山、合肥、洛阳、西安、汉中，前后20天，经7省，近万公里。参观了黄鹤楼、岳阳楼、滕王阁江南三大名楼，尤其是拜访了心仪已久的文学大师沈从文的家乡凤凰。

6月 《丝绸之路》第6期发表《陈仓漫笔》；散文《汉中女子》入选《女人的秋千》(广州出版社出版)。

7月 应肃南朋友邀请前往参加裕固族自治县成立50周年庆典，驱车经平凉、天水、兰州、西宁、穿越祁连山至张掖，再去肃南探访马蹄寺、倪家营子，经甘南、阿坝、红原、成都返回，历时半月，拍照片千余幅。此为第九次西行。

9月 2日，上海《文学报》发表《锡林郭勒览胜》(散文)；《延河》第9期发表《秦地南来说水乡》(散文)。

10月 利用国庆休假，与友人从成都至拉萨，参观布达拉宫、大昭寺、八角街，并去后藏日喀则、藏北纳木错。此为第十次西行。

11月 携妻赴杭州创作中心参加中国作家协会休养活动，共15天，参观绍兴兰亭、茅盾故居乌镇等地。

5日，在《天水日报》发表《草原羌笛》；19日，在《各界导报》发表《褒谷口三绝》；在《安康文学》第4期发表《品读庐山风云》(中篇纪实)，约4万字，系5月出行参观庐山返回所写。

12月 11日，在北京《文艺报》发表《你咋不写〈白鹿原〉》(杂文)。

组织、协调文联属八个协会换届，市三次文代会于12月下旬召开，省作协主席陈忠实、省文联副主席肖云儒专程前来祝贺；再次当选市文联主席、市作协主席；与民营企业家鲜金贤商议决定由其出资百万作为文学基金，设立金贤文学奖，首届评出获奖作家有周竞、李汉荣、吴全民、丁小村等15人。

下旬，参加省四次文代会，第二次当选省文联常委。

2005年，57岁

1月 在《丝绸之路》第1期发表万字考察散记《寻访仇池古国》。

启动《王蓬文集》第5—8卷的编选修订工作，决定编为蜀道卷、丝路卷、纪实卷、散文卷，字数规模与前四卷大致相当。以蜀道、丝路作品、传记文学、文化散文为主，年初动手，年底基本编就。

3月 由市文联组织书画家及相关人员前往安康汉阴举办联谊活动，参观三沈（沈伊默、沈士远、沈兼士）纪念馆。

4月 应北京李金玉之约编两本适合中学生阅读的散文集，各8万字左右。立即着手把写江南、黔桂等地散文40篇编为《江南走笔》，把从西安至成都蜀道沿途历史事件、风情、风貌考察散记30篇编为《蜀道随笔》，出版时被更名为《青木川传奇》。两书均于2005年9月由北京华文出版社出版，首版5000册，责编郭雪波。

6月 上半年创作关于西部、草原、丝路多篇作品。上海《文学报》5月26日发表《甘南藏女》;《延安文学》第3期发表《蜀道纪事三章》;《延河》第7期发表《汉唐西安》《锦绣成都》;《天水日报》7月10日发表《柴关岭》;《丝绸之路》第8期发表《走访倪家营子》;《剑门关》第2期发表《嘉陵古道二章》等。

历时半月，创作《一对扎根西北的学人夫妇——记王子云、何正璜与敦煌研究》，全文万字，由其家属提供图片，《各界导报》6月30日以整版刊发，多家媒体转载。

天津《文学自由谈》第3期发表杂文两篇《你咋不当省长》《调进文联》。

7月 28日，《中国文化报》发表《嘉陵古道探源》(文化散文)。

8月 随市人大出访山西、内蒙古、河北、辽宁、吉林、黑龙江诸省区，参观王家大院、晋祠、老槐树、云冈石窟、昭君墓、避暑山庄、外八庙、太阳岛、伪满国府、少帅府、长白山天池、五大连池、黑河口岸、呼伦贝尔、锡林郭勒、呼和浩特等地，历时 25 天，行程万里，此行满足了王蓬对草原丝绸之路的探访，可视为第 11 次西行。

9 月 在《丝绸之路》第 9 期发表《光彩流溢〈西狭颂〉》。

10 月 利用国庆长假，写成中篇人物传记《大地赤子——记开发西部先驱安汉》，3 万余字。这一主题在十多年前即开始关注搜集素材，终于完成。

在《延河》第 10 期发表万字蜀道考察散记《翻越凤岭》；14 日，《各界导报》发表《为左明修葺陵地》(纪实)

《功在千秋》主人公张佐周去世，享年 96 岁，遗嘱归息褒谷。市人大牵头，文联负责联系，为其立碑修陵，历时 40 余日完工，其上海亲属十分满意，亦为汉中增添一处有人文情怀的凭吊之处。事后完成《继承阙失的文明》，5000 余字，《各界导报》配图发出，并附于文集(卷五)《功在千秋》之后，使之完整。

11 月 20 日，《各界导报》发表《为方济众故居立碑》(纪实)。

利用公休假，携妻去云南昆明、大理、丽江，考察滇藏线，拍摄图片 400 余幅。此为第 12 次西行。

12 月 召开有近百名青年作家参加的市青年作家座谈会，决定用《衮雪》三期篇幅分别刊登市青年作家小说、散文、诗歌作品，推出新人新作。

2006 年，58 岁

1 月 与四川巴中文联相约，两地作家互相发表作品，巴中刊物《光雾山文学》刊载《汉中作家作品专辑》，共 10 人 10 篇。《衮雪》亦出刊《巴中作家作品专辑》。

2月 春节期间，写丝路卷罗马部分 12 篇，3 万字。

17日，《各界导报》发表《继承阙失的文明》；28 日，《天津日报》发表《汉水·汉中》。

3 月 接待宁夏回族自治区文联主席杨继国一行十余人；再赴河南采访汉中籍民营企业家鲜金贤，其出资百万设立金贤文学奖，致富不忘家乡，带出 8000 农民外出打工，事迹感人，写出万字报告文学《巴山走出的硬汉》，《汉中日报》4 月 15 日整版刊登。

4 月 14 日，《各界导报》选载《大地赤子》(中篇传记节选)；29 日，《各界导报》发表《一位奇人与一部奇书》。

5 月 《延河》主编常智奇、王观胜一行来汉；甘肃文学院一行 10 位作家来汉中交流，冯德富、梁燕均系汉中籍，先后组织在市区、勉县、南郑参观座谈。

6月 2日，《各界导报》发表《嘉陵新源藏区考》;《丝绸之路》第6期发表《凉州大马走遍天下》。

偶见报刊有中国旅游出版社出版“中国秘境之旅”丛书，试投《品读汉中》,出版社颇感兴趣，经磋商签约，10万字，200幅图片，10%版税，版权5年，按约修订好书稿，于8月底交出版社，2007年一季度可出版。

7月 《延河》第7期发表《青藏线风景三章》;《丝绸之路》第7期发表《张掖三章》。

酝酿几年的俄罗斯之旅，借助旅行社与吴全民相伴成行。百余年来，苏俄对中国影响既深且巨，王蓬亦深受苏俄文学的影响。此行历时15日，游览莫斯科及圣彼得堡重要景点：红场、冬宫、地铁、涅瓦河、普希金村、莫斯科大学、阿尔巴特街等，拍摄图片近千幅，日记数十页。此应为第13次西行。

8月 第14次西行，目的为参观青海乐都柳湾彩陶、同仁唐卡、青藏铁路、柴达木盆地，并绕祁连山一圈，自带车辆，王维宾、吴全民同行。由汉中出发，经天水、兰州（参加甘肃文学院作家班开学典礼，并讲课），乐都、同仁、西宁、格尔木、昆仑山口、柴达木、党金山口、敦煌、嘉峪关、酒泉、张掖、山丹、武威、天祝、兰州、宝鸡、汉中，行程6000公里，拍照片300余幅。

10月 第15次西行，目的地是古居延（今内蒙古额济纳旗）。此为汉时屏障河

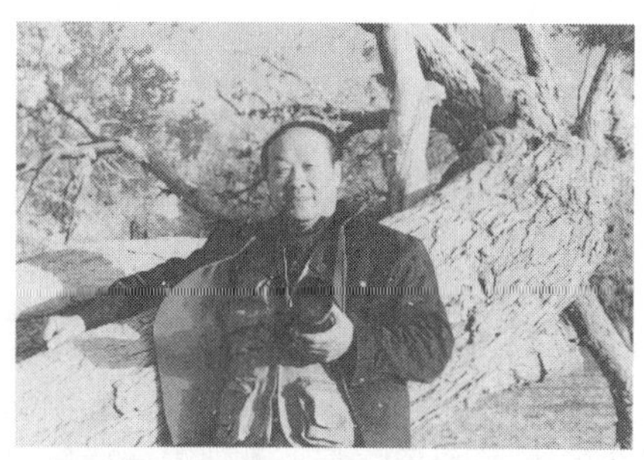

2006年10月，王蓬在内蒙古额济纳

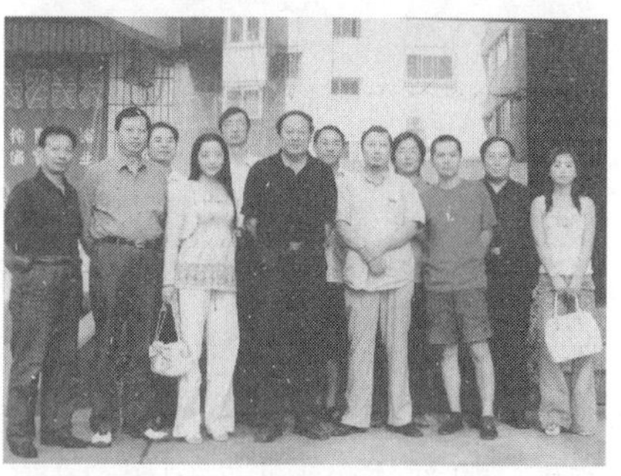

2006年，王蓬西行途中为甘肃文学院讲课

祝贺《从长安到拉萨》出版酒会

友人为王蓬作品出版举办酒会

王蓬力作入选“经典中国国际出版工程”庆功酒会
主办:中国当代名家网 大敦煌文艺创作室

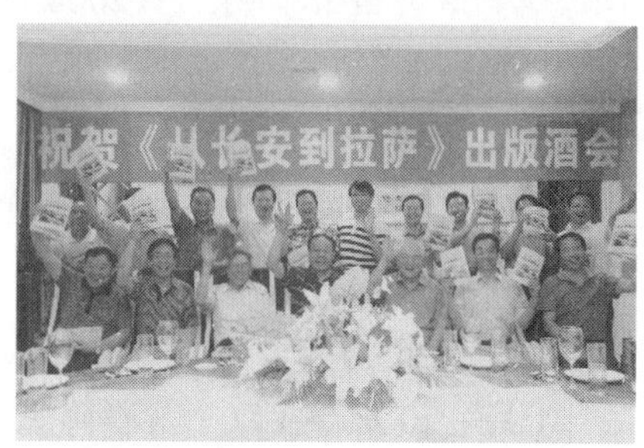

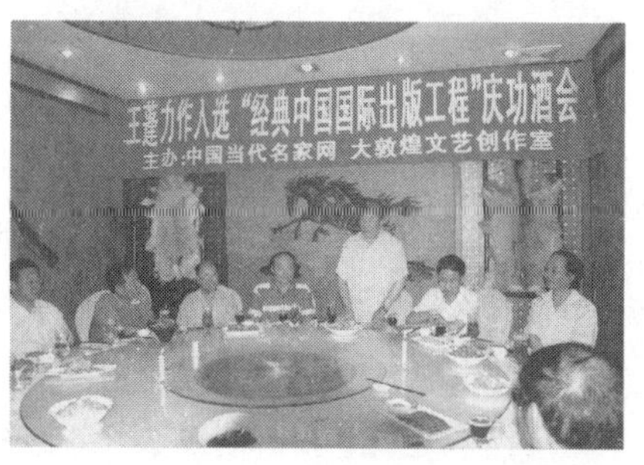

友人在兰州祝贺王蓬作品出版海外

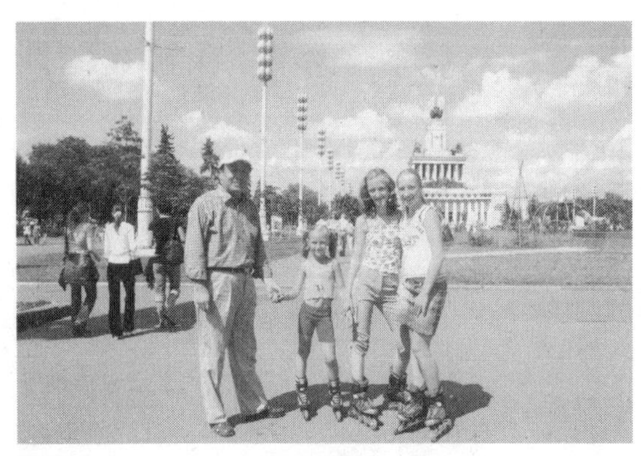

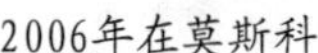
2006年在莫斯科

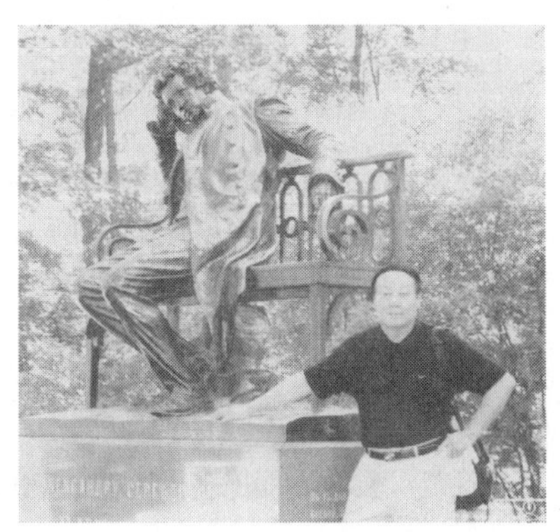
2006年在俄罗斯普希金像前

西四郡要塞，王维名句“大漠孤烟直，长河落日圆”描述之地。其西夏黑城为丝路著名遗址，多出居延汉简，又为世界三大胡杨生长之处，金秋无比壮美，丝路探访者多趋之。此行王蓬还有个目的是探访西汉名将霍去病的进军路线。《史记》记载，霍去病于公元前121年春秋，两次“将万骑出陇西”，深入河西，过居延海、抵祁连山，大破匈奴，但王蓬对“来去六日”，和霍去病由哪儿过黄河心存疑虑。故曾自带车辆，于2004年夏、2006年初秋沿霍去病的进军路线穿越祁连山。此行经西安、平凉、兰州、山丹，越龙首山抵额济纳，拍摄黑城要塞、胡杨秋林、长城遗迹等图片500余幅。

11月　当选中国作家协会第七次全国代表大会代表，赴京参加中国作家协会第七次全国代表大会代表会。

2007年，59岁

1月　20日，在汉中文联隆重举行《王蓬文集》(5—8卷）首发仪式。该四卷是从1994—2006年创作的作品中选编而成的。

市委书记田杰、市人大常委会主任郭加水、副市长张荣珠、市政协副主席秦安及各部、局、委、办负责人，文艺界朋友近百人参会。市委书记田杰讲话，对文集出版表示热烈祝贺并予以高度评价。当场颁发省委、省政府批准的陕西省有突出贡献专家证书（2005年度，2007年元月公布)。汉中各媒体重点报道,《西部发展报》2月25日用两个整版刊登田杰、郭加水、陈忠实、贾平凹、刘清河、李锐、郝昭庆等人的发言与评论。

《丝绸之路》第1期发表《穿越祁连山》,《读者》第8期选载;《各界导报》1月5日发表《逝去岁月留下敬仰》;《吐鲁番》第2期发表《比萨斜塔》(外一章)。

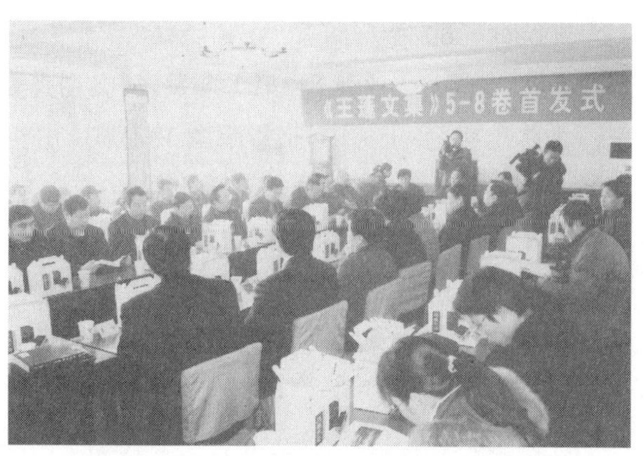

2007年元月，《王蓬文集》(5—8卷)首发式

2月　《陕西汉中》(散文集)由中国旅游出版社出版，字数20万字，印数6000册，定价28元，责编王建华。市长胡润泽要去10册，认为是写汉中的最好作品，并让汉中举办的城建规划会购百册送给与会代表。

4月　第16次西行，带车考察川藏线，沿汉中、成都、雅安、泸定、康定，翻越4300米折多雪山，寻访丹巴雕楼、巴朗雪山、都江堰，返回。藏学家任乃强认为羌人为藏人重要族源之一；西夏学专家李范文亦认为西夏亡国后，其遗民流亡至川西北高原，融入藏族；实地观察，应为有据之谈。此行12天。

5月　应浙江大型期刊《江南》之约，写报告文学《白鹿原下话忠实》，7000字，分4期刊登，《各界导报》8月24日转载。

6月　《丝绸之路》第6期发表《一条自由浪漫的大街》。

7月　中旬，为策划第二届金贤文学奖，与吴全民赴河南新密，与鲜金贤商谈。吴全民为其写《秦巴赤子》，介绍一个打工农民的创业历程，并带出家乡8000农民务工的感人事迹。

为陈忠实散文集《乡土关中》配摄影图片132幅。此书系受中国旅游出版社王建华委托，向陈忠实约稿，并代为编排，陈忠实作序，再交出版社。

8月　《延河》第8期发表《探访黄河第一曲》(外二章)；《陕西交通报》9月25日发表《西汉公路修筑始末》(纪实)；《丝绸之路》第10期发表《罗马访古》。

9月　赴西安参加陕西省作协第五次代表大会。1993年第四次作代会至这次换届已14年，这次省作协换届，一批年龄超过60岁的老同志，如散文作家刘成章、儿童文学作家李凤杰等退出主席团，几位有成就的作家张虹、朱鸿、红柯、冷梦等进入主席团。王蓬没到60岁且成绩显著再次当选副主席，并任陕西作协散文委员会主任。

12月　王蓬策划主办的第二届金贤文学奖颁奖仪式隆重举行，市领导、各界人士、文联各协会120人参会，向18位获奖作者颁发了证书与奖金。

2008年，60岁

1月 《国家人文地理》第1期发表《秦蜀身姿羌楚影》《秦巴山地奇婚异俗》。

为陈忠实《乡土关中》摄影配图132幅。由中国旅游出版社2008年1月出版，印数10000册，定价28元，责编王建华。

3月 省文联全委会结束之后，带车与丁小村访商洛，目的是沿丹江走武关道，出商山至南阳，参观内乡县衙，至襄樊见鲁迅文学院学友李叔德。再沿老河口、十堰、白河、安康返回，约10天。

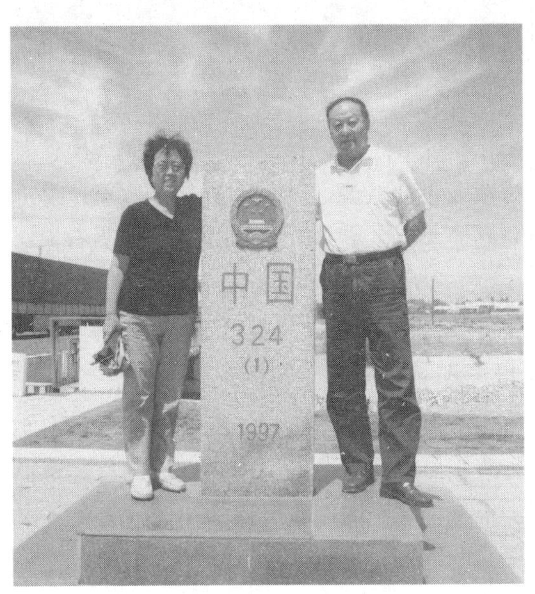

2008年，王蓬夫妇在312国道尽头中哈边界

4月 省文联采风团纪念改革开放30周年，胡树群、雷珍民、黄道峻等一行40人来汉，赴西乡、城固、勉县、汉台演出，历时5天，王蓬全程陪同并接待。

5月 12日，汶川地震波及汉中，宁强、略阳亦受重灾。中国文联、作协先后组团来汉深入灾区，中国作协派作家蒋巍为团长、王蓬为副团长分赴略阳、宁强。王蓬带衣向东，过滑水等至宁强采访，完成《在毁灭中感受新生》(报告文学)，12000字，发表于6月20日《各界导报》；散文《灾后汉中美丽如故》(外二篇)，5000字，刊于《衮雪》第4—5期（抗震专号）合刊;《中国艺术报》7月4日刊《灾区随笔二则》。

7月 利用工休，携妻采取自助游，进行第17次西行，经兰州、武威、张掖、酒泉、敦煌，之后赴乌鲁木齐，友人魏忠明驾车至伊犁，参观惠远古城、伊犁将军府、林则徐故居、草原古人、八卦城、格登碑，至连霍高速公路尽头，中国与哈萨克斯坦边界，为写草原丝路做准备。

8月 中国作协安排北戴河休养，与妻携5岁外孙阿丁赴北戴河10天。恰逢奥运，顺便参观鸟巢、水立方、大剧院等地。

9月 《中国蜀道》(文化专著)，由中国旅游出版社出版，23.9万字，印数

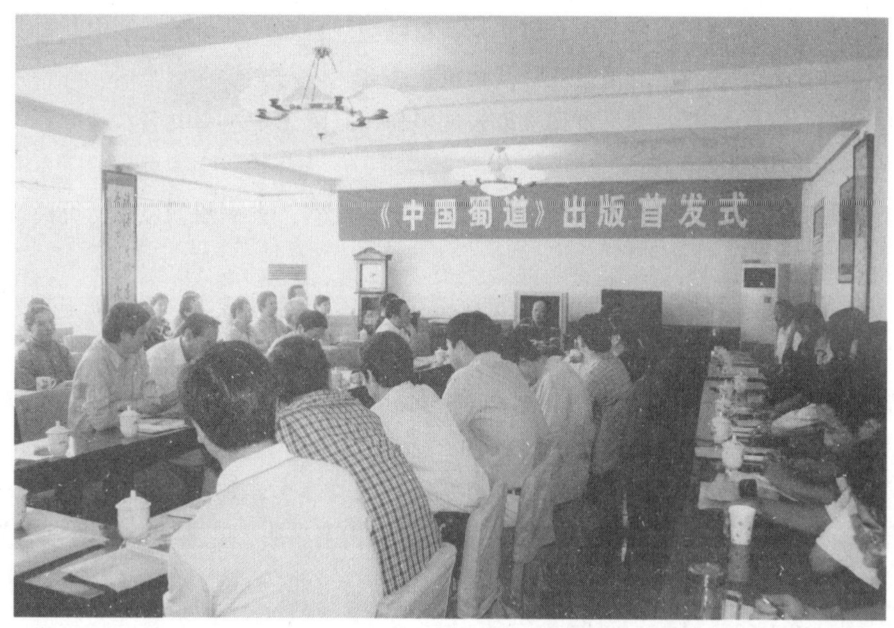

2008年9月《中国蜀道》首发式

5000册，定价 38 元，责编王建华。

19 日，在市文联举办《中国蜀道》首发式。专门邀请 1992 年参加蜀道拍摄的黄建中、丁利、王大中、王景元、程建军、刘建及各界人士近 80 人参加。之后，韩梅村教授写《〈中国蜀道〉品读》，15000 字，载《衮雪》2009 年第 3 期；杨建民教授写《沧桑古道千载风情——读〈中国蜀道〉》，载《人民政协报》2009 年 1 月 25 日；王蓬的《我的〈中国蜀道〉写作前后》刊《延河》2009 年第 12 期、省政协《文史资料》第 32 辑、陕西理工学院《汉水文化研究》、宝鸡市《古道论丛》等;《写出蜀道的深幽》(文论) 刊《人民日报》3 月 5 日;《中国蜀道》由《文化艺术报》从 9 月起连载。

10 月 利用国庆长假，第 18 次西行，驱车沿汉中、延安、三边至银川，见鲁迅文学院文友查舜，采访西夏学专家李范文，参观西夏王陵；再沿中蒙边界，即公元前 121 年霍去病攻击匈奴路线，日行 700 公里至古居延，即今额济纳旗；再至张掖，第三次穿越祁连山至西宁，重访日月山、塔尔寺，返汉中。

11 月 韩梅村教授主编的《王蓬的文学生涯》出版，收集 1977—2008 年全国各地报刊登载的王蓬作品评论文凡 102 篇，40 万字，分为八辑：第一辑名家推介；第二辑学友评论；第三辑学者研究；第四辑官员判断；第五辑女性眼中；第六辑文友评说；第七辑王蓬自述；第八辑附录备考。整部书稿梳理严谨，详略得当，诚如扉页题语：百位名人百篇华章；百幅图片百家风采；于文字中凸显真知灼见；在照片上静观名家风采；从阅读里，感知一段与文学、与友情、与人生相关的岁月……由省委常委、宣传部部长胡悦作序，陈忠实题写书名，社会科学文献出版社出版。

参加省委组织部、省人事厅组织专家赴福建度假，去福州、泉州、厦门、武夷山，计 12 天。

12 月 5 日，与丁小村同去西安参加省青创会，为期 3 天。8 日下午，去省委宣传部参加省重点扶持作品签约仪式。《从长安到罗马——汉唐丝绸之路全程探行纪实》(专著两卷) 列入该项目，两年内完成，补助金额为 5 万元。签约结束，胡悦部长约谈话，实为聊天。盖因胡悦曾在汉中任市长、书记，开发“一江两岸”，注重文化建设，政绩显著，口碑亦佳，谈及往事，颇愉快。5 时告退，婉拒文艺处招待。是日正好为 60 岁生日，选邻街川菜小店，一瓶啤酒、两盘川菜，独斟自饮，微醉而归，念及 10 岁离斯城 50 年矣，饮食隔膜，已随蜀俗，感叹任何时代，个人命运只能趋同大势。

2009 年，61 岁

1 月 由陈忠实主编的“陕西历史文化百部丛书”邀王蓬加盟，由于多年积累，作品现成，所以按丛书要求，编辑修订《秦蜀古道》《唐蕃古道》两书，各 12 万字，配图约 50 幅。交三秦出版社，2009 年 5 月出版，印数 6000 册，定价 18 元，责编魏全瑞。

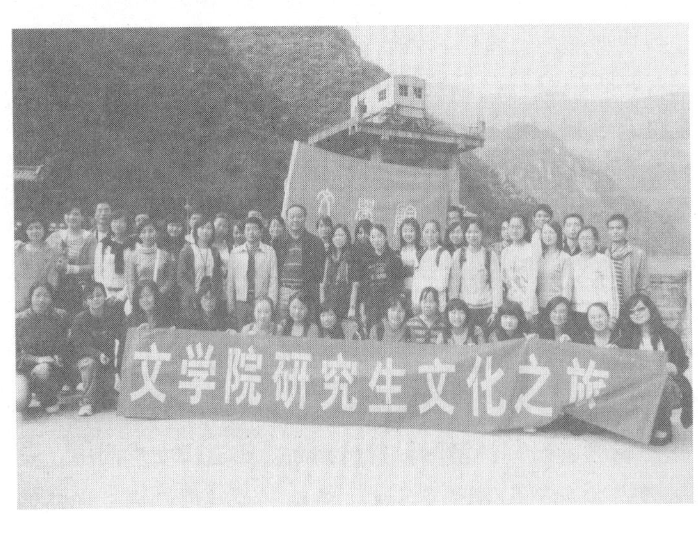

2009年在褒谷口为陕西师范大学研究生讲蜀道

2月 开始全面修订增写《从长安到罗马——汉唐丝绸之路全程探行纪实》（专著两卷），共5卷100章，50万字，500幅图片，需仔细打磨。

每天一篇（1500字）写出的人物速写，在《石狮日报》2月10日至3月25日连载，计有《对话余秋雨》《观肖云儒写字》《感受赵季平》《素描熊召政》《龙应台印象》《明星救灾》等。

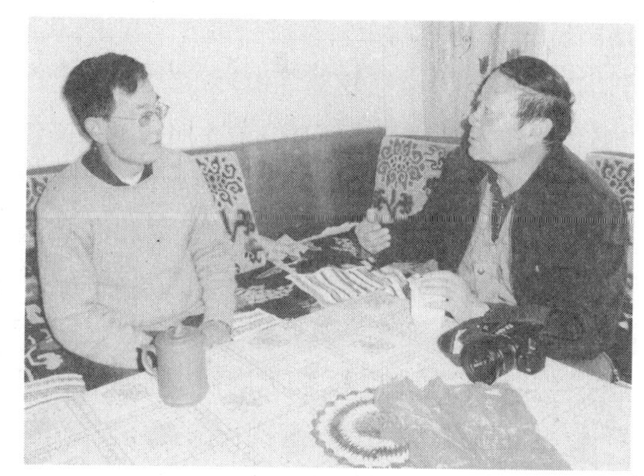

2009年，在拉萨与藏学专家何宗英聚谈

3月 应西安出版社社长张军孝之约，编选《中国的西北角——多位学人生涯的探寻与展示》，从多年创作且已经发表出版的作品中，挑选10部中篇传记、10篇人物写真，共约55万字，并配相关图片。

5月 5—14日，赴成都参加中国作协组织的纪念“5.12”汶川地震一周年活动，先后赴都江堰、北川、青川、广元、绵阳、彭州等，遵要求携《中国蜀道》10册，分赠各地，引发广元牵头召开蜀道沿线城市《中国蜀道》研讨会，并申遗。由文物专家罗哲文牵头的提案采用了《中国蜀道》中对蜀道功能的六项概括：生命之路、智慧之路、战争之路、邮传之路、贸易之路、石刻之路。

14日，与浙江作家黄亚洲由成都直飞兰州，参加中国作协在兰州召开的地震文学研讨会。此次会议由中国作家协会主办，甘肃省作协承办，中国作协副主席陈建功、甘肃省委宣传部部长励小捷、《文艺报》主编阎晶明，以及作家评论家雷达、叶延滨、梁平、黄礼孩、邵振国、高凯及甘肃兰州市作家200余人与会。16日在大会发言，介绍陕西作家地震文学创作及个人感受，《文艺报》《文学报》有报道。

17日，从兰州乘北京至拉萨火车，开始第19次西行，亦是第二次去拉萨，历时10天，拜访西藏社科院副院长、藏学家何宗英，获其赠书《西藏地方史通述》，又购多种藏学书籍，整箱托运回家。萌生在《唐蕃古道》基础上扩展为《从长安到拉萨——唐蕃古道全程探行纪实》的念头，故细心参观哲蚌寺、大小昭寺、罗布尔卡、八廓街等，拍摄多幅图片。

新写作品陆续刊出：上海《文学报》4月5日刊出《塞外购刀》；《各界导报》7月

18日刊出《大唐有西市》;《延河》第 5 期刊出《秋风夜雨听涛声》;《丝绸之路》第 5 期刊出《大漠雄关》;《穿越祁连山》入选《中国散文悦读》,由陕西人民出版社 2009 年 6 月出版；天津《文学自由谈》第 5 期刊出杂文《你咋不当省长》。

8 月 18—28 日，邀约作家吴全民、卢惠杰同行，自带车开始第 20 次西行。其路线为从汉中北上，穿越秦岭、渭北高原，至榆林匈奴遗迹统万城；又至包头，再逆黄河西行，即河套地区，西汉名将卫青首次反击匈奴获胜之地；又至临河，参观澄口古渡及灌溉总闸。再至银川、景泰、古浪、武威、民勤、永昌、山丹、兰州、平凉、共 11 天返回西安。此行拍摄多幅图片，盖为补充《从长安到罗马——汉唐丝绸之路全程探行纪实》。

29 日，让文联车与吴全民返汉中，接着参加省作协组团的新疆之旅，亦是第 21 次西行。8 月 29 日至 9 月 10 日历时 13 天，其路线为西安、乌鲁木齐、阿尔泰、喀纳斯、禾木村、吐鲁番、库尔勒、乌鲁木齐，填补丝路探访多处空白。

10 月 应北京《华夏人文地理》之约，为其撰写穿越秦岭蜀道的文章。往返两次探访褒斜古道，写出《秦岭古道》，刊于 2010 年《华夏人文地理》第 7 期。

11 月 6 日，《各界导报》发表丝路新作《追昔怀古汉唐长安》；27 日，发表《黄河古渡越天险》；25 日，《陕西日报》用整版发表《离奇章草案》(王世镗传一节)。

汉中籍作家蒋金彦去世（73 岁），这是 1980 年参加太白会议 9 位作家中，继路遥、邹志安、京夫之后离去的第四位作家。王蓬写了《怀念金彦》，发于《衮雪》第 6 期；同期还发了王蓬为汉中籍西夏学专家李范文所写的报告文学《一个人和一个王国》，约 15000 字。

12 月 4 日发表《月下豪饮马上诗》。

2010 年，62 岁

1 月 接省委组织部与人事厅文件，颁布科技人员申报二级岗位条例，参评二级的标准是：“在正高工作岗位 15 年且现在三级岗位，符合下列条件之一者。”王蓬 1993 年评上正高，至今已 18 年。文件要求的条件符合一项，王蓬有两项：享受国务院特殊津贴专家（1993 年），陕西省有突出贡献专家（2006 年）。2006 年贯彻公务员法，文联作为群团组织，纳入公务员系列。王蓬坚持走职称，为此专门打了报告。靠什么安身立命应自己清楚，与利益无涉，与操守相关。限于市级审批权限，只定为技术三级（之前，所有正高均为技术四级）。所以，这次有资格申报二级。

在四川《青年作家》第1期发表报告文学《梦回汉唐——记一对扎根西部的学人夫妇》；成都《中外文艺》第1期发表《新茶第一杯》(散文)，并配贾平凹评论《王蓬的散文》。

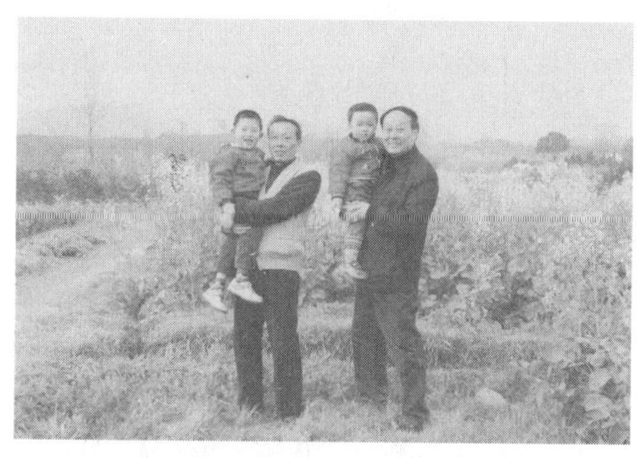

王蓬与弟孩提时到陕南乡村，半个世纪过去了，两人都有了孙子

2月 在宁夏《回乡文苑》第2期发表中篇传记《中国，有这样一位作家》，这是一部写查舜的传记文学，2009年宁夏之行见到查舜又有补充增订，增至4万字。

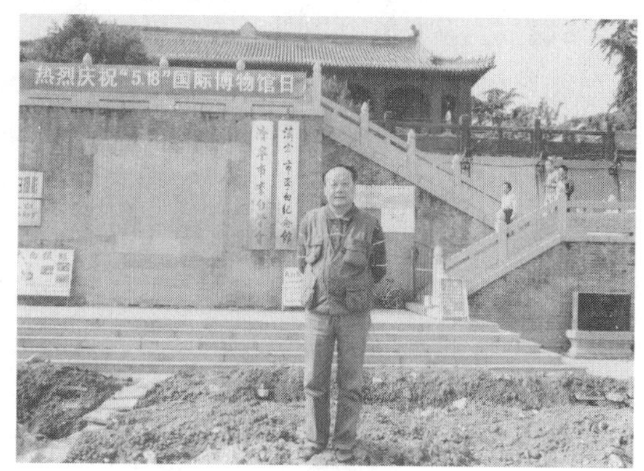

2010年5月，王蓬到山东济宁寻根

3月 因《从长安到罗马》还需补充西南丝绸之路内容，15—30日，历时16天，自带车与作家吴全民一起由汉中出发完成第22次西行。历经广元、成都、雅安、西昌、宁蒗、丽江、大理、保山、腾冲、龙陵、瑞丽、大理、昆明、曲靖、贵阳、遵义、重庆、成都，返回汉中。经陕、川、滇、黔、渝五省、市，并去缅滇边境一日游。收获有四：对西南丝路有大致印象与了解；此线亦为王蓬崇敬的流浪文豪艾芜南行之路；重走滇缅路，对中国远征军浴血奋战有真切体会，尤其寻访松山、龙陵、腾冲血战故地与国殇公墓，感触尤深；再是去向往已久的泸沽湖，对无君无父之母系社会及所在山川、地貌及环境有初步之认识。

5日，在《人民日报》发表文论《写出蜀道的深幽》。

新写丝路作品在各报刊登:《各界导报》3月26日发表《丝路上的茶马互市》；4月2日发表《张骞凿空西域》，4月16日发表《英雄辈出之地》，5月21日发表《牛羊绕塞忆昭君》，6月18日发表《成吉思汗广拓丝路》;《延河》第4期发表《悲

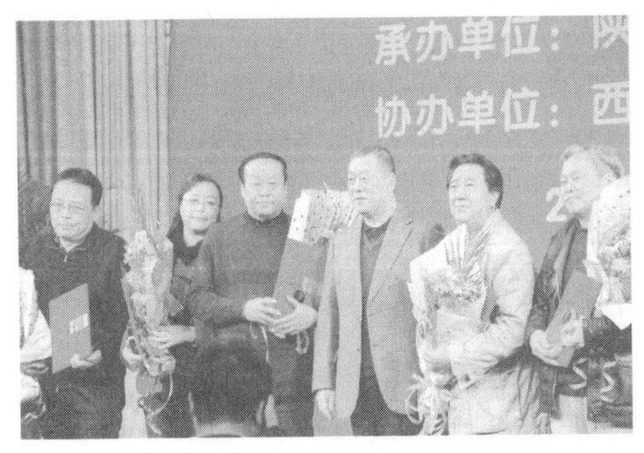

《中国蜀道》获柳青文学奖

歌一曲吐谷浑》;《丝绸之路》第4期发表《丝路重镇兰州》，第5期发表《高原古城西宁》;《文化艺术报》4月8日发表《玉树临风·草原盛会》。

5月 赴威海参加中国文联组织的全国基层文联主席会议。首次回故乡济宁，市区约50万人，有运河贯穿，距曲阜仅50公里，自古蕴含深淳，素为礼仪之邦，颇自豪。此行还去青岛见杨志鹏、杨志军、杨闻宇、朱奇、王泽群等文友。

6月 《从长安到罗马——汉唐丝绸之路全程探行纪实》(文化专著两卷）交太白文艺出版社，签订合同，2011年元月出版。字数70万字，含50万文字，500幅图片。印数5000套，责编韩霁虹。同时,《中国的西北角——多位学人生涯的探寻与展示》(传记文学两卷)，交西安出版社，签订合同，2011年元月出版。字数52.6万字，印数5000套，责编李宗保。

8月 利用工休假携妻、女、孙一家四口进行第23次西行。经西安、兰州、西宁、青海湖、日月山、塔尔寺游览，并参观重新修葺开放的马步芳庄院。返回补充修订《大美青海传奇马家》一章，发出版社。

10月 18日,《陕西日报》刊登《一段不该淹没的历史》(纪实)。

11月 与古建专家卢惠杰、书法家王维宾同去陇南，此行沿古茶马线路：汉中、略阳、康县、成县至武都。陇南文联夏青、毛树林、杨立强等文友接待。

12月 赴西安参加省委宣传部、省作协举办的第二届柳青文学奖颁奖会。12月8日，第二届柳青文学奖在西安隆重举行，这是陕西最高也最权威的文学奖。此前，评委会告知《中国蜀道》系文史行走作品，因不设此类奖，可按散文类申报。结果全票通过，其授奖词为：

《中国蜀道》以生动的史诗般的力量唤醒我们的记忆，使可与万里长城、大运河相媲美的中国蜀道，穿越中国文化数千年，以多姿多彩的意态凸显在读者面前。

柳青文学奖评委会

2010年12月8日

2011 年，63 岁

1 月　21 日，赴西安参加由省委宣传部、省出版局联合举办的“西风烈陕西作品出版首发式”。《从长安到罗马——汉唐丝绸之路全程探行纪实》(文化专著两卷)，由太白文艺出版社 2011 年元月正式出版，字数 70 万字，印数 5000 套，定价 68 元，在此次会上被重点推出。

《中国的西北角——多位学人生涯的探寻与展示》(传记文学两卷)，由西安出版社 2011 年元月出版，字数 52.6 万字，印数 5000 套，定价 68 元，两书皆排版大气，印刷精美，为 2011 年之重大收获。

2 月　春节前夕，在摄影朋友杨钧鼓励下，从《从长安到罗马》图片中精选 120 幅扩为 24 寸，悬挂于市中心万邦广场，展出 10 天，参观者络绎不绝。这是王蓬生平首次举办摄影展览。

19 日，在汉中现代国际广场举办《从长安到罗马——汉唐丝绸之路全程探行纪实》首发式。党政官员、各界朋友、新闻媒体 120 余人参加，图片悬挂四周，亦用幻灯播放，学者争相发言，气氛庄重热烈，新华社等多家媒体报道。

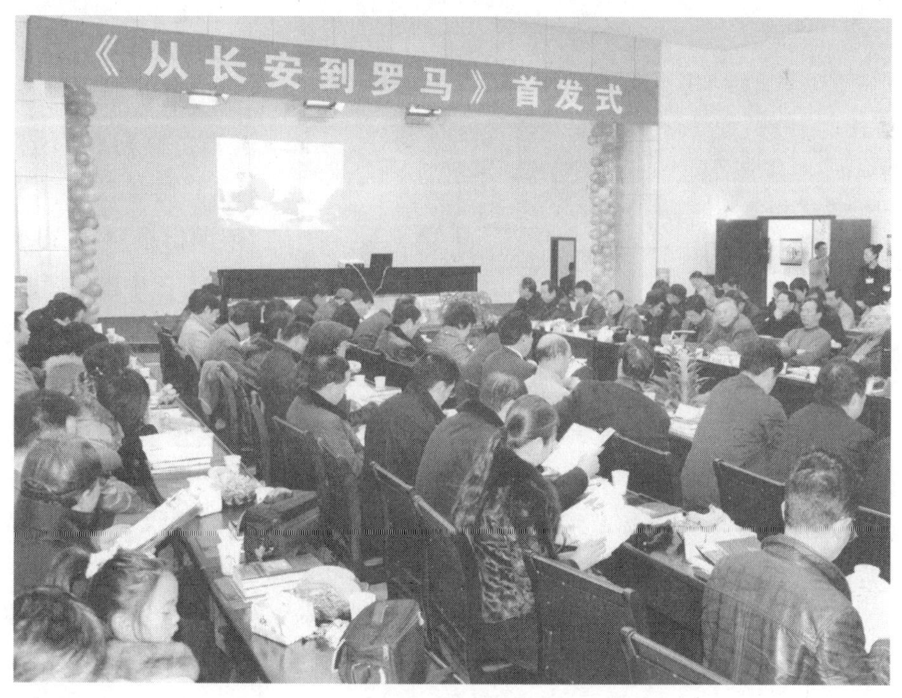

2011年 2 月，《从长安到罗马》隆重首发

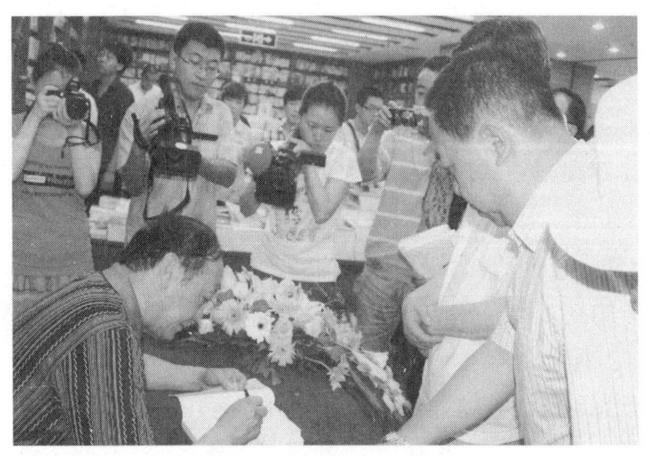

2011年在西安签名售书

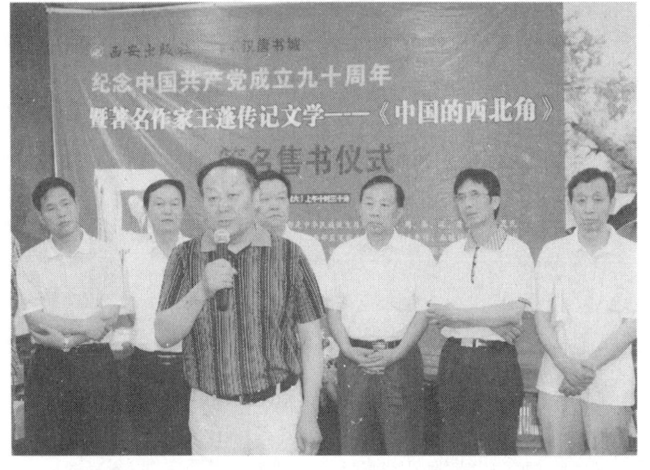

签售首发式。左起：吴丰宽、何振基、王蓬、雷涛、郭加水、莫伸、冯积岐

《从长安到罗马——汉唐丝绸之路全程探行纪实》出版后，多家媒体关注介绍，并连载、转载全书或章节。首先，《文化艺术报》从2011年2月1日继《中国蜀道》连载之后，第二次连载这一作品。其余报刊为：北京《艺术交流》第1期转载《罗马访古》；《陕西日报》2月24日转载《张骞凿空西域》；《丝绸之路》4期刊发《沧桑古城惠远》；第5期转载《草原石人八卦城》；《陕西文学界》第2期转载《楼兰消失之谜》；《新周报》4月5日转载《边城喀什》；《陕西日报》4月13日又转载了《中国的西北角》中《谁写〈放下你的鞭子〉》(纪实文学)。

4月 20日，汉中文联举行第三次代表大会。王蓬从1997年元月任汉中市文联主席、作协主席长达15年之久，不是如省作协副主席那样的兼职，而是实际主持工作，一个党外人士，也算罕见。他认为，首先得感谢汉中历届党政领导的信赖与支持，使他能在任期内尽职：购置文联办公楼层及车辆；组建协会，出版丛书；倡导为左翼戏剧先驱在抗战时写出《放下你的鞭子》的作者左明修葺陵地，为国画大师方济众故居立碑；策划金贤文学奖，鼓励文艺新人。作为群团组织，独立单位，日常应对考核检查，下乡扶贫，争取编制，申请经费，协

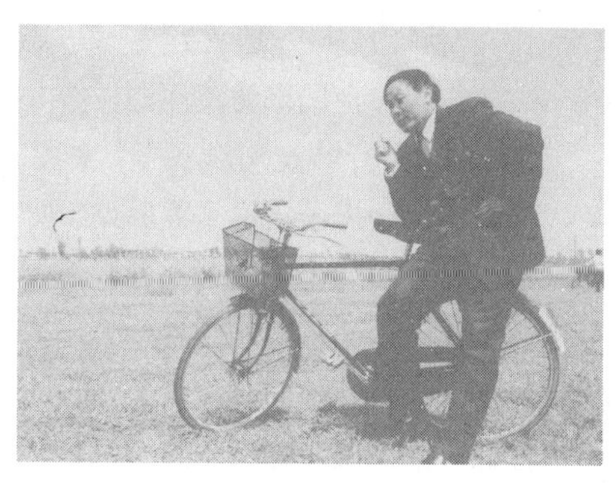
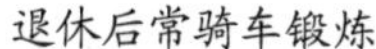
退休后常骑车锻炼

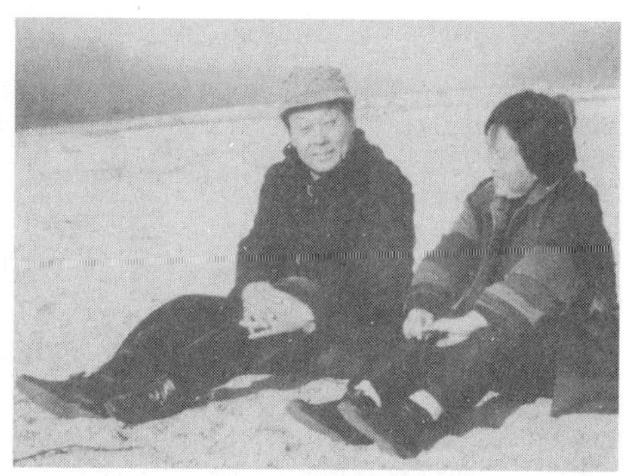
与夫人在南沙河

调纷争……当今所有单位都难以避免的行政琐事，文联概莫能外。这次会后，从文联退休。

5月 4日，开始全力写作酝酿已久的《从长安到拉萨——唐蕃古道全程探行纪实》，全书计划40万字，400幅图片。原有10万字左右的基础，还需补写30万字及补拍图片。好在已退休，时间充裕，每天以3000字的速度推进。

6月 11日上午9时，西安出版社组织在汉唐嘉汇书城进行《中国的西北角——多位学人生涯的探寻与展示》(传记文学两卷) 签售活动。西安出版社社长张军孝主持，省出版局副局长吴丰宽、省作协党组书记雷涛、《文化艺术报》总编陈若星、《陕西日报》副社长薛晓燕、陕西省计生委书记何振基、汉中市人大原主任郭加水以及著名作家陈忠实、莫伸、朱鸿、冯积岐等参加，群众排起长队，签售约300余套，并接受记者采访，分别刊登在《文化艺术报》和《三秦都市报》上。

25日，新华社、人民网发布消息：陕西作家王蓬新著《从长安到罗马——汉唐丝绸之路全程探行纪实》在入选陕西省重大文化精品项目、国家“十二五”重点规划图书之后又获殊荣：入选2011年经典中国国际出版工程。本年度全国申报297部作品，经严格评选，47部入选。《从长安到罗马》是陕西唯一入选作品，将由国家投资，组织专家翻译，介绍至国外。

接省委组织部与省人社厅文件，王蓬被评为“一级文学创作二级岗位” (即二级教授)。同一份文件二级岗位的还有史学泰斗张岂之，国画大家刘文西，陕西文学界仅陈忠实与王蓬两人。与这些大家同榜，王蓬自感诚惶诚恐，他认为，他们都应该是一级，可文件规定两院院士参评一级。对于二级岗位，王蓬知足，也很看重。因为这是国家和社会对一个从事文学创作40年、诚实劳动者的公允评价。

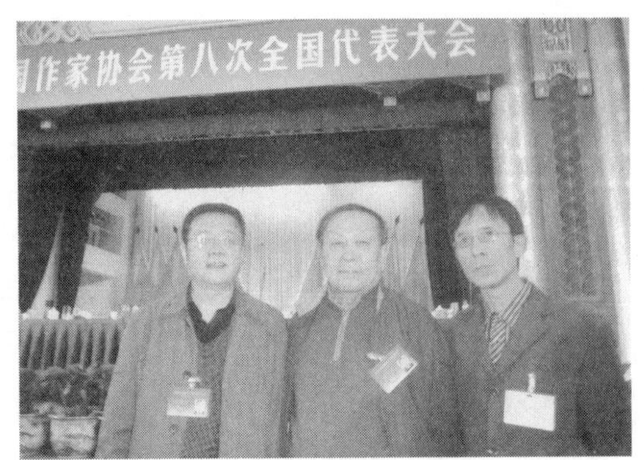

2011年全国第八次作代会。左起：白阿莹、王蓬、莫伸

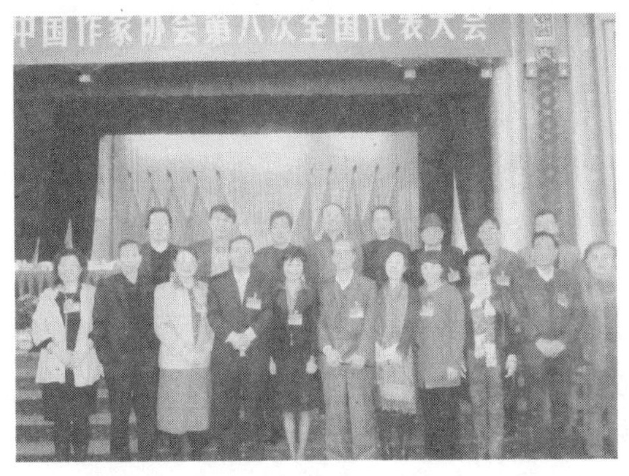

2011年11月，全国第八次作代会上中国作协主席铁凝与陕西代表合影

7月 12日，约古建专家卢惠杰、作家吴全民探访黄河源，亦是第24次西行。黄河源头鄂陵湖古称柏海，是唐蕃古道重要驿站，亦是松赞干布迎娶文成公主并举办盛大婚礼之地，留有迎亲滩、多卡寺等多处遗迹。作为一本唐蕃古道全程探行的纪实之作，王蓬不想留下空白。同时，他也有种河源情结，多年来在蜀道与丝路的探访之中，曾寻叩汉水、褒水、嘉陵江、白龙江等江河源头，但都无法和母亲河黄河源头相比。探访黄河源，往返十天，安全顺利，到了现场，拍了图片。让王蓬不能忘怀的是，站在海拔近5000米的牛头碑下，俯瞰鄂陵湖、扎陵湖，两湖皆广漠无边，壮阔如海，前不见古人，后不见来者，一时间，眼眶充盈泪水。

各报刊继续转载《从长安到罗马》作品:《各界导报》9月2日转载《甘南多美女》;《丝绸之路》第19期刊登《草原·毡房·古道》;《各界导报》12月9日刊登《多情诗人六世达赖》。

9月 王蓬与舞蹈专家吴宝恒到拉萨，完成第25次西行，历时20天，这与此行的目的紧密相关。《从长安到达萨》文字部分40万字已出框架，主要篇章已完成，需交西藏社会科学院副院长、著名藏学家何宗英先生审阅把关并作序。何先生是王蓬2009年来拉萨时认识的，学识渊博，为人谦和，王蓬就涉及藏学方面的一些问题向他请教，他回答得十分专业透彻。之后，他们互赠著作，电话联系，何先生愿意审阅并作序，20天是不能再少的时间。正好利用何宗英审稿的时间，再补拍照片，补充资料。此行顺利，何先生充分肯定作品并写了序言，月底返回。

11月 王蓬当选中国作协第八次全国代表大会代表，19日，在西安火车站集结，集体赴京参会。这是王蓬第四次当选全国作代会代表。鲁迅文学院、北京大学文友聂震宁、聂鑫森、高洪波、赵本夫、乔良、朱苏进、蔡测海、杨东明等17位参会。

12月 《从长安到拉萨——唐蕃古道全程探行纪实》(文化专著两卷）文字43万，图451幅全部完成，刻制光盘，交西安出版社，由山西大学历史学研究生、资深编辑张增兰为责编。

2012年，64岁

1月 应陕西省政协文史委之约，写出《新时期陕西作家群及我的文学生涯》，8000字，在《各界导报》1月11日先行刊登。咸阳《新叶》第1期刊登《我从长安到拉萨——唐蕃古道全程探行纪实：引言；后记》，12000字；《秦岭》春之卷亦刊登。

3月 《丝绸之路》第3期发表《多情诗人六世达赖》；第5期发表《草原丝路的绝唱》；第7期发表《祁连山中的河流》，山东《新世纪文学选》第3期发表《西域存亡：海塞之争》;《延河》第4期发表写李范文的报告文学《西夏简史和一个学者》。

4月 应汉中市城建规划局的邀请，为汉中市标志性建筑天汉大桥、龙岗大

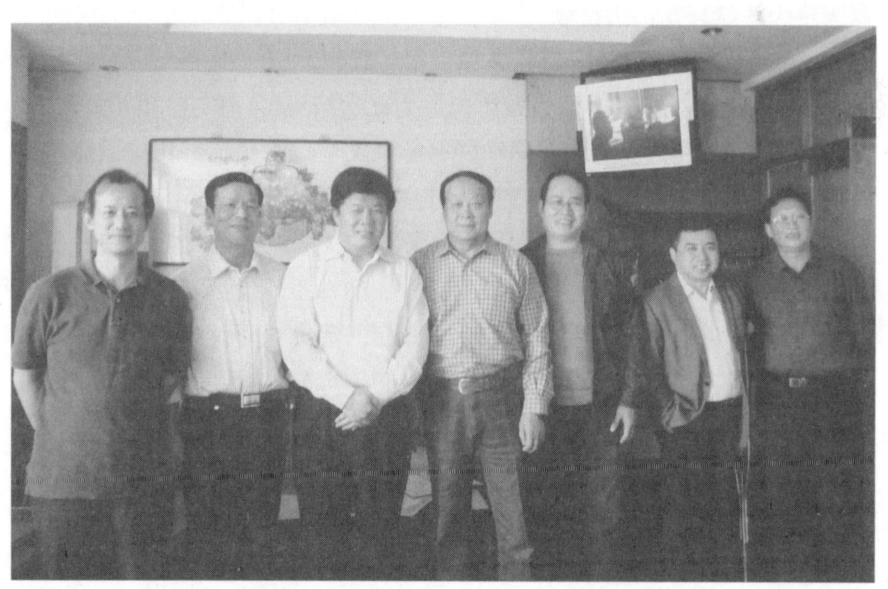

2012年10月，文友在北京聚会。左起：李辉、张军孝、聂震宁、王蓬、郭富民、鱼宏亮、航宇

汉水文化研究中心第二届学术委员会第一次会议合影留念
汉中·陕西理工学院 2012.5.27

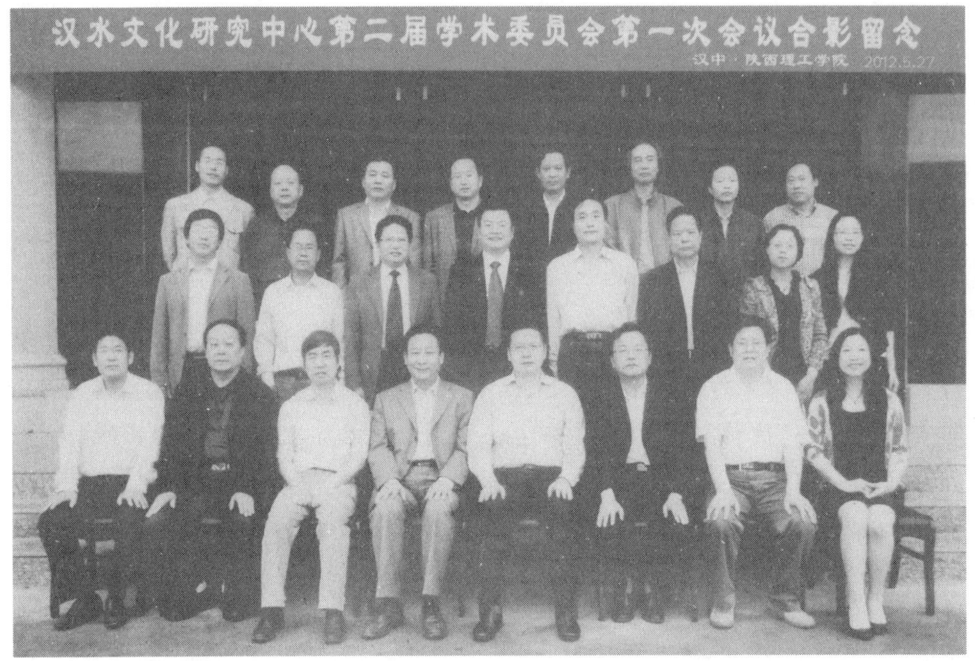

王蓬（前排左二）连续两届任陕西理工学院（现陕西理工大学）汉水文化研究中心学术委员

桥写《天汉大桥赋》《龙岗大桥赋》，以汉中市人民政府名义镌刻于桥头汉阙。

5月　10日，赴甘肃陇南徽县参加天水、陇南、汉中两省三市纪念杜甫诞生1300周年笔会，历时三天，即兴发言，并为此次结集《粟亭与杜甫》写序。

游记《探访黄河源》获全国首届徐霞客游记文学优秀奖，并由中国旅游出版社结集《心灵的穿越——首届中国徐霞客游记文学奖获奖作品集》。

《中国的西北角——多位学人生涯的探寻与展示》(传记文学两卷）由西安出版社2012年5月出第二版，字数52.6万字，首版获全国第25届城市出版社优秀图书一等奖，进入农家书屋。印数23000套，定价60元，责编李宗保。

《古栈道风情》(三章）入选散文集《秦地起国风》，由西北大学出版社2012年5月出版。

6月　10日，参加陕西理工学院（现陕西理工大学）汉水文化研究会第二届开幕式，连续两届被聘为学术委员，向该会赠送全套著作。

《从长安到拉萨——唐蕃古道全程探行纪实》(文化专著两卷)，由西安出版社2012年4月出版，61万字，印数3000套，定价98元，责编张增兰。《文化艺术报》《三秦广电报》皆对该书的出版作了整版介绍;《各界导报》刊发藏学家何宗英序;《团结报》刊发杨建民评论《天地有大美》；新华网、人民网、中国作家网、西部网等多家媒体发布图书出版消息。这部著作从2012年7月起在《文化艺术报》上连载。这是该报继《中国蜀道》《从长安到罗马》之后，连载王蓬的第三部作品。

6—9月 修改增订长篇小说《山祭》《水葬》。由于系多年酝酿，对修订部分了然于胸，仅用4月时间，《山祭》便由21万字增至28万字,《水葬》由22万字增至36万字，10月交西安出版社。

各报刊继续转载《从长安到罗马》作品:《陕西交通报》7月31日刊登《汉中买茶熙河易马》;《丝绸之路》第11期刊登《茶马互市临洮》，第13期刊登《河西回纥通商道》，第23期刊登《马蹄寺记胜》；北京《中国公路文化》第8、9、10期连载《张佐周：挽救十三品》(传记)；10月26日《各界导报》发表为汉中标志性建筑所写《汉中双桥赋》；喀什《香城文化》第3期刊发《西域两章》。

11月 15日，赴陕北青涧参加由省作协组织的纪念路遥逝世20周年活动，并向路遥纪念馆赠送收有中篇传记《路遥的生前与身后》的传记集《中国的西北角——多位学人生涯的探寻与展示》，为路遥研究专家梁向阳提供路遥作品《汉中盆地行》(报告文学)、《冬天的花朵》(短篇小说、含手稿)。

12月 作家吴全民写《作家王蓬的2011》，15000字，刊发于《衮雪》第4期，集中展示退休前后文学创作及文学活动；作家柳笛在《陕西日报》12月31日发表《友人王蓬》，2000字。

2013年，65岁

1月 留坝县作协送《作家眼中的留坝》，收王蓬写留坝作品16篇，约占全书近半，因多年踏访蜀道，留坝为蜀道必经，所写纪实作品较多之故。

4月 《山祭》《水葬》(增订版) 由西安出版社2013年4月出版。《中华读书报》《文化艺术报》《各界导报》《三秦都市报》、新华网、人民网、中国作家网、西部网均发简讯。文学界对这两部小说给予高度重视，著名作家、评论家陈忠实、李星、韩梅村、张虹、郝昭庆、杨建民、田孟礼、火源、况汉英、叶平、王自成等写了评论，分别发表于《文艺报》《中华读书报》《文化艺术报》《安康师学院学报》《各界导报》《秦岭》《衮雪》，人民网、光明网、中国作家网、中国西部网等报刊媒体发表评论。

3月7日，北京《人民政协报》发表《华夏医魂》(报告文学);《丝绸之路》第3期发表《想象魏晋河西》，第5期发表《裕固人传奇》;《各界导报》3月29日发表《德义里的变迁》(散文)，4月12日发表《关于〈山祭〉〈水葬〉的增订》;青岛《蓝海潮》第 1 期发表《十四世达赖坐床始末》。

5 月　陕西省作家协会召开第六次全省会员代表大会，因腰椎犯病请假。自 1993 年作协四届省作代会当选副主席，连续两届，已达 20 年。本届因年龄已 65 岁卸任，被聘为第六届作协主席团顾问。

7 月　24 日，《中华读书报》发表为杨建民散文集《昨日文坛别异风景》所作序言《幸有轶事存青史》，报载时改为《文人亦有相重时》；广东《番禺日报》8 月 4 日转载；湖北《荆门日报》9 月 14 日转载。

8 月　30 日，在《陕西交通报》发表《盐马古道息边患》，为应邀所写。

9 月　陕西理工学院（现陕西理工大学）于 9 月 12 日成立方济众艺术研究所，被聘为学术顾问。方济众为长安画派的代表性画家、著名国画大师。王蓬任汉中市文联主席时，曾为其在汉中勉县的故居立碑。此次写《巴山汉水是旧乡——怀念国画大师方济众》，5500 字，配方济众作品，在《汉中日报》9 月 4 日整版刊登，《中华读书报·人物》9 月 11 日刊登。

10 月　《汉中日报》创建“文化·旅游”专版，被聘为专栏作家，开设“蜀道春秋”专栏，每周一篇。至 12 月底已刊出《拜将坛风云》《褒姒铺怀古》《褒斜千古话三绝》《国之瑰宝石门颂》等 14 篇。

2014 年，66 岁

1 月　应兰州西北师范大学之约，为其写有关西北联大纪实性且有学术性的散文。此事起因为该校系西北联大派生，所办《丝绸之路》已与王蓬联系 20 多年，其丝路作品有近 50 篇发表于《丝绸之路》。盛情难却，王蓬推荐了汉中党校杨建民教授、城固（西北联大所在地）籍学者田孟礼、陕西理工学院（现陕西理工大学）对西北联大颇有研究的陈海儒等人参与其中。中旬开始搜寻资料，至 2 月中旬完成三篇作品：《西北联大迁汉始末》《西北联大播撒文艺种子》《黎锦熙扶持画坛新秀》，共 35000 字。15 日，赴勉县参加《汉中日报》优秀作品颁奖仪式，叙写国画大师方济众的《巴山汉水是旧乡》获一等奖。

31 日，正月初一，天气晴好。王蓬坚守 40 余年的习惯：元旦、初一皆写作。开篇写作《西北联大播撒文艺种子》一文，另为友人火生珍、王袖珍书画集作序。

2 月　10 日，市旅游局送来《拜将坛规划方案》，王蓬提出两条意见：一是可在前后入口处雕塑《史记》宋版，竖排、繁体，展现筑坛拜将文字；二是在展厅播放“明修栈道，暗度陈仓”的片子，有汉中原拍《栈道》可资利用。

14 日，元宵节，与书画家火生珍、王维宾驾车沿汉唐褒斜道访古道遗迹。

近年来修路多有破坏，至柴关岭，大雪、宁静幽美，拍雪景归。

3月 2日，接到北京中国文联出版社李金玉快递的一包手稿《流浪者的足迹》。此为1990年夏王蓬送京，顺便带父亲与初中毕业的14岁长女若慧去京游览。转瞬24年过去，父亲去世，女儿也成家立业，孩子比肩。李金玉系1984年王蓬在京读文讲所时认识的，是北京职工子女，南京大学毕业，分配至中国文联出版社工作，曾为路遥《平凡的世界》、京夫《八里情仇》的责编。王蓬的《水葬》《流浪者的足迹》《隐秘》《江南走笔》《青木川传奇》5本书也经她责编或组稿，是位有激情、有责任心的好编辑。转瞬53岁，因病退休，整理办公室时发现手稿，特快递送回，颇让王蓬感动。

9日，收到陕西省政协《文史资料》第32辑，收有王蓬三篇作品：《我的〈中国蜀道〉写作前后》《方济众故居立碑记》《保护石门石刻的工程师张佐周》。此外，本辑还收有陈忠实为王蓬文集所写序言《秦岭南面的世界》，张艳茜所写陕西作家群中也有王蓬一节。

4月 1日，在兰州武警部队离退的汉中籍作家冯德富回汉，王蓬在湘菜馆请饭，邀杨建民、田孟礼、郭鹏等作陪，郭鹏赠由其校注的《汉中嘉庆府志》全套；8日，参加茶叶专家蔡如桂《茶余杂俎》首发座谈，该书80万字，王蓬作序；13日，邀约杨建民、田孟礼、吴宝恒、卢惠杰去西北联大办学遗址考察，城固文化局长伍宏贤、诗人刘乐亦赶来介绍情况。之后，又去城固拜访首个考上西北联大的女生、日后成为台湾著名教育家、社会活动家、作家的赵文艺故居济川巷，斯人已去，独留故居；18日，新华社资深摄影记者陶明应邀来汉，筹出画册《真美汉中》，请王蓬撰写文字部分，同意合作。

5月 1日，应书画家火生珍、王维宾之约，赴陇南游三滩，访友人杨立强。

8日，《衮雪》第1期出刊，设专栏“王蓬作品研究”，发文论两篇：田孟礼《关于〈水葬〉的结构与语境问题》，王志成《白云生处有人家——王蓬长篇小说〈山祭〉〈水葬〉读后》。

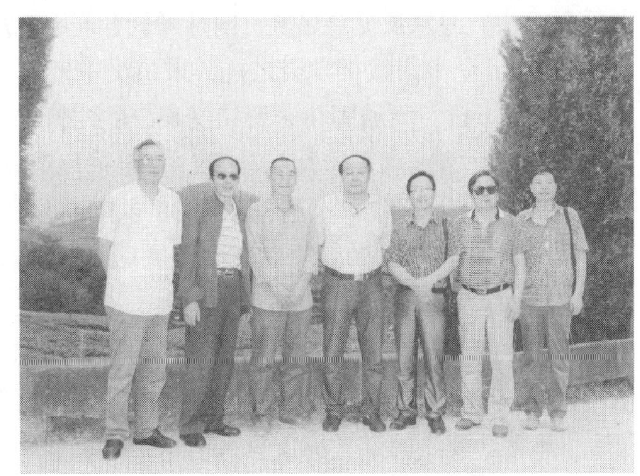

2014年在宁强千山茶园。左起：刘清河、杨建民、王有泉、王蓬、武妙华、田孟礼、杜正满

10日，汉台区文联主办《汉风》第1期出刊，发王蓬《序言6章》。

15日，在咸阳《新叶》第2期发表《甘南人文地理调查》，18000字。

20日，汉中市政府发文件，拟搞栈道文化旅游策划，拍电视片，由王蓬任组长，下拨百万元策划费，回应市旅游局局长杨明全：只承担撰稿。

21日，《汉中日报》用整版刊登《金瓯玉盆话汉中》。同日，因已写出《西北联大的汉中才女》，《汉中日报》《汉中广电报》刊登后，其亲友告知赵文艺（已于2014年元旦去世，享年98岁）在美女儿张立礼，系博士、教授，携家人专程回汉，向陕西理工学院（现陕西理工大学）捐赠母亲遗物。

22日，接北京中国散文学会电话，告知王蓬《德义里的变迁》获第六届冰心散文奖，30日，在山东济南颁奖。因腰椎犯病，婉谢参会。

6月 1日，西安出版社2012年4月曾出版《从长安到拉萨——唐蕃古道全程探行纪实》(文化专著两卷)，现计划再出普及型旅游版，征得王蓬同意，另签合同，删繁就简，合二为一，邮来清样，由王蓬配图。

5日，上午参加陕西理工学院（现陕西理工大学）汉水文化研究会，对《汉水文化史》《汉水流域生态补尝研究》《汉水流域新时期小说研究》(其中列专章介绍王蓬作品）等五部学术著作进行评论审定。

《汉中日报》头版发消息：王蓬新作获全国第六届冰心散文奖

6日，《汉中日报》《汉中广电报》同天全文转载王蓬获奖散文，并配发10部散文集书影。

20日，用一周时间，为新华社陶明所编《美丽汉中》画册写出《品味两汉三国感知真美汉中》《汉水长流育名城》《国是兴衰看蜀道》《张骞故里生英豪》及12篇短章。

30日，受中国散文学会之托，采访汉中盲人主治医师张少全。

7月 1日，为城固伍宏贤诗文集《橘乡神韵》写序，1800字。

2日，去市水利局参加《汉水汉中》纪录片策划事宜，此事由来已久，水利局局长王基刚，大学即学水利，毕业30多年，参与多项水利工程，深感汉中作为国家“南水北调”水源地，对汉中发展影响既深且巨，是件大事应予宣传。托文联现任主席武妙华，希望王蓬承担撰稿。王蓬对汉水亦深感兴趣，只是考虑到已承担市政府关于蜀道撰稿，于是邀约陕西理工学院（现陕西理工大学）教授、刚完成70万字《汉水文化史》的刘清河，市党校多有著述的教授杨建民，曾主编《略阳县志》、熟悉嘉陵江的学者田孟礼共同承担撰稿。

4日，《文化艺术报》主编陈若星告知，鉴于丝路申遗成功，决定重新连载王蓬《从长安到罗马——汉唐丝绸之路全程探行纪实》并对王蓬进行访谈。之前，该报曾选载该作。

9日，作家莫伸来汉，筹拍西北联大电影，约与王蓬交谈，共进午餐，就当前电视制作交换意见。

11日，与水利局王基刚、文联武妙华、杨建民、刘清河、田孟礼一行考察汉水重要脉流褒水，夜宿留坝，连续两天，讨论王蓬拟出的提纲，最终定名：《汉水·汉中》八集历史地理文化专题片。第一集：汉水溯源；第二集：沔水黄沙；第三集：褒水石门；第四集：廉泉让水；第五集：湑水南沙；第六集：傥谷酉水；第七集：牧马泾水；第八集：水润京华。基本上包括了汉中11县区，汉水及主要脉流，大家讨论认可。由王蓬、刘清河、杨建民、田孟礼共同撰稿，每人两集。由王蓬撰写首尾《汉水溯源》《水润京华》两集。

15日，历时3天，完成中国散文学会委托所写报告文学《劫难·奋起·希望——记盲人主治医师张少全》，5000字，发北京。

16日，上午正式开始动笔写《汉水·汉中》首集《汉水溯源》；下午应城固县委书记刘双耀邀请去城固张骞墓，全国百家媒体丝路万里行举办启动仪式，接受央视“名嘴”王志采访。

18日，《文化艺术报》用两个版面，以“探访不尽的文化运河——丝绸之路”为题，刊登对王蓬的访谈。

25日，与水利局干部、文联武妙华、杨建民、刘清河、田孟礼一行考察汉水脉流酉水。洋县从秦岭深处修渠引酉，历时12年，开凿干支渠480公里，浇灌16万亩水田，类如“红旗渠”。夜宿华阳，讨论两天，对撰稿中存疑进行梳理。

30日，历时半月，完成首集《汉水溯源》约万字。

收到三秦出版社之《艺文志》2014年第2期，其中有三篇作品与王蓬相关。一是陈忠实所写《王蓬：秦岭南面的世界》；二是郝昭庆所写《泣血的悲悯人性的复苏——读王蓬长篇小说〈山祭〉(增订本)》；三是王蓬的《巴山汉水是旧乡——怀念国画大师方济众》。

8月　1—10日，完成《汉水·汉中》第八集《水润京华》，约万字。

13日，汉中市市长王建军约谈为蜀道纪录片撰稿，旅游局局长杨明全参加。片名暂定《汉中栈道》七集。建议出《汉中旅游丛书》10册，王市长亦同意。

15日，汉中市水利局组织《汉水·汉中》主创人员去宁强参观嘉陵江支流西流河及二朗坝电站、西乡茶园、羌文化馆等，来去三天。

下旬，开始酝酿撰写七集历史文化纪录片《汉中栈道》,《衮雪》第3期王蓬作

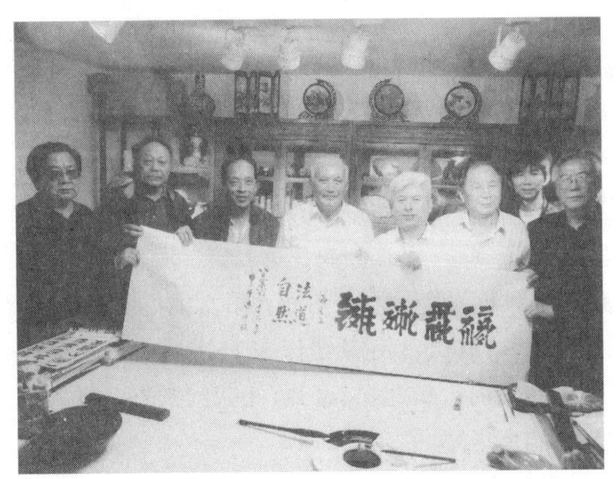

2014年，汉中学人与西夏学专家李范文。左起：田孟礼、王蓬、杨建民、李范文、林海坤、卢惠杰、卢子、刘清河

品研究专栏发阎纲《王蓬——当代徐霞客》；杨建民《沧桑古道·千载风情》；火源《论王蓬小说中的“自然”》；王欣星《王蓬短篇小说中的陕南农村风情》。

9月 集中时间在《山河岁月》《中国蜀道》等蜀道著作上，选取相关内容，写成七集《汉中栈道》初稿。

28日，《唐蕃古道秘境》出版，收到20册样书，大16开，350页，图文并茂，全彩印刷，美观大方，定价58元，印数4000册。

29日，西夏学专家李范文教授携妻女返西乡老家，在汉中暂停，因王蓬为其写过传记，故邀刘清河、杨建民、田孟礼、卢惠杰等作陪，参观汉中东关老街、汉中四中、卢惠杰藏书等，在一家有特色的林海坤酒店接待。李范文已85岁高龄，兴致不减，为大家用西夏文写条幅，宾主尽欢。

30日，惊闻宁夏张贤亮去世，因张贤亮与王蓬曾有书信交往，还曾赠王蓬书法作品，故作散文《遥祭张贤亮》，1500字。

10月 上旬，集中修改七集纪录片《汉中栈道》,《衮雪》第4期集中发王蓬散文评论，有贾平凹《王蓬的散文》；吴全民《密林是大树的风景》；王欣星《王蓬散文的艺术特色》。本期还发王蓬为杨建民等人所写序言三篇。

17日，《汉水·汉中》主创人员王蓬、刘清河、杨建民、田孟礼，与市文联主席武妙华、市水利局局长王基刚共同讨论八集纪录片《汉水·汉中》，基本敲定，也指出补充修改问题。

27日，由王蓬承担文字撰稿的《真美汉中》画册，在天汉广场首发并布展，市主要领导参加。

11月 8日，《汉水·汉中》主创人员再赴略阳，参观嘉陵江治理相关工程，并去相邻甘肃省两当参观“两当兵变”纪念馆，来去三天。

15日，汉中市旅游局在金江酒店召开会议，落实创作《汉中旅游丛书》。丛书系王蓬建议，书名亦由其策划，定为《华阳华阳》《旱莲旱莲》《龙岗龙岗》《汉水汉水》《张骞张骞》《留坝留坝》《黎坪黎坪》《灵岩灵岩》《汉台汉台》《栈道栈道》；确定由叶平、吴全民、郝昭庆、刘清河、伍宏贤、柴秦滇、贾连友、田孟礼、王若慧、王蓬每人承担一本，每本10万字，图文并茂。文字部分分三辑，每辑10篇，每篇2000字以内，年底交稿。由王蓬主编，市长王建军统一作序。

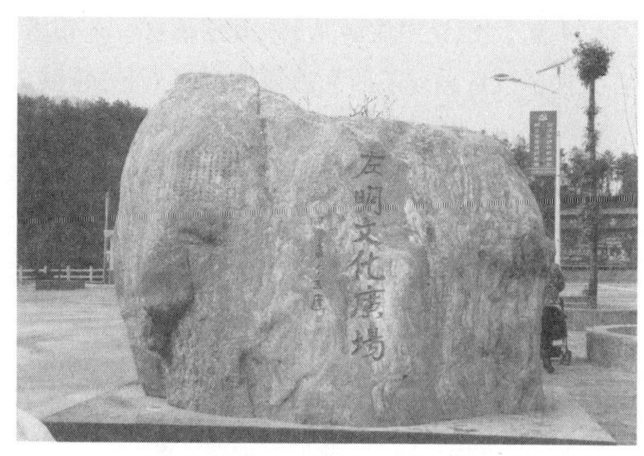

2014年，王蓬为左明广场题写石刻

16日，市政府召开王蓬创作七集纪录片《汉中栈道》研讨会，副市长王春丽主持，市长王建军参加，作家莫伸、梁中效、冯岁平等发言，对脚本予以充分肯定，同时也指出可补充修改的意见。

下旬，《汉水·汉中》主创人员王蓬、刘清河、杨建民、田孟礼集中修改八集纪录片，并配相关图片，把定稿交西安出版社。

12月 上旬，集中修改纪录片《汉中栈道》。

19日，去南郑法镇，此处为抗战时写出街头名剧《放下你的鞭子》的左明的故乡，2004年，王蓬曾倡导为已被荒草掩埋的左明修陵立碑，故此次该镇修建左明文化广场，特邀王蓬为广场题写刻石。

下旬，整理蜀道稿件，挑选合适篇目，按要求修改为旅游丛书《栈道栈道》，计三辑30篇，约5万字。2014年，各地报刊共发表王蓬作品80余篇，其中《汉中日报》每周在文化旅游版“蜀道春秋”专栏发一篇，共发52篇。

2015年，67岁

1月 1日，农历2014年11月11日，66岁生日。

7日，《汉中日报》发表《邮驿之路》，继续以每周一篇为“蜀道春秋”专栏供稿。

8日，《文化艺术报》发表《河西人家》，该报继续以每周两篇连载《从长安到罗马——汉唐丝绸之路全程探行纪实》。

下旬，收《汉中旅游丛书》10册清样，与田孟礼在金江宾馆校对，并与丛书作者交换修改意见;《陕西河流环境观察》刊王蓬散文《褒谷褒水》。

2月 上旬，在金江宾馆与刘清河、杨建民、田孟礼校对《汉水·汉中》，为田孟礼《读汉书说汉中》作序。

19—20日，春节，为陇南王新瑛两部散文集写书评《乡愁·行走·光阴》。

25日，《文化艺术报》刊载王蓬《遥祭张贤亮》。

3月 9—10日，为汉中市博物馆原副馆长王景元写书评《半耕堂斋话景元》。

16—20日，为延安大学教授厚夫所著《路遥传》写书评《为纪录时代的英雄立传》，2500字。

31日，莫伸编导反映西北联大的电影《古路坝灯火》,在陕西理工学院（现陕西理工大学）首映，应邀参加。

4月 7日，《光明日报》刊载王蓬《路遥：纪录一个真实的时代》。

9日，汉中市政府召开王蓬七集历史文化纪录片《汉中栈道》评审会。梁中效、蔡云辉、田孟礼、郝昭庆、冯岁平、周忠庆、黄建中等参加，叶广芩、莫伸发来书面发言，对作品予以充分肯定，签字通过。市长王建军要求与八集地理文化纪录片《汉水·汉中》一样，先出版成书。两书均由市委书记魏增军、市长王建军做序，报省委宣传部立项，争取经费筹拍，力争打造精品，推动汉中旅游。

20—21日，为汉中市文联主席武妙华书法集写序《追慕先贤成就自我》。

28—30日，为陇南作家杨艳辉长篇小说《情之殇》写书评《流光溢彩的时代画卷》，3000字。

29日，《宝鸡日报》发表散文《挚友李凤杰》。

5月 5日，《汉中旅游丛书》5000套;《汉水·汉中》3000册正式出版，运抵汉中，图文并茂，全彩印刷，十分精美。

19日，全国旅游日，市政府在天台山风景区举办启动全市旅游日及旅游丛书首发式，市县领导、旅游社团、丛书作者参加。

25日，陕西理工学院（现陕西理工大学)《汉水文化研究》整期刊登王蓬七集纪录片《汉中栈道》。

6月 上旬，随汉中电视台《汉魂汉脉》摄制组赴刘邦故里江苏沛县、韩信故里淮阴、诸葛亮故里山东沂南，浙江东阳卢宅、周庄等处，来去10天。

中旬，市文联决定编辑出版《王蓬作品研究》。此事酝酿已久，市领导对王蓬牵头《汉水·汉中》《汉中栈道》纪录片撰稿、主编《汉中旅游丛书》等曾在会议上多次肯定。韩梅村教授多年研究王蓬创作，著有《王蓬的艺术世界》(陕西人民教育出版社1996年版)，主编《王蓬的文学生涯》(社会科学文献出版社2008年版)，近年来还有多篇评论王蓬新作《从长安到罗马》《从长安到拉萨》《中国的西北角》《山祭》《水葬》(增订版) 的评论，散见各地报刊，有必要收集、整理、编辑出版。此前，已在文联刊物《衮雪》开辟王蓬作品研究专栏。经多次商议，决定聘请对王蓬创作熟悉且有研究的咸阳师范学院教授韩梅村，西北师范大学教授季成家，陕西师范大学教授朱鸿，陕西理工学院（现陕西理工大学）教授刘清河、李锐、付兴林、梁中效、张西虎，汉中行政学院教授杨建民及文化学者田孟礼10人为学术顾问，汉中市文联主席武妙华为主编,《衮雪》正副主编、作家丁小村、周燕为副主编，王蓬协助收集提供资料。

7月 1日,《文化艺术报》刊登为武妙华书法集所写序言《追慕先贤成就自我》。

8月 12日,《文化艺术报》用三个版面刊登《西北联大迁汉始末》(上)。

14—15日，为汉中摄影家党涛作品集写序《黑白光影中的乡愁》。

19日，《文化艺术报》用两个整

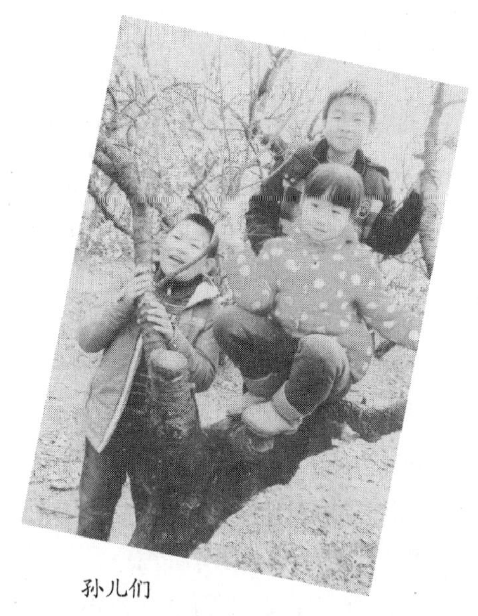

孙儿们

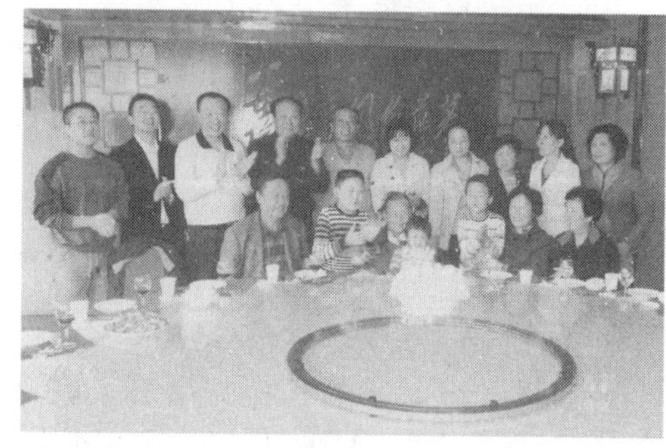

母亲生日

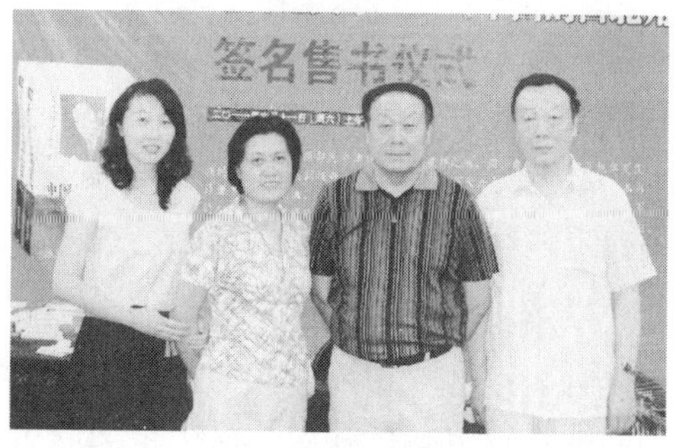

王蓬与小弟一家

版刊登《西北联大迁汉始末》(下)。

20—21日，为张浩洁长篇小说《凤河清流》再版写序，2500字。

25日，参加汉中市为田孟礼撰稿的12集纪录片《汉魂汉脉》脚本研讨，有多位教授、学者参加，在会上发言，除对脚本加以肯定外，也提出修改建议；西北师范大学校刊《丝绸之路》刊《黎锦熙提携画坛新秀》，8000字。

9月 8日，为汉中书法家王维宾完临《泰山金刚经》36米长卷写评论《汉上书坛盛举》，1500字。

10日，为《陕西文史资料》整理改定《陕西首座现代铁桥》，系从中篇传记《功在千秋》中选择约6000字而成。

12日，由王蓬撰稿的七集历史文化纪录片《汉中栈道》由西安出版社出版，收到样书，图文并茂，全彩印刷，精美大方。同日，接北京中国旅游出版社王建华电话，称游记散文集《陕西汉中》已再版，该书系王蓬2007年加盟“中国秘境之旅”丛书，全书图文20万字，首版6000册。王建华说根据市场需求，这次重新包装出版，询问账号地址，即日即寄样书、版税。

15—21日，偕夫人自由参团旅日，游览大阪、东京、富士山、京都、箱根等地。

25日，收到三秦出版社《艺文志》，上面刊登了《西北联大播撒文艺种子》；《衮雪》第5期卷首以“汉中往事”为专栏刊登王蓬西北联大三作；为陕西省社科院文学研究所新创办的文化刊物《交谈》修订《汉唐长安》；为北京中国国际广播电台刊物提供文化散文《汉水·汉中》。

10月 13日，省作协党组书记黄道峻携文化学者肖云儒，省作协副主席吴克敬、阎安，秘书长李锁成，河北省作协副主席大解，及邢小利、姚逸仙、耿翔、刘亦群、唐浩斐、邹前进等作家去南郑采风途经汉中，在汉中市文联主席武妙华、副主席丁小村，南郑县委宣传部部长贾连友陪同下，来王蓬家中看望，品茗聊天，宾主尽欢。

21—23日，香港凤凰卫视导演吴菲菲、于晓梅来汉中，以王蓬为主人公，拍摄反映丝路栈道的纪录片，在欧美中文台播放。

11月 8日，《秦岭南边的世界——王蓬作品研究》由西安出版社出版，在汉中首发。西安出版社社科分社社长、责编李宗保，偕夫人——陕西未来出版社副总编辑曾敏专程赴汉，汉中市文联主席武妙华主持，文联各协会、各县文友60人与会，李宗保、李锐、郝昭庆、杨建民、李青石等发言，王蓬备简餐、设薄酒致谢。

31日，“张骞与丝绸之路研究会”在陕西理工学院（现陕西理工大学）成立，与陕西理工学院（现陕西理工大学）院长何宁一同当选名誉会长。

12月 上旬，为汉中市博物馆撰写古汉台、褒斜道、石门十三品讲解词，并于18日为全馆做关于蜀道的辅导讲课。

中旬，为《千年古县——美丽南郑》承担撰稿，计千字文4篇；300—500字短文25篇。

30日，应汉中石门水库管理局之邀，参观褒谷口新规划的风景区，并为其撰写讲解词。

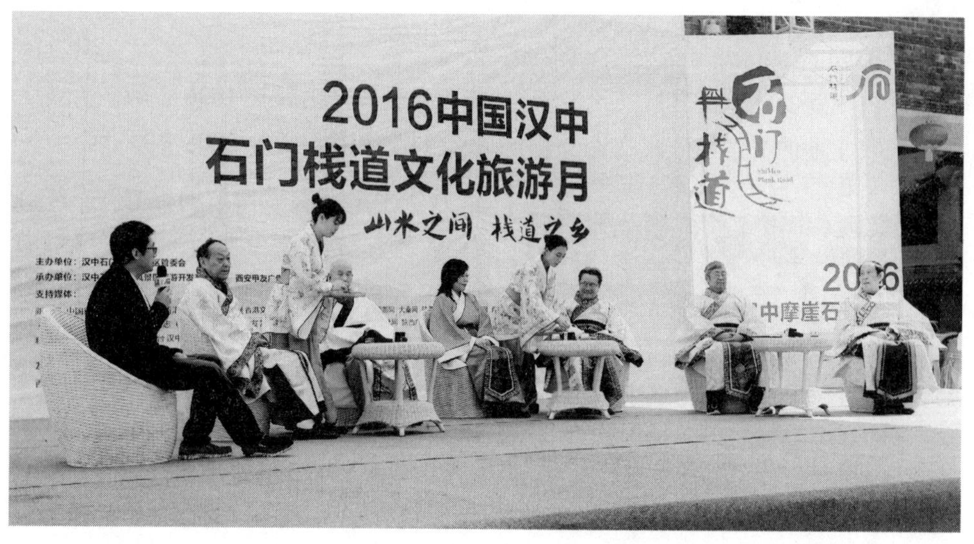

2016年5月，王蓬（左二）与王立群（右一）、郭荣章（左四）、肖云儒（右三）等人讨论石门文化（摄影：牛江林）

王蓬研究资料索引
（1977—2016）

文论专著

韩梅村:《王蓬的艺术世界》(文论专著)，陕西人民教育出版社 1996 年版。

韩梅村:《王蓬的文学生涯》(文论专著)，社会科学文献出版社 2008 年版。

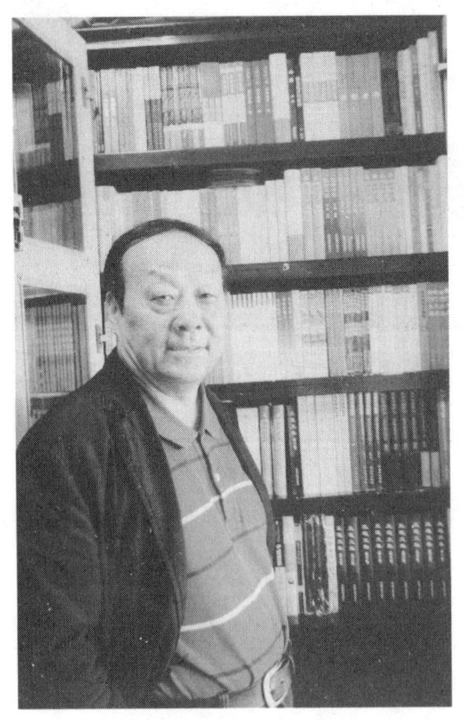

王蓬和他的著作

武妙华主编:《秦岭南边的世界——王蓬作品研究》(文论专集)，西安出版社 2015 年版。

文论单篇

韩起:《新花一朵——喜读〈大忙时节〉》,《汉中日报》1977 年 6 月 3 日。

王汉喜:《刻苦·毅力·希望——介绍农民作家王蓬》,《汉中日报》1980 年 8 月 20 日。

蒿文杰:《王蓬坚持为农民写书》,《陕西农民报》1980 年 9 月 27 日。

《农村青年作家王蓬受到读者好评》,《文汇报》1980 年 10 月 20 日新华社电讯。

曾镇南:《向现实主义深处开掘》,《延河》1981 年第 3 期。

沙平:《各有千秋各有深意——评〈姐姐〉

与〈银秀嫂〉》,《延河》1981 年第 4 期。

李锐:《对生活的深刻思考——评〈杨嫂〉兼谈生活的真实性问题》,《衮雪》1981 年第 2 期。

王汉喜:《一幕发人深思的爱情悲剧——读王蓬所作〈银秀嫂〉》,《汉中日报》1981 年 4 月 15 日。

蒿文杰:《春笋初露汉江畔——介绍青年农民作家王蓬》,《陕西日报》1981 年 3 月 23 日。

杨建武:《揭开了农村新生活的帷幔——读王蓬〈油菜花开的夜晚〉》,《衮雪》1981 年第 1 期。

杨建武:《喜看“汉水”开新域——赏读〈乡情新绿〉》,《汉中日报》1981 年 12 月 8 日。

王汉喜:《从逆境中走来——记青年农民作家王蓬》,《文学报》1982 年 9 月 23 日。

文洁、林海:《在田塍上迈步——读王蓬的小说》,《陕西日报》1982 年 12 月 2 日。

韩梅村:《〈庄稼院轶事〉散评》,《衮雪》1982 年第 3 期。

王愚:《扎根沃土中——王蓬四篇小说读后》,《延河》1982 年第 3 期。

韩梅村:《王蓬短篇小说集〈油菜花开的夜晚〉——系列评论九篇》,《汉中日报》1984 年 3 月至 6 月连载。

贾平凹:《王蓬论》,《衮雪》1984 年第 4 期。

聂鑫森等:《王蓬短篇小说艺术研讨会纪要》,《衮雪》1984 年第 4 期。

韩梅村:《他爱陕南这片秀美的土地》,《中国农民报》1984 年 7 月 20 日。

孙少山:《陕南汉子王蓬》,《作家生活报》1987 年 4 月 15 日。

正国、尚中:《草中之王——作家王蓬印象》,《汉江文学》1987 年第 2 期。

孙少山:《文讲所中的王蓬》,《文学青年》1987 年第 6 期。

《他从田间走来——电视专题片》,《汉中电视台》制作播放，1987 年 11 月。

李锐等:《王蓬长篇小说〈山祭〉研讨会纪要》,《衮雪》1987 年第 4 期。

平夫:《一幅秦岭山水风俗画》,《汉中师范学院学报》1988 年 10 月。

王汶石:《人们总想了解一点社会和人生——读王蓬的〈山祭〉》,《文艺报》1988 年 5 月 7 日。

胡采:《现实主义的艺术感染力——长篇小说〈山祭〉读后致王蓬》,《文学报》1988 年 6 月 23 日。

郑果:《秦岭的沉默与喧闹——读王蓬长篇小说〈山祭〉》,《衮雪》1988 年第 1—2期。

平原:《来自深山的牧歌——王蓬长篇小说〈山祭〉读后》,《衮雪》1990 年第 1 期。

王寅明:《陕南山区的风情画卷》,《陕西日报》1988 年 5 月 19 日。

韩梅村:《“山”的文字,“山”的灵魂——论〈山祭〉》,《漓江》1988 年创刊号。

王汶石:《怎样正确认识陕南山区人民——读〈山祭〉有感》,《陕西日报》1988 年 5 月 24 日。

杨建武:《一部有深度的好作品》,《汉中日报》1988 年 11 月。

杨建民:《叙述方式的冒险》,《衮雪》1988 年第 4 期。

王自立:《路是靠自己走出来的——访青年作家王蓬》,《陕西邮电报》1988 年 3 月 5 日。

柳笛:《心泉里流淌出的歌——王蓬散文集〈乡思绵绵〉印象》,《汉中日报》1991 年 7 月 23 日。

陈忠实等:《王蓬纪实文学座谈会》,《中外纪实文学》1990 年第 3 期。

艾芜:《散文集〈京华笔记录〉前言》,《峨眉》创刊号。

杨建民:《读王蓬新著〈隐秘〉》,《汉中日报》1990 年 4 月 17 日、5 月 8 日连载。

琬承:《情迷古栈道》,《西部文学报》1990 年 5 月 8 日。

吕震岳:《读王蓬新作的联想》,《陕西日报》1990 年 5 月 7 日。

清扬:《笔耕不已新作不断——记作家王蓬》,《陕南文学》1991 年 3 月 25 日。

刘宏超:《名人十答》,《农家信使报》1991 年 7 月 14 日。

韩梅村:《时代情绪的真实透视——中篇传记集〈流浪者的足迹〉序》,中国文联出版公司 1991 年版。

《作家王蓬出书 5 本》,《人民日报》1992 年 8 月 15 日。

聂震宁:《高扬一面爱的旗帜——王蓬中篇小说集〈黑牡丹和她的丈夫〉序》,《小说评论》1992 年。

韩梅村:《爱情母体:王蓬中篇小说四篇》,《咸阳师范专科学校学报》1992 年第 1 期。

贾存义:《在成功的道路上》,《陕西冶金报》1992 年 3 月 13 日。

郭荣章:《喜读〈水葬〉》,《汉中日报》1992 年 6 月 10 日。

李珺平:《文坛水怪——记王蓬》,《喜剧世界》1993 年第 4 期。

蒿文杰:《作家王蓬三喜临门》,《陕西日报·星期天》1993 年 6 月 20 日。

阎志林:《王蓬:一个巴山夜雨的故事》,《陕西日报》1993 年 10 月 24 日。

阎志林:《秦巴赤子》,《文学报》1993 年 12 月 10 日。

张虹:《一部真正男人写的书》,《小说评论》1994 年第 6 期。

李青石:《〈水葬〉的魅力》,《安康文学》1995 年第 4 期。

田长山:《王蓬可能挖到了“金矿”》,《陕西日报》1996 年 7 月 8 日。

韩梅村:《王蓬的艺术世界》(专著)，陕西人民教育出版社 1996 年版。

李珺平:《〈山祭〉的“雨果效应”及其它》,《衮雪》1999 年第 3 期。

邱长发:《闽西三识》,《衮雪》2000 年第 5 期。

陈忠实:《关于一座房子的记忆》,《人民日报》2004 年 2 月 19 日。

《王蓬〈山河岁月〉研讨会纪要》,《三秦都市报》2000 年 4 月 15 日。

陈忠实:《我说〈山河岁月〉》,原载《文艺报》2000 年 5 月。

田杰:《在〈山河岁月〉研讨会开幕式上的讲话》,原载《衮雪》2000 年第 4 期。

阎纲:《读《山河岁月》感言》,原载《衮雪》2000 年第 4 期。

韩梅村:《十年辛苦不寻常》,原载《衮雪》2000 年第 4 期。

郝昭庆:《汉中乡土情结和挖深井》,原载《衮雪》2000 年第 4 期。

杨志鹏:《汉中文化的一个收获》,原载《衮雪》2000 年第 4 期。

赵宇共:《汉凿石门与当代书载人》,原载《衮雪》2000 年第 4 期。

杨乐生:《此情只应归大地》,原载《衮雪》2000 年第 4 期。

李凤杰:《要有一种精神》,原载《衮雪》2000 年第 4 期。

邢小利:《一部扎实厚重的大书》,原载《衮雪》2000 年第 4 期。

李国平:《〈山河岁月〉的文化情结》,原载《衮雪》2000 年第 4 期。

李锐:《山河岁月话王蓬》,原载《衮雪》2000 年第 4 期。

郭鹏:《王蓬的“金矿”》,原载《衮雪》2000 年第 4 期。

朱鸿:《作家段位论》,原载《衮雪》2000 年第 4 期。

徐子心:《〈山河岁月〉——王蓬自己的句子》,原载《衮雪》2000 年第 4 期。

李康美:《意义与启示》,原载《衮雪》2000 年第 4 期。

方英文:《汉中四日记》,原载《衮雪》2000 年第 4 期。

李汉荣:《写作者的资源》,原载《衮雪》2000 年第 4 期。

周忠庆:《情景并茂隽永亮丽》,原载《衮雪》2000 年第 4 期。

杨建民:《阅历未来》,原载《衮雪》2000 年第 4 期。

蒿文杰:《我看王蓬挖“金矿”》,原载《衮雪》2000 年第 4 期。

牛力:《图像文化的历史价值》,原载《衮雪》2000 年第 4 期。

张傲雪:《坚韧与毅力》,原载《衮雪》2000 年第 4 期。

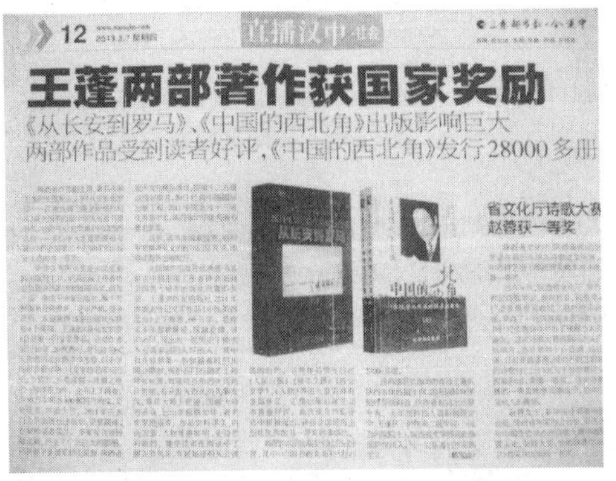

12 直播汉中

王蓬两部著作获国家奖励

《从长安到罗马》、《中国的西北角》出版影响巨大

两部作品受到读者好评，《中国的西北角》发行28000多册

省文化厅诗歌大赛 赵普获一等奖

《三秦都市报》刊载王蓬两部作品获奖

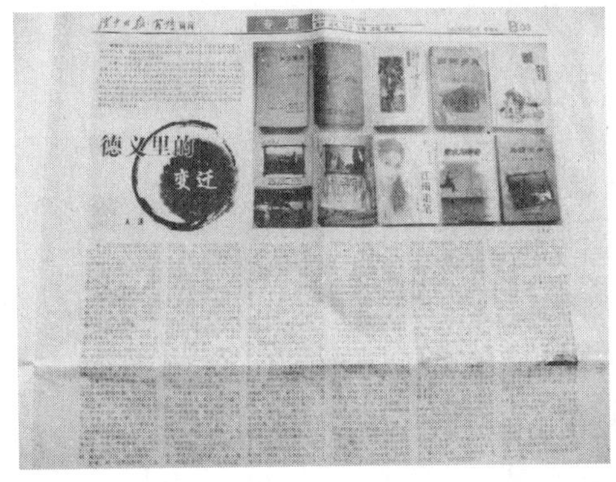

德义里的变迁

《中华读书报》《文艺报》《汉中日报》等刊载王蓬获冰心奖散文

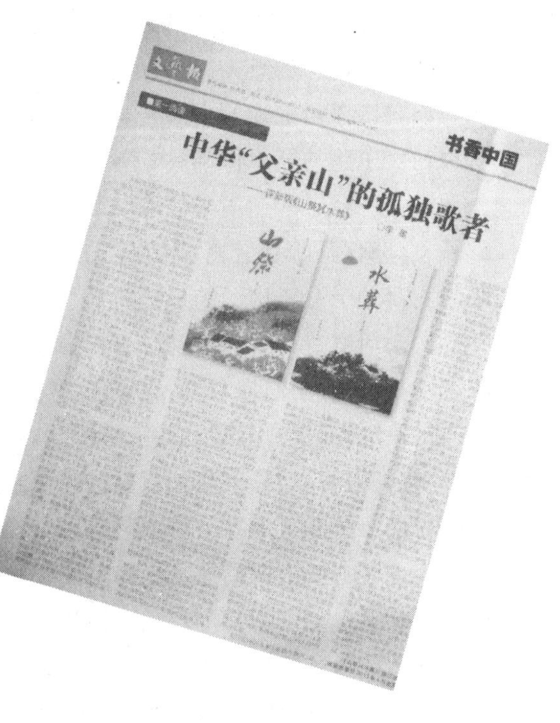

书香中国

中华“父亲山”的孤独歌者

山祭

水葬

著名评论家李星在《文艺报》2013年10月17日发表评论

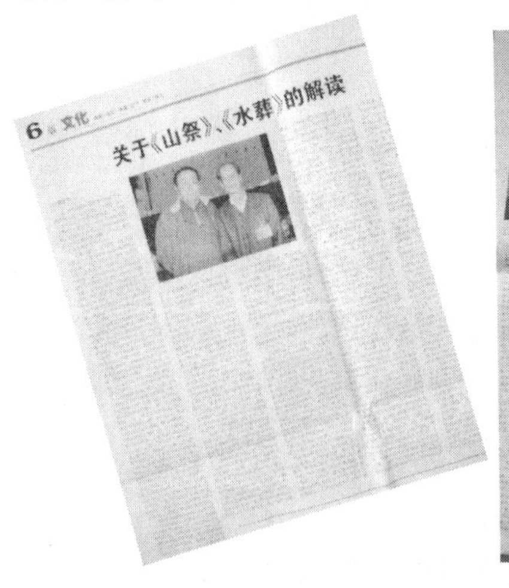

6 文化

关于《山祭》、《水葬》的解读

新版《山祭》《水葬》受到媒体关注，《中华读书报》刊发陈忠实评论

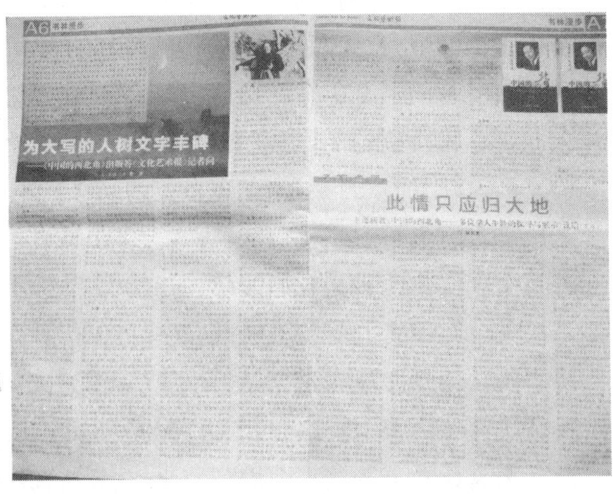

为大写的人树文字丰碑

此情只应归大地

《中国的西北角》隆重签售，王蓬接受《文化艺术报》记者采访，此为访谈录

蔡如桂:《后悔后的无悔》,原载《衮雪》2000 年第 4 期。

晓雷:《穿越古蜀道》,原载《西安晚报》。

刘诚:《粗读王蓬》,原载《在命运里旅行》,陕西人民出版社 2002 年版。

陈忠实:《关于我对一个作家的理解》,《人物》2003 年第 11 期。

楚剑峰:《情所至魂所系——读王蓬新作〈山河岁月〉》,《海南法制报》2000 年 6 月 19 日。

李青石:《〈山河岁月〉的文化内涵》,原载《衮雪》2000 年第 4 期。

郭新成:《学者铸造的大山》,原载《衮雪》2000 年第 4 期。

杨文闯:《我读〈山河岁月〉》,原载《衮雪》2000 年第 4 期。

冯西海:《我见到了王蓬》,原载《三秦广播电视报·咸阳版》2002 年 11 月 12 日。

陈忠实:《秦岭南边的风景——〈王蓬文集〉序》,原载《小说评论》2003 年第 4 期。

《汉中市举行〈王蓬文集〉首发式》,原载《衮雪》2004 年第 1 期。

田杰:《文学是一段历史,一种力量》,原载《衮雪》2004 年第 1 期。

陈忠实:《探索·归结·展示》,原载《衮雪》2004 年第 1 期。

王明祥:《真诚祝贺几点希望》,原载《衮雪》2004 年第 1 期。

刘清河:《植根于沃土之中》,原载《衮雪》2004 年第 1 期。

郝昭庆:《回顾与期待》,原载《衮雪》2004 年第 1 期。

王彭年:《读〈王蓬文集〉》,原载《衮雪》2004 年第 1 期。

王烽:《王蓬点燃“文集现象”》,原载《华商报》2003 年 12 月 10 日。

郝昭庆:《〈王蓬文集〉新闻发布会》,原载《衮雪》2004 年第 1 期。

叶平:《王蓬创作和人生的传记——读〈王蓬的艺术世界〉》,《陕西工人报》2004 年 2 月 5 日。

贾连友:《王蓬两部新作热销》,《海南特区法制报》2003 年 9 月 28 日。

涂光群:《我所认识的王蓬》,《文艺报》2006 年 6 月 1 日。

吴凯飞:《王蓬:行走在丝绸之路上》,《天水日报》2006 年 8 月 24 日。

陈忠实:《关于一个作家的理解》,《吐鲁番》2007 年第 2 期。

胡杨:《王蓬,丝绸之路上的骆驼》,《嘉峪关日报》2007 年 7 月 31 日。

韩晓艳:《不失赤子之心的王蓬》,原载《汉中日报》2007 年 1 月 23 日。

向红等:《王蓬,文学的歌者》,原载《陕西日报》2007 年 3 月 25 日。

本刊记者:《王蓬文集》(5—8 卷) 首发, 原载《西部周末》2007 年 2 月 1 日。

田杰:《文学是跳动的历史, 是凝聚的力量》, 原载《西部发展报》2007 年 2 月 1

日。

李林华:《真诚的祝贺殷切的希望》,原载《西部发展报》2007年2月1日。

郭加水:《且说王蓬》,原载《西部发展报》2007年2月1日。

刘清河:《钩沉阙失的文明》,原载《西部发展报》2007年2月1日。

郭鹏:《全面展示汉中地域文化的力作》,原载《西部发展报》2007年2月1日。

郝昭庆:《六十年一个单元》,原载《衮雪》2007年第2期。

马林帆:《王蓬对我说》,原载《风挂长河》,太白文艺出版社2007年版。

涂光群:《王蓬的崛起之路》,原载《各界导报》2006年2月11日。

聂鑫森:《王蓬与〈王蓬文集〉》,原载《衮雪》2007年第4期。

莫伸:《山光水色皆入画》,原载《衮雪》2007年第4期。

李凤杰:《我们的文学缘分》,原载《衮雪》2007年第4期。

赵本夫:《同乡与文友》,原载《衮雪》2007年第4期。

吴克敬:《敬重王蓬的几个理由》,原载《西安晚报》2007年5月14日。

高建群:《朋友印象》,原载《衮雪》2007年第4期。

张虹:《文兄王蓬》,原载《衮雪》2007年第4期。

张艳茜:《固守在行走之中》,原载《衮雪》2007年第4期。

赵宇共:《失根、失重与移位》,原载《衮雪》2007年第4期。

贾宇虹:《汉水照人身千影》,原载《衮雪》2007年第4期。

郭洪波:《原生态写作、严酷历史语境及其它》,原载《衮雪》2007年第4期。

和谷:《执著和明了的结晶》,原载《衮雪》2007年第4期。

查舜:《王蓬现象给我们的重要启示》,原载《衮雪》2007年第4期;上海《文学报》2007年8月23日转载。

李发模:《泥土是根》,原载《衮雪》2007年第4期。

阎纲:《活脱一个徐霞客》,原载《衮雪》2007年第4期。

陈长吟:《登临汉山》,原载《衮雪》2007年第4期。

航宇:《缘于文学》,原载《衮雪》2007年第4期。

储福金:《文品即人品》,原载《衮雪》2007年第4期。

韩梅村:《〈中国蜀道〉品评》,《衮雪》2009年第3期。

杨建民:《沧桑古道千载风情》,《人民政协报》2010年1月25日。

韩梅村:《王蓬传记文学的特色与价值》,《荆楚理工学院学报》2010年第3期。

况汉英:《从人性角度解读王蓬长篇小说〈水葬〉》,《安康学院学报》2010年第6期。

郝昭庆:《王蓬的 40 年和三级跳》,《衮雪》2011 年第 2 期。

韩石山:《晋阳来函》,《衮雪》2011 年第 2 期。

梁中效:《丝路史诗人文画卷——读王蓬〈从长安到罗马——汉唐丝绸之路全程探行纪实〉》,《衮雪》2011 年第 2 期。

刘清河:《关于〈从长安到罗马——汉唐丝绸之路全程探行纪实〉》的文化思考》,《衮雪》2011 年第 2 期。

杨均:《摄影与发现》,《衮雪》2011 年第 2 期。

吴全民:《与王蓬西行》,《衮雪》2011 年第 2 期。

季成家:《〈从长安到罗马〉序》,《文化艺术报》2011 年 4 月 8 日。

杨建民:《行进在古往今来的丝绸之路上——读王蓬〈从长安到罗马——汉唐丝绸之路全程探行纪实〉》,《中华读书报》2011 年 4 月 27 日。

王欣星:《王蓬短篇小说女性形象简析》,《荆楚理工学院学报》2011 年第 6 期。

陈若星:《为大写的人树文字丰碑》,《文化艺术报》2011 年 6 月 18 日。

何宗英:《认识西藏了解西藏——读王蓬新作〈从长安到拉萨——唐蕃古道全程探行纪实〉》,《各界导报》2012 年 6 月 8 日。

吴全民:《作家王蓬的 2011 年》,《衮雪》2012 年第 4 期。

王欣星:《王蓬短篇小说中的陕南农村风情》,《渭南师范学院学报》2012 年第 3 期。

柳笛:《友人王蓬》,《陕西日报》2012 年 12 月 31 日。

郝昭庆:《泣血的悲悯人性的复苏——读王蓬长篇小说〈山祭〉(增订本)》,《衮雪》2013 年第 3 期。

杨建民:《王蓬的创作道路与文学成就》,《秦岭》2013 年春之卷。

郝昭庆:《历史沧桑感百姓悲欢情——王蓬长篇小说〈水葬〉(增订本)读后》,《衮雪》2013 年第 4 期。

张虹:《寓政治风云于风俗画中——重读王蓬长篇小说〈水葬〉(增订本)》,《衮雪》2013 年第 4 期。

叶平:《现实主义文学弥久常新——读王蓬长篇小说〈山祭〉〈水葬〉(增订本)》,《衮雪》2013 年第 4 期。

阎纲:《王蓬——当代徐霞客》,《秦岭》2013 年秋之卷。

田孟礼:《论〈山祭〉》,《衮雪》2013 年第 5 期。

《中华“父亲山”的孤独歌者》,《文艺报》2013 年 10 月 17 日。

陈忠实:《秦岭南面的世界》,《陕西文史资料》第 32 期。

田孟礼:《关于〈水葬〉的结构与语境问题》,《衮雪》2014 年第 1 期。
王志成:《白云生处有人家——王蓬长篇小说〈山祭〉〈水葬〉读后》,《衮雪》2014 年第 1 期。
陈忠实:《王蓬:秦岭南面的世界》,《艺文者》2014 年第 2 期。
郝昭庆:《泣血的悲悯人性的复苏——读王蓬长篇小说〈山祭〉(增订本)》,《艺文志》2014 年第 2 期。
阎纲:《王蓬——当代徐霞客》,《衮雪》2014 年第 3 期。
杨建民:《沧桑古道千载风情》,《衮雪》2014 年第 3 期。
火源:《论王蓬小说中的“自然”》,《衮雪》2014 年第 3 期。
郝昭庆:《历史沧桑感百姓悲欢情——王蓬长篇小说〈水葬〉(增订本)读后》,《艺文者》2014 年第 3 期。
王欣星:《王蓬短篇小说中的陕南农村风情》,《衮雪》2014 年第 3 期。
贾平凹:《拜将坛的启示》,《衮雪》2014 年第 4 期。
吴全民:《密林是大树的风景》,《衮雪》2014 年第 4 期。
王欣星:《王蓬散文的艺术特色》,《衮雪》2014 年第 4 期。
田孟礼:《试述王蓬的散文艺术》,《衮雪》2014 年第 6 期。
费团结:《〈中国蜀道〉与王蓬的“炼金术”》,《衮雪》2014 年第 6 期。
王欣星:《王蓬短篇小说中的女性形象简析》,《衮雪》2014 年第 6 期。
郭洪波:《原生态写作及其它》,《衮雪》2015 年第 1 期。
王欣星:《王蓬小说与陕南民俗》,《衮雪》2015 年第 1 期。
伍宏贤:《王蓬先生的城固情结》,《衮雪》2015 年第 1 期。
火源:《论王蓬文化游记散文的空间——文本空间分析的一个尝试》,《陕西理工学院学报》2015 年第 1 期。
李凤杰:《一个阴谋者的典型——也谈王蓬〈水葬〉中的蓝明堂》,《南郑》2015 年第 2 期。
李宗保:《跨界的写作——我眼中的王蓬》,《文化艺术报》2015 年 9 月 30 日。
王欣星:《陕南地域文化与王蓬小说创作》,《衮雪》2015 年第 3 期。
柳笛:《友人王蓬》,《衮雪》2015 年第 3 期。
王欣星:《秦巴有古风》,《衮雪》2015 年第 6 期。
李凤杰:《一个阴谋者的典型》,《衮雪》2015 年第 6 期。
王吉明:《读〈山祭〉〈水葬〉有感》,《衮雪》2015 年第 6 期。
王欣星:《陕南地域文化与王蓬的小说创作》,《山花》2015 年第 12 期。

王欣星:《王蓬小说与陕南民俗》,《小说评论》2016 年第 2 期。
王欣星:《不能释怀的情结——王蓬散文创作阐释》,《衮雪》2016 年第 2 期。
杨建民:《行走在古往今来的丝绸之路——读〈从长安到罗马〉》,《衮雪》2016 年第 2 期。
李青石:《重读〈山祭〉》,《衮雪》2016 年第 2 期。
杨建民:《一部文学陕军的诗意浮雕:读〈横断面〉》,《中华读书报》2016 年 8 月 10 日。
刘德寿:《王蓬作品的人格魅力——与〈横断面:文学陕军亲历纪实〉有关的审美维度》,《汉中日报》2016 年 8 月 17 日。

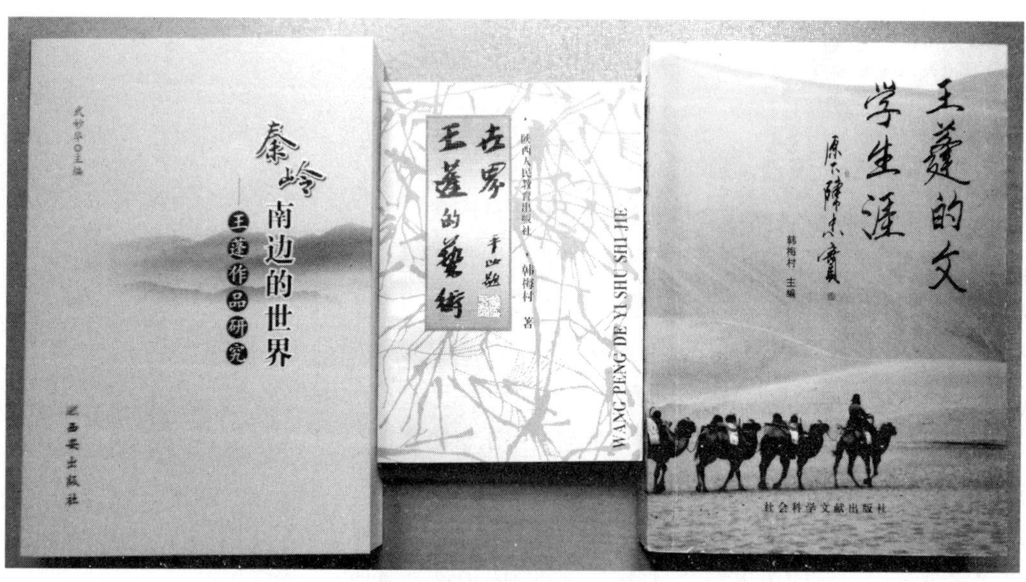

研究王蓬作品的几部专著

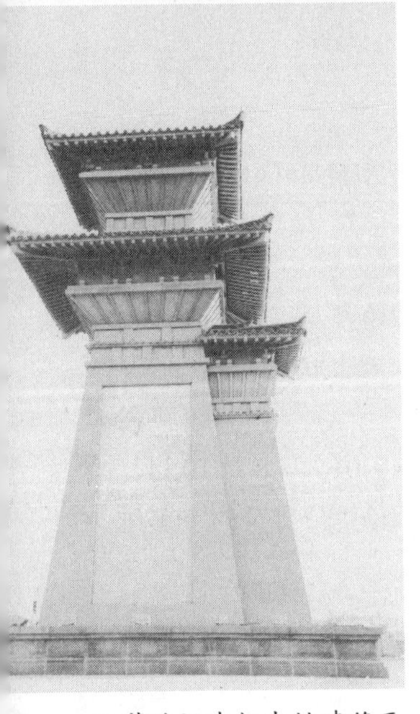

王蓬为汉中标志性建筑天汉大桥所撰《天汉大桥赋》，镌刻于桥头汉阙

王蓬自述资料索引

《第一步（创作谈）》，《延河》1981 年第 8 期。

《从生活到创作》，《陕西农民报》1982 年 7 月连载。

《坚持在生活中创作》，《汉中日报》1982 年 5 月 23 日。

《生活·毅力·感受》，《陕西青年》1982 年第 10 期。

《在生活和创作的道路上》，《作家谈创作》，农村读物出版社 1984 年版。

《生活的馈赠》，《飞天》1985 年第 1 期。

《变化中的生活与变化着的我》，《延河》1985 年第 9 期。

《偶然与必然之间》，《学文学》1987 年第 1 期。

《泥土中开一束野花》，《答文学青年问》，陕西人民出版社 1987 年版。

《实录一段鲜活的历史》，《中外纪实文学》1990 年第 4 期。

《王蓬作品讨论会纪要》，《中外纪实文学》1990 年第 3 期。

《艺林拾叶》，《衮雪》1992 年第 1 期。

《作家的修养与清醒》，《陕西日报》1995 年 6 月 26 日。

《〈山祭〉之外的话题》，《秦岭文学》1996 年第 1 期。

《关于〈水葬〉的对话》，《小说评论》1996 年第 6 期。

《〈水葬〉之外的内容》，《秦岭文学》1997 年第 2 期。

《告别小说之后》，《文学自由谈》2003 年第 4 期。

《〈山河岁月〉絮语》，《衮雪》2000 年第 4 期。

《缘于这片土地》，《人物》2003 年第 11 期。

《真诚感谢·继续耕耘》,《衮雪》2004 年第 1 期。

《你咋不写〈白鹿原〉》,《文艺报》2004 年 12 月 11 日。

《我与蜀道》,《秦都》2005 年第 4 期。

《编选文集点滴》,《秦都》2006 年第 3 期。

《关于文学的感言》,《衮雪》2007 年第 2 期。

《我的〈中国蜀道〉写作前后》,《延河》2008 年第 12 期。

《写出蜀道的幽深》,《人民日报》2010 年 3 月 5 日。

《我从长安到罗马:引言、后记》,《衮雪》2010 年第 1 期。

《答文化艺术报记者问》,《文化艺术报》2011 年 4 月 13 日。

《为大写的人树文字丰碑——答〈文化艺术报〉记者问》,《文化艺术报》2011 年 6 月 22 日。

《答三秦都市报记者问》,《三秦都市报》2011 年 6 月 29 日。

《我从长安到拉萨》,《秦岭》2012 年春之卷。

《新时期陕西作家群及我的文学生涯》,《各界导报》2012 年 1 月 11 日,《陕西省政协文史资料》第 31 期转载。

《我从长安到拉萨：引言、后记》,《延安文学》2013 年第 2 期。

《关于〈山祭〉〈水葬〉的增订》,《各界导报》2013 年 4 月 12 日。

《〈山祭〉之外的话题(修改版)》,《衮雪》2013 年第 3 期。

《〈水葬〉之外的内容(修改版)》,《衮雪》2013 年第 4 期。

《关于〈山祭〉〈水葬〉的增订》,《各界导报》2013 年 5 月 31 日。

《〈山祭〉增订本后记》,《青年文学》2013 年（年选本)。

《我的〈中国蜀道〉写作前后（修订版）》,《陕西省政协文史资料》第 32 期。

《探究不尽的“文化运河”丝绸之路——答〈文化艺术报〉》,《文化艺术报》2014 年 7 月 16 日。

《我的〈中国蜀道〉写作前后（修订版)》,《艺文志》2015 年第 1 期。

《我从长安到拉萨：引言、后记（修订版)》,《秦岭南边的世界——王蓬作品研究》，西安出版社 2015 年版。

王蓬著作年表

1.《油菜花开的夜晚》(短篇小说集)，陕西人民出版社 1983 年 9 月。字数：170千字。印数：10000 册。定价：0.71 元。责编：马卫革。

2.《山祭》(长篇小说)，漓江出版社 1987 年 9 月。字数：210 千字。印数：25500册。定价：1.75 元。责编：聂震宁。

3.《隐秘》(中短篇小说集)，中国文联出版社 1989 年 10 月。字数：227 千字。印数：5000 册。定价：4.55 元。责编：李金玉。

4.《乡思绵绵》(散文集)，陕西人民教育出版社 1991 年 2 月。字数：155 千字。印数：4900 册。定价：2.95 元。责编：高华。

5.《黑牡丹和她的丈夫》(中篇小说集)，漓江出版社 1991 年 9 月。字数：290千字。印数：16500 册。定价：平 5.15 元、精 7.65 元。责编：聂震宁。

6.《水葬》(长篇小说)，中国文联出版社 1991 年 10 月。字数：220 千字。印数：10000 册。定价：5.9 元。责编：李金玉。

7.《流浪者的足迹》(传记文学)，中国文联出版社 1991 年 11 月。字数：230 千字。印数：5700 册。定价：5.9 元。责编：李金玉。

8.《京华笔记录》(散文集)，陕西人民教育出版社 1994 年 1 月。字数：170 千。印数：2000 册。定价：5.8 元。责编：高华。

9.《水葬》(长篇小说)，中国文联出版社 1995 年 5 月第二版。字数：220 千字。印数：12300 册。定价：11.8 元。责编：李金玉。

10.《汉中女子》(散文集)，太白文艺出版社 1998 年 8 月。字数：270 千字。印数：2000 册。定价：18.8 元。责编：朱鸿。

11.《山河岁月》(蜀道专著两卷)，太白文艺出版社 1999 年 12 月。字数：600

千字。印数：3000 套。定价：48 元。责编：朱鸿。

12.《丝路访古》(文化著作)，福建人民出版社 2003 年 9 月。字数：60 千。印数：20000 册。定价：13 元。责编：赖炳伟。

13.《草原之旅》(文化著作)，福建人民出版社 2003 年 9 月。字数：65 千字。印数：20000 册。定价：14 元。责编：赖炳伟。

14.《王蓬文集》(1—4 卷)，中国文联出版社 2003 年 10 月。字数：1600 千字。印数 3000 套。定价：平 160 元、精 180 元。责编：顾萍。

15.《中国西部人文地图》(摄影作品)，为多人散文集配图，四川文艺出版社 2004年 8 月。字数：425 千字、定价：36 元。主编：朱鸿。

16.《品读汉中》(散文集)，陕西旅游出版社 2004 年 10 月。字数：260 千字。印数：5000 册。定价：24 元。责编：陈全力。

17.《江南走笔》(散文集)，北京华文出版社 2005 年 9 月。字数：80 千字。印数：5000 册。定价：19.8 元。责编：郭雪波。

18.《青木川传奇》(散文集)，北京华文出版社 2005 年 9 月。字数：76 千字。印数：5000 册。定价：19.8 元。责编：郭雪波。

19.《王蓬文集》(5-8 卷)，中国文联出版社 2006 年 10 月。字数：1600 千字。印数：3000 套。定价：平 160 元、精 180 元。责编：向群。

20.《陕西汉中》(散文集)，中国旅游出版社 2007 年 1 月。字数：200 千字。印数：6000 册。定价：28 元。责编：王建华。

21.《乡土关中》(摄影配图) 陈忠实文。中国旅游出版社 2008 年 1 月。图片 132幅。印数：10000 册。定价：28 元。责编：王建华。

22.《中国蜀道》(文化专著)，中国旅游出版社 2008 年 9 月。字数：239 千字。印数：5000 册。定价：38 元。责编：王建华。2010 年获第二届柳青文学奖。

23.《唐蕃古道》(文化专著)，三秦出版社 2009 年 5 月。字数：120 千字。印数：6000 册。定价：18 元。责编：魏全瑞。

24.《秦蜀古道》(文化专著)，三秦出版社 2009 年 5 月。字数：120 千字。印数：6000 册。定价：18 元。责编：魏全瑞。

25.《中国的西北角——多位学人生涯的探寻与展示》(传记文学两卷)，西安出版社 2011 年元月。字数：526 千字。印数：5000 套。定价：68 元。责编：李宗保。

26.《从长安到罗马——汉唐丝绸之路全程探行纪实》(文化专著两卷)，太白文艺出版社 2011 年元月。字数：700 千字。印数：5000 套。定价：68 元。责编：韩霁虹。入选陕西省重大文化精品项目；国家“十二五”重点规划图书；2011 经典中国国际出版工程；2011 年获中国北方十三省优秀图书奖；2012 年获全国第四届优秀图书提名奖。

27.《从长安到拉萨——唐蕃古道全程探行纪实》(文化专著两卷)，西安出版社 2012 年 4 月。字数：610 千字。印数：3000 套。定价：98 元。责编：张增兰。

28.《中国的西北角——多位学人生涯的探寻与展示》(传记文学两卷)，西安出版社 2012 年 5 月第二版。字数：526 千字。首版获全国 25 届城市出版社优秀图书一等奖，进入农家书屋。印数：23000 套。定价：60 元。责编：李宗保。

29.《山祭》(长篇小说增订版)，西安出版社 2013 年 4 月。字数：273 千字。印数：3000 册。定价：29.8 元。责编：陈凡、杨栋。

30.《水葬》(长篇小说增订版)，西安出版社 2013 年 4 月。字数：365 千字。印数：3000 册。定价：39.8 元。责编：陈凡、朱艳。

31.《真美汉中》(画册) 撰文，新华出版社 2014 年 10 月。字数：300 千字。印数：30000 册。定价：128 元。责编：白玉。

32.《唐蕃古道秘境》(文化专著)，西安出版社 2014 年 10 月。字数：355 千字。印数：4000。定价：59.8 元。责编：李宗保。

33.《汉水·汉中》(八集地理文化纪录片，合著，总撰稿)，西安出版社 2015 年 3 月。字数：150 千字。印数：3000。定价：68 元。责编：李宗保。

34.《陕西汉中》(文化散文集)，中国旅游出版社 2015 年 4 月。字数：176 千字。定价：49 元。责编：王建华。

35.《栈道栈道》(文化专著)，西安出版社 2015 年 5 月。字数：122 千字。印数：5000。定价：19.8 元。责编：李宗保。

36.《汉中栈道》(七集历史文化纪录片)，西安出版社 2015 年 8 月。字数：150千字。印数：3000。定价：68 元。责编：李宗保。

37.《千年古县——美丽南郑》(画册) 撰文，新华出版社 2016 年 3 月。字数：300 千字。印数：10000 册。定价：128 元。责编：白玉。

38.《横断面——文学陕军亲历纪实》(传记文学)，西安出版社 2016 年 7 月。字数：307 千字。印数：5000 册。定价：52 元。责编：李宗保。

39.《油菜花开的夜晚——王蓬小说精选》，字数：350 千字。西安出版社待出。

40.《汉中女子——王蓬散文精选》，字数：380 千字。西安出版社待出。

41.《从长安到罗马——汉唐丝绸之路全程探行纪实》(增订本，上、下 2 卷)，太白文艺出版社待出。

42.《从长安到拉萨——唐蕃古道全程探行纪实》(增订本，上、下 2 卷)，太白文艺出版社待出。

43.《从长安到川滇——秦蜀古道全程探行纪实》(原《中国蜀道》增订本，上、下 2 卷)，太白文艺出版社待出。

翻译、改编、主编、影视作品相关专著

1.《批判会上》(短篇小说)，原载《人民文学》1979 年第 11 期。美籍华人萧凤霞翻译为英文，收入美国威康士大学出版社所出《中国、新一代的收获》，1981 年 8 月出版。

2.《庄家院轶事》(短篇小说)，原载《北京文学》1982 年第 3 期。被改编为连环画，载《农民画报》1982 年第 5 期。

3.《庄家院轶事》(短篇小说)，原载《北京文学》1982 年第 3 期。被肖新新改编、赵国经绘为连环画，载天津《故事画报》1982 年第 6 期。

4.《巴山茶痴》(报告文学)，原载《人民日报》1989 年 9 月 10 日。被改编为画报，载《陕西画报》1994 年第 5 期。

5.《张虹和她的银杏树》(文论)，随张虹作品被翻译为日文，日本朋友书店 2002 年 10 月出版。

6.《银秀嫂》(短篇小说)，原载 1981 年元月《延河》陕西青年作家小说专号。陕西作协首次推出（以作品为序）莫伸、路遥、邹志安、陈忠实、王蓬、李天芳、京夫、贾平凹、王晓新 9 位青年作家作品。《银秀嫂》被《小说选刊》1981 年第 4 期转载，并获《延河》首届优秀作品奖。由陕西翻译协会译为英文，入选《陕西作家短篇小说选》。五洲传播出版社 2011 年 8 月出版。海外发行。

7.《从长安到罗马——汉唐丝绸之路全程探行纪实》(文化专著两卷)，700 千字。太白文艺出版社 2011 年元月出版。入选“2011 中国经典国际出版工程”，国家投资，2012 年被译为英文。由太白文艺出版社与美国出版公司联合出版，海外发行。

8.《秦巴大潮》(报告文学集)，担任主编。漓江出版社 1989 年 10 月出版，字数：210 千字。印数：5000。定价：4.2 元。责编：聂震宁。

9.《企业家》(文化综合刊物)，担任主编。汉中市委宣部主办。1993—1995 年。

10.《衮雪》(文学双月刊)，担任主编。汉中市文联主办。1994—2011 年。

11.《汉中 50 年文学作品选》。担任主编。含小说、戏剧、散文、诗歌、报告文学共五卷。100 万字。太白文艺出版 1999 年 10 月出版。印数：3000 册。定价：100 元。责编：朱鸿。

12.《衮雪文萃》(汉中文学作品精选)，担任主编。陕西旅游出版社 2004 年 10月出版。字数：300 千字。印数：3000 册。定价：28 元。责编：陈全力。

13.《今日汉中》(电视专题片，上、下两集)，承担撰稿。汉中电视台 1988 年 10 月出品。省市电视台多次展播。

14.《神圣的使命》(专题片)，承担撰稿。汉中军分区、汉中电视台 1989 年 10月出品，参加兰州军区展播，获一等奖。

15.《栈道》(历史文化专题片两集)，承担撰稿，赵忠祥解说。中央及各省电视台陆续播出，获陕西省 1994 年历史文化电视片一等奖。

16.《栈道之乡行》(十集电视专题片)，承担撰稿，1993 年起在省市电视台播出，获省电视台奖励。

17.《金瓯玉盆话汉中》(电视专题片)，承担撰稿，1994 年汉中电视台制作。省市电视台播出。获中国西部专题片展播优秀奖。

18.《好戏连台》(30 集电视连续剧)。1993 年与张子良、高建群、竹子共同策划创作。中央八套与多省电视台播出。

19.《汉中诗画》(电视专题片)，承担撰稿，1997 年汉中电视台制作。参加中国西部旅游片展播。

20.《秦地南来说汉中》(电视专题片)，承担撰稿，1998 年汉中电视台制作，参加全国地方电视台展播，获优秀奖。

21.《王蓬的艺术世界》(文论专著)，韩梅村著，陕西人民教育出版社 1996 年 8 月出版。字数：152 千字。印数：1000 册。定价：9.5 元。责编：高华。

22.《王蓬的文学生涯》(文论专集)，韩梅村主编，社会科学文献出版社 2008 年 9 月出版。字数：400 千字。印数：3000 册。定价：48 元。责编：吴文源。

23.《汉水汉中》(八集地理文化纪录片)，承担两集，并任总撰稿。中央电视台十套科教频道 2016 年拍摄。

24.《汉中旅游丛书》(全套 10 册)，担任主编。西安出版社 2015 年 5 月出版。字数：100 千字。印数：5000 套。10 册定价：198 元。责编：李宗保。

25.《汉中栈道》(七集历史文化纪录片)，独立承担撰稿。中央电视台九套纪录频道 2016 年拍摄。

2015 年 10 月整理

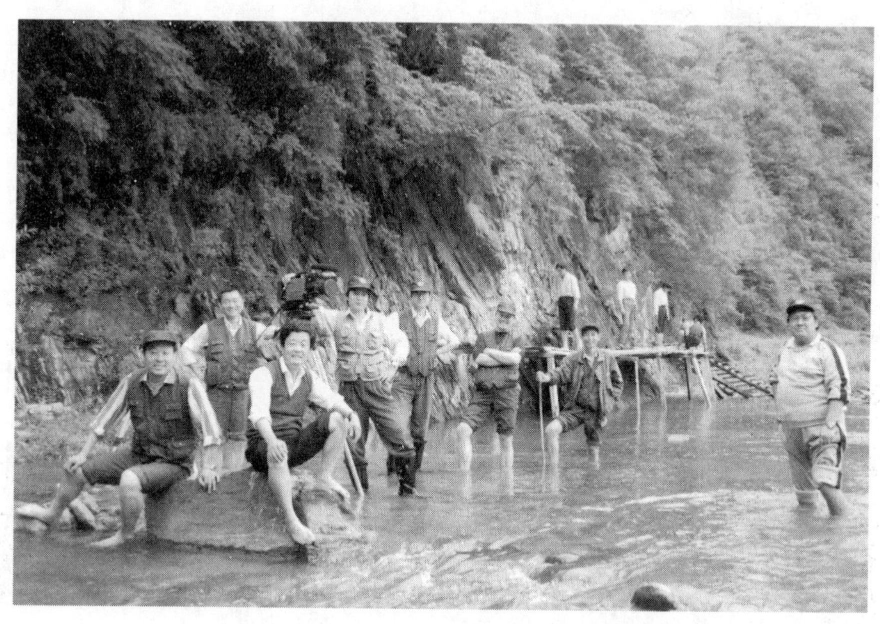

1992年，王蓬（左一）全程参与拍摄《栈道》纪录片

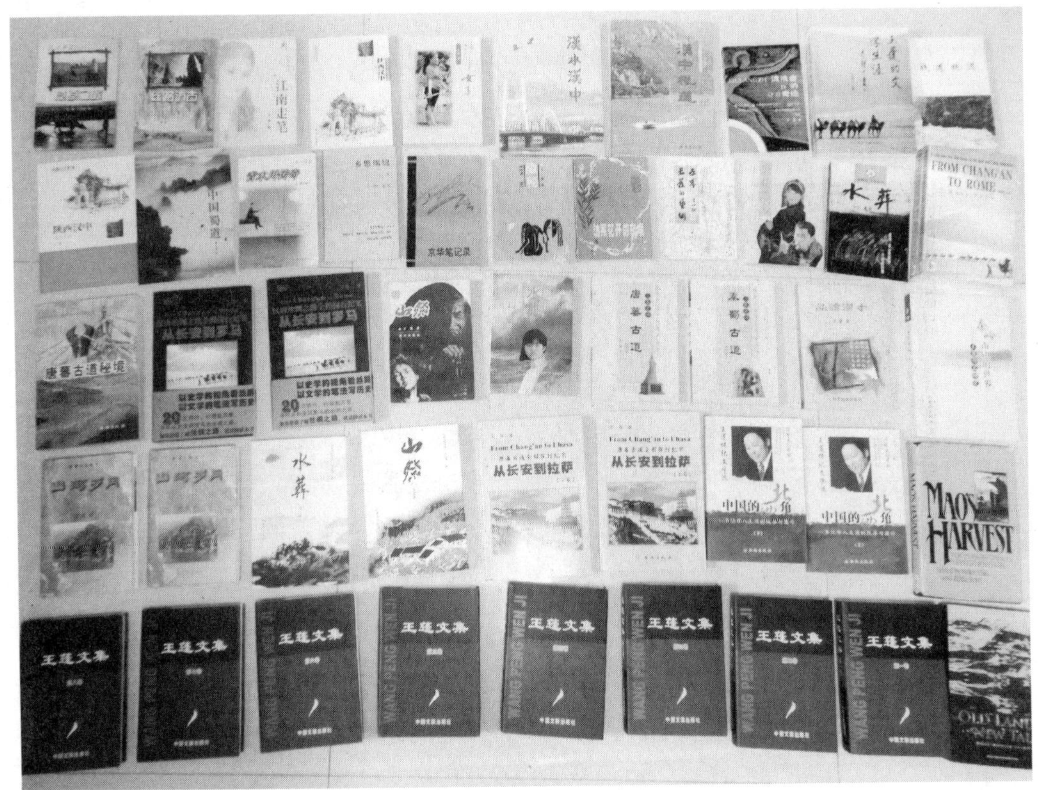
江南走笔
汉水汉中
中国蜀道
京华笔记录
水葬
FROM CHANG'AN TO ROME
唐蕃古道秘境
从长安到罗马
山祭
唐蕃古道
山河岁月
From Chang'an to Lhasa
从长安到拉萨
中国的北角
MAO'S HARVEST
王蓬文集
WANG PENG WEN JI

王蓬著作

王蓬作品奖项、荣誉称号

称号	授与单位	授予时间
享受政府特殊津贴专家	国务院	1993年10月
陕西省有突出贡献专家	陕西省人民政府	2006年7月
陕西省德艺双馨艺术家	陕西省委宣传部	2003年5月
陕西省文化面孔	陕西省委宣传部	2010年12月
一级作家二级岗位	陕西省委组织部	
（两院院士为一级，二级岗位陕西文学界仅陈忠实与王蓬）	陕西省人社厅	2011年6月

作品奖项

作品	奖　项	授与时间
《猎手传奇》(短篇小说)	《陕西日报》优秀奖	1981年11月
《银秀嫂》(短篇小说)	首届《延河》优秀奖	1981年12月
《李家小院》(散文)	入选《中国新文学大系》	1981年12月
《油菜花开的夜晚》(小说集)	汉中地区文艺成果一等奖	1985年12月
《古栈道风情系列》(散文)	汉中地区文艺成果一等奖	1985年12月
《神圣的使命》(专题片) 撰稿	兰州军区展播一等奖	1989年10月
《犹闻将坛汉鼓声》(纪实)	陕西省作协优秀作品奖	1989年10月
《巴山茶痴》	《人民日报》报告文学一等奖	1990年2月
《在西北，有这样一位作家》	上海《文学报》征文奖	1992年6月
《大熊猫育崽目睹记》 (散文)	陕西省新闻一等奖	1993年6月

《水葬》(长篇小说)	陕西省“双五”文学奖	1993年6月
《栈道》(纪录片)撰稿	陕西省历史文化电视片一等奖	1994年
《秦地南来说汉中》(电视专题片)撰稿	全国地方电视台展播优秀奖	1994年10月
《金瓯玉盆话汉中》(专题片)撰稿	中国西部专题片展播优秀奖	1995年12月
《如镜湖泊》(散文)	《中国文化报》“九州揽月杯”优秀奖	1998年12月
《铁马秋风大散关》	《中国旅游报》年度优秀作品奖	1998年12月
《沧桑祁连山》(散文)	《石狮日报》2000年优秀稿件一等奖	2000年
《山水入室》(散文)	中国散文排行榜	2004年12月
《秦岭山林记趣》(散文)	陕西省环境文学艺术征文“绿叶杯”二等奖	2007年6月
《从长安到罗马》	陕西重大文化精品项目	2008年12月
《从长安到罗马》	国家十二五重点规划图书	2008年12月
《中国蜀道》	第二届柳青文学奖	2010年12月
《从长安到罗马》	中国国际经典出版工程	2011年10月
《从长安到罗马》	中国北方十三省优秀图书奖	2011年6月
《探访黄河源》(散文)	全国首届徐霞客游记优秀奖	2012年5月
《从长安到罗马》	全国第四届优秀图书提名奖	2012年12月
《中国的西北角》(传记文学)	全国二十五届城市出版社优秀图书一等奖	2012年10月
《从长安到罗马》	陕西省第二届优秀图书奖	2013年6月
《从长安到罗马》	译为英文出版海外	2013年10月
《德义里的变迁》(散文)	第六届全国冰心散文奖	2014年5月

后　记

《王蓬画传》是陕西理工大学汉水文化研究中心申报、陕西省教育厅批准立项的汉水流域作家研究重点支持项目。最初接受这个任务时，于我而言完全是诚惶诚恐，只怕才疏学浅，会辜负各方面的期待。幸运的是得到了许多师长的关心与支持，才使我有信心做好这项工作，完成这部专著。

首先，作为传主王蓬的女儿，从小父亲就鼓励我写作，记得小学四年级时在《汉中日报》发表了描写每天上学都要走过的《一条小巷》，引发了我对文学创作的兴趣；之后陆续在《少年月刊》《六月》《衮雪》发表过十几篇习作。尤为难得的是，曾在假期随父亲多次考察蜀道和丝路，先后到广元、成都、青海、甘南，越天山，去喀什，与父亲合著了散文集《草原之旅》(福建人民出版社 2003 年 9 月出版)，还加入了陕西省作家协会。应该说，正是这些阅历为写这部专著打下了先期基础。

这次为写《王蓬画传》，我通读了父亲所写的全部作品，韩梅村教授研究父亲作品的两部专著《王蓬的艺术世界》《王蓬的文学生涯》，汉中市文联主席武妙华先生主编的《秦岭南边的世界——王蓬作品研究》(文论专集)，及各种报刊发表的评论文字，记录要点，分析比较，既是学习，也引起我许多回忆。一方面，作为 80 年代出生的我，几乎伴随着改革开放的年代，也伴随着新时期文学的发展成长。这次通读才发现和感受到父亲所写的作品中流露出的对于秦巴山地、汉水流域这方热土真诚的热爱和作品真正的意义；另一方面，对自己所生长的家庭、对祖辈、对父辈的经历也有了更深刻的了解，正是他们用坚毅宽厚的臂膀，为我们筑起了温暖安宁的家园。因而，在阅读学习中，这些往事都不断增强着我完成这部专著的信念。

其次，便是艰苦的探索与跋涉。拟订写作提纲，区划章节内容，至于如何突出重点、怎么取舍合理，更是反复掂量、反复修改；工作之余不避寒暑，利用周末假日，历时两个多年头。如今厚可盈尺的书稿摆于眼前，忐忑之余，鼓起勇气，恳请诸位师友批评指教。首先要感谢陕西理工大学汉水文化研究中心张西虎教授热心申报立项；感谢陕西理工大学常务副校长傅明星教授，由于是同村同乡，熟悉了解父亲当年在农村的生活和创作，欣然审阅并为之作序；感谢刘清河、李锐、付兴林、梁中效、杨建民、田孟礼、李仲凡、费团结、火源等多位教授、前辈和同事，我或是从他们相关著述中获得启迪，或是得到他们的真诚指教，这都给了我许多切实的帮助，使我能够完成这一专著。但毕竟才学有限，难免出现欠缺和失误的地方，也希望获得前辈和读者的包涵谅解。

最后，再次对所有支持和帮助过我的前辈、同行及家人表示衷心的感谢。正是他们的真诚支持，才使这部专著得以顺利出版并与读者见面。